Verlag Hans Huber
Programmbereich Gesundheit

Wissenschaftlicher Beirat:
Felix Gutzwiller, Zürich
Manfred Haubrock, Osnabrück
Klaus Hurrelmann, Bielefeld
Petra Kolip, Bremen
Horst Noack, Graz
Doris Schaeffer, Bielefeld

Bücher aus verwandten Sachgebieten

Rosenbrock/Gerlinger
Gesundheitspolitik – Eine systematische Einführung
2004. ISBN 3-456-84022-5

Brennecke (Hrsg.)
Lehrbuch Sozialmedizin
2004. ISBN 3-456-84082-9

Fehr/Neus/Heudorf (Hrsg.)
Umwelt und Gesundheit
2004. ISBN 3-456-84025-X

Pfaff/Lauterbach/Schrappe/Engelmann/Halber (Hrsg.)
Gesundheitsversorgung und Disease Management
2003. ISBN 3-456-84026-8

Schaeffer/Müller-Mundt (Hrsg.)
Qualitative Gesundheits- und Pflegeforschung
2002. ISBN 3-456-83890-5

Hurrelmann/Kolip (Hrsg.)
Geschlecht, Gesundheit und Krankheit
2002. ISBN 3-456-83691-0

Øvretveit
Evaluation gesundheitsbezogener Interventionen
2002. ISBN 3-456-83685-6

Hurrelmann/Leppin (Hrsg.)
Moderne Gesundheitskommunikation
2001. ISBN 3-456-83640-6

Gutzwiller/Jeanneret (Hrsg.)
Sozial- und Präventivmedizin – Public Health
2. A. 1999. ISBN 3-456-83177-3

Weitere Informationen über unsere Neuerscheinungen finden Sie im Internet unter:
http://verlag.hanshuber.com.

Klaus Hurrelmann
Theodor Klotz
Jochen Haisch
(Herausgeber)

Lehrbuch Prävention und Gesundheitsförderung

Unter Mitarbeit von Thomas Altgeld, Stefan Aretz, Karl E. Bergmann, Renate Bergmann, Michael Böhm, Elmar Brähler, Johannes Brettschneider, Anneke Bühler, Gerhard Bühringer, Reinhard Busse, Toni Faltermaier, Jörg M. Fegert, Markus Flören, Christian Gericke, Hermann Heimpel, Wildor Hollmann, Rainer Hornung, Andrea Icks, Olaf von dem Knesebeck, Petra Kolip, Andreas Kruse, Karl W. Lauterbach, Uwe Lenhardt, Anja Leppin, Albert C. Ludolph, Martin Merbach, Kai Mosebach, Dominik Ose, Martin Pinquart, Evelyn Plamper, Peter Propping, Volker Pudel, Wolfhart Puhl, Wolfgang Rathmann, Rolf Rosenbrock, Ursula Schlipköter, Peter-Ernst Schnabel, Ulrike M.E. Schulze, Friedrich Wilhelm Schwartz, Hans Joachim Seidel, Johannes Siegrist, Rainer K. Silbereisen, Stephanie Stock, Sigrid Stöckel, Harald Strippel, Anne Ströbel, Alf Trojan, Ulla Walter, Rolf Weitkunat und Nikos Werner

Verlag Hans Huber
Bern · Göttingen · Toronto · Seattle

Lektorat: Dr. Klaus Reinhardt
Bearbeitung: Silvia Klein
Herstellung: Daniel Berger
Umschlagillustration: pinx, Wiesbaden
Umschlaggestaltung: Atelier Mühlberg, Basel
Druckvorstufe: Horst Haus
Druck und buchbinderische Verarbeitung: AZ Druck und Datentechnik GmbH, Kempten
Printed in Germany

Bibliographische Information der Deutschen Bibliothek
Die Deutsche Bibliothek verzeichnet diese Publikation in der Deutschen Nationalbibliographie;
detaillierte bibliographische Daten sind im Internet über http://dnb.ddb.de abrufbar.

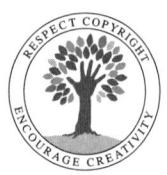

Dieses Werk, einschließlich aller seiner Teile, ist urheberrechtlich geschützt. Jede Verwertung außerhalb der engen Grenzen des Urheberrechtes ist ohne Zustimmung des Verlages unzulässig und strafbar. Das gilt insbesondere für Vervielfältigungen, Übersetzungen, Mikroverfilmungen sowie die Einspeicherung und Verarbeitung in elektronischen Systemen.

Die Wiedergabe von Gebrauchsnamen, Handelsnamen oder Warenbezeichnungen in diesem Werk berechtigt auch ohne besondere Kennzeichnung nicht zu der Annahme, dass solche Namen im Sinne der Warenzeichen-Markenschutz-Gesetzgebung als frei zu betrachten wären und daher von jedermann benutzt werden dürfen.

Anregungen und Zuschriften bitte an:
Verlag Hans Huber
Lektorat Medizin/Gesundheit
Länggass-Strasse 76
CH-3000 Bern 9
Tel: 0041 (0)31 300 4500
Fax: 0041 (0)31 300 4593
E-Mail: verlag@hanshuber.com
Internet: http://verlag.hanshuber.com

1. Auflage 2004
© 2004 by Verlag Hans Huber, Bern
ISBN 3-456-84070-5

Inhalt

1. Grundlagen und Konzepte von Prävention und Gesundheitsförderung

1.1 Einführung: Krankheitsprävention und Gesundheitsförderung 11
Klaus Hurrelmann, Theodor Klotz und Jochen Haisch

1.2 Geschichte der Prävention und Gesundheitsförderung 21
Sigrid Stöckel

1.3 Konzepte und Strategien der Krankheitsprävention 31
Anja Leppin

1.4 Konzepte und Strategien der Gesundheitsförderung 41
Thomas Altgeld und Petra Kolip

2. Prävention und Gesundheitsförderung im Lebenslauf

2.1 Prävention und Gesundheitsförderung im Kindesalter 55
Karl E. Bergmann und Renate Bergmann

2.2 Prävention und Gesundheitsförderung im Jugendalter 63
Martin Pinquart und Rainer K. Silbereisen

2.3 Prävention und Gesundheitsförderung im Erwachsenenalter 73
Toni Faltermaier

2.4 Prävention und Gesundheitsförderung im Alter 83
Andreas Kruse

3. Spezifische Prävention epidemiologisch relevanter Störungen und Krankheiten

3.1 Prävention von Bewegungsstörungen 97
Wildor Hollmann

3.2	Prävention von Ernährungsstörungen *Volker Pudel*	111
3.3	Prävention chronischer Stressbelastung *Johannes Siegrist und Olaf von dem Knesebeck*	121
3.4	Prävention von Herz-Kreislauf-Krankheiten *Nikos Werner und Michael Böhm*	131
3.5	Prävention von Krebskrankheiten *Theodor Klotz*	143
3.6	Prävention von Infektionskrankheiten *Rolf Weitkunat und Ursula Schlipköter*	157
3.7	Prävention von Diabetes und Adipositas *Andrea Icks und Wolfgang Rathmann*	169
3.8	Prävention von Depression und Sucht *Gerhard Bühringer und Anneke Bühler*	179

4. Fächerspezifische Prävention

4.1	Prävention und Gesundheitsförderung in der Allgemeinmedizin *Jochen Haisch*	193
4.2	Prävention in der Orthopädie *Wolfhart Puhl und Markus Flören*	203
4.3	Prävention in der Neurologie *Johannes Brettschneider und Albert C. Ludolph*	213
4.4	Prävention in der Kinder- und Jugendpsychiatrie/ Psychotherapie *Ulrike M.E. Schulze und Jörg M. Fegert*	223
4.5	Prävention in der Arbeitsmedizin *Hans Joachim Seidel*	233
4.6	Prävention und Gesundheitsförderung in der Pflege *Anne Ströbel*	243
4.7	Prävention in der Zahnmedizin *Harald Strippel*	255
4.8	Prävention durch die Humangenetik *Stefan Aretz und Peter Propping*	265

5. Zielgruppen und Settings für Prävention und Gesundheitsförderung

5.1 Gesundheitsförderung in Familien und Schulen 281
Peter-Ernst Schnabel

5.2 Prävention und Gesundheitsförderung in Betrieben und Behörden 293
Uwe Lenhardt und Rolf Rosenbrock

5.3 Prävention und Gesundheitsförderung in Städten und Gemeinden 305
Alf Trojan

5.4 Prävention und Gesundheitsförderung bei Männern und Frauen 317
Martin Merbach und Elmar Brähler

5.5 Prävention und Gesundheitsförderung bei Migranten 329
Rainer Hornung

6. Gesundheitspolitische Umsetzung

6.1 Gesundheitspolitische Umsetzung von Prävention und Gesundheitsförderung 341
Kai Mosebach, Friedrich Wilhelm Schwartz und Ulla Walter

6.2 Präventionspolitik im europäischen Vergleich 355
Christian Gericke und Reinhard Busse

6.3 Kosten und Finanzierung von Prävention und Gesundheitsförderung 367
Evelyn Plamper, Stephanie Stock und Karl W. Lauterbach

6.4 Prävention und Gesundheitsförderung im Medizinstudium 379
Hermann Heimpel

6.5 Mediale Kommunikationsstrategien der Prävention und Gesundheitsförderung 389
Dominik Ose und Klaus Hurrelmann

Autorinnen und Autoren dieses Bandes 399

Sachregister 405

1. Grundlagen und Konzepte von Prävention und Gesundheitsförderung

1.1 Einführung: Krankheitsprävention und Gesundheitsförderung

Klaus Hurrelmann, Theodor Klotz und Jochen Haisch[1]

1.1.1 Krankheitsprävention und Gesundheitsförderung als Interventionsformen

Die Begriffe „Krankheitsprävention" und „Gesundheitsförderung" werden in der internationalen Fachliteratur nicht einheitlich verwendet. Auch im deutschen Sprachraum kommt es zu unterschiedlichen Definitionen (Laaser und Hurrelmann 1998; Raczynski und Di Clemente 2000).

- Der historisch ältere Begriff „Krankheitsprävention", meist verkürzt als „Prävention" bezeichnet, entwickelte sich in der **Sozialmedizin** des 19. Jahrhunderts aus der Debatte um soziale Hygiene und Volksgesundheit. Das wesentliche Ziel der Krankheitsprävention ist die **Vermeidung des Auftretens von Krankheiten** und damit die Verringerung ihrer Verbreitung und die Verminderung ihrer Auswirkungen auf die Mortalität der Bevölkerung. Die zentrale Strategie dabei ist, die Auslösefaktoren von Krankheiten zurückzudrängen oder ganz auszuschalten. Fachwissenschaftlich ist damit eine enge Nähe zu den Medizin- und Biowissenschaften gegeben (siehe Kap. 1.2 und 1.3).
- Der Begriff „Gesundheitsförderung" (Health Promotion) ist erheblich jünger. Er entwickelte sich aus den gesundheitspolitischen Debatten der **Weltgesundheitsorganisation** (WHO), in die neben bevölkerungsmedizinischen auch ökonomische, politische, kulturelle und soziale Impulse eingingen. Der Begriff etablierte sich nach der Konferenz der WHO im Jahre 1986. Im Unterschied zur Krankheitsprävention mit ihrer im Vordergrund stehenden Vermeidungsstrategie geht es bei der Gesundheitsförderung um eine Promotionsstrategie, bei der Menschen durch die Verbesserung ihrer Lebensbedingungen eine **Stärkung der gesundheitlichen Entfaltungsmöglichkeiten** erfahren sollen. Fachwissenschaftlich ist damit eine enge Nähe zu den Gesellschafts- und Kulturwissenschaften gegeben (siehe Kap. 1.4).

Prävention und Promotion als unterschiedliche Interventionsformen

Sowohl Krankheitsprävention als auch Gesundheitsförderung beschreiben Formen der „**Intervention**". Es handelt sich in beiden Fällen um das gezielte Eingreifen von öffentlich und /oder professionell autorisierten Handelnden, um sich abzeichnende Entwicklungen von

---

[1] Die Autoren danken Dominik Ose, Fakultät für Gesundheitswissenschaften der Universität Bielefeld, für seine Textvorlagen zu Abschnitt 2 dieses Beitrags.

Morbidität und Mortalität bei Einzelnen oder ganzen Bevölkerungsgruppen zu beeinflussen. Der Unterschied der beiden Interventionsformen liegt in ihrer Eingriffslogik, die sich auf verschiedenartige theoretische Grundlagen bezieht:

- Bei der Prävention besteht das Eingreifen (Intervenieren) in dem Verhindern und Abwenden von Ausgangsbedingungen und Risiken für Krankheiten; Voraussetzung ist eine Kenntnis **pathogenetischer** Dynamiken, also der Entwicklungs- und Verlaufsstadien des individuellen und kollektiven Krankheitsgeschehens.
- Bei der Gesundheitsförderung besteht das Intervenieren in dem Verbessern von individuellen Fähigkeiten der Lebensbewältigung und dem Fördern der ökonomischen, kulturellen, sozialen, bildungsmäßigen und hygienischen Bedingungen der Lebensgestaltung von Bevölkerungsgruppen; Voraussetzung ist eine Kenntnis **salutogenetischer** Dynamiken, also der Entstehung und Aufrechterhaltung von individuellen und kollektiven Gesundheitsstadien.

Gemeinsames Ziel beider Interventionsformen ist, einen sowohl individuellen als auch kollektiven Gesundheitsgewinn zu erzielen: Einmal durch das Zurückdrängen von Risiken für Krankheiten, zum anderen durch die Förderung von gesundheitlichen Ressourcen. Dabei beruft sich die Krankheitsprävention auf die Dynamik der Entstehung von **Krankheit**, die Gesundheitsförderung auf die Dynamik der Entstehung von **Gesundheit**. Diese pathogenetischen und salutogenetischen Dynamiken folgen – soweit sich das aus der bisherigen vergleichenden Forschung ablesen lässt – nicht oder zumindest nicht immer derselben Sachlogik. Deshalb bezeichnen die beiden Begriffe Krankheitsprävention und Gesundheitsförderung **bei gemeinsamer Zielsetzung unterschiedliche Interventionsformen mit verschiedenartigen Wirkungsprinzipien** (Hurrelmann 2000).

Das Wirkungsprinzip der Krankheitsprävention

Krankheitsprävention bedeutet im Wortsinn, einer Krankheit zuvorkommen, um sie zu verhindern oder abzuwenden. Zugrunde liegt die Annahme, dass die zukünftige Entwicklung des Krankheitsgeschehens individuell und kollektiv vorhergesagt werden kann. Wie jede andere Interventionsform auch beruht Prävention damit auf einer **Zukunftsprognose**, bei der die Eintrittswahrscheinlichkeit des unerwünschten Ereignisses „Krankheit" angegeben werden kann. Werden die Voraussetzungen für das Eintreten und die Regeln des Krankheitsverlaufes analysiert, können gezielte Interventionen zur Abwendung des Eintritts des Ereignisses oder seiner Folgen eingeleitet werden (Froom und Benbassat 2000).

Der Erfolg der präventiven Intervention wird daran gemessen, in welchem Ausmaß der erwartbare Krankheitsausbruch oder der sich verschlimmernde Krankheitsverlauf gemindert oder sogar verhindert werden kann. Durch die gezielte präventive Intervention wird zu einem Zeitpunkt, zu dem die Risikofaktoren deutlich identifiziert werden können, in die Dynamik der Pathogenese eingegriffen, die daraufhin einen anderen Verlauf als ursprünglich zu erwarten nimmt. Es wird ein Gesundheitsgewinn erzielt, der in dem Abbau einer zu erwartenden individuellen oder kollektiven Krankheitslast besteht (Rose 1992; Schwartz und Walter 2003; von Troschke 2002).

Der ideale Zeitpunkt für die präventive Intervention orientiert sich an dem Grad der Entfaltung und Wirkung von „**Risikofaktoren**", die als Ursache für die sich anbahnende weitere Entwicklung des Krankheitsverlaufes angenommen werden. Die Risikofaktoren können in drei Gruppen eingeteilt werden:

1. **genetische, physiologische und psychische Dispositionen**, zum Beispiel Arterienverengungen, Neubildungen und psychische Überlastungen, die nach heutigen Erkennt-

nissen im weiteren Zeitverlauf zu einer Krankheit führen können.
2. **behaviorale Dispositionen**, zum Beispiel Verhaltensweisen wie Zigarettenrauchen, fettreiche Ernährung und wenig Bewegung, die nach heutigen Erkenntnissen im Zeitverlauf zu einer Krankheit führen können.
3. **regionale umweltbezogene Dispositionen**, zum Beispiel erhöhte Strahlenbelastung durch Uranerze, Mangel an Selen, durch jahrhundertelange Intensivlandwirtschaft und Ozonbelastung mit erhöhter Sonnenstrahlung, die nach heutigen Erkenntnissen im Zeitverlauf zu einer Erkrankung führen können.

Alle dem Wirkungsprinzip der Prävention zugrunde liegenden Aussagen beruhen auf einer **Wahrscheinlichkeitsbasis**. Nach heutigem Erkenntnisstand ist keine exakte Wahrscheinlichkeitsaussage bei der Identifikation eines Risikofaktors möglich. Deswegen kann dem Adressaten der Intervention keine Gewissheit gegeben werden, dass er selbst auch in den Genuss des Abbaus seiner Krankheitslast kommt. Die bisherige Forschung zeigt deutlich, wie begrenzt insbesondere die Möglichkeiten sind, auf der Basis von ungenauen Wahrscheinlichkeitsaussagen Menschen zu überzeugen, ihre fest im Lebensalltag verankerten behavioralen Risikofaktoren zu verändern. Klassisches Beispiel ist die zwar enge, aber nicht kausale Korrelation von Nikotinabusus und Bronchialkarzinom. So gibt es Raucher, die sich als 70-Jährige bester pulmonaler Gesundheit erfreuen und 50-jährige Nichtraucher mit fortgeschrittenem Bronchialkarzinom. Auch die in den letzten Jahren immer mehr beachtete Beeinflussung genetischer Krankheitsdispositionen garantiert nicht, dass pathogenetische Prozesse sich andere, ebenfalls krankheitsorientierte Verlaufsbahnen als ursprünglich angelegt suchen.

Das Wirkungsprinzip der Gesundheitsförderung

Gesundheitsförderung baut im Unterschied zur Krankheitsprävention auf einem Wirkungsprinzip auf, welches eine bestimmte dynamische Abfolge von Gesundheitsstadien unterstellt (McKenzie und Smeltzer 1997). Die wichtigsten theoretischen Annahmen folgen deshalb wie bei der Prävention der Wahrscheinlichkeitslogik. Der grundlegende Unterschied zwischen dem pathogenetisch und dem salutogenetisch basierten Wirkungsprinzip liegt darin, dass bei dem einen Risikofaktoren zurückgedrängt oder ausgeschaltet werden sollen, die für die Verschlechterung einer Krankheitsdynamik verantwortlich gemacht werden können, bei dem anderen **Schutzfaktoren und Ressourcen gestärkt und gefördert** werden sollen, die als Voraussetzung für die Verbesserung der Gesundheitsentwicklung identifiziert wurden (Antonovsky 1997; Becker 1997; Haisch 2000; Kickbusch 2003).

Ziel der Interventionsform der „Promotion" ist es deshalb, so früh wie möglich den erwartbaren Verlauf der Entwicklung des gesunden Zustandes eines Menschen oder einer ganzen Gruppe von Menschen mit dem Ziel zu beeinflussen, dass ein höheres Niveau der Gesundheitsqualität erreicht wird. Der Gesundheitsgewinn liegt damit in der Herstellung oder der Wiederherstellung einer höheren als der ursprünglich erwartbaren Gesundheitsqualität (Naidoo und Wills 2003; Trojan 2002).

Die **Schutzfaktoren** lassen sich in folgende Gruppen einteilen:

1. **soziale und wirtschaftliche Faktoren**, insbesondere die Verbesserung der Bedingungen am Arbeitsplatz und der sozio-ökonomischen Lebenslage.
2. **Umweltfaktoren,** insbesondere Verbesserung der Luft- und Wasserqualität und der Wohnbedingungen sowie der sozialen Netzwerke (Freunde, Nachbarschaft).

3. **Faktoren des Lebensstils**, insbesondere Förderung von angemessener Bewegung, Ernährung und Spannungsbewältigung und reduziertem Konsum von legalen und illegalen Drogen (Kolip 2003).
4. **psychologische Faktoren**, insbesondere erhöhte Kontrollüberzeugung, Selbstwirksamkeit, Eigenverantwortung und Schutzmotivierung (Haisch 2003; Jerusalem und Weber 2003).
5. **Zugang zu gesundheitsrelevanten Leistungen** und Institutionen, insbesondere zu Krankheitsversorgung, Pflege, Rehabilitation und Gesundheitsberatung, aber auch zu Bildungs- und Sozialeinrichtungen, Transport- und Freizeitorganisationen.

Die idealtypische Darstellung der Wirkungsprinzipien der beiden Interventionsformen Krankheitsprävention und Gesundheitsförderung hat gezeigt, dass sie sich an den gleichen Zielen orientieren und analogen sachlogischen Aufbaustrukturen folgen. Beide wollen einen Gesundheitsgewinn erzielen, aber auf unterschiedliche Weise. Bei der Prävention soll der Gesundheitsgewinn durch das Zurückdrängen von Krankheitslast erzielt werden, bei der Gesundheitsförderung durch die Stärkung von Gesundheitsressourcen. Dementsprechend richtet die Prävention ihr Argument vor allem auf **Risikofaktoren** für Krankheit, die Gesundheitsförderung vor allem auf gesunderhaltende **Schutzfaktoren**.

Die beiden Interventionsformen müssen deshalb als sich ergänzend verstanden werden, wobei je nach Ausgangslage einmal die eine und einmal die andere Interventionsform die angemessenere und erfolgversprechendere sein kann.

Eine scharfe Abgrenzung der beiden Interventionsformen von einander ist nicht hilfreich, vor allem dann nicht, wenn sie entlang der zu Beginn dieses Beitrags erwähnten fachwissenschaftlichen Grenzen erfolgt.

1.1.2 Krankheitsprävention und Gesundheitsförderung als Bestandteile der Versorgung

Die beiden Interventionsformen Krankheitsprävention und Gesundheitsförderung spielen gegenwärtig in der Versorgungslandschaft der meisten westlichen Länder eine untergeordnete Rolle. Der wesentliche Grund hierfür ist die Ausrichtung des gesamten gesundheitlichen Versorgungssystems auf die Kuration und Therapie von Krankheiten.

Die strukturelle Vernachlässigung von Prävention und Gesundheitsförderung

Die geringe Bedeutung von Krankheitsprävention und Gesundheitsförderung im Versorgungssystem lässt sich deutlich an der **Verteilung der finanziellen Ressourcen** und an den Akzentsetzungen der **gesetzlichen Rahmenregeln** im deutschen Gesundheitswesen aufzeigen.

- Für präventive Ansätze stehen nur etwa **4% des gesamten Budgets der gesetzlichen Krankenversicherung** zur Verfügung. Die größten Ausgabeblöcke entfallen auf die Krankenhausbehandlung, die Arzneimittelversorgung und die ambulante ärztliche Versorgung. Auch die Gesamtausgaben im Infrastruktursektor Gesundheit, welche die Ausgaben der öffentlichen Haushalte und der Arbeitgeber mit aufnehmen, dokumentieren das Übergewicht der Segmente Kuration und Therapie, in welchen auch die professionell einflussreichsten Berufsgruppen arbeiten (Rosenbrock und Gerlinger 2004).
- Die rechtlichen Rahmenregeln übertragen die Zuständigkeit für Krankheitsprävention

1.1 Einführung: Krankheitsprävention und Gesundheitsförderung

und Gesundheitsförderung in Deutschland schwerpunktmäßig den Krankenkassen. Basis für das Handeln der Krankenkassen sind die Bestimmungen des Sozialgesetzbuches (SGB). Nach §1 SGB V hat die Krankenversicherung als Solidargemeinschaft die Aufgabe, die Gesundheit der Versicherten zu erhalten, wieder herzustellen oder ihren Gesundheitszustand zu bessern. Das Krankenkassenversicherungsgesetz von 1883 sieht die zentrale Aufgabe der Krankenkassen in der zur Verfügungstellung von Finanzmitteln für ärztliche Hilfe und Medikamente für kranke Versicherte. Die Krankenkassen sollen, wie ihr Name sagt, erst tätig werden, nachdem Einschränkungen und Probleme der Lebensbedingungen zu einer Krankheit geworden sind. **Strukturell sind Krankenkassen also nicht auf Aufgaben der Prävention vorbereitet.**

Im Rahmen der **Gesundheitsreformen** seit 2000 und der damit verbundenen Novellierung des Sozialgesetzbuches wurden die Aufgaben der Krankenkassen zur Prävention erweitert. Danach sollen sie Leistungen der primären Prävention erbringen, die den allgemeinen Gesundheitszustand der Bevölkerung verbessern und einen Beitrag zur Verminderung sozial bedingter Ungleichheit von Gesundheitschancen erbringen (Rosenbrock und Gerlinger 2004, S. 219). Die Finanzierung dieser Leistungen erfolgt über Zwangsabgaben, die von den Krankenkassen der gesetzlichen Krankenversicherung erbracht werden müssen. Bisher ist nicht abzusehen, ob durch diese Regelungen tatsächlich eine Stärkung der präventiven Ansätze im deutschen Gesundheitswesen möglich wird.

Wachsende Probleme der kurativen Ausrichtung des Versorgungssystems

Aus der Logik eines auf Krankheitsheilung ausgerichteten Gesundheitssystems ergibt sich ein Versorgungsablauf, welcher **Therapie und Kuration in den Mittelpunkt der Versorgung** stellt. Entsprechend lässt sich der Ist-Zustand des Versorgungssystems in Deutschland wie in Abbildung 1 grafisch darstellen. Die Versorgungssegmente bilden eine Abfolge von Schritten in einem hypothetischen Krankheitsverlauf, ihre Größe symbolisiert ihr jeweiliges Gewicht im Gesundheitswesen.

Die schwerpunktmäßige Ausrichtung des gesundheitlichen Versorgungssystems auf Kuration und Therapie wird sich aus mehreren Gründen in den nächsten Jahren nicht aufrecht erhalten lassen. Neben den finanziellen Belas-

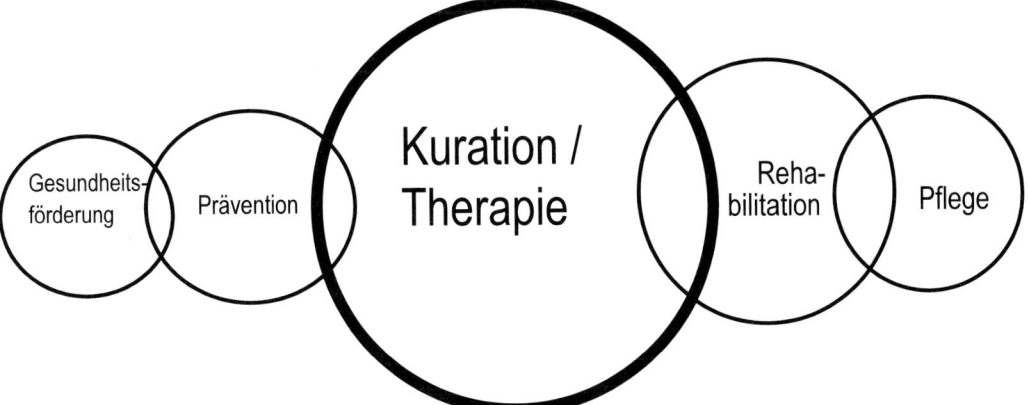

Abbildung 1: *Vereinfachte Darstellung des Ist-Zustandes der Gewichte der einzelnen Versorgungssegmente des Gesundheitssystems*

tungen, die eine immer höherwertige Therapie mit sich bringt, sind vor allem die **Veränderungen im Krankheitsspektrum** Anlass für eine unausweichliche Umstellung der Gesundheitspolitik. In allen westlichen Gesellschaften, auch durch die steigende Lebenserwartung mit bedingt, wächst der Anteil von Langzeiterkrankungen („chronischen Krankheiten").

- **Chronische Krankheiten** sind durch kurative Intervention nur wenig zu beeinflussen, weil sie nach dem heutigen Stand der Forschung **nicht heilbar** sind. Die demografische Entwicklung verschärft die Situation dramatisch. Voraussichtlich werden im Jahr 2025 fast 30% der Bevölkerung in den Industrienationen über 65 Jahre alt sein. Diese Alterung der Bevölkerung zieht mit den altersassoziierten Erkrankungen auch soziale Probleme nach sich (Stöckel und Walter 2002).
- Chronische Krankheiten führen zu einem dauerhaften Verwiesensein der Patientinnen und Patienten auf das gesundheitliche Versorgungssystem, das Sozialsystem und das persönliche soziale Umfeld. Entsprechend wird es in den nächsten Jahrzehnten zu einem **steigenden Versorgungsbedarf** bei den vorherrschenden chronischen Krankheiten kommen, vor allem bei Herz-Kreislaufkrankheiten, Krebserkrankungen, Erkrankungen des Bewegungsapparates, obstruktiven Lungenerkrankungen und Demenz (Schaeffer und Ewers 2002).

Die Anforderungen, die sich aus der Verschiebung des Krankheitspanoramas hin zu den chronischen Erkrankungen ergeben, lassen sich strukturell durch eine auf Kuration und Therapie ausgerichtete Gesundheitsversorgung nicht ausreichend erfüllen. Sie verlangen eine erheblich stärkere Verankerung von Krankheitsprävention und Gesundheitsförderung im Versorgungssystem.

Integration von Gesundheitsförderung und Prävention in die Gesundheitsversorgung

Es spricht Vieles dafür, dass sich durch die Integration von Prävention und Gesundheitsförderung in die Versorgung die Effektivität der Gesundheitsversorgung erhöhen ließe. So kann etwa das Risiko für Herz-Kreislauf- und Krebserkrankungen sowie Erkrankungen der Atemwege, der Verdauungsorgane und des Muskel-Skelett-Systems durch eine bessere Ernährung, mehr Bewegung, Tabakabstinenz und die Vermeidung von Übergewicht reduziert werden. Setzt das Versorgungssystem nur auf Heilung dieser Erkrankungen, kann das Ziel eines verbesserten Gesundheitszustandes nur schwer erreicht werden, da die **Krankheiten um den Patienten „konkurrieren"**:

- So lebt ein vom Herzinfarkt geheilter Patient noch lange genug, um einen Schlaganfall zu erleiden. Wird der Herzinfarkt statt durch eine erfolgreiche Behandlung aber durch eine verbesserte Prävention verhindert, sinkt gleichzeitig auch das Risiko für einen Schlaganfall.
- Gelingt es, Übergewicht durch eine gezielte Prävention zu vermeiden, sinkt nicht nur das Risiko für Diabetes mellitus, sondern auch für Herz-Kreislauf-Störungen, wie etwa arterielle Verschlusskrankheiten.

Umstritten ist, ob wegen dieser **Überschneidung von Risikofaktoren** durch eine gezielte Präventionspolitik erhebliche Anteile der heutigen Gesundheitsausgaben in Deutschland vermieden werden könnten (Schwartz und Walter 2003).

Vor zu optimistischen gesundheitsökonomischen Schlussfolgerungen ist zu warnen: Auf Grund der endlichen Lebenserwartung „muss" ein Mensch irgendwann sterben. Am Ende eines möglichst langen Lebens werden deshalb in jedem Fall im hohen Maß Kosten anfallen, die summiert mit den aufgelaufenen Ausgaben aus der Primär- und Sekundärprävention dann möglicherweise eine ungünstige gesamtökonomische Wertung ergeben. Unumstritten ist jedoch, dass Gesundheitsförderung und Prävention einen positiven Einfluss auf die Lebensqualität im Sinne einer Morbiditätskompression aufweisen, weil die Zahl der von Krankheitslast reduzierten Lebensjahre steigt.

Aus gesundheits- und versorgungspolitischen Gründen ist deshalb nach Abwägung aller Argumente eine Umstrukturierung der gesundheitlichen Versorgungskette zu befürworten. In Abbildung 2 wird der Soll-Zustand der gesundheitlichen Versorgungsstruktur gezeigt, die **Gesundheitsförderung und Prävention als integralen Bestandteil des gesamten Versorgungsgeschehens** berücksichtigt. Kuration/Therapie ist wie bisher ein zentrales Segment, allerdings haben sich die Reichweite und die Gewichtung der übrigen Versorgungssegmente erweitert. Außerdem arbeiten die um die Kuration herum gruppierten Versorgungssegmente nicht mehr getrennt von einander, sondern bilden ein eng verflochtenes Gesamtsystem.

Gesundheitsförderung und Prävention sind nach diesem Modell ein bedeutendes selbstständiges Versorgungssegment, aber zugleich auch eine Komponente der übrigen Versorgungssegmente Kuration/ Therapie, Rehabilitation und Pflege. Prävention und Gesundheitsförderung sind nicht länger ein relativ isoliertes Glied in einer Versorgungskette, sondern **Bestandteil eines integrativ arbeitenden Systems in allen Phasen der Gesundheitsversorgung**.

Gesundheitspolitische Perspektiven für Prävention und Gesundheitsförderung

Eine gesundheitspolitische Stärkung der Rolle von Prävention und Gesundheitsförderung ist nur im Rahmen eines umfassenden Konzepts zu erreichen, das auch **gesellschaftspolitische Aspekte** einbezieht. Dazu müssen neben dem Gesundheitswesen auch andere Politikbereiche wie Wirtschaft, Arbeit, Bildung, Wissenschaft, Umwelt, Städtebau, Verkehr und Verbraucherschutz berücksichtigt werden. Darüber hinaus darf die Finanzierung nicht überwiegend bei den Sozialversicherungsträgern verbleiben, sondern muss andere Regierungs-Organisationen und natürlich auch Bund, Länder und Gemeinden in die Verantwortung nehmen.

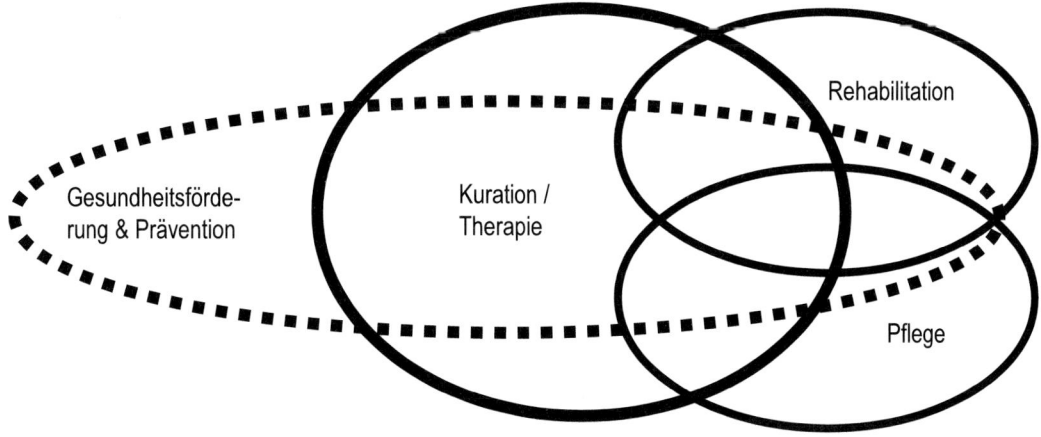

Abbildung 2: *Vereinfachte Darstellung des Soll-Zustands der einzelnen Versorgungssegmente des Gesundheitssystems*

Inwieweit sich Gesundheitsförderung und Prävention im Gesundheitswesen durchsetzen werden, hängt nicht zuletzt davon ab, ob es gelingt, ihren politischen und wirtschaftlichen Nutzen nachzuweisen. Ein wichtiger Aspekt ist dabei der Ausgleich sozialer Benachteiligung:

- Durch Prävention potenziell beeinflussbare Erkrankungen und deren Risikofaktoren kommen besonders häufig bei **sozio-ökonomisch Schwachen** vor. Das Problem von Präventionsprogrammen ist aber, dass sie vor allem von den Bevölkerungsgruppen genutzt werden, welche sozial besser gestellt sind. Menschen in schwierigen sozialen Lagen werden demgegenüber durch Präventionsprogramme schlecht erreicht (Hurrelmann 2000, S. 29).
- Die positive Wirksamkeit von Gesundheitsförderung ist ebenfalls von adressatenspezifischen Konzepten und Strategien abhängig. Eine klare Zielgruppen-Ausrichtung (nach Alter, Geschlecht, Lebenslage, Religion, Region und Ethnie) muss die Grundlage aller fördernden Interventionen sein, da sich allgemein ausgerichtete Programme als zu wenig wirksam erwiesen haben. Dieser Erkenntnis wurde mit der Fassung des § 20 SGB V „Prävention und Selbsthilfe" im Gesundheitsreformgesetz 2000 durch eine Ausrichtung an Bedarfs- und Zielgruppenorientierung Rechnung getragen (Rosenbrock und Gerlinger 2004).
- Die Ausrichtung von gesundheitsfördernden und präventiven Maßnahmen muss sich an den unterschiedlichen **Bedürfnissen der Zielgruppen orientieren**. In einer systematischen Übersicht über effektive Präventionsprogramme (Nation et al. 2003) konnten die folgenden Voraussetzungen identifiziert werden. Demnach müssen sie

  - theoretisch gut begründet sein,
  - verschiedene Interventionskomponenten besitzen,
  - verschiedene Techniken der Unterrichtung verwenden,
  - ausreichend intensiv und dosiert sein,
  - auf positiven Sozialkontakten fußen,
  - rechtzeitig initiiert und für Veränderungen sensitiv sein,
  - soziokulturelle Relevanz besitzen,
  - ergebnisevaluiert sein und
  - von trainierten Professionellen getragen sein.

Prüfungsfragen

1. Definieren Sie den Begriff „Krankheitsprävention"!
2. Definieren Sie den Begriff „Gesundheitsförderung"!
3. Inwiefern sind Krankheitsprävention und Gesundheitsförderung Interventionsformen?
4. Welches sind die Gemeinsamkeiten der beiden Interventionsformen?
5. Welches sind die heutigen strukturellen Rahmenbedingungen für Prävention und Gesundheitsförderung in Deutschland?
6. Welche Rolle spielen die Krankenkassen für Prävention und Gesundheitsförderung in Deutschland?
7. Welche Argumente sprechen für eine Stärkung von Prävention und Gesundheitsförderung im Versorgungssystem?
8. Wie könnte ein Prävention und Gesundheitsförderung integrierendes Versorgungssystem in Deutschland aussehen?
9. Inwiefern ließe sich durch Prävention und Gesundheitsförderung die Benachteiligung von sozioökonomisch Schwachen in der Gesundheitsversorgung verbessern?
10. Was sind nach Ihrer persönlichen Meinung die Krankheitsbilder, bei denen Strategien der Prävention und Gesundheitsförderung am wirkungsvollsten sind?

Zitierte Literatur

Antonovsky, A. (1997): Salutogenese. Zur Entmystifizierung der Gesundheit. Tübingen: dgvt.

Becker, P. (1997): Prävention und Gesundheitsförderung. In R. Schwarzer (Hg.): Gesundheitspsychologie, 2. Aufl. Göttingen: Hogrefe, 517–534.

Froom, P./Benbassat, J. (2000): Inconsistencies in the classification of preventive interventions. Preventive Medicine, 31, 153–158.

Haisch, J. (2003): Gesundheit und Prävention. In A.E. Auhagen/H.-W. Bierhoff (Hg.): Angewandte Sozialpsychologie. Das Praxishandbuch. Weinheim: Beltz, 533–555.

Haisch, J. (2000): Prävention und Gesundheitsförderung: Defizite der Allgemeinmedizin – Chancen für die Gesundheitspsychologie. Prävention, 3–8.

Hurrelmann, K. (2000): Gesundheitssoziologie. Weinheim, München: Juventa.

Jerusalem, M./Weber, H. (Hg.) (2003): Psychologische Gesundheitsförderung. Diagnostik und Prävention. Göttingen: Hogrefe.

Kickbusch, I. (2003): Gesundheitsförderung. In Schwartz, F.W. et al. (Hg.): Das Public Health-Buch. Gesundheit und Gesundheitswesen. München: Urban & Fischer, 181–189.

Kolip, P. (2003): Ressourcen für Gesundheit. Potenziale und ihre Ausschöpfung. Das Gesundheitswesen, 65, 155–162.

Laaser, U./Hurrelmann, K. (1998): Gesundheitsförderung und Krankheitsprävention. In K. Hurrelmann/U. Laaser (Hg.): Handbuch Gesundheitswissenschaften. Weinheim: Juventa, 395–424.

McKenzie, J.F./Smeltzer, J.L. (1997): Planning, implementing and evaluating health promotion programs. Boston: Allyn & Bacon.

Naidoo, J./Wills, J. (2003): Lehrbuch der Gesundheitsförderung. Köln: BzgA.

Nation, M./Crusto, C./Wandersman, A./Kumpfer, K.L./Seyboldt, D./Morrisey-Kane, E./Davino, K. (2003): What works in prevention. Principles of effective prevention programs. American Psychologist, 58, 449–456.

Raczynski, J.M./DiClemente, R.J. (Hg) (2000): Handbook of health promotion and disease prevention. New York: Kluwer Academic.

Rose, G. (1992): The strategy of preventive medicine. Oxford: Oxford University Press.

Rosenbrock, R./Gerlinger T. (Hg.) (2004): Gesundheitspolitik. Bern: Huber.

Schaeffer, D./Ewers, M. (Hg.) (2002): Ambulant vor stationär. Bern: Huber.

Schwartz, F.W./Walter, U. (2003): Prävention. In F.W. Schwartz (Hg.): Das Public Health-Buch. München: Urban & Fischer, 151–170.

Stöckel, S./Walter, U. (Hg.) (2002): Prävention im 20. Jahrhundert. Weinheim: Juventa.

Trojan, A. (2002): Prävention und Gesundheitsförderung. In P. Kolip (Hg.): Gesundheitswissenschaften. Eine Einführung. Weinheim: Juventa, 195–228.

von Troschke, J. (2002): Das Risikofaktorenmodell als handlungsleitendes Paradigma der Prävention in Deutschland. In S. Stöckel/U. Walter (Hg.): Prävention im 20. Jahrhundert. Weinheim: Juventa, 190–203.

Leseempfehlungen

Kickbusch, I. (2003): Gesundheitsförderung. In Schwartz, F.W. et al. (Hg.): Das Public Health-Buch. Gesundheit und Gesundheitswesen München: Urban & Fischer, 181–189.

Naidoo, J./Wills, J. (2003): Lehrbuch der Gesundheitsförderung. Köln: BzgA.

Schwartz, F.W./Walter, U. (2003): Prävention. In F.W. Schwartz (Hg.): Das Public Health-Buch. München: Urban & Fischer, 151–170.

1.2 Geschichte der Prävention und Gesundheitsförderung

Sigrid Stöckel

Die Tatsache, dass etwas eine Geschichte hat, verweist auf seine Bedeutung sowohl in der Vergangenheit als auch in der Gegenwart. Aus der Betrachtung der Vergangenheit wird erkennbar, wie sich das Phänomen entwickelt hat. Dabei wird zweierlei deutlich: Historisch relevante Gegebenheiten sind einem ständigen Wandel unterworfen, der sich heute fortsetzt. Aus der zeitlichen Distanz wird ihre Abhängigkeit vom jeweiligen soziokulturellen Kontext deutlich erkennbar. Aus der Rückschau können erfolgreiche Phasen wie kritische Entwicklungen erkannt sowie Potentiale des aktuellen Fortschrittsprozesses analysiert werden. Im Folgenden soll dieses hermeneutisch-kritische Potential für die Bereiche Prävention und Gesundheitsförderung fruchtbar gemacht werden.

1.2.1 Prävention als anthropologische Konstante?

Das Bemühen, Krankheiten zu verhüten und Gesundheit zu erhalten, ist in unterschiedlichen kulturellen Ausprägungen bis in die Antike zurückzuverfolgen. Bereits Galen thematisierte im 2. Jh. n. Chr. neben der Konstitution, die vorgegeben ist und an der niemand etwas ändern kann, die Diätetik als Mittel, sich gesundheitsgerecht zu verhalten und Erkrankungen vorzubeugen. Diese beiden Aspekte einer Erkrankung stehen bis heute nebeneinander, so dass von einer **kulturanthropologischen Konstante präventiven Bemühens** ausgegangen werden kann. Eine weitere Konstante liegt in der **Ambivalenz jeder Prävention**. Ihr Ausgangspunkt ist die Vorhersehbarkeit von Krankheit, die einerseits zu erhöhter Furcht führt, andererseits zu dem Bestreben, etwas gegen die befürchteten Gefahren zu unternehmen. Ein Jugendstilbild aus dem Jahre 1912 (Buchholz 2001, S. 89) illustriert die Konstellation, die dem Streben nach Prävention zugrunde liegt: Ein mit Ketten gefesselter Mann hockt mit aufgestelltem Knie auf dem Boden, im Begriff, aufzustehen. Sein Blick ist einem hellen Sternenfirmament zugewandt. Die Gleichzeitigkeit der Fessel (der Gebundenheit an den Körper und der Bedrohung durch eine Erkrankung) und der Bewegung des Aufstehens als die Verheißung der Freiheit (dem Verhindern von Schäden) zeigt die faktische Not ebenso wie die Hoffnung, ihr entgegenwirken zu können. Unübersehbar ist die **Notwendigkeit zu handeln, selbst wenn der Erfolg des Handelns nicht garantiert ist**.

Trotz dieser allem präventiven Bemühen zugrunde liegenden Grundkonstellation zeigt Prävention im historischen Rückblick große Veränderungen: Das Spektrum der großen Krankheitsgefahren hat sich von unterschiedlichen Infektionskrankheiten bis hin zu chronischen Leiden gewandelt. Mit dem naturwissenschaftlichen Fortschritt im späten 19. und 20. Jh. wuchs außerdem die Wahrnehmung der Erkrankungen oder Erkrankungsrisiken, gegen die eine Vorbeugung möglich oder geboten scheint. Verändert hat sich das immer detailliertere Wissen über die Wirkungszusammenhänge, die andere und weitreichendere Präventionsstrategien erfordern.

Das Gefahrenszenario – die Wahrnehmung von Risiken sowie die Zuschreibung von Verantwortlichkeiten für die zu treffenden Maßnahmen – dokumentieren nicht nur Wissen, sondern **gesellschaftliche Deutungs- und Wertemuster**. Entsprechend ist das Streben nach und der Erfolg von Prävention abhängig vom sozio-ökonomischen sowie vom politisch-mentalen Umfeld und erweist sich als kulturelle Praxis in einem umfassenden Sinn.

1.2.2 Historische Varianz: Konzepte und ihre Differenzierung

Geschlossenes Modell der Krankheitsentstehung: „Krankheit von innen"

Der Versuch, Gesundheit zu sichern, ist orientiert an der Vorstellung, wie Krankheiten entstehen. Von der Antike bis ins 18. Jh. wurde die **Humoralpathologie** – die Harmonie bzw. Disharmonie der vier Körperflüssigkeiten Blut, Schleim, schwarze und gelbe Galle, die sowohl in Verbindung mit äußeren Faktoren des Klimas und der geografischen Lage standen als auch mit der inneren Konstitution – zum Leitkonzept therapeutischen wie auch präventiven Handelns. Besserung war zu erwarten, wenn man die überschüssige Flüssigkeit durch einen Aderlass oder Erbrechen aus dem Körper entfernte und so die Harmonie wiederherstellte. Die Therapie konnte in präventiver Absicht bereits bei körperlicher Unpässlichkeit erfolgen, um dem Entstehen der Erkrankung vorzubeugen – ein Konzept, das noch im 18. Jh. Grundlage ärztlicher Praxis war (Duden 1991). Dass dabei Verschlimmerungen eintreten konnten, wenn z.B. zuviel Blut abgelassen wurde, verminderte das Vertrauen in den Eingriff nicht. Die Humoralpathologie mit ihren therapeutischen und präventiven Wirkungen dokumentiert das **Beharrungsvermögen geschlossener Systeme**, in denen alle „Teile der Welt" vom Kosmos bis zu Vorgängen im menschlichen Organismus einheitlich erklärt werden.

Krankheit von außen: Fremdeinwirkung

Neben dieser Krankheitserklärung stand die Erfahrung, dass das gesundheitliche Wohl der Allgemeinheit durch Unachtsamkeiten Einzelner gefährdet werden konnte. Daher waren Regelungen zu erlassen und Kontrollen durchzuführen, um derartige Einwirkungen möglichst abzuwehren. Die **Überwachung der Lebensmittel** auf den mittelalterlichen Märkten ist ein Beispiel für dieses Konzept. Die **Ausgrenzung der Leprösen** an den Rand der Stadt und die Anweisung, dass sie sich bei Annäherung mit ihrer Lepraklapper akustisch bemerkbar machen sollten, um den Einwohnern ein rechtzeitiges Ausweichen zu ermöglichen, ist ein weiteres Beispiel für einen Regelungsversuch. Dass der Erhalt der Gesundheit bei der Ausgrenzung einer Gruppe nicht das einzige Motiv sein konnte, zeigt die anlässlich der ersten Pestepidemie 1348 verbreitete Behauptung, die Juden hätten die Brunnen vergiftet und damit das Massensterben ausgelöst. Da die Krankheitsentstehung und -verbreitung zunächst völlig unklar war, konnte mit der Diffamierung angeblich Schuldiger vom eigentlichen Problem abgelenkt und mit ihrer Vertreibung eine Handlungsoption angeboten werden.

Erkrankungen durch äußere Lebensumstände

Als der italienische Arzt Bernardo Ramazzini im Jahre 1700 die gesundheitlichen Belastungen bestimmter Berufe beschrieb, lieferte er damit komplexere Erklärungen für Erkrankungen (Gils 1994). Eine grundsätzliche Verbindung von Lebensbedingungen und Erkrankungen stellte 80 Jahre später Johann Peter Frank fest, der das **„Elend" als „Mutter der Krankheiten"** beschrieb und die Regenten aufforderte, sich um die Armut ihrer Untertanen zu kümmern. Dabei stellte Frank ihnen den Nutzen solchen Handelns vor Augen, denn gesunde und glückliche Untertanen hätten ein eigenes Interesse, das Land für den Landesherrn zu verteidigen und seien aufgrund besserer körperlicher Konstitution dazu überhaupt erst in der Lage. Er machte nicht nur den Landesherrn z.T. revolutionäre Vorschläge einer besseren und gesundheitsgerechteren Regierung[1], sondern entwickelte einen komplexen Kanon gesundheitsgerechten Verhaltens für die Bevölkerung, der Regelungen zu Fortpflanzung und Eheschließung beinhaltete und den er unter dem Begriff der **„medicinischen Policey"** zusammenfasste (Schulz-Nieswandt 1997, Lesky 1960)[2].

Ärzte wurden zu **Experten aller Lebensumstände** und verlangten aus dieser Position heraus von der Obrigkeit die Sicherung der ökonomischen Lebensgrundlage für die Bevölkerung und von den Untertanen ein „vernünftiges" Verhalten.

Das 19. Jahrhundert: Forderung nach Gesundheitssicherung als staatsbürgerliches Recht – Hygiene – Versicherung

Auf der gesellschaftlichen Ebene wandelte sich die von Johann Peter Frank formulierte Pflicht zu gesundheitsförderlichem Verhalten im Kontext der 1848er Revolution zu einem staatsbürgerlichen Recht auf Gesundheit. Der Berliner Arzt Salomon Neumann proklamierte, Gesundheit sei ebenso vom Staat zu schützen wie das Recht auf Eigentum, zumal die Gesundheit für die arbeitende Bevölkerung ihr einziges Eigentum sei (Neumann 1847, zitiert aus Deppe und Regus 1975, S. 169f.).

Die Relevanz der äußeren Lebensbedingungen wurde durch die Erkenntnisse der experimentellen **Hygiene** wissenschaftlich erhärtet. Dieses Wissen passte zu dem bürgerlichen Bestreben nach Ordnung, das sich in der Sanierung der städtischen Umwelt (Kanalisation, Städteplanung) ebenso niederschlug wie in einer Disziplinierung der „Unterschichten" zu planendem und hygienischem Verhalten einer bürgerlichen Haushaltsführung. Da ein Teil der Arbeiterbewegung ohnehin versuchte, bürgerliche Verhaltensweisen zu übernehmen und von ihnen zu profitieren[3], konnte dieser **„Kulturtransfer"** aus dem bürgerlichen Milieu in die Arbeiterschaft in Einzelfällen funktionieren. Dabei blieb Prävention abhängig von „Wohltätigkeit", mit der die Nachteile der sozialen Stellung in Einzelfällen gemildert, aber nicht aufgehoben werden konnten (Sachße und Tennstedt 1998, S. 15–18).

Als Bismarck 30 Jahre später für die politisch aktive Elite der Industriearbeiter eine **Sozialversicherung unter staatlicher Beteiligung** durchsetzte, stand die Vermeidung weiterer politischer Proteste der gemeinsam agierenden Arbeiter im Vordergrund, nicht ihre Gesundheit. Obwohl die Versicherung hauptsächlich auf die

---

1 Der bedeutendste Reformvorschlag war die Abschaffung der Leibeigenschaft, die Kaiser Joseph II von Österreich (Regierung 1765–1790) realisierte, die er aber kurz vor seinem Tode auf Druck des Adels rückgängig machen musste, bevor sie die vorhergesagte Wirkung entfalten konnte.

2 Die „medicinische Policey" ist mit dem heutigen Polizei-Begriff nicht identisch. Der Begriff beinhaltet die mit medizinischer Erkenntnis in Übereinstimmung stehende Art des Handelns (engl. „policy").

3 Die Sparkassenbewegung z.B. zielte auf die Akkumulation eines kleinen Kapitals und erzog dabei gleichzeitig zu planerischem und präventivem Handeln.

Reglementierung der Versicherten zielte und sie außerdem ausschließlich im Schadensfall Therapie und Lohnausgleich anbot, hatte auch sie eine präventive Wirkung: Erst durch die Sicherung der Lebensgrundlage wurde in ärmeren Familien eine Rekonvaleszenz ermöglicht. Im 20. Jh. wurde die Versicherungspflicht auf weitere Berufsgruppen ausgedehnt, und für eine kurze Periode Mitte der 20er Jahre konnte das Motto der (ausschließlichen) **Schadensvergütung um die Schadensverhütung ergänzt** und z.T. präventive Maßnahmen in die Leistungen integriert werden (Moser 2002, S. 98–101). Grundlage für diesen Prozess war die Entwicklung der Sozialhygiene.

Präventionskonzepte und ihre Umsetzung in der ersten Hälfte des 20. Jahrhunderts: Rassenhygiene, Sozialhygiene, Gesundheitsführung

„Prävention" – am Ende des 19. Jahrhunderts noch ein Terminus aus der Rechtswissenschaft zur Verbrechensverhütung – wurde im 20. Jahrhundert mehr und mehr zu einem Begriff der **Abwehr gesundheitlicher Gefahren** (Walter und Stöckel 2002, S. 274–276). Dabei lag der Fokus entsprechend der großen Volkskrankheiten zunächst auf gruppenspezifischen Maßnahmen. **Sozialhygieniker** wie Alfred Grotjahn und Adolf Gottstein hatten die Bedeutung der sozialen Lage auf die Erkrankung wie auch auf die Genesung erkannt und plädierten für eine frühe Diagnose, verbunden mit flankierenden sozialen Maßnahmen zur Vorbeugung und Bekämpfung der Volkskrankheiten. Sie entwickelten damit Konzepte, die Elemente von Primär-, Sekundär- und Tertiärprävention enthielten (Grotjahn 1912, S. 410f.). Während Rassenhygieniker behaupteten, soziale Maßnahmen führten zu einer Schwächung der Population, weil die „natürliche Selektion der Schwachen" ausgeschaltet sei, verwiesen Sozialhygieniker auf die positive Wirkung einer frühzeitigen Hilfe auf die Konstitution der Bevölkerung insgesamt. Insbesondere die **Säuglingsfürsorge** als Beispiel einer klassischen Kombination von **Primärprävention** zur Verhütung von Verdauungskrankheiten durch Aufklärung und Anleitung zum Stillen und einer **Sekundärprävention** zu ihrer Früherkennung und rechtzeitigen Behandlung erwies sich als erfolgreich (Stöckel 1996, S. 363–365). Sie zeigte die gelungene Verbindung von **Verhaltens- und Verhältnisprävention**, denn zusätzlich zur Aufklärung erhielten arme Familien Stillprämien oder spezielle Säuglingsmilch.

Wesentlich für den Erfolg dieser Maßnahme war sowohl ihre wissenschaftliche Begründung als auch das soziale Engagement der Akteure: Mit Unterstützung sozialpolitisch aktiver Ärzte und der bürgerlichen Frauenbewegung, die hier eine öffentliche Aufgabe gefunden hatte, richteten die Kommunen Fürsorgestellen zur Früherkennung und zur Veranlassung einer adäquaten Behandlung ein. Aus nationalen Erwägungen wurden die Einrichtungen im Ersten Weltkrieg ausgebaut und in der Weimarer Republik unter dem Hinweis auf eine „prinzipielle biologische Schutzbedürftigkeit" über die Armutsgrenze hinaus erweitert (Stöckel 1996, S. 325–331).

In Anbetracht der ökonomischen Krise am Ende der Weimarer Republik und einer wachsenden Gruppe von Bedürftigen ließ sich das sozialhygienische Primat der „sozialen Unterstützung vor medizinischer Hilfe" schwer aufrecht erhalten und kaum noch umsetzen. Angesichts akuten Mangels richtete sich die soziale Forderung auf die Ermöglichung von Therapie, vorbeugende Fürsorge sollte auf „**Leistungsfähige**" eingeschränkt werden (Moser 2002, S. 104–106).

Auch die von Rassenhygienikern verlangte Sterilisation sogenannter „Minderwertiger" wurde 1932 von Sprechern der Ärzteschaft akzeptiert. Selbst Grotjahn kritisierte die unkontrollierte Vermehrung der „Nervenkranken", da sie äußerlich unauffällig, innerlich aber „labil" und damit eine Gefahr für die Population seien (Schmiedebach 2002, 32f.).

Nationalsozialismus – Umkehrung der Prävention

Die Teilung der Gesellschaft in „**vollwertige Volksgenossen**" und sogenannte „**Minderwertige**" bestimmte ihren Zugang zu Prävention bzw. medizinischer Versorgung. Während die Nationalsozialistische Volkswohlfahrt die „Leistungsfähigen" unterstützte und einzelne Früherkennungsangebote (z.B. für Krebs) ausbaute, wurden Behinderte und psychisch Kranke, für die in der Weimarer Republik eine offene Fürsorge durch ambulante Betreuung geschaffen worden war, nicht mehr versorgt. Mit der Verschlechterung ihres Zustandes ging eine weitere soziale Ausgrenzung einher, mit der ihre Vernichtung vorbereitet wurde (Ley 2002, S. 128–133). Demselben Kalkül folgte die Zwangssterilisation, mit der nicht nur Kranke, sondern auch „sozial auffällige" Gruppen wie „schwer Erziehbare" von der Reproduktion ausgeschlossen wurden (Rothmaler 1987, S. 78–83). **Bekämpft und verhindert wurde nicht die Krankheit, sondern die an ihr Leidenden.**

Auch die **Verhaltensprävention** erreichte eine neue Rigidität: Mit einer auf den Willen zur Gesundheit setzenden „Gesundheitsführung" der arbeitsfähigen Volksgenossen sollte der „Anbrüchigkeit" vorgebeugt werden. Ziel war das Zusammenfallen vom Ende der Leistungsfähigkeit und physischem Tod. Mit der „Gesundheitsführung" wurde neben die Dominanz des „Erbguts" eine Einflussgröße gesetzt, für die das kranke oder „anbrüchige" Individuum verantwortlich gemacht werden konnte. **Ziel war nicht Gesundheit, sondern Leistung.**

Präventionskonzepte in der zweiten Hälfte des 20. Jahrhunderts: Zivilisationskrankheiten und Risikofaktoren

Während in der DDR der Ansatz der **Gruppenprävention im Betriebsarztwesen** erhalten blieb, verlor das Konzept in der bundesrepublikanischen Nachkriegsgesellschaft an Relevanz. Zwar wurden bestimmte Krankheitsgruppen weiterhin überwacht – um einer Ansteckung vorzubeugen, wurden Geschlechtskranke Zwangskontrollen unterworfen und auf Tuberkulose überprüft. Insgesamt wurden die Infektionskrankheiten aber als weniger bedrohlich angesehen, nachdem in den 50er Jahren endlich genügend Penicillin zur Verfügung stand. Die **Fortschritte der Pharmaindustrie** nährten die Hoffnung, alle Erkrankungen in absehbarer Zeit erfolgreich medikamentös behandeln zu können. Epidemiologisch relevant wurden die chronischen sogenannten „Zivilisationskrankheiten" – Herz-Kreislauf-Erkrankungen, Krebs, Diabetes, Nervenkrankheiten. Obwohl wiederum bestimmte Personengruppen besonders von diesen Erkrankungen betroffen waren, wurde keine auf spezifische Lebensverhältnisse bezogene Gruppenprävention durchgeführt. Mittel der Prävention waren Früherkennung und Anleitungen zu individueller Verhaltensänderung, wovon aber gerade sozial benachteiligte Gruppen wenig profitierten (Hagen 1978, S. 8f.; Geyer 2003).

In den 60er und 70er Jahren wurde das **Risikofaktorenmodell** für die Verhütung chronischer Krankheiten handlungsleitend. Auf der Grundlage der in den USA durchgeführten Framingham-Studie zur Mortalität an Herzerkrankungen wurden sozio-kulturelle Verhaltensweisen wie Rauchen und Ernährung mit Laborwerten (Cholesterin) korreliert und auf diese Weise Faktoren identifiziert, die für das verstärkte Auftreten chronischer Erkrankungen als maßgeblich angesehen wurden. Die Laborwerte wurden als frühe Krankheitszeichen interpretiert, die das Individuum durch

Verhaltensänderung positiv beeinflussen sollte. Da bei der Diagnose meist noch keine Erkrankung vorlag, wurde ein Risiko festgestellt.

Mit dem Begriff des **Risikos** ist die Vorstellung verbunden, es gebe die Freiheit der Entscheidung für oder gegen ein Wagnis. Das eigene Verhalten wird zum Hauptfaktor der Erkrankung erklärt. Das eingangs zitierte Jugendstilbild des sich erhebenden Mannes als Sinnbild von Handlung illustriert diesen Ansatz. Überaus fraglich ist jedoch, ob die Ketten durch die Entscheidung gegen ein Risiko zu lösen sind. Das Wissen um eine Gefährdung ist bekanntlich nicht gleichbedeutend mit der Möglichkeit, ihr vorzubeugen, so dass dieser Präventionsansatz zwar die Aufmerksamkeit für Risiken schärft, aber begleitender Maßnahmen bedarf, um sie zu vermindern.

Die gesundheitspsychologischen Konzepte gingen davon aus, mehr Wissen führe zu Verhaltensänderungen. Entsprechend fokussierten sie zunächst auf Schreckensszenarien der prognostizierten Krankheiten, dann auf **Aufklärung über Risiken**. Angesichts der relativen Wirkungslosigkeit dieses Modells wurde es erweitert um **Strategien zur Motivierung**. Persönliche Einflussgrößen wie Überzeugungen und Handlungsressourcen und damit Lebensstil-Modelle ergänzten das Konzept. Schwarzer fasste die Ansätze als ein **sozial-kognitives Prozessmodell** zusammen, in dem die Wahrnehmung der Bedrohung, die Absicht ihr entgegenzuwirken sowie die Kompetenzerwartung berücksichtigt wurden (Schwarzer 1997).

Durch Antonovskys Arbeit „Health, Stress and Coping" aus dem Jahre 1982 (deutsch 1997) erhielten die Gesundheitswissenschaften Impulse aus einer anderen Richtung: Antonovsky hatte untersucht, wie es einzelnen Überlebenden des Holocaust gelingen konnte, trotz ihrer Traumata im Alter gesund zu sein. In Befragungen teilten sie die Überzeugung, dass ihr Leben einen Sinn hat, den sie verstehen und bewältigen können. Antonovsky fasste diese Haltung als „Kohärenzsinn" zusammen und bezeichnete seine Ergebnisse als Beitrag zur „**Salutogenese**", dem Entstehen von Gesundheit. Umstritten ist jedoch, ob der Kohärenzsinn lediglich ein Ergebnis der sozialen Lebenssituation in der Ursprungsfamilie und damit eine weitere Komponente der sozialen Schicht ist (Geyer 2001). Die Entdeckung, dass es eine positive Kraft zur Stärkung von Gesundheit gibt, hat die Prävention theoretisch revolutioniert und den Begriff der **Gesundheitsförderung** geprägt. Für die Praxis von Prävention stellt sich die Frage, wie sich ein solches Vertrauen, das Leben zu verstehen und zu beeinflussen, erwerben lässt.

Die 1986 verfasste **Ottawa-Charta** der WHO definierte Gesundheit als Ergebnis von Selbstbestimmung und der Möglichkeit, sich für die eigenen Bedürfnisse und Wünsche erfolgreich einsetzen und die eigene Umwelt dadurch mitgestalten zu können.

Erfolgreiche Prävention wird möglich durch ein Zusammenwirken verschiedener politischer und institutioneller Ebenen, wie es an gesundheitsgerechteren Arbeitsplätzen und dem Angebot einer gesunderen Ernährung in den Supermärkten deutlich wird, und dem **Empowerment** der Individuen, diese Angebote zu nutzen bzw. sich für weitere und andere einzusetzen (Kickbusch 2003, S. 182–184).

1.2.3 Prävention im 21. Jh. – Paradigmenwechsel durch genetische Diagnostik?

Seit der „Entzifferung" des Human Genom Projects scheinen Genetik und Molekularbiologie zu Leitwissenschaften der Medizin zu werden. Dabei beschränkt sich ihr Anwendungsbereich bisher – abgesehen von wenigen Versuchen einer Gentherapie in den USA – auf genetische Diagnostik, die zunehmend Teil unseres klinischen Alltags wird. Mithilfe prädiktiver Gentests lassen sich Dispositionen für Erkrankungen feststellen. Für **monokausale Krankheiten** kann damit geklärt werden, ob eine genetische Disposition vorliegt oder nicht. Sofern sie auszuschließen ist, ist der Nutzen offensichtlich. Im Falle einer entsprechenden Veranlagung kann das Wissen nur dann positiv gewendet werden, wenn **Präventionspotentiale** bestehen.

Die Hoffnung, die sich auf genetische Diagnostik richtet, ist eine Hoffnung auf Prävention. Durch das frühzeitigere Wissen um eine Disposition gewinnt man Zeit, Risiken zu minimieren. Damit ist das Modell der genetischen Diagnostik mit dem Risikofaktorenmodell so eng verknüpft, dass dessen ungelöste Fragen nach einer praktikablen gesundheitsförderlichen Strategie sich potenzieren. Wie minimiert man genetische Risiken?

Bei der großen Gruppe **multifaktorieller Krankheiten** hat die Feststellung einer genetischen Disposition weniger Aussagekraft, denn ihre Manifestation ist von äußeren Faktoren abhängig. Damit wird die bisher gültige Unterscheidung in „krank" und „gesund" abgelöst von „manifest krank", „noch nicht krank" bzw. „potentiell krank", „noch gesund" und unter Umständen in Bezug auf eine bestimmte Krankheit „immer gesund". Damit erhöht sich die Zahl der „Kranken": jahre- oder jahrzehntelang vor dem Ausbruch einer Krankheit beginnt die Auseinandersetzung mit ihr oder ihrem wahrscheinlichen Auftreten und der Verlust unbeschwerter Lebenszeit. Die Konsequenzen des Wissens um eine Disposition für die Lebensplanung – von den Schwierigkeiten, eine Lebensversicherung abzuschließen oder einen Arbeitsplatz zu finden, den Folgen für die Selbsteinschätzung und Partnerwahl – sind bisher schwer zu prognostizieren.

Eine positive Wirkung haben sie dann, wenn sich ein Bereich für präventives Handeln identifizieren lässt. Da multifaktorielle Erkrankungen von Umweltfaktoren abhängen, ist das Präventionspotential vermutlich größer.

Die Manifestationsbedingungen sind nur zu erkennen, wenn große Datenmengen einer Teilpopulation analysiert werden. Sobald Wirkungszusammenhänge erkennbar werden, sind die bekannten Strategien der Verhältnis- und Verhaltensprävention anzuwenden (Brand 2002, S. 226). Damit steht das Versprechen der Prävention gegen die Angst vor Erfassung und Stigmatisierung. Bleibt das Genom des Individuums jedoch die einzige Bezugsgröße, kann es u.U. schwer werden, aus der „Risikofalle" individueller Zuschreibung und Verantwortung herauszukommen. Bezüglich der diagnostischen Möglichkeiten ist dies eine historisch neue Situation.

Ergebnisse

Prävention ist gleichbedeutend mit der Suche nach dem besseren Weg – dem genaueren Verständnis von Wirkungszusammenhängen und der Chance, positiv in Entstehung oder Verlauf einer Erkrankung einzugreifen. Damit ist Prävention unverzichtbar und von ständig wachsender Relevanz.

Der historische Rückblick zeigt, dass Prävention nicht nur eine „weiche", bewahrende Strategie ist, sondern dass mit dem Bemühen um Vorbeugung eine **Zuschreibung von Kausalitäten und Verantwortung** verbunden ist. Je stärker das individuelle Verhalten als Hauptfaktor der Prävention angesehen wird, desto größer ist die Gefahr, beim Ausbruch oder schlechten Verlauf einer Krankheit die Verantwortung beim betroffenen Individuum zu suchen. Gesundheitsförderung versucht hier, den Blick auf die inneren (Empowerment) und äußeren (Settingansatz) Umsetzungsbedingungen präventiven Handelns zu richten und Gesundheit zu einer gemeinsamen Aufgabe aller für alle zu machen. Dieser Ansatz scheint insgesamt angemessener, weil mit ihm die bestehende soziale Ungleichheit bei Erkrankungen zumindest nicht weiter steigt (Geyer 2003).

Die genetische Diagnostik macht die Abhängigkeit von Umweltfaktoren noch deutlicher: Das Genom ist zwar einmalig, aber es ist nicht individuell zu verantworten, und für die Manifestation einer Erkrankung sind äußere Faktoren mitentscheidend. Spannend wird sein, ob eine Umweltgenetik Möglichkeiten zur Gesundheitssicherung über die bekannten Anleitungen zu einer allgemein gesundheitsförderlichen Lebensweise hinaus entwickeln wird.

Prüfungsfragen

1. Was spricht dafür, Prävention als anthropologische Konstante wahrzunehmen?
2. Was spricht dagegen?
3. Erklären Sie an einem historischen Beispiel, auf welchen Grundlagen Präventionskonzepte entwickelt wurden.
4. Erklären Sie die Unterschiede zwischen Rassen- und Sozialhygiene.
5. Gab es auch Gemeinsamkeiten?
6. Welche Rolle spielte die GKV hinsichtlich der Prävention?
7. Wie beurteilen Sie das Konzept der „Gesundheitsführung", mit dem im Nationalsozialismus eine Senkung des Krankenstandes erreicht wurde?
8. Welche Konzepte wurden im letzten Drittel des 20. Jahrhunderts leitend?
9. Wie sind ihre präventiven Möglichkeiten zu bewerten?
10. Bedeutet die genetische Diagnostik einen Paradigmenwechsel in der Prävention?

Zitierte Literatur

Antonovsky, A. (1997): Salutogenese. Zur Entmystifizierung der Gesundheit. Tübingen: DGVT [Originalausgabe 1979 Health, Stress and Coping. San Francisco: Jossey-Bass-Publications].

Brand, A. (2002): Prädiktive Gentests – Paradigmenwechsel für Prävention und Gesundheitsversorgung? Gesundheitswesen 64: 224–229.

Buchholz, K. u.a. (2001): Die Lebensreform. Entwürfe zur Neugestaltung von Leben und Kunst um 1900. Darmstadt: Häusser.

Duden, B. (1991): Geschichte unter der Haut. Ein Eisenacher Arzt und seine Patientinnen um 1730. Stuttgart: Klett-Cotta.

Geyer, S. (2000): Antonovskys Sense of Coherence – ein gut geprüftes und empirisch bestätigtes Konzept? In H. Wydler u.a. (Hg.): Salutogenese und Kohärenzgefühl. Weinheim: Juventa 71–84.

Geyer, S. (2003): Reduzierung gesundheitlicher Ungleichheiten durch Prävention und Gesundheitsförderung. Prävention 26, 35–39.

Gils, A. (1994): Bernardino Ramazzini (1633–1714). Leben und Werk. Unter besonderer Berücksichtigung der Schrift „Über die Krankheiten der Künstler und Handwerker". Göttingen: Univ. Diss.

Grotjahn, A. (1912): Art. Soziale Hygiene. In A. Grotjahn/I. Kaup (Hg.): Handwörterbuch der sozialen Hygiene. Leipzig: Vogel, 410–412.

Hagen, W. (1978): Einleitung zu dem Reprint früherer Publikationen. In: 60 Jahre Gesundheitsfürsorge. Ausgewählte Aufsätze von Prof. Dr. Wilhelm Hagen. Düsseldorf: Akademie f. öff. Gesundheitswesen, 7–9.

Kickbusch, I. (2003): Gesundheitsförderung. In Schwartz, F.W. et al. (Hg.): Das Public Health Buch. Gesundheit und Gesundheitswesen. München: Urban & Fischer, 181–189.

Lesky, E. (1960): Johann Peter Frank (1790). Akademische Rede vom Volkselend als der Mutter der Krankheiten. Leipzig: Barth.

Ley, A. (2002): „Die Verminderung der Hausbesuche erklärt sich durch die anderweitige Inanspruchnahme der Fürsorgeärzte". In: S. Stöckel/U. Walter (2002), 122–135.

Moser, G. (2002): Notverordnungen und Gesundheitspolitik in der Weimarer Republik. Präventionskonzepte und Versorgungsstrukturen in der Krise. In S. Stöckel/U. Walter (2002), 96–109.

Neumann, S. (1847): Die öffentliche Gesundheitspflege im Staat des Eigentumsrechts, ihre rechtliche Begründung und ihre zweckmäßige Organisation. In: H.U. Deppe/M. Regus (Hg.) (1975): Seminar Medizin, Gesellschaft, Geschichte. Beiträge zur Entwicklungsgeschichte der Medizinsoziologie. Frankfurt am Main: Suhrkamp, 163–171.

Rothmaler, C. (1987): Die Sozialpolitikerin Käthe Petersen. In: A. Ebbinghaus (Hg.): Opfer und Täterinnen. Frauenbiographien des Nationalsozialismus. Nördlingen: Greno, 75–90.

Sachße, C./Tennstedt, F.: Geschichte der Armenfürsorge in Deutschland Teil 1 (1998): Vom Spätmittelalter bis zum 1. Weltkrieg. Teil 2 (1988): Fürsorge und Wohlfahrtspflege 1871–1929. Stuttgart: Kohlhammer.

Schmiedebach, H.P. (2002): Gesundheit und Prävention in Abhängigkeit vom Gesellschaftsbegriff im 19. Jahrhundert. In S. Stöckel/U. Walter (2002), 26–38.

Schulz-Nieswandt, F. (1997): Die Konzeption der „medizinischen Polizey" bei Johann Peter Frank (1745–1821) im Konzept seiner Zeit. Berlin: DZA.

Schwarzer, R. (1997): Gesundheitspsychologie. 2. Aufl. Göttingen: Hogrefe.

Stöckel, S. (1996): Säuglingsfürsorge zwischen sozialer Hygiene und Eugenik. Berlin/ New York: de Gruyter.

Leseempfehlungen

Aronowitz, R.A. (1998): Making sense of illness: science, society, and disease. Cambridge Univ. Press.

Labisch, A. (2001): Bakteriologie und Konstitutionshygiene – Genomics und Proteomics: Konzepte der Medizin und Konzepte der Gesundheitssicherung in Vergangenheit und Zukunft. Das öffentliche Gesundheitswesen 63, 191–199.

Stöckel, S./Walter, U. (Hg.) (2002): Prävention im 20. Jahrhundert. Historische Grundlagen und zukünftige Entwicklung. Weinheim: Juventa.

Troschke, J. v. (2002): Das Risikofaktorenmodell als handlungsleitendes Paradigma der Prävention in Deutschland. In S. Stöckel/U. Walter (2002), 190–203.

1.3 Konzepte und Strategien der Krankheitsprävention

Anja Leppin

1.3.1 Was versteht man unter Prävention?

Im allgemeinsten Sinn dienen Präventionsmaßnahmen dazu, in der Gegenwart etwas zu unternehmen, um unangenehme oder unerwünschte Zustände in der Zukunft zu vermeiden. Im Kontext von Gesundheit und Krankheit bedeutet dies, dass:

Prävention versucht, durch gezielte Interventionsmaßnahmen das Auftreten von Krankheiten oder unerwünschten physischen oder psychischen Zuständen weniger wahrscheinlich zu machen bzw. zu verhindern oder zumindest zu verzögern (Albee und Ryan 1998; Caplan 1964; Laaser und Hurrelmann 2000; Röhrle 2000, Schwartz und Walter 1998).

Anders als Kuration/Therapie setzt Prävention also normalerweise zeitlich *vor* und nicht nach dem Auftreten von Krankheiten an. (Je nach Begriffsdefinition/Präventionskonzept kann dies allerdings auch anders sein; siehe hierzu S.31–33). Gezielte präventive Interventionen verlangen idealerweise ätiologisches Wissen über die Entstehung spezifischer Krankheiten sowie Veränderungswissen (Becker 1997). Vielen Krankheiten liegt jedoch ein **komplexes Bedingungsgefüge multipler Faktoren** zugrunde und oft sind weder alle möglichen Einflussfaktoren noch die Art ihres kausalen Zusammenwirkens bekannt. Insofern ist Prävention von jeher weniger auf konkrete kausale Eingriffe als auf die **Beeinflussung von Bedingungs- oder Risikofaktoren** für Krankheiten ausgerichtet. Da viele Risikofaktoren, wie z.B. Rauchen oder Bewegungsarmut ihrerseits multiple Wirkungen haben, das heißt in Hinblick auf verschiedene Krankheiten pathogen wirken, zielt Prävention, anders als Therapie oder Kuration, nicht notwendigerweise auf spezifische Krankheiten, sondern oft auch auf ganze Krankheitsspektren.

Nicht nur die Zielrichtung, sondern auch die Herangehensweise unterscheidet Prävention von Kuration und Therapie. Prävention zielt nicht primär auf einzelne Individuen, sondern setzt – nicht zuletzt aus Effizienzgründen – auf **Breitenwirkung und Gemeindeorientierung**, und – ein weiterer wichtiger Unterschied – sie wartet nicht auf Nachfrage durch Patienten sondern trägt ihre Maßnahmen in der Regel aktiv an die Adressaten heran (Becker 1997).

1.3.2 Primär-, Sekundär- und Tertiärprävention

Primärprävention

Der „Prototyp" von Prävention ist zweifellos die **Verhinderung des Neuauftretens** einer Krankheit, wo das Einsetzen eines pathogenetischen Prozesses durch die Eindämmung bzw. Ausschaltung von Krankheitsursachen oder die Stärkung von Abwehrmechanismen wie im Fall von Impfungen, verhindert wird. Darüber hinaus findet sich der Begriff „Prävention" regelmäßig aber auch dort, wo es um die **Verhinderung fortgeschrittener pathogener Zustände** bis hin zum Tod geht.

Entlang dieser Progredienz- oder Zeitachse verläuft eine der gebräuchlichsten Differenzierungen von Präventionsmaßnahmen in Primär-, Sekundär- und Tertiärprävention (Caplan 1964; US Preventive Services Task Force 1996). Danach umfasst Primärprävention alle jene Maßnahmen, die **vor dem Erstauftreten** eines unerwünschten Zustands, wie einer Erkrankung, durchgeführt werden, wie z.B. Impfungen (siehe Kap. 3.6) oder schulische Maßnahmen zur Prävention von Tabakkonsum (siehe den Beitrag von Schnabel in diesem Band). Adressaten primärpräventiver Maßnahmen sind also **Gesunde** oder zumindest Personen ohne manifeste Symptomatik. Primärprävention hat demnach das Ziel, die Inzidenz bestimmter Krankheiten zu senken. Teilweise wird hier noch die primordiale Prävention abgegrenzt, wo es speziell darum geht, bereits dem Auftreten von Risikofaktoren vorzubeugen (Caplan 1964; Laaser und Hurrelmann 2000).

Sekundärprävention

Sekundärprävention dient der **Krankheitsfrüherkennung und Krankheitseindämmung**. Oft ohne eine für die Betroffenen wahrnehmbare Krankheitssymptomatik hat der pathogenetische Prozess hier bereits seinen Anfang genommen. Indem dies mit Hilfe spezieller diagnostischer Maßnahmen festgestellt wird, kann durch therapeutisches Eingreifen ein Fortschreiten der Krankheit jedoch verhindert oder zumindest abgeschwächt werden. Das „klassische" Beispiel für sekundärpräventive Maßnahmen sind individuelle Krankheitsfrüherkennungsuntersuchungen und **Massen-Screenings** (z.B. Mammografien). Ziel ist in diesem Fall die **Ein-** **dämmung der Progredienz** einer Krankheit wie Brust- oder Darmkrebs. Zur Sekundärprävention gehören aber z.B. auch Programme für Jugendliche, die bereits Drogen konsumieren, und bei denen es darum geht, die Entstehung von Abhängigkeit bzw. Sucht zu verhindern oder Frühinterventionen bei verhaltensauffälligen Kleinkindern, wo das Ziel darin besteht, späteren psychischen Störungen oder Problemverhalten vorzubeugen. Zielgruppe sekundärpräventiver Maßnahmen sind Personen, die zwar als Gesunde oder Symptomlose an der Präventionsmaßnahme teilnehmen, durch die diagnostische Maßnahme aber zu Patienten oder – bei psychischen oder Verhaltensproblemen – zu Klienten werden.

Tertiärprävention

Tertiäre Prävention liegt dagegen immer dann vor, wenn eine **Krankheit oder ein unerwünschter Zustand bereits manifest** geworden ist. Adressaten solcher Maßnahmen sind dementsprechend Patienten und Patientinnen, und es geht darum, Konsequenzen einer Krankheit in ihrer Intensität zu mildern, Folgeschäden zu vermeiden oder Rückfällen bzw. weiteren Manifestationen vorzubeugen. Problematisch ist hier natürlich die **Begriffsüberschneidung mit der medizinisch-therapeutischen Behandlung und der Rehabilitation**. So gesehen gibt es keine genuin „präventiven" oder „kurativ-therapeutischen Maßnahmen", sondern es ist eine Frage der Perspektive bzw. der Zielrichtung der Maßnahme, ob eine bestimmte Intervention als kurativer oder als präventiver Eingriff verstanden wird. Im Prinzip ist damit natürlich auch jede medizinische Akutbehandlung mit Blick auf das Ereignis „Tod" eine Präventionsmaßnahme – ob die Verwendung eines so wenig trennscharfen Begriffs hilfreich ist, ist allerdings zweifelhaft. Teilweise wird denn auch dafür plädiert, auf den Terminus Tertiärprävention ganz zu verzichten (Mrazek und Haggerty 1994).

Tabelle 1: *Klassifikation von Präventionsmaßnahmen*

	Primärprävention	**Sekundärprävention**	**Tertiärprävention**
Zeitpunkt der Intervention	Vor Eintreten einer Krankheit	In Frühstadien einer Krankheit	Nach Manifestation/ Akutbehandlung einer Krankheit
Ziel der Intervention	Verringerung der Inzidenz von Krankheiten	Eindämmung der Progredienz oder Chronifizierung einer Krankheit	Verhinderung von Folgeschäden oder Rückfällen
Adressaten der Intervention	Gesunde bzw. Personen ohne Symptomatik	Akutpatienten/ Klienten	Patienten mit chronischer Beeinträchtigung und Rehabilitanden

Probleme definitorischer Abgrenzung

Neben den Problemen, die sich durch die schwierige Abgrenzung gegenüber kurativen Maßnahmen ergeben, wird die **begriffliche Verwirrung** auch dadurch gefördert, dass die Zuordnung spezifischer Maßnahmen zu den einzelnen Präventionsphasen keinesfalls einheitlich gehandhabt wird. Dabei scheint naturgemäß vor allem die Abgrenzung der Sekundärprävention von primären Präventionsmaßnahmen einer- und tertiären Maßnahmen andererseits schwierig (Froom und Benbassat 2000). Dies hat nicht zuletzt damit zu tun, dass bereits die **Abgrenzung von Risikofaktoren und Krankheiten** Probleme aufwirft. Je nachdem, ob man z.B. Bluthochdruck bei ansonsten Gesunden als Risikofaktor (für koronare Herzerkrankungen oder Schlaganfall) oder als eigenständige Krankheit definiert, würde man präventive Maßnahmen zur Blutdruckkontrolle als Primär- oder Sekundärprävention einstufen. Darüber hinaus gelten teilweise auch schlicht unterschiedliche Konventionen der Begriffsverwendung. So ist z.B. die Risikofaktorenprävention bei Patienten mit koronarer Herzerkrankung nach der obigen Definition Tertiärprävention, da es um Personen mit einer manifesten Erkrankung geht. In der Kardiologie wird – vor allem im anglo-amerikanischen Sprachraum – in diesem Zusammenhang jedoch meist von Sekundärprävention gesprochen (Froom und Benbassat 2000; McAlister, Lawson, Teo und Armstrong 2001).

In jedem Fall bleibt der Versuch, einen komplexen kontinuierlichen Prozess wie die Ätiologie (chronischer) Krankheiten in diskrete Kategorien zu zerlegen, letztlich eine Hilfskonstruktion, die Ordnungszwecken dienen kann, aber bis zu einem gewissen Grad auch immer arbiträr ist (Rose 1992; Froom und Benbassat 2000).

An dieser Stelle müsste auch die Abgrenzungsproblematik erwähnt werden, die mit den Begriffen **Prävention** und **Gesundheitsförderung** verknüpft ist – stattdessen sei hierzu jedoch auf die ausführliche Diskussion der beiden Konzepte im Beitrag von Altgeld und Kolip (in diesem Band) verwiesen (siehe auch Franzkowiak 2000; Trojan 2000). Hinzugefügt sei hier nur, dass die begriffliche Trennung im deutschsprachigen Raum erheblich strenger gehandhabt wird als z.B. in den anglo-amerikanischen Ländern, vor allem den USA, wo „health promotion" und „disease prevention" meist austauschbar verwendet oder zumindest im gleichen Atemzug genannt und nicht explizit abgegrenzt werden (Cowen 1997; DiClemente und Raczynski 2000).

1.3.3 Strategien der Prävention

Beseitigung von Krankheitsursachen versus Stärkung der Abwehr

Umgesetzt werden kann Prävention grundsätzlich auf zwei Wegen. Der eine besteht darin, **Krankheitsursachen auszuschalten** bzw. eine **Exposition zu verhindern** oder zu verringern. Beispiele hierfür sind die Ausrottung bestimmter Krankheitserreger wie des Pockenvirus, Versuche, gesundheitsschädigendes Verhalten wie Rauchen oder fettreiche Ernährung zu verhindern bzw. abzubauen oder auch pathogene Bedingungen am Arbeitsplatz zu beseitigen.

Alternativ kann – vor allem im Rahmen der Primärprävention – **die Abwehr der Zielorganismen** („host resistance") gestärkt werden, wie z.B. durch eine Pockenschutzimpfung, durch körperliche Aktivität zur **Stärkung des Immunsystems** oder durch Verhaltenstrainings zur Kompetenzförderung, wenn es um Prävention von Drogenkonsum oder psychischen Erkrankungen geht. Eine solche Stärkung der Abwehrkräfte ist auch in der Sekundär- und Tertiärprävention möglich, meist kommen hier jedoch therapeutische Eingriffe von außen (z.B. durch Medikamente) zum Einsatz, die eher in den Bereich der Ursachenbekämpfung gehören.

Universelle versus zielgruppenspezifische Präventionsansätze

Präventionsstrategien unterscheiden sich auch darin bei wem sie intervenieren, das heißt ob sie bei der Gesamtbevölkerung ansetzen oder nach bestimmten Teil- oder Zielgruppen segmentieren. **Universelle Strategien** verzichten auf eine kriteriumsbezogene Auswahl ihrer Adressaten und versuchen, flächendeckend präventiv zu intervenieren. **Zielgruppenspezifische Ansätze** sprechen dagegen immer nur bestimmte Segmente der Bevölkerung an, wobei hier allerdings noch einmal zu unterscheiden ist, ob tatsächlich nur auf spezifische Teilgruppen präventiv Einfluss genommen werden soll (siehe Hochrisiko-Ansatz, S. 35) oder ob die Gesamtbevölkerung oder doch große Teile hiervon die Adressaten sind, die Botschaften jedoch zielgruppenspezifisch unterschiedlich formuliert, d.h. methodisch umgesetzt werden. Eine solche methodische Zielgruppenspezifität gilt inzwischen als unabdingbar für den Erfolg präventiver Arbeit. Die Definition der Zielgruppen kann dabei anhand unterschiedlicher Differenzierungskriterien wie sozio-demografischen Merkmalen, Kontextmerkmalen oder dem Risikostatus vorgenommen werden.

Sozio-demografische Auswahlmerkmale, wie vor allem das Alter, aber auch Geschlecht oder (wenngleich bisher in Deutschland seltener) sozio-kulturelle Merkmale sind wichtige personale **Selektionskriterien zielgruppenspezifischer Präventionsarbeit** (siehe hierzu Kap. 5.5). **Kontextmerkmale** beziehen sich dagegen auf den sozialen Zusammenhang, in dem Zielgruppen angesprochen werden, also ob die Adressaten präventiver Maßnahmen als Einzelpersonen oder innerhalb eines spezifischen Kontexts z.B. als SchülerInnen verschiedener Schulen einer Stadt, als EinwohnerInnen einer Gemeinde, als MitarbeiterInnen eines bestimmten Betriebs etc. angesprochen werden.

Der Begriff der universellen Prävention wird häufig auch nur spezifisch auf den Gegensatz zur risikobezogenen Zielgruppenauswahl angewendet, d.h. universelle Ansätze sind all jene, die nicht nach Risikostatus selegieren. Nach dieser Klassifikation stehen universelle, bevölkerungsweite Ansätze den selektiven und indizierten Präventionsstrategien gegenüber (Gordon 1983).

Geht es um Personengruppen, die Risikofaktoren aufweisen, aber noch nicht erkrankt sind, spricht man von **selektiven Präventionsstrategien**. Handelt es sich um Personen, bei denen bereits Vorstufen der Krankheit aufgetreten sind, wird von **indizierten Präventionsstrategien** gesprochen. Eine universelle Strategie zur Prävention von Darmkrebs würde z.B. versuchen, mit Hilfe einer Kampagne alle Personen (zumindest alle jenseits einer bestimmten Altersgrenze) anzusprechen, eine selektive Strategie würde speziell auf Personen zielen, in deren Familie gehäuft Darmkrebs vorkommt oder die besonders bewegungsarm leben, während eine indizierte Strategie sich auf Menschen konzentrieren würde, bei denen bereits Darmpolypen, also eine Vorstufe des Darmkrebs, diagnostiziert und behandelt wurden.

Hochrisiko-Strategien haben viele Vorzüge, weisen jedoch auch Nachteile auf (Rose 1992; Schwartz und Walter 1998). So lassen sich Interventionsmaßnahmen im Rahmen von Hochrisiko-Strategien leichter zuschneiden und umsetzen, da die Zielgruppe zwangsläufig homogener ist, sie lassen sich relativ leicht in die bestehenden Strukturen des medizinischen Versorgungssystems integrieren, und in der Regel ist die **Kosten-Effektivität** höher als bei bevölkerungsweiten Maßnahmen. Auf der Negativseite sind dafür allerdings unter anderem **Labeling-Effekte (Stigmatisierung)** und eine Medikalisierung von Prävention in Kauf zu nehmen – Probleme, die bei einer bevölkerungsweiten Strategie eher nicht auftreten.

Über diese einzelnen Vor- und Nachteile hinaus, sieht man sich bei der Entscheidung für eine bevölkerungsorientierte oder eine Hochrisiko-Strategie allerdings vor ein grundlegendes Dilemma gestellt, das von Rose (1992) als **Präventionsparadox** bezeichnet wurde. Das grundlegende Problem besteht dabei darin, dass einerseits eine sehr große Zahl von Personen eine Präventionsmaßnahme erfolgreich umsetzen muss, damit die gesamtgesellschaftliche Krankheitslast („burden of disease") in relevantem Ausmaß verringert werden kann, was eindeutig für einen bevölkerungsbezogenen Ansatz spricht. Andererseits ist jedoch der **individuelle Profit** bei Gruppen mit hohem Risiko ungleich höher als bei Personen mit mittlerem und niedrigem Risiko, was wiederum ein Argument für den Hochrisiko-Ansatz ist.

Absolut gesehen weisen nur wenige Personen ein extrem hohes Risiko auf, während vor allem die **mittleren Risikokategorien** allein aufgrund ihrer zahlenmäßig viel stärkeren Besetzung auch mehr Fälle generieren können. Daraus folgt, dass eine bevölkerungsweite Intervention bei Erfolg zwangsläufig deutlich mehr Krankheitsereignisse oder Todesfälle verhindern kann als ein Hochrisiko-Ansatz. Von der kollektiven Warte aus gesehen ist eine bevölkerungsbezogene Strategie also lohnender.

Aus der Perspektive des Individuums stellt sich dies allerdings anders dar. So müsste z.B. für den Erfolg einer bevölkerungsweiten Präventionsmaßnahme gegen Herzinfarkt eine große Zahl von Personen ihr Verhalten ändern, die auch ohne eine solche Verhaltensänderung keinen Herzinfarkt erlitten hätte. Im Rahmen eines Hochrisiko-Ansatzes müssen dagegen nur solche Personen zur Verhaltensänderung motiviert werden, die aufgrund ihres **hohen absoluten Risikos** auch eine relativ große Wahrscheinlichkeit haben, individuell von der Präventionsmaßnahme zu profitieren.

Prävention kann somit zu Interessenkonflikten führen zwischen dem **kollektiven** Interesse an bevölkerungsweiten Veränderungen einerseits und den Entscheidungen **einzelner** Menschen andererseits, die sehr wohl zu dem Schluss kommen können, dass ihr persönlicher Vorteil durch präventives Verhalten vernachlässigenswert ist. Bekanntermaßen lassen sich Personen aber vor allem dann zu Verhaltensänderungen motivieren, wenn die Vorteile, die sie hierdurch erringen, wahrscheinlich, erheblich und in nicht zu weiter zeitlicher Entfernung auftreten (Rose 1992; Schwarzer 1994).

Gesundheitliche Vorteile durch **Risikoreduktion** sind in der Gesamtbevölkerung zwar real, aber nur für einen eher begrenzten Teil derjenigen, die sie suchen, nachweisbar – und wenn, dann auch erst mit erheblicher Zeitverzögerung.

Verhaltens- versus Verhältnisprävention

Verhaltensprävention	=	Einflussnahme auf den individuellen Gesundheitszustand oder auf individuelles Gesundheitsverhalten
Verhältnisprävention	=	Einflussnahme auf Gesundheit/Krankheit durch Veränderung der Lebensbedingungen/ Umwelt von Personen

Präventionsstrategien differieren auch bezüglich des Ansatzpunktes, den sie wählen, um Veränderungen zu erreichen. Letztlich ist das Ziel von Prävention zwar immer gesundheitliche Veränderungen bei Personen – seien es einzelne Personen oder ganze Bevölkerungen – zu erzielen, dabei kann sie jedoch zum einen direkt bei diesen Personen, zum andern an der Umwelt, in der diese Personen leben, ansetzen.

Verhaltensprävention versucht individuelles (Risiko)Verhalten wie Rauchen oder Bewegungsarmut zu verändern oder Personen zu motivieren, medizinisch-technologische Interventionen wie Impfungen oder Früherkennungsverfahren in Anspruch zu nehmen. **Verhältnispräventiven Maßnahmen** geht es dagegen darum, die ökologischen, sozialen, ökonomischen oder kulturellen Umweltbedingungen zu ändern und somit indirekt Einfluss auf Entstehung und Entwicklung von Krankheiten zu nehmen (Franzkowiak 2003; Laaser und Hurrelmann 2000).

Klassische Beispiele für **verhaltenspräventive Maßnahmen** sind Fernsehspots zur AIDS-Aufklärung, wo die Verwendung von Kondomen propagiert wird, Vorträge im Rahmen einer kardiologischen Rehabilitation, wo Patienten darüber informiert werden, wie bedeutsam Nichtrauchen, körperliche Aktivität und cholesterinarme Ernährung für die Vermeidung eines Reinfarkts sind, aber auch schulische Programme zur Förderung von Lebenskompetenzen bei Kindern und Jugendlichen, durch die diese vor dem Einstieg in den Konsum und Missbrauch psychoaktiver Substanzen wie Tabak, Alkohol oder illegalen Drogen geschützt werden sollen.

Verhältnisprävention setzt dagegen auf Veränderungen in der Umwelt von Individuen, wie z.B. eine flächendeckende Fluoridierung des Trinkwassers, ergonomische Maßnahmen an Arbeitsplätzen, die Einführung einer Salatbar in der Cafeteria eines Betriebs, der serienmäßige Einbau von Airbags in Autos, aber auch die Flexibilisierung von Arbeitszeiten oder Einführung transparenter und partizipativer Entscheidungs- und Führungsstrukturen in Betrieben oder gesetzliche Regelungen zum Verbot gesundheitsschädlicher Baustoffe wie Asbest. Auch die Schaffung präventiver gesundheitlicher Versorgungsstrukturen wie Impfaktionen, Vorsorgeangebote etc. gehört in diesen Bereich, während Maßnahmen, die darauf ausgerichtet sind, die Inanspruchnahme solcher Angebote zu erhöhen, also z.B. Impfkampagnen, in den Bereich der Verhaltensprävention gehören.

Prävention wird heute oft mehr oder weniger mit Verhaltensprävention gleichgesetzt, während Gesundheitsförderung im Kontext des Setting-Ansatzes eher als verhältnisorientiert gilt. Zurückzuführen ist dies sicherlich primär auf die in den siebziger Jahren eingeleitete Orientierung präventiver Leitbilder und Praxis an der Risikofaktorenmedizin, die individuelles Risikoverhalten zum alles dominierenden Fokus präventiver Bemühungen werden ließ (Niehoff 2002; von Troschke 2002; Walter und Stöckel 2002). Hier muss man – auch viele derjenigen, die sich heute professionell in Theorie oder Praxis mit Prävention auseinandersetzen – immer wieder daran erinnern, dass diese ihre Wurzeln und ihre **Tradition in den Sozial- und Hygienereformen** des 19. Jahrhunderts hat (siehe

Kap. 1.2), insofern immer auch eine genuin verhältnisorientierte Disziplin gewesen ist.

Allerdings ist die definitorische Spannbreite des Begriffs Verhältnisprävention – von sozialreformerischen Maßnahmen auf der **Makroebene zu Mikro-Interventionen** wie ergonomischen Schreibtischstühlen am Arbeitsplatz – extrem weit und wirft wiederum die Frage nach den Grenzen des Präventionsbegriffs auf. So kann man z.B. sicherlich argumentieren, dass Steuersenkungen für geringverdienende Alleinerziehende präventive Wirkungen bezüglich des Ernährungsverhaltens der Betroffenen und ihrer Kinder haben können, ob eine solche Globalmaßnahme deshalb per se als Krankheitsprävention klassifiziert werden kann oder soll, ist eine andere Frage. Grundsätzlich erscheint es eher sinnvoll, nur solche Maßnahmen einzubeziehen, die intentional (zumindest auch) auf eine Verhinderung gesundheitlicher Probleme gerichtet sind (Cowen 1997).

1.3.4 Methoden der Prävention

So vielfältig die Konzepte und Strategien von Prävention sind, so groß ist auch die Palette der Methoden oder Mittel, die eingesetzt werden, um präventive Ziele in der Praxis umzusetzen. Zu nennen sind hier primär

– edukative Verfahren,
– normativ-regulatorische Verfahren,
– ökonomische Anreiz/Bestrafungssysteme.

Mit Hilfe dieser Methoden geht es darum, individuelles Verhalten zu verändern, die physikalische oder soziale Alltagsumwelt präventiv umzugestalten und präventive gesundheitliche Versorgungsstrukturen wie Vorsorgeuntersuchungen, Impfungen oder – im sekundär-/tertiärpräventiven Bereich – z.B. Disease-Management-Programme zu initiieren bzw. deren Inanspruchnahme zu fördern.

Die in der Verhaltensprävention dominierenden **psycho-edukativen Verfahren** setzen auf die Einsicht und Veränderungsmotivation von Individuen und bauen dabei vor allem auf folgende Methoden:

– Information/Aufklärung (z.B. bevölkerungsweite Kampagnen über Gefahren von AIDS und Möglichkeiten, sich zu schützen, individuelle Arzt-Patient-Gespräche über das Rauchen),
– Beratung (z.B. Drogen-/Suchtberatung, Patientenberatung, Beratung von Personen in Krisensituationen),
– Verhaltens- und Selbstmanagementtrainings (z.B. schulische Kompetenzförderungsprogramme, Stressbewältigungsprogramme, Patientenschulungen).

Mit unterschiedlicher Intensität versuchen alle diese Ansätze bei ihren Adressaten **Motivation und Kompetenz zu stärken**, gesundheitsschädliches Verhalten zu reduzieren und gesundheitsförderliches Verhalten aufzubauen. Sowohl für bevölkerungsweite wie für risikogruppenbezogene Strategien gibt es hier inzwischen eine schier unübersehbare Fülle von Programmen, die bisher allerdings nur partiell evaluiert wurden und ihre Qualität und Wirksamkeit unter Beweis stellen konnten.

Sozio-edukative Aktivitäten reichen über eine individuelle Verhaltensbeeinflussung hinaus in den Bereich der Verhältnisprävention hinein und versuchen präventive Prozesse in Gruppen oder Organisationen zu initiieren, wobei die Grenze zu **sozial-politischen Aktivierungs- und Mobilisierungsprozessen** hier fließend ist. So geht es z.B. im Rahmen von „community advocacy" und „community-development" darum, durch Überzeugungsarbeit bei lokalen/regionalen Entscheidungsträgern, Koalitionsbildung und Mobilisierung/Beteiligung von Betroffenen Entscheidungen zu Gunsten besserer präventiver Versorgungsstrukturen und Angebote auf lokaler und regionaler Ebene herbeizuführen (McKenzie und Smeltzer 1997; Minkler und Wallerstein

2001). Diese Methoden spielen vor allem in der Gesundheitsförderung eine zentrale Rolle, können aber auch für präventive Ziele eingesetzt werden (siehe Kap. 1.4).

Normativ-regulatorische Maßnahmen versuchen dagegen, präventive Ziele über Gesetze, Vorschriften, Ge- und Verbote samt Sanktionsandrohungen bei Missachtung durchzusetzen. Beispiele aus der Verhaltensprävention sind die Anschnallpflicht, die Promillegrenze im Straßenverkehr oder Rauchverbote für bestimmte Räume und Gebäude. In der Verhältnisprävention spielt diese Art von Maßnahmen eine ganz zentrale Rolle. Zu nennen sind hier z.B. Emissionsschutzgesetze, Schadstoffverordnungen, Lebensmittelüberwachungsvorschriften, die Arbeitsschutzgesetzgebung oder das Verbot, Alkohol an Jugendliche zu verkaufen.

Daneben existiert die Möglichkeit, über **ökonomische Anreiz- und Bestrafungssysteme** Verhalten und Verhältnisse präventiv zu beeinflussen. Die Erhöhung von Tabaksteuern ist ein klassisches Beispiel für den Versuch, durch Verteuerung gesundheitsschädlicher Produkte Nachfrage- und Konsumverhalten zu ändern. Umgekehrt wären eine Ermäßigung der Krankenkassengebühren bei Inanspruchnahme präventiver Gesundheitsdienstleistungen oder ein Beitragsnachlass für Versicherte, die das Rauchen aufgeben, Beispiele für ein Anreizsystem. Entsprechende Maßnahmen auf der Verhältnisebene wären z.B. Senkungen von Steuern oder Versicherungsbeiträgen bei Einführung präventiver Maßnahmen in Betrieben.

Die Palette möglicher präventiver Interventionen ist also groß. Ein Hauptdefizit bisheriger Präventionsarbeit besteht jedoch darin, dass verschiedenste Maßnahmen isoliert voneinander, in Einzelinitiativen ohne Abstimmung und Koordination durchgeführt werden, sozusagen „nebeneinander" und „nacheinander" existieren. Vieles deutet jedoch darauf hin, dass Prävention vor allem dann erfolgreich ist, wenn Maßnahmen miteinander verknüpft sind, aufeinander aufbauen und in einem konsistenten Kontext stehen (Kolip, 2003; Weissberg, Kumpfer und Seligman 2003).

Ausblick

Gleichwohl Prävention als Anwendungsfeld durchaus auf eine lange Geschichte zurückblicken kann (siehe den Beitrag von Stöckel in diesem Band), ist sie als wissenschaftliches Fach noch eine recht junge Disziplin, die aus einer Fülle äußerst heterogener Einflüsse anderer Fachdisziplinen hervorgegangen ist (DiClemente und Raczynski 2000). De facto ist Prävention sowohl als Praxisfeld wie als Gegenstand der Forschung ein **multidisziplinäres Gebiet**, das von der Medizin, von technischen Fächern wie auch von den Verhaltenswissenschaften geprägt wurde. In der daraus resultierenden Vielfalt theoretischer Ansätze, Forschungsmethoden und Praxiskonzepte liegt einerseits ein großes Potenzial und eine Stärke der Prävention, andererseits führt die immer noch mangelnde Integration dieser unterschiedlichen Herangehensweisen zum Teil dazu, dass das Fach nach außen **ein wenig trennscharfes Profil** vermittelt und von vielen Professionen und Interessengruppen zu den unterschiedlichsten Zwecken reklamiert wird. Eine wichtige Aufgabe für die Zukunft wird daher darin bestehen, über eine verstärkte inhaltliche Auseinandersetzung der beteiligten Akteure aus den unterschiedlichen Wissenschaftsdisziplinen und Praxisfeldern dem Fach die **genuin interdisziplinäre Identität** zu verschaffen, die es benötigt, um auch zukünftig einen zentralen Beitrag zu Gesundheitswissenschaften und Gesundheitspolitik leisten zu können.

Prüfungsfragen

1. Nennen Sie bitte jeweils ein Beispiel für Primär-, Sekundär- und Tertiärprävention.
2. Was ist das Hauptziel der Primär- verglichen mit der Sekundär- und Tertiärprävention?
3. Ist das Legen eines Bypass bei koronarer Herzerkrankung eine präventive oder eine kurative Maßnahme? Welche Argumente sprechen für die eine, welche für die andere Variante?
4. Welche Probleme können bei der Zuordnung einzelner präventiver Maßnahmen zu den drei Konzepten Primär-, Sekundär-, und Tertiärprävention auftreten? Erläutern Sie dies bitte an einem Beispiel.
5. Nach welchen Kriterien werden Zielgruppen für präventive Maßnahmen häufig definiert?
6. Nennen Sie Vor- und Nachteile des Hoch-Risikoansatzes.
7. Was versteht man unter dem Begriff „Präventionsparadox"?
8. Was unterscheidet Verhaltens- von Verhältnisprävention? Nennen Sie bitte je ein typisches Beispiel.
9. Welches sind die am häufigsten eingesetzten Methoden in der Verhaltensprävention?

Zitierte Literatur

Albee, G.W./Ryan, K. (1998): An overview of primary prevention. Journal of Mental Health, 7, 441–449.

Becker, P. (1997): Prävention und Gesundheitsförderung. In R. Schwarzer (Hg.): Gesundheitspsychologie (2. völlig überarb. und erw. Aufl.). Göttingen: Hogrefe, 517–531.

Caplan, G. (1964): Principles of preventive psychiatry. New York: Basic Books.

Cowen, E.L. (1996): The ontogenesis of primary prevention: Lengthy strides and stubbed toes. American Journal of Community Psychology, 24, 235–249.

DiClemente, R.J./Raczynski, J.M. (1999): The importance of health promotion and disease prevention. In J.M. Raczynski/R.J. DiClemente (Eds.): Handbook of health promotion and disease prevention. New York: Kluwer Academic, 3–9.

Franzkowiak, P. (2000): Prävention. In Bundeszentrale für Gesundheitliche Aufklärung (Hg.): Leitbegriffe der Gesundheitsförderung. Glossar zu Konzepten, Strategien und Methoden in der Gesundheitsförderung (4. erw. und überarb. Aufl.). Schwabenheim: Fachverlag Peter Sabo, 179–180.

Froom, P./Benbassat, J. (2000): Inconsistencies in the classification of preventive interventions. Preventive Medicine, 31, 153–158.

Gordon, R.S. (1983): An operational classification of disease prevention. Public Health Reports, 98, 107–109.

Kolip, P. (2003): Gesundheitsressourcen – Potenziale und ihre Nutzung. Gesundheitswesen, 65, 155–162.

Laaser, U./Hurrelmann, K. (2000): Gesundheitsförderung und Krankheitsprävention. In K. Hurrelmann und U. Laaser (Hg.): Handbuch Gesundheitswissenschaften. Weinheim: Juventa, 395–434.

McAlister, F.A./Lawson, F.M.E./Teo, K.K./Armstrong, P.W. (2001): Randomised trials of secondary prevention programmes in coronary heart disease: systematic review. British Medical Journal, 323, 957–962.

McKenzie, J.F./Smeltzer J.L. (1997): Planning, implementing and evaluating health promotion programs (2nd Ed.). Boston: Allyn & Bacon.

Minkler, M./Wallerstein, N.B. (2002): Improving health through community organization and community building. In K. Glanz/B.K. Rimer/F.H. Lewis (Eds.): Health Behavior and Health Education: Theory, Research and Practice. San Francisco: Jossey Bass, 279–311.

Mrazek, P.J./Haggerty, R.J. (1994): Reducing risks for mental health disorders: Frontiers for preventive intervention. Washington, DC: National Academy Press.

Niehoff, J.U. (2002): Leitbilder der Prävention seit den 1970er Jahren. In S. Stöckel/U. Walter (Hg.): Prävention im 20. Jahrhundert. Weinheim: Juventa, 218–230.

Röhrle, B. (1999): Vorbeugen ist besser als Heilen. In B. Röhrle/G. Sommer (Hg.): Prävention und Gesundheitsförderung. Tübingen: dgvt, 13–26.

Rose, G. (1992): The strategy of preventive medicine. Oxford: Oxford University Press.

Schwarzer, R. (1992): Psychologie des Gesundheitsverhaltens. Göttingen: Hogrefe.

Schwartz, F.W./Walter, U. (1998): Prävention. In F.W. Schwartz et al. (Hg.): Das Public Health Buch, 151–170.

Trojan, A. (2002): Prävention und Gesundheitsförderung. In P. Kolip (Hg.): Gesundheitswissenschaften. Weinheim: Juventa, 195–228.

U.S. Preventive Services Task Force (1996): Guide to clinical preventive services (2nd Ed.). Baltimore: Williams & Wilkins.

von Troschke, J. (2002): Das Risikofaktorenmodell als handlungsleitendes Paradigma der Prävention in Deutschland. In S. Stöckel/U. Walter (Hg.): Prävention im 20. Jahrhundert. Weinheim: Juventa, 190–203.

Walter, U./Stöckel, S. (2002): Prävention und ihre Gestaltung vom Kaiserreich bis zur Jahrtausendwende. In S. Stöckel/U. Walter (Hg.): Prävention im 20. Jahrhundert. Weinheim: Juventa, 273–300.

Weissberg, R.P./Kumpfer, K.L./Seligman, M.E.P. (2003): Prevention that works for children and youth. American Psychologist, 58, 425–432.

Leseempfehlungen

BZgA (Hg.) (2003): Leitbegriffe der Gesundheitsförderung (4. erweit. überarb. Aufl.). Schwabenheim: Fachverlag Peter Sabo.

Weitkunat, R./Haisch, J./Kessler, M. (Hg.) (1997): Public Health und Gesundheitspsychologie: Konzepte, Methoden, Prävention, Versorgung, Politik. Bern: Huber.

Röhrle, B./Sommer, G. (Hg.) Prävention und Gesundheitsförderung. Tübingen: dgvt.

Rose, G. (1994): The strategy of preventive medicine. Oxford: Oxford University Press.

Stöckel, S./Walter, U. (Hg.) (2002): Prävention im 20. Jahrhundert. Historische Grundlagen und aktuelle Entwicklungen in Deutschland.

1.4 Konzepte und Strategien der Gesundheitsförderung

Thomas Altgeld und Petra Kolip

1.4.1 Was ist Gesundheitsförderung?

Definitionen und Konzepte der Gesundheitsförderung und Prävention

Die Begriffe Gesundheitsförderung und Prävention werden häufig synonym benutzt, hinter ihnen stehen aber ganz unterschiedliche Konzepte und Strategien. Zur Verdeutlichung der Unterschiede soll ein Rahmenmodell von Gesundheit und Krankheit zugrunde gelegt werden, das vom Medizinsoziologen Aaron Antonovsky entwickelt wurde und unter der Bezeichnung „**Salutogenese**"[1] die Diskussion um die Verhinderung von Krankheit und Förderung von Gesundheit und Wohlbefinden entscheidend geprägt hat (Antonovsky 1979, 1987). Antonovsky stellte die Krankheits- und Risikoorientierung der Prävention in Frage, da Individuen ständig Risiken ausgesetzt sind, die die körperliche und psychische Gesundheit gefährden. Die relevante Frage ist nach Antonovsky nicht die, was Menschen krank macht, sondern die, **was Menschen trotz Risiken und Belastungen gesund hält**. Im salutogenetischen Modell werden Gesundheit und Krankheit als die **zwei Pole eines Kontinuums** konzipiert, auf dem Menschen ständig die Position wechseln. Ob jemand stärker in Richtung des Gesundheitspols oder in Richtung des Krankheitspols geht, hängt einerseits von der Zahl und Qualität der Risiken, andererseits von den personalen und sozialen **Schutzfaktoren** ab, über die ein Mensch verfügt und die in der Lage sind, die Wirkung von Risiken abzumildern.

Legt man dieses Rahmenmodell zugrunde, so lässt sich zur Unterscheidung von Gesundheitsförderung und Prävention[2] Folgendes festhalten:

Prävention hat ihren Ausgangspunkt bei spezifizierten Krankheiten oder Störungen und hat das Ziel, diese Risiken zu minimieren oder gänzlich auszuschalten (Beispiele: Impfprogramme, Safer Sex-Kampagnen). Das zugrunde liegende Modell ist das Risikofaktorenmodell.

Gesundheitsförderung setzt an den Schutzfaktoren (auch: Ressourcen) an und will diese fördern (Beispiele: Lebenskompetenzprogramme, die das Selbstwertgefühl und die Problemlösekompetenzen von Kindern steigern sollen). Sie hat das Ziel, die Gesundheit und

---

[1] Der Neologismus „Salutogenese" wurde von Antonovsky als Gegenbegriff zur Pathogenese geprägt und meint die Entwicklung von Gesundheit.

[2] Wenn im Folgenden von „Prävention" die Rede ist, meint dies immer Primärprävention, also die Reduzierung von Risiken in gefährdeten Gruppen (zur Unterscheidung von Primär-, Sekundär- und Tertiärprävention siehe Kap. 1.3).

das Wohlbefinden zu steigern. Das zugrunde liegende Modell ist das Salutogenesemodell.

Völlig trennscharf können beide Begriffe aber aufgrund neuerer Entwicklungen insbesondere innerhalb der **suchtmittelunspezifischen Primärprävention** seit Mitte der 80er Jahre nicht benutzt werden. Moderne Suchtpräventionsprogramme, z.B. schulische Interventionsmaßnahmen im Kindes- und frühen Jugendalter beinhalten mittlerweile beides: Präventionselemente (z.B. Widerstand gegen Gruppendruck im Zusammenhang mit Alkohol und Tabak stärken) und Gesundheitsförderung (Steigerung von Lebenskompetenzen; für ein Beispiel siehe Walden et al. 2000). Prävention und Gesundheitsförderung lassen sich nicht gegeneinander ausspielen, sondern müssen sich ergänzen (Walter und Schwartz 2003). Aber auch wenn in zahlreichen Maßnahmen beide Elemente vertreten sind, so ist **die konzeptionelle Trennung** von Gesundheitsförderung und Prävention bedeutsam, da sich die Blickrichtung und Strategien unterscheiden.

Gesundheitsförderung ist nicht eine andere Facette der Prävention oder gar mit ihr identisch, sondern impliziert einen radikalen **Perspektivenwechsel**, der nicht die Krankheiten in den Blick nimmt, sondern die Determinanten für Gesundheit und Wohlbefinden. Kenneth R. Ginsburg bringt diesen Perspektivenwechsel am Beispiel der Zielrichtung gesundheitsbezogener Interventionen im Jugendalter auf den Punkt:

„Is our ultimate goal really to prevent adolescents from behaving in antisocial or dangerous manners? Or is our vision to facilitate the development of individuals who are well prepared to be creative, responsible, and productive humans?" (Ginsburg 2003, 167).

In der Verhaltensmedizin und der Gesundheitspsychologie wurden zahlreiche Konzepte und Ansätze entwickelt, die das Ziel haben, gesundheitsriskante Verhaltensweisen zu verändern (z.B. Suchtprävention, Reduzierung riskanten Sexualverhaltens, Förderung des Sonnenschutzverhaltens; für einen Überblick siehe Jerusalem und Weber 2003). Diese Ansätze sind überwiegend den präventiven Strategien zuzurechnen, während sich der Gesundheitsförderungsgedanke in Medizin und Psychologie erst langsam etabliert. Diese Schwerpunktsetzung ist nicht nur auf die disziplinären Prinzipien und Philosophien zurückzuführen (z.B. auf eine überwiegend pathogenetische Perspektive), sondern auch darauf, dass die Konzepte zur Gesundheitsförderung zunächst im **Kontext sozialer Bewegungen** entwickelt wurden (siehe S. 44f.).

Quer zur Unterscheidung von Prävention und Gesundheitsförderung liegt eine weitere Differenzierung: Gesundheitsbezogene Interventionen können entweder am **Individuum** ansetzen, etwa über die Stärkung des Selbstwertgefühls (Gesundheitsförderung) oder über die Ermunterung zum Tragen eines Fahrradhelms (Prävention). Sie können aber auch am **sozialen Umfeld** oder den **gesellschaftlichen oder rechtlichen Rahmenbedingungen** ansetzen z.B. durch Schaffung anregender Lernumwelten in der Schule (Gesundheitsförderung) oder Einrichtung rauchfreier Bahnhöfe (Prävention). Für diese Unterscheidung hat sich das Begriffspaar **Verhaltens- vs. Verhältnisprävention** etabliert. Diese Begriffe leiten aber etwas in die Irre, denn die Unterscheidung lässt sich nicht nur auf Präventionsmaßnahmen sondern auch auf Gesundheitsförderung anwenden.

Gesundheitsförderung verfolgt somit das Ziel, über die **Stärkung von Ressourcen** die Gesundheit der Bevölkerung zu verbessern. Ansatzpunkte sind entweder **Individuen**, die befähigt werden sollen, durch selbstbestimmtes Handeln ihre Gesundheitschancen zu erhöhen oder die sozialen, ökologischen und ökonomischen **Rahmenbedingungen**. Gesundheitsförderung ist dann besonders wirkungsvoll, wenn verhaltensbezogene und verhältnisbezogene Interventionsmaßnahmen miteinander kombiniert werden.

In die Planung von Gesundheitsförderungsprogrammen fließt eine Vielzahl von Erkenntnissen mit ein, die in verschiedenen **Human- und Sozialwissenschaften** gewonnen wurde, insbesondere Forschungsergebnisse und Modelle aus der Public-Health-Forschung, der Arbeitswissenschaft und der Organisationsentwicklung, aber auch der Gesundheitspsychologie (z.B. bei der Entwicklung von Maßnahmen zur Förderung sozialer Unterstützung und sozialer Netzwerke).

Verglichen mit Präventionsmaßnahmen, die sich auf spezifische Risiken richten, scheint Gesundheitsförderung weniger konkret. Sie setzt an den **Ressourcen** wie persönlichen Kompetenzen oder sozialen Netzwerken an, wirkt indirekt über die Modifikation von Gesundheitsdeterminanten, und den Interventionen liegt häufig ein komplexes Wirkungsgefüge zugrunde. Ungewohnt aus medizinischer Perspektive ist zudem, dass sich Gesundheitsförderungsmaßnahmen nicht auf den Gesundheitsbereich begrenzen lassen. Vielmehr sind hieran zahlreiche Akteure beteiligt, da **Gesundheitsförderung eine intersektorale Aufgabe** ist, die den Bildungsbereich, die Stadt- und Verkehrsplanung und die Jugendarbeit, um nur einige zu nennen, einschließt (Kolip 2003). Dies macht Gesundheitsförderung zu einer komplexen Aufgabe. Der **Wirksamkeitsnachweis** ist deshalb eine methodische Herausforderung, für die aber in jüngster Zeit Modelle und Instrumente entwickelt wurden, die der Komplexität und Dynamik von Gesundheitsförderung auch in der Methodik Rechnung tragen (McQueen 2000; Nutbeam 1996).

Geschichte der Gesundheitsförderung

Bei der Etablierung der Gesundheitsförderungsidee hat die **Weltgesundheitsorganisation (WHO)** eine Schlüsselrolle eingenommen. In den 80er Jahren setzte die WHO neue Akzente in der eigenen Arbeit und fokussierte auf Gesundheitsförderung (Kickbusch 2003). Die **Ottawa-Charta** zur Gesundheitsförderung, die von der ersten internationalen Konferenz der Weltgesundheitsorganisation am 21. November 1986 verabschiedet wurde, gilt als Kristallisationspunkt für ein neues Gesundheitsverständnis und als Startsignal für Gesundheitsförderungsstrategien auf internationaler und nationaler Ebene. Sie greift die Ideen unterschiedlicher sozialer Bewegungen (Umweltbewegung, Bürgerrechtsbewegung) und medizinkritische Diskussionen auf und bündelt sie in einem programmatischen Papier.

Die Weltgesundheitsorganisation selbst hatte zwar in ihrer Verfassung von 1946 bereits eine erweiterte Definition von Gesundheit, nämlich als „Zustand des vollständigen körperlichen, geistigen und sozialen Wohlbefindens und nicht des Freiseins von Krankheit und Gebrechen" (Franzkowiak und Sabo 1993, S. 60) formuliert. Aber dies hatte bis Ende der 70er Jahre kaum Einfluss auf die Ausgestaltung der Programme der Weltgesundheitsorganisation. Bis 1978 (Verabschiedung der Deklaration von Alma Ata zur Primären Gesundheitsversorgung) ließ sich innerhalb der Prävention und der klassischen Gesundheitserziehung, wie sie von der WHO und anderen Organisationen gestaltet wurde, eine starke Krankheitsorientierung feststellen.

Erst mit der Ottawa-Charta wird die Krankheitsorientierung traditioneller Präventions- und Gesundheitserziehungsprogramme endgültig aufgegeben und ein Programm unter der Leitfrage ‚Wie lässt sich Gesundheit herstellen?' entwickelt. Gesundheit wird nicht länger als utopisches Ziel und Aufgabe von Expertinnen und Experten definiert, sondern als Prozess, der in den konkreten Lebenszusammenhängen stattfindet.

In der Gesundheitsförderungsprogrammatik spielen auch Fragen und Strategien zur Herstellung gesundheitlicher Chancengleichheit eine wichtige Rolle (Altgeld und Walter, 1997, S. 14ff.). Die WHO betont damit den politischen Impetus der Gesundheitsförderung, die einen Beitrag zum **Abbau gesundheitlicher Ungleichheit** leisten soll.

Für die Weiterentwicklung der Gesundheitsförderungsprogrammatik waren die Empfehlungen der nachfolgenden internationalen Konferenzen zur Gesundheitsförderung (Adelaide, 1988, Sundsvall, 1991, Jakarta, 1997 und Mexiko, 2000) wesentlich. Dabei werden die in der Ottawa-Charta benannten **Kernstrategien** weiter ausdifferenziert. In den Empfehlungen von Adelaide 1988 etwa wird hervorgehoben, dass für traditionelle Bevölkerungsgruppen, ethnische Minderheiten und MigrantInnen ein **gleichberechtigter Zugang zu Gesundheitsdiensten** zu sichern ist. Ebenso sollte die Eigenständigkeit ihrer jeweiligen (Gesundheits-)Kulturen berücksichtigt werden. In der Stellungnahme der 3. Internationalen Konferenz für gesundheitsförderliche Lebenswelten in Sundsvall (1991) wird eine **Verknüpfung zum Umweltbereich** hergestellt. Dabei wird der Zusammenhang zwischen einer sich verschlechternden Umweltsituation, zunehmender Armut bestimmter Bevölkerungsgruppen und den gesundheitlichen Folgen deutlich herausgestellt. Außerdem finden sich hier auch erstmals deutliche Aussagen zur **Chancenungleichheit zwischen den Geschlechtern**. Die Unterdrückung und sexuelle Ausbeutung von Frauen sowie deren Diskriminierung auf dem Arbeitsmarkt und anderen gesellschaftlichen Gebieten wird in der Erklärung verurteilt und Maßnahmen zu ihrer Vermeidung werden eingefordert (Franzkowiak und Sabo 1993, S. 119). In der Erklärung der Gesundheitsminister von Mexiko 2000 wird die Ausarbeitung von **nationalen Aktionsplänen zur Gesundheitsförderung** gefordert.

In Deutschland hat die Verabschiedung der Ottawa-Charta einen für ein gesundheitspolitisches Dokument ungewöhnlichen „enthusiatischen Aufbruch" (Badura 1997, S. 29) ausgelöst. Sie wurde als „Kern des **New Public Health** und als Markenzeichen innovativer Reformpolitik gefeiert" (ebd.). Aber erst seit Ende der 90er Jahr wurden nennenswerte Anstrengungen unternommen, die Gesundheitsförderungsprogrammatik in nationale Gesundheitspolitik zu implementieren (vgl. S. 48ff.). Zunächst sollen die Kernstrategien der Gesundheitsförderung etwas ausführlicher dargestellt werden.

Kernstrategien der Gesundheitsförderung

In der Ottawa-Charta wird Gesundheitsförderung definiert als „Prozess, allen Menschen ein höheres Maß an Selbstbestimmung über ihre Gesundheit zu ermöglichen und sie damit zur Stärkung ihrer Gesundheit zu befähigen" (WHO 1986). Individuen und Gruppen sollen ihre Bedürfnisse wahrnehmen und ihre Lebensumstände verändern können.

Der Ansatz der Ottawa Charta versteht sich als emanzipatorisch – das Schlüsselwort lautete „**Empowerment**" – und politisch, denn das Ziel war und ist es, gesundheitsförderliche Rahmenbedingungen (Lebenswelten) zu schaffen, um mehr Chancengleichheit zu erlangen. Durch die Ottawa Charta ziehen sich zwei Leitgedanken: **Gesundheitsförderung als Aufgabe aller Politikbereiche** (Intersektoralität: Gesundheitsförderung wird als Querschnittsaufgabe gefasst) sowie Stärkung der Kompetenzen, die es Individuen und Gruppen ermöglichen, ihre Bedürfnisse wahrzunehmen, die eigenen Stärken zu erkennen und Einfluss auf ihre Lebensumwelt auszuüben (Kickbusch 2003).

Als Grundsatzdokument bleibt die Ottawa-Charta notwendigerweise in vielen Formulierungen abstrakt. Deshalb wurde flankierend dazu das **Konzept der gesundheitsfördernden Settings** durch die Weltgesundheitsorganisation erarbeitet und ebenfalls 1986 das Gesunde Städte-Netzwerk gegründet. In den Prinzipien der „Gesunden Stadt" wird der Setting-Ansatz erstmals umgesetzt.

„Ein Setting wird einerseits als ein **soziales System** verstanden, das eine Vielzahl relevanter Umwelteinflüsse auf eine bestimmte Personengruppe umfasst und andererseits als ein System, in dem diese **Bedingungen von Gesundheit** auch **gestaltet werden können**. […] Der Set-

1.4 Konzepte und Strategien der Gesundheitsförderung

ting-Ansatz fokussiert die Rahmenbedingungen, unter denen Menschen leben, lernen, arbeiten und konsumieren" (Bundeszentrale für gesundheitliches Aufklärung 1996, S. 100).

Der **Settingansatz** stellt die wichtigste Umsetzungsstrategie der Gesundheitsförderung dar. Dem Settingansatz liegt die Idee zugrunde, dass Gesundheit kein abstraktes Ziel ist, sondern im Alltag hergestellt und aufrechterhalten wird. Gesundheitsförderung muss in diesem **Lebensalltag** ansetzen. Die Fokussierung auf definierte **Sozialräume**, sei es das Quartier, der Betrieb, die Schule oder das Krankenhaus, ermöglicht es, die Zielgruppen und Akteure genauer zu bestimmen, adäquate Zugangswege zu definieren und die vorhandenen Ressourcen zu nutzen.

Im Unterschied zur traditionellen Gesundheitserziehung wird innerhalb des Settingansatzes nicht der einzelne Mensch und sein individuelles Verhalten in den Vordergrund der Interventionen und Maßnahmen gestellt, sondern das soziale System selbst. Dabei können dennoch einzelne Gesundheitsprobleme oder -risiken fokussiert werden, z.B. innerhalb von Gesunde-Stadt-Projekten die Verkehrssituation oder der Impfstatus bestimmter Bevölkerungsgruppen. Der Settingansatz ermöglicht es zudem, **individuen- und umweltbezogene Maßnahmen** miteinander zu verbinden. Fast alle Settingansätze wurden unter Beteiligung der WHO konzeptionell vorbereitet und innerhalb von internationalen Gesundheitskonferenzen über modellhafte Netzwerke gestartet. Maßgeblich für diesen Start waren eine definierte Grundsatzprogrammatik und eine Selbstverpflichtung von Akteuren zur Erprobung des Setting-Ansatzes in ihrem jeweiligen Setting. Auf diese Weise wurden folgende Settings für die Gesundheitsförderung erschlossen:

– gesunde Städte
– gesundheitsfördernde Schulen
– gesundheitsfördernde Betriebe
– gesundheitsfördernde Krankenhäuser
– gesunde Regionen
– gesundheitsfördernde Gefängnisse
– gesundheitsfördernde Hochschulen.

Die Reichweite der jeweiligen Settingansätze ist unterschiedlich groß. Während in Deutschland beispielsweise am letzten Bund-Länder-Modellversuch zur gesundheitsfördernden Schule mehr als 500 Schulen beteiligt waren (Barkholz et al. 2001), sind innerhalb des Deutschen Gesunde Städte-Netzwerkes sechzig Kommunen engagiert, allerdings fast alle deutschen Großstädte. Einige Settingansätze haben formalisierte Aufnahmekriterien, Netzwerkstrukturen und Geschäftsstellen aufgebaut (z.B. Gesundheitsfördernde Krankenhäuser), andere sind eher in weniger verbindlichen Strukturen miteinander vernetzt (z.B. Gesundheitsfördernde Betriebe und Gesundheitsfördernde Hochschulen). Für fast alle Settingansätze wurden **Qualitätskriterien** definiert, die vor allem auf Struktur- und Prozessqualität setzen. Die **Ergebnisqualität** aller genannten Settingansätze ist bislang zu wenig beforscht worden. Die im folgenden Kapitel ausgewählten Beispiele sollen die Komplexität und die Zielsetzungen des Settingansatzes illustrieren.

1.4.2 Praxis der Gesundheitsförderung in ausgewählten Settings

Gesundheitsfördernde Kindertagesstätten

Kindertagesstätten[3] sind erst vor wenigen Jahren als Setting für Gesundheitsförderung entdeckt worden. Für Kindertagesstätten wurde

---

3 Unter dem Begriff „Kindertagesstätten" werden nach SGB VIII u. a. Kinderkrippen (für Kinder unter 3 Jahren), Kindergärten (für Kinder ab 3 Jahren) und Horte (für Schulkinder) summiert. Im Jahr 1998 gab es insgesamt 48.203 Kindertagesstätten in Deutschland (Statistisches Bundesamt, 2001, S. 5).

durch die Weltgesundheitsorganisation bislang keine Grundsatzprogrammatik entwickelt. Diese Programmentwicklung erfolgt eher auf nationaler Ebene in einigen Mitgliedsländern der Europäischen Union (z.B. Luxemburg und Deutschland). Obwohl der **Aktivierbarkeit von Gesundheitspotentialen** gerade im frühen Kindesalter eine besondere Bedeutung zukommt und Kindertagesstätten sich als **erste Ebene des Bildungssystems** in besonderer Weise eignen, waren bis Ende der 90er Jahre eine Reihe gesundheitsbezogener Einzelaktivitäten in Kindertagesstätten zu verzeichnen (insbesondere aus den Bereichen der Psychomotorik, Bewegungsförderung, Suchtprävention und Ernährungserziehung), diese waren aber nicht in eine Gesamtstrategie eingebunden.

In der Settingarbeit in Kindertagesstätten sind erst seit Ende der 90er Jahre Fortschritte erzielt worden durch die Aktivitäten der Bundeszentrale für gesundheitliche Aufklärung, der nationalen Gesundheitszieldefinition für Kinder und Jugendliche sowie neuen Modellprojekten auf Bundesländerebene (Altgeld 2002). Kindertagesstätten stellen ein **Schlüsselsetting** zur Herstellung der gesundheitlichen Chancengleichheit dar, weil hier frühe, familiär bedingte **Sozialisationsdefizite** kompensiert werden können. Renate Zimmer charakterisiert den Kindergarten als „ideales Setting [...], in dem Gesundheitsförderung unter ganzheitlichen, systemischen Gesichtspunkten verwirklicht werden kann" (2002, S. 965). Die Handlungsspielräume sind in Kindertagesstätten vergleichsweise größer als in dem sehr reglementierten Bereich der Schulen, weil der Leistungsdruck eine geringere Rolle spielt:

„Ohne Leistungs- und Notendruck, ohne Stundentafeln und Rahmenrichtlinien kann hier in viel stärkerem Maße die situative Ausgangslage der Kinder berücksichtigt und auf ihre Bedürfnisse eingegangen werden. Maßnahmen zur Förderung der Gesundheit von Kindern müssen dabei keine Randstellung im Rahmen des pädagogischen Konzeptes einnehmen, sie decken sich durchaus mit den Aufgaben von Bildung und Erziehung im Elementarbereich" (ebd.).

Die **ressourcenorientierte Arbeit** in den Kindertagesstätten fokussiert auf **die Förderung von Körpergefühl und Lebenskompetenzen** und hat das Ziel, eine gesundheitliche Benachteiligung auszugleichen. Peter Franzkowiak hat 2002 die Eckpunkte einer situationsorientierten Gesundheitsförderung in Kindertagesstätten folgendermaßen zusammengefasst:

- die Förderung von Körpergefühl und Bewegungsfreude,
- die Unterstützung von Selbstwirksamkeit und Sozialkompetenzen,
- die Immunisierung gegenüber gesundheitsgefährdenden Anreizen in der Familie und Lebenswelt,
- die Vermittlung altersgerechter Lebenskompetenzen,
- Sensibilisierung der Erzieherinnen und Erzieher für unterschiedliche Lebenswelten (Kenntnisse kulturspezifischer Gesundheitskonzepte),
- Verankerung geschlechtsbezogener Arbeit als übergreifender Ansatz,
- Sicherung der strukturellen Rahmenbedingungen für Gesundheitsförderung sowie
- Verbesserung der Kooperation und Vernetzung (regionale Netzwerke und intersektorale Kooperation) (Franzkowiak 2002, S. 192f.).

Dieser umfassende Ansatz wird bislang durch verschiedene **Programmbausteine** realisiert, z.B. erfolgt die Vermittlung altersgerechter Lebenskompetenzen etwa durch spezifische Ansätze der Sprachförderung oder Koordinations- und Bewegungsspiele zur Förderung der Psychomotorik.

Kindertagesstätten stellen ein ideales Setting zur Umsetzung einer ressourcenorientierten Gesundheitsförderung unter ganzheitlichen Gesichtspunkten dar. Einbezogen werden in die Umsetzung die Kinder, die Väter und Mütter und die Beschäftigten in Kindertagesstätten. Wesentliche Elemente sind die Förderung von Körpergefühl und Sozialkompetenzen sowie die Vermittlung altersgerechter Lebenskompetenzen. Da diese Förderung bei den Mädchen und Jungen in einem frühen Lebensalter ansetzt, sind Kindertagesstätten auch ein Schlüsselsetting für die Herstellung gesundheitlicher Chancengleichheit.

Gesundheitsfördernde Schulen

Gesundheitsbezogene Maßnahmen finden – z.B. in Form von **Gesundheitserziehung** – bereits seit Jahrzehnten im schulischen Kontext[4] statt. Diese Maßnahmen orientierten sich überwiegend am **Präventionsparadigma** und nutzen die Schule als Bildungseinrichtung, in der eine gesamte Bevölkerungsgruppe leicht zu erreichen ist. Gesundheitsförderung im oben definierten Sinne hingegen findet erst langsam Eingang in das Setting Schule. Eine Ursache hierfür ist darin zu suchen, dass die **Schnittstellen zwischen Bildungssektor und Gesundheitssektor** ähnlich wie im Kindertagesstättenbereich marginal sind. Gesetzlich geregelt sind nur die Gruppenprophylaxe zur Prävention von Zahnerkrankungen sowie die Schuleingangsuntersuchungen. Gesundheitsförderung spielt in den jeweiligen Schulgesetzen der Länder nur eine nachrangige Rolle. Lediglich in Sachsen-Anhalt können Schulen Gesundheitsförderung als Schwerpunkt ihres Schulprofils definieren.

Schule als soziales System mit seinen positiven wie negativen Auswirkungen auf die Gesundheit der dort lernenden und arbeitenden Menschen ist erst im Rahmen der Implementation des Setting-Ansatzes stärker ins Blickfeld geraten. Die Weltgesundheitsorganisation hat bereits 1991 auf der Grundlage der Europarat-Empfehlung von 1988 mit dem Aufbau eines **europaweiten Netzwerkes gesundheitsfördernder Schulen** begonnen. In Deutschland kann mittlerweile auf eine mehr als zehnjährige Erfahrung mit Modellen zur gesundheitsfördernden/gesunden Schule zurückgeblickt werden, bei denen die drei Bund-Länder-Modellversuche (1990, 1993 und 1997) eine wesentliche Rolle spielen. Alle Bund-Länder-Modellversuche wurden evaluiert, allerdings sind dabei nur **Prozess- und Strukturqualitätsmerkmale** beforscht worden. Dabei konnte nachgewiesen werden, dass der Ansatz der gesundheitsfördernden Organisationsentwicklung in Schulen umsetzbar und wirksam ist (Barkholz et al. 2001).

Die Programmatik und Reichweite des Konzeptes ist im Rahmen des dritten Bund-Länder-Modellversuchs „**Offenes Partizipationsnetz und Schulgesundheit** (OPUS)" umfassend definiert worden: „Die Gesundheitsfördernde Schule entfaltet sich nicht eindimensional. Ihre gesundheitsförderlichen Aktivitäten decken einen großen Bereich ab. Je nach den aktuellen Erfordernissen initiiert, führt sie Projekte zur Verbesserung des Unterrichts, zur Verbesserung der sozialen Beziehungen, zur Fort- und Weiterbildung der Lehrkräfte, zur ökologischen Umgestaltung der Schule, zur Kooperation mit externen Partnern, zur Verbesserung schulischer Organisationsstrukturen und -abläufe, zur Steigerung der Kenntnis und der Akzeptanz der Idee der Gesundheitsfördernden Schule bei den beteiligten Personengruppen in und außerhalb der Schule durch" (Barmer Ersatzkasse 1998, S. 3).

Mit dem Setting-Ansatz soll es Schulen ermöglicht werden, Schulentwicklungsprozesse voranzutreiben, die den **Lern- und Arbeitsplatz Schule gesundheitsfördernd gestalten**. Einbezogen werden dabei sowohl die SchülerInnen, die Lehrkräfte, die Väter und Mütter,

---

4 Eine Besonderheit des deutschen Bildungssystems ist die im Grundgesetz der Bundesrepublik Deutschland festgelegte Länderzuständigkeit für das Bildungswesen, die so genannte „Kulturhoheit der Länder". Deshalb sind die meisten Maßnahmen eher bundeslandspezifisch und kaum bundeslandübergreifend angelegt. In der Bundesrepublik Deutschland gab es im Schuljahr 2001/02 insgesamt 41.441 allgemeinbildende Schulen (Statistisches Bundesamt 2003).

das nicht unterrichtende Personal sowie das kommunale Umfeld der Schulen. Gesundheitsförderung kann bei der Gestaltung von Schulgebäuden beginnen und hört bei veränderten Interaktionsstrukturen zwischen Eltern, SchülerInnen und Lehrkräften auf. Gerade die neueren Modellversuche im schulischen Sektor verknüpfen diese Aktivitäten mit dem übergeordneten Ziel, die Bildungsqualität der Schule zu steigern.

In welchen Feldern können Veränderungen im Sinne einer gesundheitsfördernden Organisationsentwicklung in Schulen ansetzen? Dies beginnt bei einer anderen Gestaltung des Unterrichts, z.B. der Erprobung **neuer Unterrichtsformen** oder der Aufnahme gesundheitsbezogener Elemente (Bewegungspausen oder Klassenfrühstück) in den Unterricht selbst und endet bei der Entwicklung eines Schulprogramms, in dem Gesundheitsförderung einen wichtigen Baustein darstellt. Außerdem spielt die Schulhof-, Klassenraum- und Gebäudegestaltung eine wesentliche Rolle bei der Veränderung von Schulleben. Dazu gehören Schulhöfe, die Bedürfnisse nach Bewegung und Kommunikation genauso befriedigen wie die nach Ruhe und Entspannung. Auch dem Stress- und Aggressionsabbau (z.B. über die Vermittlung einer gewaltfreien Streitkultur, Ausbildung von Schülermediatoren) sowie der Stärkung psychosozialer Kompetenzen kommt eine besondere Rolle zu. Die gesundheitsfördernde Schule ist aber nicht auf die Schulzeit und den geografischen Raum Schule begrenzt, sondern enthält ebenso eine **Öffnung in das kommunale Umfeld** und leistet Beiträge zu einer sinnvollen **Freizeitgestaltung**. Die Öffnung in das kommunale Umfeld wird als wechselseitiger Prozess organisiert, d.h. die Schule mobilisiert zusätzliche Ressourcen (z.B. von Firmen) und stellt gleichzeitig ihre Ressourcen (insbesondere Räume, vor allem Turnhallen) dem Stadtteil zur Verfügung.

1.4.3 Politische und rechtliche Rahmenbedingungen der Gesundheitsförderung in Deutschland

Gesundheitsförderung ist erst seit wenigen Jahren in Deutschland gesetzlich verankert. Die gesetzlichen Krankenversicherer erhielten 1988 als erster Sozialversicherungszweig mit dem § 20 des Sozialgesetzbuch (SGB V, alte Fassung) eine **gesetzliche Grundlage zur Investition von Versichertengeldern in Gesundheitsförderung**. Dieser Finanzierungsweg wurde 1996 – mit Ausnahme der betrieblichen Gesundheitsförderung – abgeschafft und im Jahr 2000 in begrenzter Form im Rahmen des Gesundheitsreformgesetzes wieder eingeführt. Die Begrenzung wurde in Form einer Budgetierung (2003: 2,66 Euro pro Versichertem) und die Bindung der Umsetzung an die „Verminderung sozial bedingter Ungleichheit von Gesundheitschancen" eingeführt. Die gesetzlichen Unfallversicherer erhielten 1996 den gesetzlichen Auftrag zur Prävention arbeitsbedingter Gesundheitsgefahren (SGB VII, § 14). Die vorliegenden Zahlen der GKV für das Jahr 2002 zeigen jedoch, dass der finanzielle Rahmen des § 20, SGB V bislang jedoch nicht einmal zur Hälfte ausgeschöpft wurde. Von den im Jahr 2002 zur Verfügung stehenden 2,62 Euro je Versichertem wurden durchschnittlich ganze 1,19 Euro ausgegeben. In den Sozialgesetzbüchern Band VI (§ 31), IX (§§ 3, 26, 44) und XI (§ 7) sind **Finanzierungsmöglichkeiten für Primär-, Sekundär- und Tertiärprävention** enthalten. Eine zunehmend wichtige Rolle spielt das Engagement nicht-öffentlicher, gemeinnütziger Träger sowie des privaten Sektors in der Prävention und Gesundheitsförderung.

Im Rahmen der gesundheitspolitischen Reformdiskussionen seit Ende der 90er Jahre hat Gesundheitsförderung einen neuen Stellenwert erhalten. Inzwischen herrscht parteiübergreifend die Einsicht vor, dass ein **Paradig-**

menwechsel in der Gesundheitsversorgung eingeleitet und Gesundheitsförderung und Prävention gleichberechtigt neben Kuration und Rehabilitation etabliert werden müssen (GMK 2003, S. 1). So ist die GMK der Überzeugung, dass die zukünftige Leistungsfähigkeit des deutschen Gesundheitssystems durch „Aufwertung und Ausbau von Prävention und Gesundheitsförderung geschehen muss, da die kurative Medizin sonst nicht im Stande sein wird die zunehmende Krankheitslast zu bewältigen" (ebd.). Bislang fehlen jedoch die Strukturen, die eine kommunale und überregionale Steuerung von Maßnahmen sicherstellen könnten. Es fehlt zudem im Rahmen der Sozialgesetzgebung aber auch der Öffentlichen Gesundheitsdienstgesetze der Bundesländer ein zeitgemäßes Verständnis von Prävention und Gesundheitsförderung, das auch die **Stärkung von Gesundheitsressourcen** umfasst. Deshalb wurden bislang weder auf der Bundes- noch auf der Länderebene prioritäre Präventions- und Gesundheitsförderungsziele definiert und eine Bündelung von Ressourcen vorgenommen.

Hoffnungsvoll stimmen die Arbeiten an den Eckpunkten zu einem Präventionsgesetz. In den ersten Entwürfen dazu wird eine Gesamtstrategie Prävention und Gesundheitsförderung entwickelt, die sowohl auf Bundes- und Länderebene als auch bei den Kommunen ansetzt. Auf Bundesebene wird u.a. eine **deutsche Präventionsstiftung**, in jeder Legislaturperiode ein nationaler Präventionsbericht sowie ein nationaler Aktionsplan vorgeschlagen. Neben der Koordination und Kooperation soll die Qualitätssicherung von Gesundheitsförderung und Prävention vorangetrieben werden sowie die Implementation lebensweltorientierter Maßnahmen, insbesondere in Kindergärten, Schulen, Betrieben und sozial benachteiligten Stadtteilen. Außerdem soll eine Neuordnung der primären Prävention in der Sozialversicherung erfolgen.

Strittig ist angesichts knapper Ressourcen die Frage, wer dieses Maßnahmenpaket finanzieren soll. Da Gesundheitsförderung eine **intersektorale Aufgabe** ist und schon in den beschriebenen Settings sehr unterschiedliche Akteure eine wesentliche Rolle spielen, monieren die gesetzlichen Krankenkassen zu Recht, dass sie nicht als einziger Finanzier von Maßnahmen tätig sein können. Eine **breitere Finanzierungsbasis** der Gesundheitsförderung und Prävention wie im Präventionsgesetz durch die Einbindung anderer Sozialversicherungszweige angedacht, ist deshalb notwendig.

Voraussetzung dafür aber wäre eine **Klärung der Begriffe und Zuständigkeiten**. In der politischen Diskussion werden Gesundheitsförderung und Prävention zumeist in einem Atemzug genannt und synonym verwandt. Außerdem werden die Forderungen nach einer Neuorientierung des Gesundheitswesens in Richtung mehr Gesundheitsförderung und Prävention immer im Kontext vermeintlicher Einsparpotentiale gestellt. Gute Gesundheitsförderungsprogramme sind jedoch nicht zum Nulltarif zu haben, sondern benötigen eine sorgfältige Programmplanung, -implementierung und -evaluation.

Prüfungsfragen

1. Was ist der Hauptunterschied zwischen Prävention und Gesundheitsförderung?
2. Was unterscheidet verhaltens- von verhältnisorientierten Ansätzen? Nennen Sie jeweils Beispiele für Prävention und Gesundheitsförderung am Beispiel von Interventionen im Kindes- und Jugendalter.
3. Warum ist gesundheitliche Chancengleichheit ein wesentliches Ziel von Gesundheitsförderung? Welche Arten gesundheitlicher Chancenungleichheit lassen sich ausdifferenzieren?
4. Welche Beträge liefert die Gesundheitsförderung zur Herstellung gesundheitlicher Chancengleichheit?
5. In welchen Settings kann Gesundheitsförderung im Kindes- und Jugendalter ansetzen? Was sind die Besonderheiten dieser Settings und die Hauptinterventionsstrategien?
6. Welche anderen Settings sind in der Gesundheitsförderungsarbeit etabliert?
7. Beschreiben Sie die Rolle der Weltgesundheitsorganisation bei der Entwicklung einer Programmatik der Gesundheitsförderung. Welche inhaltlichen Meilensteine der Programmentwicklung spielten dabei eine wesentliche Rolle?
8. Wie wird Gesundheitsförderung zurzeit in Deutschland umgesetzt?

Zitierte Literatur

Altgeld, T./Walter, U. (1997): Don't hesitate, innovate. Gesundheitsförderung zwischen Utopie und Realität, in: Altgeld, T./Laser, I./Walter, U. (Hg.) (1997): Wie kann Gesundheit verwirklicht werden. Weinheim und München: Juventa, 13–22.

Altgeld, T. (2002): Kindertagesstätten – Ein vernachlässigtes Setting mit Handlungsbedarf und Zukunftspotenzial. In: Prävention 3/2002, 81–84.

Antonovsky, A. (1979): Health, stress, and coping. San Francisco: Jossey Bass.

Antonovsky, A. (1987): Unraveling the mystery of health. How people manage stress and stay well. San Francisco: Jossey Bass.

Badura, B. (1997): Zehn Jahre Ottawa-Charta: Was bleibt vom enthusiastischen Aufbruch. In: T. Altgeld/I. Laser/U. Walter (Hg.) (1997): Wie kann Gesundheit verwirklicht werden. Weinheim und München: Juventa, 29–35.

Barkholz, U./Gabriel, R./Jahn, H./Paulus, P. (2001): Offenes Partizipationsnetz und Schulgesundheit – Gesundheitsförderung durch vernetztes Lernen. Flensburg.

Barmer Ersatzkasse (Hg.) (1998): Wie sich die Gesundheitsfördernde Schule buchstabiert, Wuppertal.

Colber-Schrader, H./Krug, M. (1999): Arbeitsfeld Kindergarten, Weinheim und München: Juventa.

Franzkowiak, P./Sabo, P. (Hg.) (1993): Dokumente der Gesundheitsförderung, Mainz: Peter Sabo.

Franzkowiak, P. (2002): Leitfragen, Empfehlungen und Perspektiven zur Gesundheitsförderung im Kindergarten. In: Bundeszentrale für gesundheitliche Aufklärung (Hg.): Früh übt sich… – Gesundheitsförderung im Kindergarten. Köln, 190–193.

Gesundheitsministerkonferenz der Bundesländer (2003): Entschließung der 76. Gesundheitsministerkonferenz vom 2./3.Juli 2003, Chemnitz.

Ginsburg, K.R. (2003): Developing our future: Seeing and expecting the best in youth. Journal of Midwifery & Women's Health, 48, 167–169.

Jerusalem, M./Weber, H. (Hg.) (2003): Psychologische Gesundheitsförderung. Göttingen: Hogrefe.

Kickbusch, I. (2003): Gesundheitsförderung. In F.W. Schwartz et al. (Hg.): Das Public Health Buch. Gesundheit und Gesundheitswesen. München: Urban & Fischer, 181–189.

Kolip, P. (2003): Ressourcen für Gesundheit. Potenziale und ihre Ausschöpfung. Das Gesundheitswesen, 65, 155–162.

McQueen, D.V. (2001): Strengthening the evidence base for health promotion. Health Promotion International, 16, 261–268.

Nutbeam, D. (1996): Health outcomes and health promotion: defining success in health promotion. Health Promotion Journal of Australia, 6, 58–60.

Statistisches Bundesamt (2001): Statistik der Kinder- und Jugendhilfe, Teil III.1 – Einrichtungen und tätige Personen 1998, Wiesbaden.

Statistisches Bundesamt (2003): Allgemeinbildende Schulen http://www.destatis.de/basis/d/biwiku/schultab1.htm, Zugriff 07/2003.

Walden, K./Kröger, C./Kirmes, J./Reese, A./Kutza, R. (2000): ALF – Allgemeine Lebenskompetenzen und Fertigkeiten. Programm für Schüler und Schülerinnen der 6. Klasse mit Unterrichtseinheiten zu Nikotin und Alkohol. Hohengehren: Schneider.

Walter, U./Schwartz, F.W. (2003): Prävention. In F.W. Schwartz et al. (Hg.): Das Public Health Buch. Gesundheit und Gesundheitswesen. München: Urban & Fischer, 189–214.

WHO (World Health Organisation) (1986): Ottawa Charta for Health Promotion. Deutsche Übersetzung in P. Franzkowiak/P. Sabo (Hg.): Dokumente der Gesundheitsförderung. Mainz: Peter Sabo.

Zimmer, R. (2002): Gesundheitsförderung im Kindergarten. In: Bundesgesundheitsblatt Gesundheitsforschung und Gesundheitsschutz, Jahrgang 45, Heft 12, Dezember 2002, 964–969.

Leseempfehlungen

Antonovsky, A. (1987): Unraveling the mystery of health. How people manage stress and stay well. San Francisco: Jossey Bass. (deutsch von Alexa Franke: Salutogenese. Die Entmystifizierung der Gesundheit. Tübingen: DGVT, 1997).

Baric, L./Conrad, G. (1999): Gesundheitsförderung in Settings. Gamburg: Verlag für Gesundheitsförderung.

Bundeszentrale für gesundheitliche Aufklärung (Hg.) (2003): Leitbegriffe der Gesundheitsförderung, Glossar zu Konzepten, Strategien und Methoden der Gesundheitsförderung, 4. Erweiterte und überarbeitete Aufl. Schwabenheim an der Selz: Peter Sabo.

Naidoo, J./Wills, J. (2003): Lehrbuch der Gesundheitsförderung. Gamburg, Verlag für Gesundheitsförderung.

2. Prävention und Gesundheitsförderung im Lebenslauf

2.1 Prävention und Gesundheitsförderung im Kindesalter

Karl E. Bergmann und Renate L. Bergmann

Das Kindesalter ist die Lebensphase, in der sich Körper, Seele, Geist, soziale Beziehungen und Fähigkeiten in kurzer Zeit entwickeln und starken Veränderungen unterworfen sind. Biologische Anlagen, Lernen und Prägung durch Einflüsse aus dem Umfeld treffen aufeinander. Im Ergebnis entsteht die Persönlichkeit mit ihren individuellen Eigenschaften, Fähigkeiten und Verhaltensweisen (Keller 1998, Markefka und Nauck 1993).

Für die Vermeidung von Krankheiten und die Entwicklung von Kompetenz zur Erhaltung der eigenen Gesundheit ist die Kindheit die wohl wichtigste Lebensphase, denn:

– Die meisten Kinder kommen gesund auf die Welt.
– Gesundheitsverhalten ist noch nicht festgelegt.
– Kinder haben eine große Lernbereitschaft und -fähigkeit.
– Stoffwechsel und Immunologie von Kindern werden nachhaltig „epigenetisch" geprägt.
– Mütter/Eltern/Pfleger interessieren sich für die Gesundheit ihrer Kinder; sie sind bereit, selbst etwas dafür zu lernen und zu tun.

Manche Risiken und Gesundheitsprobleme lassen sich früh erkennen („Screening") und beeinflussen (Sekundär-Prävention), aufhalten oder kompensieren (Tertiärprävention) (Settertobulte, Palentien und Hurrelmann 1995; Steinhausen 2001)

2.1.1 Primäre Prävention im Kindesalter

Krankheiten, die einer primären Prävention zugänglich sind, bevor also auch noch so geringe Krankheitszeichen auftreten, lassen sich zwei Kategorien, A und B zuordnen:

Vermeidbare Gesundheitsprobleme, die früh im Kindesalter auftreten können (Kategorie A)

Durch Impfungen vermeidbare Infektionskrankheiten
Maßnahmen: Impfungen entsprechend den Empfehlungen der Ständigen Impfkommission am Robert-Koch-Institut in Berlin.

Verletzungen und Sterblichkeit durch Unfälle, Vergiftungen und Aspiration
Maßnahmen: Passiver Schutz; z.B. Rückhaltesysteme in Auto, Kinderwagen, Hochsitz. Förderung der motorischen Kompetenz und frühe Ausbildung in umsichtigem Verhalten.

Plötzlicher Säuglingstod
Maßnahmen: Säuglinge zum Schlafen nur auf den Rücken legen, Nichtrauchen, Stillen.

Krankheiten durch Nährstoffmangel wie Rachitis, Blutarmut. Minderwuchs, Karies u.a. durch Mangel an Folsäure, Vitamin D, Eisen, Zink, Jod, Fluorid.

Maßnahmen: Stillende Mütter gut ernähren; bei Flaschenernährung: Kommerzielle, altersangepasste Säuglingsflaschennahrung verwenden. Supplemente, besonders Vitamin D, Fluorid, evtl. Jod und Eisen.

Milchzahnkaries

Maßnahmen: Eltern und Pfleger haben sanierte und gut gepflegte Zähne. Kinder erhalten keine Flasche zur Beruhigung; Dauernuckeln und Dauer- Essen („Grasen") werden vermieden. Fluoridsupplemente bis zu Alter von etwa 3 Jahren, und danach, sobald die Kinder Zahnpasta in der Regel ausspucken können, Zahnpflege mit Fluor-Zahnpasta. Verwendung von Speisesalz mit Fluor, Jod, Folsäure.

Infektionen, wie Durchfall, Hautinfektionen durch mangelnde Hygiene

Maßnahmen: Ausbildung von Müttern, Eltern, Pflegepersonen in allgemeiner und speziell Nahrungshygiene.

Mittelohrentzündung

Maßnahmen: Bei Flaschenernährung sollen Oberkörper und Kopf leicht erhöht sein.

Atemwegserkrankungen durch Passiv-Rauchen

Maßnahmen: Auf Rauchen verzichten, besonders in der Wohnung oder der Nähe des Kindes.

Sonnenbrand

Maßnahmen: Vermeidung zu starker und langer Sonnenexposition. Wenn erforderlich: Passiver Sonnenschutz.

Krankheiten, die sich erst später entwickeln, denen man aber teilweise frühzeitig vorbeugen kann (Kategorie B)

Hinweis: Die präventive Beeinflussbarkeit der nachfolgenden Krankheiten ist nicht immer gesichert.

Übergewicht und Adipositas

Maßnahmen der frühen Prävention: Verminderung von Übergewicht der Mutter vor der Schwangerschaft, Begrenzung der Gewichtszunahme während der Schwangerschaft, Erkennung und ggf. Behandlung von Schwangerschaftsdiabetes, Verzicht auf Zigarettenrauchen, ausreichend körperliche Aktivität während der Schwangerschaft, Stillen über eine Zeit von mindestens 6 Monaten, Einführung von Beikost frühestens im 5. Monat. Vermeidung hoher Proteinzufuhr. Bei Nichtbeachtung dieser Anliegen kann es zu ungünstiger, langfristig wirksamer epigenetischer Prägung des Stoffwechsels kommen.

Karies der bleibenden Zähne, Zahnverlust

Maßnahmen: Prävention der Milchzahnkaries (s.o.), Fluoridprophylaxe mit Fluoridangereichertem Speisesalz, Fluorzahnpasta und topischen Fluoridanwendungen. Wirksame Zahnpflege, regelmäßige zahnärztliche Kontrolle.

Aufmerksamkeitsdefizit–Hyperaktivitäts-Syndrom

Maßnahmen: Verzicht auf das Rauchen in der Schwangerschaft. Gute Beschäftigung mit dem Kind. Falls erforderlich, Sekundärprävention durch dafür qualifizierte Stellen.

Unfallträchtiges Risikoverhalten

Maßnahmen: Risikovorbeugung zur Gewohnheit machen, wie Helm tragen, Anschnallen, Umsicht im Straßenverkehr, beim Sport, in Haus und Freizeit. Aufbau großer motorischer Kompetenz.

Krebsarten, die mit dem Zigarettenrauchen in Zusammenhang stehen
Maßnahmen: Rauchen vermeiden.

Diabetes mellitus Typ II
Maßnahmen: Primärprävention (s.o.) und Vermeidung von Übergewicht in jedem Lebensalter. Entwicklung guter Ess- und Bewegungsgewohnheiten.

Vorzeitiges Auftreten von Herz-Kreislauf-Krankheiten
Vermeidung von Übergewicht und Adipositas. Etablierung guter Ess- und Bewegungsgewohnheiten. Nicht rauchen.

2.1.2 Sekundäre Prävention im Kindesalter

Sie spielt im Kindesalter eine große Rolle in der Form des Stoffwechsel-Screenings bei Neugeborenen sowie des Kinder-Vorsorgeprogramms.

– Für **Stoffwechsel-Screening** werden allen neugeborenen Kindern zwischen dem 3. und 10. Lebenstag in der Regel aus der Ferse einige Tropfen Blut entnommen und in dafür besonders ausgewiesenen Labors untersucht. Zu den seltenen Krankheiten, die nur so rechtzeitig erkannt werden können, gehören: Schilddrüsenunterfunktion, Phenylketonurie, Galactosämie, Adrenogenitales Syndrom, Cystinurie, Biotinidase-Mangel und weitere. Die dabei erfassten Stoffwechselkrankheiten unterscheiden sich geringfügig zwischen den Bundesländern. Die Kosten werden von den Krankenkassen getragen. Kinder mit Schilddrüsenunterfunktion erhalten Schilddrüsenhormone. Kinder mit einer Stoffwechselkrankheit werden diätetisch behandelt. Ohne Behandlung käme es in allen Fällen zu schwersten gesundheitlichen Beeinträchtigungen und Entwicklungsstörungen.

– Das **Kinder-Vorsorgeprogramm** ist ein Krankheitsfrüherkennungsprogramm, das bisher auf die Erkennung erster Anhaltspunkte für körperliche und insbesondere neurologische Störungen und Fehlentwicklungen ausgerichtet ist und deren rechtzeitige Behandlung sicherstellen soll. Es soll seit langem an die heute zu beobachtende Morbidität angepasst werden und zusätzlich gesundheitsförderliche Informationen für die Eltern erhalten. Die Säuglinge und Kinder werden dafür zu festgelegten Terminen ihrem Kinder- oder Hausarzt vorgestellt, der sich bei dieser Gelegenheit auch sonst ein Bild von der Gesundheit der Kinder machen kann. Die Vorsorgetermine sind: U1: unmittelbar nach der Geburt. U2: 3. bis 10. Lebenstag, U3: 4.–6. Woche, U4: 3.–4. Monat; U5: 6.–7. Monat; U6: 10.–12. Monat; U7: 21.–24. Monate; U8: 43.–48. Monat; U9: 60.–64. Monat; J1: 13.–15. Lebensjahr.

Die Kinderärzteschaft trägt die Verantwortung für die inhaltliche Gestaltung des Programms. Für organisatorische und ökonomische Aspekte liegt die Federführung beim Zentralinstitut für die Kassenärztliche Versorgung.

2.1.3 Tertiäre Prävention im Kindesalter

Wenn auch selten, so kommen doch auch im Kindesalter bereits chronische Krankheiten und Verletzungen vor, die nicht oder nicht völlig geheilt werden können, etwa angeborene Fehlbildungen, Schäden des Zentralnervensystems, Taubheit, Blindheit, schwere Unfallverletzungen. In diesen Fällen sind rehabilitative und kompensierende Maßnahmen erforderlich, die z.B. von sozialpädiatrischen Zentren, Spezialkliniken oder Ambulanzen angeboten werden.

2.1.4 Kooperationspartner

Kooperation auf dem Gebiet der Primärprävention

Die Primärprävention besteht aus vielen verschiedenen Facetten. Häufigster Ansprechpartner für Eltern ist der **Kinderarzt**, der sich in Deutschland traditionell um Impfungen und Rachitisprävention kümmert. Da es in Deutschland bedauerlicherweise nur sehr wenige Kinderzahnärzte gibt, und diese mit der schwierigen Kinderbehandlung völlig ausgelastet sind, kümmert sich der Kinderarzt auch um die Kariesprävention.

Junge Eltern konsultieren auch gern **Hebammen**, zu denen sie im Rahmen von Schwangerschaft und Entbindung ein besonderes Vertrauensverhältnis aufgebaut haben. Dabei geht es meist um Fragen, die unmittelbar nach Geburt auftreten, wie Nabelpflege, Stillen, Neugeborenen-Gelbsucht. Auch Kinderkrankenschwestern fragen sie um Rat, wenn sie zur Verfügung stehen.

Viele Aspekte der Prävention sind Anliegen, für die Eltern ausgebildet werden müssten und nach bundesweit repräsentativen Erhebungen auch gern möchten. Dafür stehen keine flächendeckenden Programme zur Verfügung. Einschlägige Broschüren z.B. zur Entwicklung oder zur Unfallprävention stellt die Bundeszentrale für Gesundheitliche Aufklärung in Köln zur Verfügung (www.bzga.de). Der AOK Bundesverband bemüht sich darum, sowohl für junge Eltern als auch Anbieter von Elternseminaren geeignetes Material vorzuhalten (www.aok-bv.de). Hilfreich sind außerdem die Landesarbeitsgemeinschaften für Gesundheit, die sich auch um die Implementierung von Programmen bemühen.

Für Stillberatung stehen regional Freie Stillgruppen (www.afs-stillen.de) oder die La Leche Liga zur Verfügung (www.lalecheliga.de). Bei komplexen Fragen kann man sich auch an den Berufsverband Deutscher Laktationsberaterinnen IBCLC e.V. (www.bdl-stillen.de) oder die Nationale Stillkommission wenden (www.bgvv.de).

Kooperationen auf dem Gebiet der Sekundär- und der Tertiärprävention

Dabei handelt es sich bekanntlich um die Domäne der Medizin, hier speziell der **Kinderheilkunde**. In Deutschland sind die Hausärzte des Kindes meist niedergelassene Kinderärztinnen oder Kinderärzte. Sie kooperieren je nach Lage des Falles mit anderen Spezialisten, wie Hals-Nasen-Ohren-Ärzten, Augenärzten, Orthopäden, Chirurgen, Labormedizinern, aber auch mit Psychologen, Ökotrophologen, Sprachtherapeuten und Physiotherapeuten. Dabei spielen auch **sozialpädiatrische Zentren** und Spezialisten in Kliniken eine Rolle.

2.1.5 Praktische Umsetzung

Eigene Erfahrungen und Strategien in der Prävention

In einer bundesweiten Repräsentativerhebung haben wir den Präventionsbedarf werdender und junger Eltern ermittelt und gefunden, dass das Interesse an (vorausschauender) Beratung sowohl während der Schwangerschaft als auch während der ersten Jahre nach Geburt sehr groß ist. Dabei geht es den Eltern nicht nur um aktuelle Anliegen, wie „was kann ich tun, wenn mein Kind schreit?" sondern auch solche der langfristigen Gesundheit und Langlebigkeit. Dieser Nachfrage steht in Deutschland kein geeignetes Angebot gegenüber.

In mehreren kontrollierten Studien konnte die **Wirksamkeit und Akzeptanz vorausschauender Beratung** ermittelt werden: Es zeigte sich z.B., dass es für die Prävention der Milchzahnkaries bereits wirksam ist, wenn die Sprechstundenhilfe einen Zettel mit kurzen schriftlichen Empfehlungen verteilte. Für andere Themen erwies sich ein Seminar in kleinen Gruppen junger Eltern, die bereits auf der Wochenstation eingeladen worden waren, als wirksam. Die Inhalte lagen zwar als Curriculum fest, mindestens ebenso wichtig war aber die Beantwortung von Fragen durch den Kursleiter und der Austausch von Erfahrungen zwischen den Eltern. Junge Eltern legen gern Hand an. Elternseminare sollten deshalb viele praktische Komponenten enthalten (Bergmann und Bergmann 2003).

Als sehr aufwändig erwies sich die Intervention des Zigarettenrauchens sowohl während der Schwangerschaft als auch danach. Aus unserer Sicht ist die Verbreitung des Rauchens in der Schwangerschaft mit 15 bis 25 % ein nationales Unglück, weil die Gesundheit vieler Kinder dadurch nachhaltig geschädigt wird.

Zielgruppen

Andere Kapitel dieses Lehrbuchs befassen sich mit den Settings Kindergarten und Schule. Das vorliegende Kaptitel konzentriert sich deshalb auf die prä-institutionelle Lebensphase von Kindern, also die Zeit in der sie sich meist im Haushalt der Mutter/Eltern aufhalten oder auch sonst allein oder in kleinen Gruppen gepflegt werden. Wie kann man sie treffen?

Schwangere Frauen suchen ihren Frauenarzt auf und werden von Hebammen im Rahmen von **Geburtsvorbereitungskursen** erreicht. Bei diesen Gelegenheiten kann ihnen Wichtiges zum Verhalten in der Schwangerschaft vermittelt werden, wie gesunde Ernährung, optimale Gewichtszunahme, Verzicht auf Rauchen und Alkohol, Ermutigung zu körperlicher Aktivität – ohne sportlichen Wettbewerb (langes Stehen und Treppensteigen werden eher als ungünstig angesehen); Stresskontrolle, Vermeidung von Infektionen etc.

In Deutschland finden die allermeisten Entbindungen in einer **Entbindungsabteilung** statt. Bei dieser Gelegenheit können Frauen auf ein Kursangebot aufmerksam gemacht und eingeladen werden.

Im ersten Lebensjahr werden über 90 % der Kinder-Vorsorgetermine wahrgenommen. Hier bietet der Kinderarzt bereits einiges an Prävention an, s.o.; diese Termine könnten aber mehr als bisher für ein breites Spektrum von Präventionsanliegen genützt werden.

Bisherige Umsetzung präventiver Ansätze

Impfungen haben sich als wirksam erwiesen. Gefährliche Infektionskrankheiten, wie die Poliomyelitis oder die Diphtherie konnten dadurch stark zurückgedrängt oder ganz zum Verschwinden gebracht werden. Ähnliches kann über Rachitis gesagt werden. Auch die Zahnkaries ist stark zurückgegangen, so dass Deutschland bezüglich der **Zahngesundheit** Zwölfjähriger international jetzt einen Spitzenplatz einnimmt. Das war nicht immer so.

Die übrige **präventive Beratung** junger Eltern ist aber nicht finanziert. Deshalb gibt es keine Flächenwirksamkeit der „vorausschauenden" Beratung, obwohl sie als wirksam und auch kosteneffizient angesehen werden darf. Hier wird derzeit nach Möglichkeiten gesucht, etwa Aufklärungsmaterial der BZgA, das in die Vorsorgehefte kommt. Außerdem gibt es Internetangebote, die teilweise durch Hersteller von Säuglingsprodukten vorgehalten und sehr gut genützt werden.

Evaluation präventiver Ansätze

Während in der kurativen Medizin systematische Studien unterschiedlichsten Typs zum Nachweis von Wirksamkeit, Angemessenheit, Verträglichkeit, Akzeptanz und zur Kosten-Nutzen Relation vorgenommen werden, ist diese Art **wissenschaftlicher Beweisführung in der Prävention kaum etabliert**.

So könnte man annehmen, dass die Empfehlung, weniger zu essen und sich mehr zu bewegen, die Verbreitung von Übergewicht und Adipositas in der Bevölkerung vermindern müsste. Das ist aber offensichtlich nicht so. Die Ätiologie ist eben komplexer, als es diese „mechanische" Sicht von der Entstehung nahe legt.

In der Prävention gibt es viel Aktionismus, z.B. Aktionstage und -wochen, deren Wirksamkeit bezweifelt werden muss. Hier erscheint es überfällig, eine Forschungsrichtung aufzubauen, die sich profunde mit allen Aspekten der Prävention in Forschung, Lehre und Praxis auseinandersetzt mit dem Ziel, die gesundheitliche Situation in der Bevölkerung zu verbessern. Die anzuwendenden Methoden werden überwiegend aus der Epidemiologie kommen.

Auch wenn sich aus experimentellen Studien, wie unserer vom Bundesforschungsministerium geförderten kontrollierten Kohortenstudie zur Prävention und Gesundheitsförderung in der Familie, klare Empfehlungen ableiten lassen, so ist schließlich die Bewährung bei flächendeckendem Einsatz das entscheidende Kriterium der Effizienz und Effektivität. Dafür ist die regelmäßige Überwachung der gesundheitlichen Situation in der Bevölkerung durch Surveys ein zentrales Anliegen. Ein solcher erster Survey für das Kindes- und Jugendalter wird vom Robert-Koch-Institut durchgeführt (www.KIGGS.de).

Qualitätsmanagement von präventiven Ansätzen

Für einige Aspekte der Prävention im Kindesalter gibt es eine Art Surveillance. So achtet die Ständige Impfkommission am **Robert-Koch-Institut** darüber, wie verbreitet impfpräventable Krankheiten bei uns vorkommen, wie es um den Impfstatus in der Bevölkerung steht oder welche unerwünschten Nebenwirkungen von Impfungen vorkommen. Sie bedient sich dafür unterschiedlicher Instrumente, z.B. der Meldungen von Sentinel-Praxen und Gesundheitsämtern. Es werden aber auch serologische Messungen zur Frage der Immunität oder der von „Impfversagern" vorgenommen. Ähnliche Untersuchungen werden auch in Abständen vom Deutschen Arbeitskreis Jugendzahnpflege vorgenommen, so dass Informationen zur Zahngesundheit von Kindern und Jugendlichen vorliegen (Pieper 2001).

Die **Verkehrsunfallstatistik** und die **Todesursachenstatistik** gestatten Einblicke, inwieweit Unfallverhütungsprogramme greifen.

Eine wichtige Voraussetzung für Qualitätsmanagement in der Prävention sind Gesundheitsziele, denn wenn es keine Ziele gibt, mangelt es an Kriterien für die Beurteilung der Qualität. Im Auftrag der Bundesregierung wurden in den Jahren 2001 bis 2003 Gesundheitsziele für das Kindes- und Jugendalter entwickelt, die allerdings nur auf drei Gebiete fokussiert sind: Ernährung, Bewegung und Stressbewältigung (www.gesundheitsziele.de). Auf diesen drei Feldern lässt sich jetzt leichter ein Qualitätsmanagement aufbauen. Die vielen anderen Gebiete der frühen Prävention werden damit aber nicht erfasst.

Für die meisten Bereiche der frühen Prävention fehlt direktes Qualitätsmanagement, durch das die Struktur-, Prozess- und Ergebnisqualität von Prävention überwacht wird. Es gibt dafür auch weder Gesundheitsziele noch Zuständigkeiten.

Perspektiven und Vorschläge

Die frühe Prävention im Setting der werdenden und **jungen Familie** wird in Deutschland derzeit vernachlässigt, obwohl es dafür nachgewiesenermaßen eine erhebliche Nachfrage gibt, obwohl Lebensstil und Stoffwechsel früh geprägt werden und obwohl junge Eltern vermittelte Kenntnisse und Fähigkeiten offensichtlich gut in eigenes Verhalten umsetzen (Bergmann und Bergmann 2003; Lohhaus 1993).

Aus unserer Sicht sollte zunächst ein Kanon von Präventionsanliegen, Zielen und Vorgehensweisen bzw. Vermittlungsstrategien im Konsens hergestellt werden. Für die Verbreitung des Wissens können einerseits verschiedene Medien, etwa Druckerzeugnisse oder/und Internetangebote eingesetzt werden. Andererseits sollte die Bedeutung der persönlichen Vermittlung nicht unterschätzt werden.

So trivial manche Aspekte der Prävention erscheinen mögen, das gesicherte Wissen wirklich zu kennen und erfolgreich zu vermitteln, will gelernt sein. Deshalb erscheint die Aus- und Fortbildung der Personenkreise, die Prävention und Gesundheitsförderung vermitteln, dringend geboten. Geht man nach den Präferenzen der Eltern, so sind die am besten akzeptierten Berater **Kinderärzte, Kinderkrankenschwestern, Hebammen** und während der Schwangerschaft natürlich Frauenärzte. Aber auch interessierte Pädagogen, Psychologen und Sozialarbeiter sollten in die Bildungsangebote einbezogen werden.

Es wäre wünschenswert, wenn Kranken- und Rentenversicherungen ein **Dach für die Aus- und Weiterbildung** auf dem Gebiet der Prävention und Gesundheitsförderung bieten und auch Verantwortung für das Qualitätsmanagement übernehmen würden. Denn letztlich würde die Solidargemeinschaft vom Erfolg der Prävention am meisten profitieren.

Erfreulich ist, dass die Prävention in der neuen Ausbildungsordnung für Ärzte explizit verankert ist. Die Universitätsmedizin ist damit aufgefordert, in der Lehre einen angemessenen Raum für das Thema zu schaffen (Siehe Kap. 6.4).

Es ist sehr zu begrüßen, dass sich die Politik zunehmend hinter die Prävention stellt und z.B. einen Forschungsschwerpunkt für Prävention beim Bundesministerium für Bildung und Forschung eingerichtet hat. Denn der Bedarf an **gesicherten Erkenntnissen** und Vorgehensweisen kann aus den vorliegenden Daten nicht ausreichend gedeckt werden, und es sind in Zukunft neue Felder der Prävention zu explorieren.

Prüfungsfragen

1. Welche vermeidbaren Gesundheitsprobleme können früh im Kindesalter auftreten?
2. Was sind Krankheiten, die sich erst spät entwickeln, denen man aber teilweise frühzeitig vorbeugen kann?
3. Was sind wichtige Maßnahmen zur sekundären Prävention im Kindesalter?
4. Nennen Sie wichtige Kooperationspartner der Primärprävention bei Kindern.
5. Worin sehen Sie Defizite in der Evaluation von präventiven Ansätzen?
6. Nennen Sie Ansätze zur Qualitätssicherung von Prävention.
7. Entwickeln Sie Vorschläge zur Weiterentwicklung von Prävention bei Kindern.

Zitierte Literatur

Bergmann, K.E./Bergmann, R.L.(2003): Health Promotion and Disease Prevention in the Family. Communicating knowledge, competence, and health behaviour. Berlin, New York: De Gruyter.

Keller, H.(1998): Lehrbuch Entwicklungspsychologie. Bern: Huber.

Lohaus, A. (1993): Gesundheitsförderung und Krankheitsprävention im Kindes- und Jugendalter. Göttingen: Hogrefe.

Markefka, M. /Nauck, B.(1993): Handbuch der Kindheitsforschung. Neuwied: Luchterhand.

Pieper, K. (2001): Epidemiologische Begleituntersuchungen zur Gruppenprophylaxe 2000. Bonn: Deutsche Arbeitsgemeinschaft für Jugendzahnpflege (DAJ).

Settertobulte, W./Palentien, C./Hurrelmann, K. (1995): Gesundheitsversorgung für Kinder und Jugendliche. Heidelberg: Asanger.

Steinhausen, H.C. (Hrsg.) (2001): Entwicklungsstörungen im Kindes- und Jugendalter. Stuttgart: Kohlhammer

Leseempfehlungen

Bergmann, K.E./Bergmann, R.L. (2003): Health Promotion and Disease Prevention in the Family. Communicating knowledge, competence, and health behaviour. Berlin, New York: De Gruyter.

Settertobulte, W./Palentien, C./Hurrelmann, K. (1995): Gesundheitsversorgung für Kinder und Jugendliche. Heidelberg: Asanger.

2.2 Prävention und Gesundheitsförderung im Jugendalter

Martin Pinquart und Rainer K. Silbereisen

Gesundheitsverhalten umfasst sowohl **gesundheitsförderliche Verhaltensweisen** wie ausreichend Bewegung, gesunde Ernährung, Zahnhygiene, Verhütungsmittelgebrauch, Tragen eines Sturzhelms beim Motorradfahren, als auch **gesundheitsgefährdende Verhaltensweisen** wie Alkohol- und Drogenkonsum. Viele gesundheitsgefährdende Verhaltensweisen sind auch miteinander **korreliert**, das heißt, wer raucht, konsumiert z.B. auch mit größerer Wahrscheinlichkeit Alkohol und andere psychoaktive Substanzen, zeigt Verhaltensweisen, die andere Menschen oder sich selbst schädigen können, z.B. eine Waffe tragen, kämpfen und riskantes sexuelles Verhalten (Jessor und Jessor 1977).

Im **Jugendalter** entstehen und verfestigen sich viele gesundheitsbezogene Verhaltensweisen (z.B. Alkoholkonsum, Rauchen, Ernährungsgewohnheiten), und Verhaltensweisen der Jugendlichen sind die wichtigsten Ursachen für Todesfälle in diesem Altersabschnitt (z.B. Unfälle, Suizid). Damit ist das Jugendalter ein wichtiges **Zeitfenster** für Präventionsmaßnahmen.

Die Gestaltung solcher Maßnahmen erfordert, die **Entstehungsbedingungen und Entwicklungspfade** gesundheitlicher Verhaltensweisen zu verstehen. Am Anfang unseres Beitrags stehen verschiedene Entwicklungspfade riskanter gesundheitsbezogener Verhaltensweisen, gefolgt von Ausführungen zu dabei wirkenden Motiven, Risiko- und Schutzfaktoren sowie Konsequenzen für wirksame Formen der Prävention und Gesundheitsförderung sowie die allgemeine Förderung der positiven Entwicklung Jugendlicher.

2.2.1 Verlaufsformen des Gesundheitsverhaltens im Jugendalter

Die meisten gesundheitsbezogenen Verhaltensweisen zeigen **systematische Veränderungen mit dem Lebensalter**: Alkohol- und Drogengebrauch, ungesunde Ernährungsgewohnheiten und riskantes Verhalten im Straßenverkehr steigen in ihrer Prävalenz und Häufigkeit im Jugendalter im Durchschnitt an und sinken nach Erreichen des jungen Erwachsenenalters ab Mitte des dritten Lebensjahrzehnts wieder ab. Eine zweite Gruppe von gesundheitsbezogenen Verhaltensweisen zeigt einen leichten Abfall im Jugendalter, ohne dass danach wieder ein Anstieg beobachtet wird (z.B. sportliche Aktivität). Eine dritte Gruppe, wie die Körperpflege und der Gebrauch von Kontrazeptiva, nimmt dagegen im Jugendalter im Mittel zu (Pinquart und Silbereisen 2002).

Neben bereichsspezifischen **mittleren Verlaufsformen** bestehen zudem bedeutsame interindividuelle Unterschiede: Anhand von

Studien zum Verlauf des Risikoverhaltens (Moffitt 1993) und Substanzkonsums (Schulenberg et al. 1996) können **verschiedene Teilgruppen** unterschieden werden: Der schon beschriebene Anstieg riskanten Gesundheitsverhaltens im Jugendalter und der Abfall im jungen Erwachsenenalter trifft für die Mehrzahl der Jugendlichen zu (auf das Jugendalter beschränktes **Risikoverhalten**). Eine Minderheit führt jedoch das Risikoverhalten im Erwachsenenalter fort und steigert es teilweise weiter (über die Lebensspanne anhaltendes Risikoverhalten). Darüber hinaus gibt es – je nach untersuchter Verhaltensweise – auch eine mehr oder weniger große Gruppe, die während des Jugendalters relativ konstant kein oder nur sehr wenig riskantes Gesundheitsverhalten zeigt, wobei einige von diesen Personen im Zusammenhang mit Schwierigkeiten bei der Bewältigung von Aufgaben des Erwachsenenalters später auffällig werden können.

Gesundheitsbezogenes Verhalten als Mittel zur Bewältigung von Entwicklungsaufgaben

Da sich im Jugendalter fast alle gesundheitsbezogenen Verhaltensweisen deutlich mit dem Lebensalter verändern, liegt es nahe, nach entwicklungsbezogenen Einflüssen auf das Verhalten zu suchen. Die Entwicklung im Jugendalter ist ein aktiver Prozess, in dem Individuen Entwicklungsziele übernehmen oder sich selbst setzen und diese dann aktiv verfolgen. Der Begriff „**Entwicklungsaufgaben**" beschreibt hierbei Schritte auf dem Weg zum Erwachsenwerden. Typische Entwicklungsaufgaben des Jugendalters sind das Erreichen zunehmender **Unabhängigkeit** von den Eltern, der Aufbau von **Peerbeziehungen** und **Partnerschaftsbeziehungen**, die Auseinandersetzung mit der **körperlichen Entwicklung** und die **Identitätsentwicklung** (Havighurst 1972). Die Entwicklungsaufgaben sind häufig nicht leicht zu bewältigen, da der Erwachsenenstatus und die Handlungsbedingungen zu dessen Erreichung nicht klar definiert sind, da Entwicklungsbereiche komplex vernetzt sind (mehr Zeit mit Freunden zu verbringen gerät oft in Widerspruch zum geforderten schulischen Engagement), und da die Lösung der Entwicklungsaufgaben durch ungünstige **gesellschaftliche Rahmenbedingungen** erschwert sein kann (etwa wenn Ausbildungs- und Arbeitsplätze nur in ungenügender Zahl vorhanden sind). Zusätzlich erschwerend kommt hinzu, dass die Zeitspanne zwischen der biologischen Reife und dem Erreichen des Erwachsenenstatus in den letzten Jahrzehnten deutlich angewachsen ist: Durch eine Vorverlagerung der Pubertät werden Jugendliche heute im Mittel drei Jahre früher geschlechtsreif als noch vor 100 Jahren. Zugleich erreichen sie durch die Verlängerung der schulischen und beruflichen Ausbildung später die soziale und wirtschaftliche Selbstständigkeit.

Gesundheitsbezogene Verhaltensweisen werden von Jugendlichen häufig als **Mittel zur Bewältigung ihrer Entwicklungsaufgaben** genutzt (Silbereisen und Kastner 1985; Pinquart und Silbereisen 2002).

Alkohol bei Discothekenbesuchen zu trinken oder sich mit Gleichaltrigen in der Filiale einer Fastfood-Kette zu treffen und andere **gesundheitsbezogene Verhaltensweisen** sind weit verbreitet, weil sie in verschiedener Weise Teil der Entwicklungsaufgaben oder der Wege zu ihrer Lösung sind. So vergrößern z.B. Jugendliche mit einem höheren **legalen Substanzkonsum** ihren Freundeskreis stärker als andere Gleichaltrige, sie gewinnen stärker an **Ansehen bei den Peers**, verstärken ihr **Zugehörigkeitsgefühl** zur Gruppe der Gleichaltrigen und haben mit größerer Wahrscheinlichkeit im Folgejahr eine Partnerschaft aufgebaut. Auch andere gesundheitsbezogene Verhaltensweisen – wie Sport zu treiben, Diät zu halten (vor allem von weiblichen Jugendlichen) oder riskantes Verhalten im Straßenverkehr (bei männlichen Jugendlichen) – dienen als Mittel, um Freundschaftsbeziehungen aufzubauen und Anerkennung bei Gleichaltrigen zu finden. Jugendliche nutzen gesundheitsbezogene Verhaltensweisen, die durch die Eltern missbilligt werden oder verboten sind, als Mittel um sich von den Eltern zu distanzieren und Autonomie zu gewinnen. Zum Jugendalter als Zeit des **Sich-Ausprobierens** gehört das Experimentieren mit legalen und illegalen Substanzen: Viele Jugendliche nennen z.B. als Konsummotiv, etwas Neues zu erleben und Selbsterfahrung zu machen. Riskantes Gesundheitsverhalten – wie etwa riskantes Fahrverhalten oder das Ausüben von Extremsportarten – kann dazu beitragen, seine Grenzen auszutesten, Selbstbestätigung zu erhalten oder Einzigartigkeit zu demonstrieren. Riskantes gesundheitsbezogenes Verhalten wird ebenso zur Auseinandersetzung mit der **männlichen und weiblichen Geschlechtsrolle** genutzt (etwa von männlichen Jugendlichen, um Mut und Stärke zu demonstrieren und von weiblichen, um sich vom traditionellen Geschlechtsrollenverständnis abzugrenzen).

Einige risikobehaftete gesundheitsbezogene Verhaltensweisen – wie der Konsum von Alkohol und Zigaretten und die frühe Aufnahme sexueller Aktivitäten – können als Versuch verstanden werden, die Privilegien des Erwachsenenalters einzufordern, die den Jugendlichen von der Gesellschaft aufgrund ihres Alters noch nicht gewährt werden („**Pseudoreife**"; Tilton Weaver, Vitunski und Galambos 2001). Hier nimmt das riskante Verhalten am Ende des Jugendalters wieder ab, wenn die Entwicklungsaufgaben der Jugend bewältigt wurden und wenn die Anforderungen des Erwachsenenalters nur noch schlecht mit dem bisherigen Verhalten vereinbar sind (etwa Einschränkung des Alkoholkonsums im Zusammenhang mit der Elternschaft). Die gesundheitlichen Folgen (wie Unwohlsein, Schwindel und Kopfschmerz nach übermäßigem Alkoholkonsum) sind hier meist vorübergehender Natur.

Riskantere gesundheitsbezogene Verhaltensweisen – wie der Konsum harter Drogen, körperliche Gewalt gegen andere Menschen oder S-Bahn-Surfen – werden dagegen nur von einer Minderheit der Jugendlichen gezeigt, denen offenbar die Ressourcen zu einer altersnormativen Bewältigung ihrer Entwicklungsaufgaben fehlen und die somit Misserfolge bei der Bewältigung dieser Aufgaben haben (vgl. die **Problemverhaltenstheorie** von Jessor und Jessor 1977).

Kompetenzdefizite – wie etwa Probleme bei der Impulskontrolle und eine hohe Bereitschaft zu aggressivem Verhalten – reichen bei diesen Jugendlichen meist schon bis in die frühe Kindheit zurück (Caspi et al. 1997). Mit den steigenden Entwicklungsanforderungen im Jugendalter führen die Kompetenzdefizite zu zunehmenden Misserfolgserlebnissen. So erhöht die Ablehnung durch sozial angepasste Gleichaltrige das Risiko, sich anderen abgelehnten delinquenten Peers anzuschließen und über gemeinsames **normabweichendes Verhalten** die erwünschte soziale Bestätigung zu finden. Substanzkonsum und anderes Problemverhalten dienen hier als Mittel zur Erlangung von Popularität, sozialem Status und Selbstachtung, die auf andere Art und Weise nicht erreicht werden konnten (Epstein, Griffin und Botvin 2002).

Einflussfaktoren auf das Gesundheitsverhalten im Jugendalter

Wie schon in Bezug auf unterschiedliche Entwicklungsverläufe angedeutet, gibt es ein beträchtliches Ausmaß interindividueller Unterschiede im Gesundheitsverhalten. Obwohl z.B. fast alle Jugendlichen erste Erfahrungen mit Alkohol machen, kommt es nur bei einem Teil zum Missbrauch. Diese Unterschiede werden über positives Gesundheitsverhalten hemmende und förderliche Faktoren (**Risiko- und Schutzfaktoren**) erklärt (Jessor, Turbin und Costa 1998). Da negative bzw. positive gesundheitsbezogene Verhaltensweisen oftmals gemeinsam auftreten, liegt es auf der Hand, dass viele Einflussfaktoren ebenso bereichsübergreifend wirken. Darüber hinaus gibt es aber auch Faktoren, die vor allem eine Verhaltensweise beeinflussen, wie etwa die Verfügbarkeit von Alkohol und illegalen Drogen den Substanzkonsum.

Gesundheitsbezogene Einstellungen und Intentionen

Eine **positive Einstellung zu gesundheitsbezogenen Verhaltensweisen** (etwa die Erwartung von damit verbundenen positiven Konsequenzen) und eine hohe Bereitschaft, sie auszuführen, sind ein wichtiger, nahe am Verhalten ansetzender (proximaler) Prädiktor des Verhaltens (Jessor et al. 1998). Hierbei sind für die Jugendlichen die **unmittelbaren Konsequenzen** meist wichtiger als die längerfristigen und der Nutzen des Verhaltens für die Bewältigung subjektiv bedeutsamer Entwicklungsaufgaben einflussreicher als unsicher erscheinende, langfristige Gesundheitsfolgen. Jugendliche, die bereits **Problemverhalten** zeigen, haben anscheinend besondere Schwierigkeiten, die Konsequenzen ihres Verhaltens angemessen zu beurteilen, wobei bisher nicht ausreichend geklärt ist, ob dies auf allgemein geringeren kognitiven Fähigkeiten oder auf einer geringen Bereitschaft zum kritischen Nachdenken über die Verhaltenskonsequenzen beruht (Beyth-Marom und Fischhoff 1997).

Allgemeine Persönlichkeitsfaktoren

Probleme der Selbststeuerung während der Kindheit (Aufmerksamkeitsstörungen, hohe Erregungssuche, mangelnde Impulskontrolle, eine Neigung zu aggressivem Verhalten) begünstigen riskantes Gesundheitsverhalten im Jugendalter (Caspi et al. 1997). Wer bereits in der Kindheit Probleme mit der **Selbstkontrolle** hatte, wird z.B. größere Probleme haben, einen verantwortungsvollen Umgang mit Alkohol zu lernen und Gefahrensituationen aus dem Weg zu gehen. Zudem fehlen diesen Jugendlichen oft auch weitere **Ressourcen für die Bewältigung ihrer täglichen Aufgaben** (wie etwa soziale Kompetenz und Problemlösefähigkeiten). Allerdings ist auch ein zu hohes Maß von Selbstkontrolle nicht günstig für die jugendliche Entwicklung. Zwar greifen stark gehemmte und ängstliche Kinder im Jugendalter seltener zu Alkohol und Marihuana als Gleichaltrige, da ihnen altersangemessene soziale Kontakte und die damit verbundenen Gelegenheiten zum Substanzkonsum fehlen. Sie sind jedoch insgesamt schlechter psychosozial angepasst als jene Gleichaltrigen, die gelegentlich in geringen Mengen Alkohol und Marihuana konsumierten (Shedler und Block 1990). Ein hoher Selbstwert, positive Zukunftserwartungen, Selbstsicherheit und allgemeine **soziale Kompetenz** wie auch Kompetenz im Umgang mit Risikosituationen (z.B. bei Aufforderungen zum Drogenkonsum) gehen mit positivem Gesundheitsverhalten einher (Fors, Crepaz und Hayes 1999; Leffert et al. 1998).

Zu riskantem Gesundheitsverhalten inkompatible Aktivität

Jugendliche, die mehr **prosoziales Verhalten** (z.B. ehrenamtliches Engagement) und religiöse Aktivität zeigen, weisen auch ein positiveres Gesundheitsverhalten auf (Jessor et al. 1998).

Zeitpunkt der Pubertät

Jugendliche, die früh in die Pubertät kommen, machen früher und auch vorübergehend mehr Erfahrungen mit Alkohol und Drogen, sie werden früher sexuell aktiv und haben ein erhöhtes Risiko, schon im Jugendalter Eltern zu werden. Dies wird unter anderem damit erklärt, dass sie durch ihr reifer wirkendes Aussehen eher Umgang mit älteren Jugendlichen finden und deren Verhaltensweisen übernehmen, etwa um eigene Irritationen wegen der körperlichen Entwicklung zu überwinden (Silbereisen und Kracke 1997).

Familienvariablen

Das Modell des **elterlichen Verhaltens**, elterliche Vorgaben und das allgemeine familiäre

Klima beeinflussen das **Gesundheitsverhalten der Jugendlichen**. So sagt positives Gesundheitsverhalten der Eltern gleichgerichtetes Verhalten der Jugendlichen vorher (Jessor et al. 1998). In Familien mit geringem Zusammenhalt, die keine klaren Regeln setzen, wenig Autonomie gewähren und wo Eltern kaum über das Verhalten ihrer Kinder informiert sind, zeigen Jugendliche besonders viel riskantes Gesundheitsverhalten (Fisher und Feldman 1998; Fors et al. 1999).

Schulische Variablen
Durch die Lehrer **Unterstützung** zu erfahren, die Teilnahme an schulischen **Freizeitaktivitäten** und eine hohe Verbundenheit mit der Schule gehen mit positiverem Gesundheitsverhalten einher (Jessor et al. 1998; Fors et al. 1999).

Einflüsse der Gleichaltrigen
Das Gesundheitsverhalten der Freunde oder **Peergruppe** ist eng mit dem Gesundheitsverhalten der Jugendlichen verbunden, wie etwa dem **Substanzkonsum**, den **Ernährungs- und Schlafgewohnheiten** und dem **Sporttreiben** (Jessor et al. 1998). Hinter diesem Zusammenhang verbirgt sich aber zumindest teilweise ein Selektionseffekt, da Jugendliche gezielt solche Peers suchen, die ihre schon etablierten Gewohnheiten teilen (Kandel 1996).

Nachbarschaft und breiteres soziales Umfeld
Weitere Einflussfaktoren auf das Gesundheitsverhalten sollen hier nur kurz erwähnt werden, etwa die **Zugänglichkeit von Substanzen und Verhütungsmitteln**, das Vorhandensein **positiver oder negativer Rollenmodelle** im sozialen Umfeld, die öffentliche Sensibilisierung für Folgen von Risikoverhalten und das Ausmaß **sozialer Kontrolle** in der Nachbarschaft, welches riskantem gesundheitsbezogenen Verhalten entgegen wirkt.
   Für einige der genannten Faktoren ist bekannt, ob sich ihr Einfluss im Laufe des Jugendalters verändert. Die Meta-Analyse von Allen et al. (2003) zeigt in diesem Altersbereich eine Zunahme des **Einflusses der Eltern** und Gleichaltrigen auf den Substanzkonsum. Im Erwachsenenalter, wenn weniger Zeit mit Eltern und Peers verbracht wird, sinkt dieser Einfluss allerdings wahrscheinlich wieder ab.

Die meisten Unterschiede zwischen **früh Pubertierenden** und anderen Jugendlichen verschwinden später wieder, wenn die anderen Jugendlichen aufholen, wobei allerdings Spätfolgen im Erwachsenenalter bekannt sind, etwa im Zusammenhang mit früher Elternschaft (Silbereisen und Kracke 1997). **Selbstkontrollprobleme** in Kindheit und Jugend beeinflussen dagegen mit großer Wahrscheinlichkeit auch das Gesundheitsverhalten im Erwachsenenalter (Caspi et al. 1997; Moffit 1993).

2.2.2 Ansätze zur Prävention und Gesundheitsförderung

Aus den Bedingungen und Entwicklungspfaden von riskanten gesundheitlichen Verhaltensweisen im Jugendalter lassen sich fünf Schlussfolgerungen für die Gesundheitsförderung ableiten:

1. Aufgrund der unterschiedlichen Entwicklungspfade sind **differentielle Maßnahmen zur Gesundheitsförderung** notwendig: Universelle (primäre) Prävention mit dem Ziel des Hinauszögerns altersunangemessener gesundheitsbezogener Verhaltensweisen und der Verhinderung riskanter Verhaltensweisen (wie Substanzmissbrauch, Fahren bei Trunkenheit) sind für jene Jugendlichen sinnvoll, die vergleichsweise wenig Risikofaktoren aufweisen. Für Jugendliche, die bereits in der Kindheit auffällig wurden und die deutliche Defizite in der Verhaltensregulation zeigen, sind globale Präventionsmaßnahmen zu wenig. Hier sind therapeutische Maßnahmen notwendig, die mög-

lichst schon im Vorschul- oder Grundschulalter einsetzen sollten und im Jugendalter mit sekundärpräventiven Maßnahmen für auffällige Jugendliche zu koppeln sind.
2. Da verschiedene Problemverhaltensweisen häufig gemeinsam auftreten und es **geteilte Risiko- und Schutzfaktoren** gibt, sind besonders solche Interventionen nützlich, die zugleich die Veränderung verschiedenartiger gesundheitsbezogener Verhaltensweisen anstreben.
3. Weil aus Sicht der Jugendlichen die längerfristigen gesundheitlichen Konsequenzen ihres Verhaltens sekundär gegenüber den unmittelbaren Konsequenzen für die Bewältigung ihrer Entwicklungsaufgaben sind, hat eine **ausschließliche Wissensvermittlung** über gesundheitliche Folgen des Risikoverhaltens wenig Aussicht auf Erfolg. So zeigt z.B. die Meta-Analyse von Tobler et al. (2000) über mehr als 200 schulbasierte Präventionsstudien, dass nur auf Wissensvermittlung ausgerichtete Maßnahmen **keinen Effekt auf den Substanzkonsum** der Jugendlichen hatten.
4. Da gesundheitsbezogenes Verhalten eng mit der Bewältigung der Entwicklungsaufgaben der Jugendlichen verbunden ist und ein diesbezügliches Kompetenzdefizit riskantes Verhalten fördert, sind Maßnahmen zu empfehlen, welche die **Fähigkeit zur Bewältigung von Entwicklungsaufgaben fördern** bzw. allgemein günstige Bedingungen für die Förderung der Entwicklung Jugendlicher liefern. Sogenannte **Lebenskompetenzprogramme** erbringen überdurchschnittliche Effekte auf den Alkohol- und Drogenkonsum von Jugendlichen (ebd.).
5. Wegen der Vielzahl der Einflussfaktoren auf das Gesundheitsverhalten sind **multimodale Interventionen** sinnvoll, die verschiedene Einflussfaktoren und Kontexte (etwa Familie, Schule, Kommune) einbeziehen und interdisziplinär vorgehen (z.B. Mitwirkung von Lehrern, Sozialarbeitern, Ärzten, Psychologen, Kommunalpolitikern). Als Beispiel hierfür werden im nächsten Abschnitt Programme zur positiven Jugendentwicklung diskutiert.

Die meisten bisher vorliegenden gesundheitsbezogenen Präventionsprogramme sind auf eine Form von **Risikoverhalten** ausgerichtet, wie etwa auf Substanzkonsum, riskantes Sexualverhalten oder die Prävention von Gewalt. Die Meta-Analyse von Tobler et al. (2000) über schulbasierte Interventionen fand im Mittel einen geringen Effekt auf den jugendlichen **Substanzkonsum**, der bei interaktiven Programmen, welche die Teilnehmer aktiv einbeziehen, höher als bei anderen Programmen ausfiel (Verbesserung um d = .15 vs. d = .05 Standardabweichungseinheiten). Am wirksamsten waren Programme, welche zusätzlich die **Familie oder Kommune** einbezogen (d = .27) und Lebenskompetenzprogramme, welche soziale Kompetenzen wie kommunikative Fähigkeiten, Durchsetzungsvermögen und Bewältigungsmuster trainierten (d = .17). Etwa drei Viertel der Programme zur Senkung des Risikos **sexuell übertragbarer Erkrankungen** fanden eine Abnahme der Häufigkeit ungeschützten Geschlechtsverkehrs und 53 % eine Zunahme des Kondomgebrauchs. Dagegen konnte nur eine Minderheit der Interventionen eine Abnahme der Zahl von Sexualpartnern (27 %) und eine Zunahme von Abstinenz (14 %) nachweisen (Pedlow und Carey 2003), vermutlich da solche Interventionsziele im Widerspruch zur Entwicklungsaufgabe der Aufnahme sexueller Beziehungen im Jugendalter stehen. Eine Meta-Analyse von Durlak und Wells (1998) zur **sekundären Prävention** bei Kindern und Jugendlichen, die bereits frühe subklinische Anzeichen für Anpassungsstörungen (wie aggressives Verhalten oder Depressivität) zeigten, fand im Mittel stärkere Effekte (z.B. auf externalisierende Probleme d = .72 und internalisierende Probleme d = .49). Freilich ist zu bedenken, dass hier schon zahlreiche weitere Schädigungen oder Beeinträchtigungen eingetreten sein können (z.B. schlechte Schulleistungen).

Ursache für die **geringen Effekte vieler primärer Präventionsprogramme mit Jugendlichen** liegen u.a. in der oft einseitigen Ausrichtung auf die wenig effektive Wissensvermittlung, im verengten Fokus auf einen einzelnen Risiko- oder Schutzfaktor, und in der Tatsache, dass Primärprävention bei jenen Teilnehmern keine Veränderung bewirken kann, die sowieso nicht das problematische Verhalten gezeigt hätten.

Programme zur Förderung einer positiven Jugendentwicklung

Ebenso wie moderne Präventionsprogramme gehen Programme zur **Förderung einer positiven Jugendentwicklung** von der Existenz von **Risiko- und Schutzfaktoren** aus und wenden sich gegen Maßnahmen, die nur auf ein Zielverhalten, wie etwa Substanzkonsum, ausgerichtet sind. Sie betonen jedoch, dass **Prävention von Problemverhalten** zu wenig für die Vorbereitung Jugendlicher auf Anforderungen des Erwachsenenalters ist. Folglich sollten Interventionen solche **Fähigkeiten und Ressourcen fördern**, die Jugendliche zur Bewältigung ihrer aktuellen Entwicklungsaufgaben und zur Vorbereitung auf die Aufgaben des Erwachsenenalters benötigen. Ein Bezug solcher Maßnahmen zur Prävention gesundheitsgefährdender Verhaltensweisen ergibt sich dadurch, dass diese Programme nicht nur Ressourcen und positive Fähigkeiten fördern, sondern zugleich gesundheitlich riskantem Verhalten vorbeugen bzw. solches Verhalten reduzieren wollen.

Somit erfolgt ein konzeptioneller Wandel vom Denken, dass **Problemverhalten** Jugendlicher eine wichtige Barriere der gesunden Jugendentwicklung ist, zur Auffassung, dass die **Förderung der positiven Entwicklung** Jugendlicher die effektivste Strategie für die Prävention von Problemen im Jugendalter ist.

Der theoretische Hintergrund dieser Programme ist die Formulierung von **entwicklungsbezogenen Stärken** (developmental assets), wobei 20 **interne Stärken** (wie eine positive Lerneinstellung, positive Werte wie die Ablehnung von Drogen, soziale Kompetenz, positive Identität) und 20 **externe Stärken** (z.B. Unterstützung, bedeutungsvolle soziale Rollen, klare Regeln in Familie und Schule, positive erwachsene Rollenmodelle, konstruktive Zeitnutzung) unterschieden werden. Jugendliche mit mehr Stärken konsumieren weniger Alkohol, Tabak und illegale Drogen, sie nehmen später sexuelle Kontakte auf, zeigen weniger depressive Störungen, antisoziales Verhalten, Gewalt, Schulprobleme und Fahren unter Alkoholeinwirkung (Abb. 1, S. 70). Für einzelne problematische Verhaltensweisen sind hierbei thematisch nahe Stärken die besten Prädiktoren (z.B. eine ablehnende Einstellung zu Alkohol und Drogen und positive Rollenmodelle der Freunde als stärkste Prädiktoren eines geringen Substanzkonsums) (Leffert et al. 1998).

Interventionsziele sind u.a. die Förderung sozialer Einbindung, der psychischen Widerstandsfähigkeit angesichts widriger Umstände (Resilienz), von sozialen, emotionalen, kognitiven, behavioralen und moralischen Kompetenzen, der Selbstwirksamkeitserwartungen, einer klaren und positiven Identität, positiver Zukunftserwartungen, der Wertschätzung positiven Verhaltens und prosozialer Normen, die Entwicklung prosozialen Engagements und die Förderung eines unterstützenden sozialen Umfelds. Angestrebt wird oft, **verschiedene Kontexte** – wie Schule, Familie und die Kommune – in die Maßnahmen einzubeziehen. Eine narrative Übersicht über die Wirksamkeit von 25 Programmen zur Förderung einer positiven Jugendentwicklung von Catalano et al. (2002) fand bei 24 Programmen eine **signifikante Abnahme von Problemverhalten**, wie Substanzkonsum, riskantem Sexualverhalten und aggressivem Verhalten, ebenso wie die meisten Programme eine Zunahme von Fähigkeiten, sozial erwünschtem Engagement

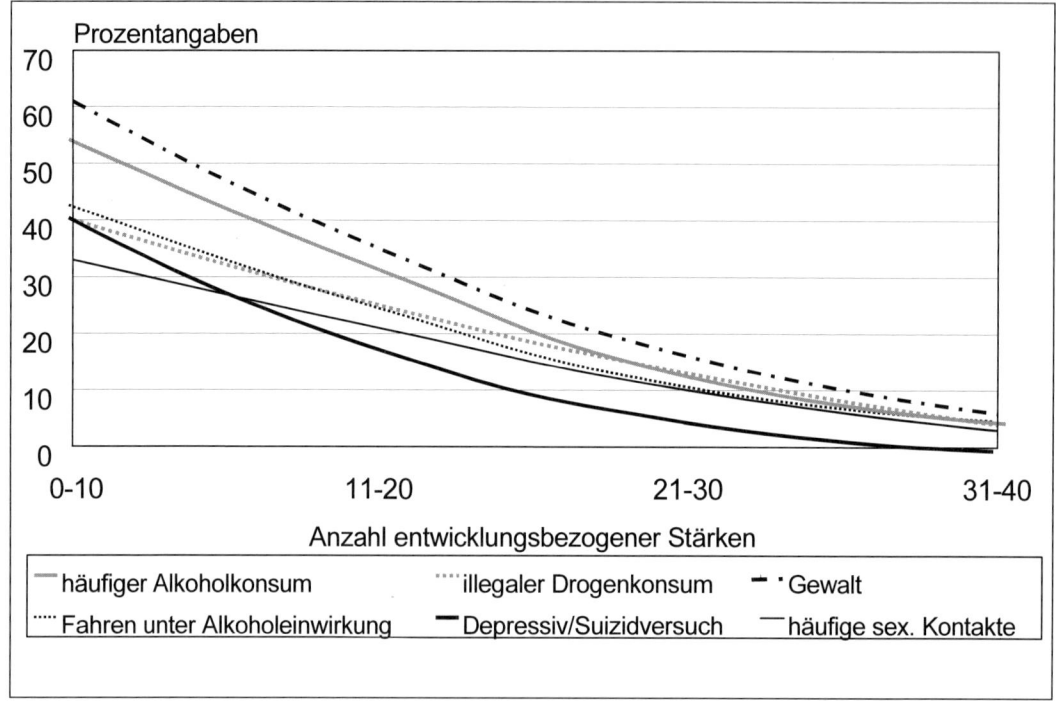

Abbildung 1: *Häufigkeit riskanten gesundheitsbezogenen Verhaltens Jugendlicher in Abhängigkeit von der Zahl entwicklungsbezogener Stärken*

und eine Verbesserung sozialer Beziehungen belegen konnten. Solche Programme werden auch in der Gesundheits- und Entwicklungsförderung Jugendlicher in der Bundesrepublik in den nächsten Jahren stark an Bedeutung gewinnen.

Prüfungsfragen

1. Warum spielt das Jugendalter eine besondere Rolle für die Prävention und Gesundheitsförderung?
2. Welche durchschnittlichen Veränderungen treten bei gesundheitsbezogenen Verhaltensweisen im Jugendalter auf?
3. Welche differentiellen Entwicklungspfade werden dabei beobachtet?
4. Welcher Zusammenhang besteht zwischen Gesundheitsverhalten und Entwicklungsaufgaben im Jugendalter?
5. Nennen Sie wichtige Einflussfaktoren auf das Gesundheitsverhalten Jugendlicher.
6. Welche Schlussfolgerungen lassen sich aus den Motiven und Bedingungen gesundheitsbezogenen Verhaltens für die Prävention und Gesundheitsförderung ziehen?
7. Wie wirksam sind Präventionsprogramme im Jugendalter?
8. Worauf beruht die geringe Wirksamkeit vieler Programme?
9. Wodurch sind Programme zur Förderung positiver Jugendentwicklung gekennzeichnet?
10. Welchen Effekt haben solche Programme in Bezug auf die Gesundheitsförderung im Jugendalter?

Zitierte Literatur

Allen, M./Donohue, W.A./Griffin, A./Ryan, D./Turner, M.M. (2003): Comparing the influence of parents and peers on the choice to use drugs. Criminal Justice and Behavior, 30, 163–186.

Beyth-Marom, R./Fischhoff, B. (1997): Adolescents' decisions about risks: A cognitive perspective. In J. Schulenberg/L. Maggs/K. Hurrelmann (Eds.): Health risks and developmental transitions during adolescence. Cambridge: Cambridge University Press, 110–135.

Caspi, A./Begg, D./Dickson, N./Harrington, H.L./Langley, J./Moffitt, T.E./ Silva, P.A. (1997): Personality differences predict health-risk behaviors in young adulthood: Evidence from a longitudinal study. Journal of Personality and Social Psychology, 73, 1052–1063.

Catalano, R.F./Berglund, M.L./Ryan, J.A./Lonczak, H.S./Hawkins, J.D. (2002): Positive youth development in the United States: Research findings on evaluations of positive youth development programs. Prevention and Treatment, 5, 1–104.

Durlak, J.A./Wells, A.M. (1998): Evaluation of indicated preventive intervention (secondary prevention) mental health programs for children and adolescents. American Journal of Community Psychology, 26, 775–802.

Epstein, J.A./Griffin, K.W./Botvin, G. J. (2002): Positive impact of competence skills and psychological wellness in protecting inner-city adolescents from alcohol use. Prevention Science, 3, 95–104.

Fisher, L./Feldman, S.S. (1998): Family antecedents of young adult health risk behavior: A longitudinal study. Journal of Family Psychology, 12, 66–80.

Fors, S.W./Crepaz, N./Hayes, D.M. (1999): Key factors that protect against health risks in youth: Further evidence. American Journal of Health Behavior, 23, 368–380.

Havighurst, R.J. (1972): Developmental tasks and education. New York: Longman.

Jessor, R./Jessor, S. L. (1977): Problem behavior and psychosocial development: A longitudinal study of youth. New York: Academic Press.

Jessor, R./Turbin, M. S./Costa, F. M. (1998): Protective factors in adolescent health behavior. Journal of Personality and Social Psychology, 75, 788–800.

Kandel, D.B. (1996): The parental and peer context of adolescent deviance: An algebra of interpersonal influences. Journal of Drug Issues, 26, 289–315.

Leffert, N./Benson, P. L./Scales, P.C./Sharma, A.R./Drake, D.R./Blyth, D.A. (1998): Developmental assets: Measurement and prediction of risk behavior among adolescents. Applied Developmental Science, 2, 209–230.

Moffitt, T.E. (1993): Adolescence-limited and life course persistent antisocial behavior: A developmental taxonomy. Psychological Review, 100, 674–701.

Pedlow, C.T./Carey, M.P. (2003): HIV sexual risk-education interventions for youth: A review and methodological critique of randomized controlled trials. Behavior Modification, 27, 135–190.

Pinquart, M./Silbereisen, R.K. (2002): Gesundheitsverhalten im Kindes- und Jugendalter: Entwicklungspsychologische Erklärungsansätze. Bundesgesundheitsblatt, 45, 873–878.

Schulenberg, J./Wadsworth, K.N./O'Malley, P.M./Bachman, J.G./Johnston, L.D. (1996): Adolescent risk factors for binge drinking during the transition to young adulthood: Variable- and pattern-centered approaches to change. Developmental Psychology, 32, 659–674.

Shedler, J./Block, J. (1990): Adolescent drug use and psychological health: A longitudinal inquiry. American Psychologist, 45, 612–630.

Silbereisen, R.K./Kastner, P. (1985): Jugend und Drogen: Entwicklung von Drogengebrauch – Drogengebrauch als Entwicklung? In R. Oerter (Hg.): Lebensbewältigung im Jugendalter Weinheim: Verlag Chemie, 192–219.

Silbereisen, R. K./Kracke, B. (1997): Self-reported maturational timing and adaptation in adolescence. In J. Schulenberg/L. Maggs/K. Hurrelmann (Eds.) Health risks and developmental transitions during adolescence. New York: Cambridge University Press, 85–109.

Tilton-Weaver, L.C./Vitunski, E.T./Galambos, N.L. (2001): Five images of maturity in adolescence: What does "grown up" mean? Journal of Adolescence, 24, 143–158.

Tobler, N.S./Roona, M.R./Ochshorn, P./Marshall, D.G./Streke, A.V./Stackpole, K.M. (2000): School-based adolescent drug prevention programs: 1998 meta-analysis. Journal of Primary Prevention, 20, 275–336.

Leseempfehlungen

Cicchetti, D./Toth, S. L. (Eds.) (1999): Developmental approaches to prevention and intervention. Rochester, NY: University of Rochester Press.

Freund, T./Lindner, W. (Hg.) (2001): Prävention: Zur kritischen Bewertung von Präventionsansätzen in der Jugendarbeit. Opladen: Leske + Budrich.

Schulenberg, J./Maggs, J.L./Hurrelmann, K. (Eds.) (1997): Health risks and developmental transitions during adolescence. Cambridge: Cambridge University Press.

2.3 Prävention und Gesundheitsförderung im Erwachsenenalter

Toni Faltermaier

Oft wird mit der Prävention die Überzeugung verbunden, je früher sie einsetze, um so besser. Daraus wird dann die besondere Bedeutung von präventiven Maßnahmen in Kindheit und Jugend abgeleitet. Grundsätzlich ist diese Argumentation nicht falsch, dennoch wäre es ein großer Fehler, die verschiedenen Lebensphasen gegeneinander auszuspielen und etwa die Phase des Erwachsenenalters als weniger wichtig für die Prävention zu bewerten.

Erstens stellt das **Erwachsenenleben die längste Lebensphase** dar und erreicht durch die steigende Lebenserwartung heute eine mittlere Altersspanne von fast 60 Jahren. Zweitens werden gerade in dieser Altersphase sehr viele und ganz **entscheidende gesundheitliche Einflüsse** wirksam; deshalb ergeben sich viele sinnvolle Ansatzpunkte für präventive Maßnahmen, zumal in mindestens der Hälfte dieser Zeit der durchschnittliche Erwachsene davon ausgehen kann, noch überwiegend gesund zu sein. Und drittens sind manche präventiven Interventionen nur bei Erwachsenen möglich oder erfordern für sie einen besonderen Zugang. Erwachsene haben etwa eine Schlüsselrolle für die Gesundheit von Kindern und Jugendlichen: Sie sind für sie in gesundheitlicher Hinsicht entscheidende Vorbilder und Gestalter. Insofern stehen die verschiedenen Lebensphasen in Bezug auf Gesundheit in einem unauflöslichen **Wechselverhältnis**.

Das und die Tatsache, dass alle gesundheitlichen Prozesse wesentlich als langfristige wirken, macht es notwendig, sie möglichst in allen Altersphasen und im Laufe des Lebens immer wieder zum Thema zu machen.

Jeder Praxisansatz bedarf zum einen der wissenschaftlichen Fundierung durch empirisch möglichst gut belegte Theorien und er sollte zum anderen möglichst evaluiert werden. Für eine angemessene Prävention von verschiedenen Krankheiten benötigen wir **ätiologische Theorien**, eine Praxis der Gesundheitsförderung sollte sich zudem auch an **salutogenetischen Theorien** orientieren. Im Folgenden werden daher zunächst einige konzeptionelle Grundlagen für die Prävention und Gesundheitsförderung im Erwachsenenalter gelegt (2.3.1), dann werden verschiedene Ansätze und Strategien für ihre praktische Umsetzung beschrieben und diskutiert (2.3.2, S. 78).

2.3.1 Konzeptionelle Grundlagen von Prävention und Gesundheitsförderung

Gesundheit im Erwachsenenalter

Wie kann man das Erwachsenenalter theoretisch angemessen fassen und welche Rolle spielt die Gesundheit im Leben von Erwachsenen?

Die Formulierung einer universellen Struktur des Erwachsenenlebens etwa in Form einer

Phasen- oder Stufentheorie erweist sich angesichts von gesellschaftlichen Entwicklungen, die zunehmend eine Individualisierung und Pluralisierung von Lebensläufen mit sich bringen, immer mehr als illusorisch, oft sogar als ideologisch.

Dennoch benötigen wir für wissenschaftliche Analysen einige Ordnungskriterien. In wissenschaftlichen Disziplinen, die sich mit dem Erwachsenenalter aus unterschiedlichen Perspektiven befassen (z.B. Entwicklungspsychologie des Erwachsenenalters, Lebenslaufsoziologie, Erwachsenenpädagogik, Gerontologie), haben sich **pragmatische Einteilungen** ergeben, in denen jedoch die Altersgrenzen immer als variabel gedacht sind.

So wird häufig ein frühes (ca. 20 bis 40 Jahre), mittleres (ca. 40–60) und spätes Erwachsenenalter (ca. 60–80 Jahre) unterschieden (Faltermaier, Mayring, Saup und Strehmel 2002). Eine grobe Strukturierung ergibt sich auch, wenn spezifische Einschnitte im Leben, **Übergänge zwischen sozialen Rollen** oder Lebensereignisse herangezogen werden (ebd.). Daraus resultieren z. B. Lebensphasen, die eng mit Veränderungen der beruflichen Rolle verknüpft sind: Der Beginn und Abschluss einer beruflichen Ausbildung und der Eintritt in die Arbeitswelt markieren eine erste Phase, dann werden in der beruflichen Laufbahn in der Regel verschiedene erwünschte oder unerwünschte Veränderungen (z.B. Arbeitsplatzwechsel, beruflicher Aufstieg oder Abstieg, Arbeitslosigkeit) durchlaufen, schließlich endet diese soziale Rolle mit dem Eintritt in den beruflichen Ruhestand.

Eine korrespondierende durch die familiäre Rolle bedingte Lebensstruktur beginnt mit der Gründung einer Familie (erste Elternschaft), durchläuft Änderungen, die mit dem Heranwachsen der Kinder verbunden sind, und endet zumindest äußerlich, wenn das letzte Kind das Elternhaus verlassen hat („empty nest"). **Normalbiografien** dieser Art werden zwar heute angesichts geringerer normativer Vorgaben seltener, sind aber nach wie vor wirksam.

Je nach theoretischer Perspektive werden unterschiedliche Prozesse im Lebenslauf Erwachsener hervorgehoben. Eine Reihe von **Konzepten** ermöglicht uns eine theoretische und empirische Erfassung des Erwachsenenalters (Faltermaier et al. 2002; Hurrelmann und Ulich 1991):

- **Entwicklungsaufgaben**: Dieses Konzept formuliert für jeden Entwicklungsabschnitt spezifische Aufgaben, die Menschen in dieser Phase zu bewältigen haben und die mitbestimmen, ob sie sich positiv weiter entwickeln oder stagnieren. Für das frühe Erwachsenenalter sind das beispielsweise die Partnerwahl, die Familiengründung (erstes Kind) und der Beginn einer beruflichen Karriere.
- **Belastung und Bewältigung**: Diese sehr populären Konzepte thematisieren psychisch belastende Momente im Lebenslauf Erwachsener (z.B. berufliche Belastungen, soziale Belastungen mit engen Bezugspersonen) und postulieren, dass eine erfolgreiche Bewältigung dieser Belastungen eine Chance für die Weiterentwicklung darstellt, eine nicht gelingende Bewältigung dagegen Krisen oder gesundheitliche Probleme mit sich bringen kann.
- **Soziale Übergänge und Lebensereignisse**: Diese Konzepte konzentrieren sich auf relativ abrupte, einschneidende und emotional bedeutsame **Veränderungen im Lebenslauf**, die wegen der damit verbundenen Labilisierung der Lebenssituation zur persönlichen Veränderung beitragen können.

Man unterscheidet normative Lebensereignisse, die durch soziale Normen geregelt sind (z.B. Heirat, Geburt des ersten Kindes, Ruhestand), sie werden vom überwiegenden Teil der Bevölkerung erlebt und sind erwartbar oder sogar planbar; dagegen sind non-normative Ereignisse eher individuelle Lebensveränderungen (z.B. eine Krankheit, die Trennung vom Lebenspartner), die oft unerwartet eintreten und eher eine Minderheit von Menschen betreffen. Derartige Ereignisse bringen für das Individuum einen deutlichen Anpassungsdruck und Handlungszwänge mit sich.

Die Art des Umgangs mit diesen Lebensveränderungen, d.h. das Bewältigungshandeln der Betroffenen entscheidet mit darüber, ob sich positive Folgen für die persönliche Weiterentwicklung ergeben oder ob sich negative krisenhafte Verläufe ergeben.

– **Sozialisation**: Auch dieses Konzept betont die Veränderung der Lebenssituation, allerdings werden hier mehr die **kontinuierlichen Anforderungen** und ihre **Lerneffekte** thematisiert, die etwa mit einer neuen sozialen Rolle verbunden sind. Die allmähliche Sozialisation in die Berufswelt, die Auseinandersetzung mit Anforderungen einer neuen Stelle oder einer verantwortlichen Position in einer Firma, das Hineinwachsen in die Elternrolle und ihren (mit dem Alter der Kinder) wandelnden Anforderungen, die intensiven Erfahrungen und Herausforderungen eines Lebens in einer intimen Lebensgemeinschaft – sie sind Beispiele dafür, dass im Erwachsenenleben nahezu unmerkliche persönliche Veränderungsprozesse erfolgen, die mit den neuen Anforderungen einer sozialen Rolle und mit vielen individuellen Lernprozessen verbunden sind.

– **Subjektive Ziele**: Dieses Konzept betont den aktiven **Beitrag des Individuums** als Subjekt seiner eigenen Entwicklung. Menschen sind in der Lage, sich reflexiv zu sich selbst zu verhalten und die eigene Entwicklung bewusst mit zu steuern. Sie können sich für ihr Leben kurz- oder langfristige Ziele setzen und diese aktiv verfolgen. Dazu gehört etwa die Entwicklung beruflicher Ziele und ihre Verfolgung in der beruflichen Karriere, die Planung der familiären Entwicklung (der Kinderzahl sowie der Förderung ihrer Fähigkeiten, des familiären Wohnumfeldes), oder die Entwicklung spezieller Interessen (z.B. das Erlernen einer Sportart, einer Sprache, das Kennenlernen anderer Kulturen).

Diese theoretischen Konzepte geben jeweils unterschiedliche Perspektiven auf das Erwachsenenalter wider.

Jeder Ansatz hat seine Berechtigung, aber auch seine Grenzen. Es ist daher in der Regel sinnvoll, mehrere dieser Konzepte heranzuziehen, um Entwicklungsprozesse Erwachsener zu erklären. Viele lassen sich im übergeordneten Konzept der **Identität** integrieren, die heute so verstanden wird, dass sich nach einer oft krisenhaften Findung der Identität in der Adoleszenz die Identität eines Menschen auch im Laufe des Erwachsenenalters immer wieder weiter entwickeln kann (Faltermaier et al. 2002; Keupp und Höfer 1997).

Gesundheit ist natürlich auch ein zentrales Thema des Erwachsenenalters (Faltermaier et al. 2002). Vordergründig erscheint es weniger in frühen als vielmehr in späteren Altersphasen von Bedeutung zu sein, da die Prävalenz ernsterer Krankheiten erst nach dem 50. Lebensjahr deutlich ansteigt.

Die Wahrscheinlichkeit von schweren Krankheiten wie Herz- und Kreislauferkrankungen oder Krebserkrankungen steigt mit dem Alter deutlich an, entsprechend erhöhen sich auch die Mortalitätsraten und die **Prävalenzraten von chronischen Erkrankungen**. Das höhere Alter ist zudem von einer zunehmenden **Multimorbidität** gekennzeichnet, dem gleichzeitigen Auftreten mehrerer Krankheiten bei einer Person.

Gleichfalls lässt sich beobachten, dass auch die Häufigkeit von leichteren gesundheitlichen Einschränkungen und Alltagserkrankungen im mittleren bis ins spätere Erwachsenenalter zunimmt. Gesundheit wird somit – wenn man die auftretenden Krankheiten betrachtet – spätestens im mittleren Erwachsenenalter für immer mehr Menschen zu einer objektiven Tatsache; eigene Krankheiten oder Krankheiten von Bezugspersonen werden zunehmend zu bedeutsamen Lebensereignissen. Das verändert auch die **subjektive Sicht auf Gesund-**

heit. Die im mittleren und späten Erwachsenenalter nicht mehr selbstverständliche Verfügbarkeit von Gesundheit macht sie zunehmend zum Thema und lässt Fragen entstehen, wie sie möglichst lange zu erhalten ist.

Persönliche **Reflexionsprozesse** und öffentliche **Gesundheitsdiskurse** haben Gesundheit für viele Menschen zu einem wichtigen Lebensthema gemacht, was zu deutlichen Umgewichtungen in ihren Lebenszielen und -prioritäten führen kann.

Wenn nun auf dem Hintergrund dieser Skizze des Erwachsenenalters die Frage gestellt wird, welche Ansatzpunkte für eine Prävention und Gesundheitsförderungen möglich sind, dann müssen wir uns zunächst mit jenen gesundheitswissenschaftlichen Theorien und empirischen Erkenntnissen auseinandersetzen, die Grundlagen für ein präventives bzw. für die Gesundheit förderndes Handeln abgeben können: Damit sind wissenschaftliche Erkenntnisse erstens über die Ätiologie von Krankheiten und zweitens über die Genese von Gesundheit (Salutogenese) angesprochen: Wir werden uns zunächst mit den erworbenen, damit potentiell veränderbaren gesundheitlichen Risiken und dann mit den gesundheitlichen Ressourcen beschäftigen.

Gesundheitliche Risiken in der Lebenssituation und Lebensweise

Wir verfügen heute nach mehr als fünf Jahrzehnten gesundheitswissenschaftlicher Forschung über substantielle empirische Erkenntnisse über die Ätiologie von Krankheiten, insbesondere über die gut untersuchten und verbreiteten Herzkreislauferkrankungen, Krebserkrankungen oder Infektionskrankheiten.

Bedingungen, die empirisch nachweisbar die Wahrscheinlichkeit einer Bevölkerungsgruppe erhöhen, eine dieser Krankheiten zu erleiden, werden als **Risikofaktoren** bezeichnet; in der Regel trägt erst das langfristige Zusammenwirken mehrerer dieser Faktoren zu einer bedeutsamen Gefährdung von Menschen bei.

Es zeigen sich zunehmend generelle Risikofaktoren, die das Risiko nicht nur für eine, sondern für mehrere Erkrankungen erhöhen. Als gut belegte **psychosoziale Risikobedingungen** gelten heute vor allem Stressoren, Risikoverhaltensweisen, spezifische Persönlichkeitsmerkmale, soziostrukturelle und soziale Bedingungen; durch nachweisbare Interaktionen zwischen diesen Faktoren und über physiologische Wirkungsmechanismen (im kardiovaskulären, endokrinologischen und immunologischen System) lassen sich einige Pfade belegen, die zu körperlichen Krankheiten führen können. In dieser Weise stellen sie insgesamt ein empirisch gut belegtes ätiologisches Modell dar (Adler und Matthews 1994; Faltermaier 2004).

Stressoren oder psychische Belastungen können als am längsten und besten untersuchte psychosoziale Risiken gelten. Die relativ breit akzeptierte Stresskonzeption von Lazarus sieht Stress als eine **Wechselwirkung (Transaktion) zwischen Umwelt und Person**, bei der externe oder interne Anforderungen die **Anpassungskapazitäten** der Person beanspruchen oder übersteigen. Nicht die situativen Stressoren allein, vielmehr auch ihre kognitive Einschätzung durch die betroffene Person entscheiden über die somatischen Auswirkungen. Drei Arten von Stressoren werden unterschieden und in teilweise eigenen Forschungsrichtungen untersucht: belastende Lebensereignisse, Dauerbelastungen und Alltagsärgernisse („daily hassles") (Faltermaier 2004; Geyer 1999; Siegrist 1996).

Riskante Lebensweisen: Als verhaltensbedingte Risikofaktoren sind insbesondere Rauchen, übermäßiger Alkoholkonsum, sexuelles Risikoverhalten, riskante Ernährungsgewohnheiten und Bewegungsmangel gut belegt.

Gesundheitspsychologische Forschungen untersuchen jeweils die Determinanten eines Risikoverhaltens und ihrer Veränderung (Schwarzer 1996). Die weitergehende Frage, wie sich riskante Verhaltensweisen kombinieren und zu riskanten Lebensstilen werden, ist bisher noch wenig untersucht. Forschungsergebnisse zeigen jedoch, dass die Bedingungen riskanter Lebensweisen nicht nur in individuellen Überzeugungen liegen, sondern sich auch durch **soziokulturelle Verhältnisse** (Geschlecht, soziale Schicht, Alter) und durch die **sozialen Netzwerke** von Personen erklären lassen.

Riskante Persönlichkeitsmerkmale: Ein weiterer wichtiger Einfluss auf die Genese von Krankheiten zeigte sich in bestimmten personalen Dispositionen: Lange Zeit galt das „Typ-A-Verhaltensmuster" als gut nachgewiesener Risikofaktor für Koronare Herzerkrankungen: Es enthält ein Bündel von Merkmalen wie Ungeduld und Hektik, Aggressivität, ehrgeiziges und konkurrentes Leistungsstreben sowie Ärger und Feindseligkeit.

Die neuere Forschung hat jedoch einige widersprüchliche Ergebnisse erbracht und konzeptionelle Probleme und methodische Schwächen mit dem Typ-A-Konstrukt konstatiert. Daher hat man sich stärker auf spezifische Merkmale konzentriert und fand dabei Ärger, Feindseligkeit und Aggression als wirksame Komponenten des Typ-A-Musters.

Riskante Lebensbedingungen: Gesundheitliche Risiken in den sozialen Verhältnissen werden vor allem durch sozialepidemiologische Studien nahe gelegt, die immer wieder deutliche Unterschiede zwischen Bevölkerungsgruppen in der Mortalität und Morbidität erbracht haben (Mielck und Bloomfield 2001). Insbesondere bestehen deutliche gesundheitliche Differenzen zwischen den sozialen Schichten (nach Einkommen, Bildungsstand oder beruflichem Status), zwischen den Geschlechtern, zwischen Kulturen und nach dem Grad der sozialen Integration.

Diese Ergebnisse deuten darauf hin, dass gesundheitliche Risiken vor allem in der **Lebenssituation** von materiell ärmeren oder sozial benachteiligten Menschen liegen (oder auch ein geringer Bildungsstand), dass Menschen gefährdeter sind, wenn sie allein leben oder sozial isoliert sind, dass für viele Krankheiten Männer ein höheres Risiko haben als Frauen (bei einigen aber auch umgekehrt), dass Migranten ein generell größeres Gefährdungspotential aufweisen und dass schließlich Menschen spezifischen Risiken ausgesetzt sind, wenn sie mit Umweltnoxen konfrontiert sind, in schlechten Wohnverhältnissen leben sowie dauerhaft in Berufen mit massiven Risiken oder Belastungen (Lärm, Schadstoffe, einseitige Beanspruchungen etc.) arbeiten.

Gesundheitliche Ressourcen in der Lebenssituation und Lebensweise

Eine alternative theoretische Perspektive bietet die **Salutogenese**: Sie stellt die Frage, wie und unter welchen Bedingungen die Gesundheit erhalten bleibt bzw. sogar gefördert werden kann. Die Salutogenese kann allerdings noch nicht auf jenen Umfang an empirischer Forschung verweisen wie die Ätiologieforschung.

Das von Antonovsky (1987) entwickelte theoretische Modell der **Salutogenese** formuliert als Zielvariable Gesundheit, die als Kontinuum konzipiert ist (nicht als Dichotomie von Gesundheit und Krankheit), und als Erklärungskonzepte die (erfolgreiche) Bewältigung von Stressoren, allgemeine Widerstandsressourcen und das Kohärenzgefühl („Sense of Coherence"). Zudem können als gesunderhaltende Kräfte auch die gesundheitlichen Handlungskompetenzen von Menschen und ihre subjektiven Gesundheitsvorstellungen (Faltermaier 1994) herangezogen werden.

Im Folgenden soll kurz auf einige dieser gesundheitlichen Ressourcen eingegangen werden:

Personal-psychische Ressourcen: Sie umfassen psychische Merkmale und Kompetenzen der Person, die wesentliche Grundlagen für die erfolgreiche Bewältigung von Stressoren darstellen. Dabei sind erstens spezifische kognitive Merkmale wie Kontrollüberzeugungen oder Selbstwirksamkeitsüberzeugungen von großer Bedeutung. Zweitens stellen komplexe Persönlichkeitskonstrukte wie Intelligenz, eine stabile Identität und insbesondere ein hohes Kohärenzgefühl allgemeine Grundlagen für effektives Handeln dar.

Das von Antonovsky (1987) als zentrale Kraft der Salutogenese formulierte Konstrukt des **Kohärenzgefühls** lässt sich als basale Lebensorientierung eines Menschen verstehen, dass das eigene Leben im Prinzip verstehbar, bewältigbar und sinnhaft ist. Auf dieser Grundlage seien Menschen besser in der Lage, die im Leben unweigerlich auf sie zukommenden Stressoren und Risiken zu bewältigen, das wiederum hält sie gesund (Wydler, Kolip und Abel 2002). Drittens sind schließlich **Handlungskompetenzen** (z.B. soziale Kompetenzen, rationale und flexible Copingstile) erforderlich, um Bewältigungshandlungen auch effektiv umzusetzen.

Sozial-interpersonale Ressourcen: Sie umfassen gesundheitliche Ressourcen in der sozialen Umwelt. Hier ist insbesondere das **soziale Netzwerk** einer Person zu nennen, das möglichst stabile und vielfältige Beziehungen enthalten sollte, um in Belastungssituationen auch flexible und wirksame **soziale Unterstützung** leisten zu können. Dabei spielt vor allem die emotionale Unterstützung durch eng vertraute Personen ein wichtige Rolle, aber auch „schwache" Bindungen können für instrumentelle Hilfen bedeutungsvoll sein.

Materielle und kulturelle Ressourcen werden oft übersehen, doch die Verfügbarkeit über finanzielle Mittel, Güter und Dienstleistungen stellt eine wesentliche Grundlage für die Bewältigung vieler Belastungen (z.B. Erwerbslosigkeit, Wohnungsprobleme) dar. Gleichfalls können kulturelle Ressourcen wie die Einbindung in kulturelle Überzeugungs- und Unterstützungssysteme (z.B. religiös-weltanschauliche Überzeugungen) bei Bedarf nicht nur konkrete Hilfen leisten, sondern auch Erklärungen und Sinn für die eigene Lebenswelt geben, damit auch das Kohärenzgefühl als salutogene Kraft fördern.

Gesundheitskompetenzen: Menschen sind heute zunehmend für ihre Gesundheit motiviert und verfügen über das Wissen und die Kompetenzen, um sich ihre Gesundheit in Rahmen ihres Alltagslebens auch selbst erhalten zu können. Die Gesundheitsforschung hat sich inzwischen intensiv mit den Gesundheitsvorstellungen von Laien, ihren Handlungskompetenzen und den Leistungen des „Laiengesundheitssystems" auseinandergesetzt. Es zeigt sich, dass erwachsene Menschen aller sozialer Schichten teilweise differenzierte Vorstellungen von Gesundheit entwickeln, dabei fällt auf, dass oft ein positiver Gesundheitsbegriff vertreten wird und komplexe „subjektive Theorien" darüber formuliert werden, was ihre Gesundheit gefährden und was sie erhalten kann (Faltermaier 2003). Entsprechend zeigen immer mehr Menschen heute Aktivitäten in ihrem Alltag zur Erhaltung der Gesundheit, auch wenn sie in der Umsetzung oft hinter dem zurückbleiben, was sie selbst für wünschenswert halten. Die **Gesundheitsselbsthilfe im Alltag** ist umfangreich und vielfältig; und sie stellt ein reiches Muster von Anknüpfungspunkten für professionelle Projekte der Gesundheitsförderung dar.

2.3.2 Ansätze und Strategien der Prävention und Gesundheitsförderung bei Erwachsenen

Primäre Prävention zielt darauf, die Entstehung von Krankheiten zu verhindern, indem an ihren potentiellen Ursachen, den Krankheitsrisiken angesetzt wird. Dabei wird unterschieden zwischen einer **Verhaltensprävention**, die durch eine Veränderung konkreten Risikoverhaltens ihre Ziele erreichen möchte, und der **Verhältnisprävention**, die an strukturellen Risikobedingungen, an Lebensverhältnissen ansetzt. Die Gesundheitsförderung hat dagegen das Ziel, Gesundheit auch positiv zu fördern, in dem sie salutogene

Kräfte stärkt und gesundheitliche Ressourcen fördert. Sie steht in der Tradition der Ottawa-Charta zur Gesundheitsförderung, die von der WHO 1986 verabschiedet wurde und eine breite internationale Bewegung ausgelöst hat (Waller 2002).

Prävention und Gesundheitsförderung schließen sich aber keineswegs aus, sie können sich vielmehr **sinnvoll ergänzen**. In diesem Sinne wird hier ein integrativer Ansatz vertreten, der einen gleichzeitigen Abbau von gesundheitlichen Risiken und eine Förderung von gesundheitlichen Ressourcen als optimale Strategie sieht.

Zudem wird davon ausgegangen, dass verhaltens- und verhältnisbezogene Strategien keine wirklichen Alternativen darstellen, sondern möglichst miteinander zu verbinden sind.

Gesundheitsförderung als professionelle Praxis muss ihre Zielgruppen an der Veränderung beteiligen, da es um deren Lebensalltag und Lebensweisen geht, da deren Kompetenzen gebraucht werden und nur dadurch langfristige Wirkungen zu erzielen sind. **Partizipation** ist daher ein notwendiges Grundprinzip und „**empowerment**", d.h. die Befähigung der Menschen, ihre gesundheitlichen Belange selbst in die Hand zu nehmen, eine sinnvolle Strategie der Gesundheitsförderung.

Für die Prävention und Gesundheitsförderung im Erwachsenenalter kommen folgende Ansätze in Betracht, die hier aber nur sehr selektiv ausgeführt werden können:

Settingbezogene Ansätze

Prävention und Gesundheitsförderung haben sich häufig auf überschaubare Bereiche oder Institutionen konzentriert, für Erwachsene sind insbesondere die Settings von Betrieb, Familie und Kommune von Bedeutung. Insbesondere die **Gesundheitsförderung im Betrieb** (Bamberg et al. 1998) hat den großen Vorteil, dass sich am Arbeitsplatz zentrale und langfristige Einflüsse auf die Gesundheit Erwachsener konzentrieren und zwar sowohl Risiken als auch Ressourcen. Daher hätten erfolgreiche betriebliche Strategien der Veränderung besonders große gesundheitliche Effekte zu erwarten.

Andererseits sind betriebliche Strukturen oft besonders resistent gegen Veränderungen und die Unternehmensziele werden oft in (falscher) Diskrepanz zu den Zielen einer Gesundheitsförderung gesehen. Aus diesen Gründen (und aus Kostengründen) dominieren im Betrieb immer noch Ansätze der Aufklärung oder der Verhaltensänderung, die aber selten langfristige Wirkungen zeigen; strukturelle Ansätze der Gesundheitsförderung sind viel aufwändiger und werden entsprechend selten realisiert.

Ein Ansatz der **Gesundheitsförderung in der Familie** könnte eine ähnlich große Bedeutung haben, weil sich dort zentrale Risiken und Ressourcen sowie Menschen aus verschiedenen Generationen versammeln und Eltern als Multiplikatoren in gesundheitlichen Fragen eine zentrale Rolle haben (Schnabel 2001). Er spielt aber bis heute in der Praxis kaum eine Rolle, vermutlich weil ein professioneller Zugang zu einer derartig privaten Sphäre nur für wenige Familien akzeptabel ist.

Zielgruppenbezogene Ansätze

Angebote der Gesundheitsförderung sollten auf die Zielgruppen zugeschnitten werden. Dabei erhebt sich die Frage, welche Gruppen besonders von der Gesundheitsförderung profitieren würden.

Üblicherweise werden Menschen, die einem besonderen Risiko unterliegen, als geeignet für Präventionsprogramme gesehen. Das kann ein spezifischer Risikofaktor (z.B. Übergewicht) oder ein spezielles Risikoverhalten (z.B. Rauchen) sein, die Intervention wird entsprechend für die Risikogruppe entworfen. Diese Strategie hat allerdings auch seine Nachteile, weil Menschen leicht auf ihr Risikomerkmal reduziert werden, damit auch leicht **stigmatisierende Prozesse** verbunden sind und die Intervention meist sehr vereinfachend auf eine Beseitigung des Risikomerkmals reduziert wird.

Eine etwas komplexere Strategie würde eine Konstellation von mehreren Risiken heranziehen und daraus Zielgruppen bestimmen: Die **Konzentration auf soziale Gruppen**, die in materieller oder sozialer Deprivation leben, oder auf Gruppen von Migrantinnen oder Migranten würden Beispiele für gesundheitlich multiple Risikogruppen darstellen.

Eine andere **Definition von Zielgruppen** ergibt sich daraus, dass soziale Gruppen sich in ihrer Lebenssituation und Lebensweise stark unterscheiden und daher nicht nur unterschiedliche Risiken und Ressourcen aufweisen, sondern auch unterschiedliche professionelle Zugänge notwendig werden: Gesundheitsförderung bei Frauen und bei Männern wäre ein Beispiel dafür, die bei verschiedenen Berufsgruppen ein anderes.

Ansatzpunkte im Lebenslauf Erwachsener

Weiter gehende Überlegungen zu den Zielgruppen und Ansätzen einer Gesundheitsförderung sollen nun auf spezifische Phasen und Themen des Erwachsenenalters bezogen werden.

Es gibt erstens **Übergangsphasen** im ganzen Lebenslauf, in denen Erwachsene ein hohes Maß an gesundheitlichen Belastungen haben und ihre Gefährdung entsprechend hoch ist: Der **Berufseinstieg** und die **Familiengründung** im frühen Erwachsenenalter, Phasen großer beruflicher Karriereschritte und die sich ablösenden Kinder im mittleren Alter sowie der Übergang in den **beruflichen Ruhestand** im späten Erwachsenenleben.

In diesen Phasen können gleichzeitig aber auch Sensibilisierungen für gesundheitliche Fragen erfolgen, weil sich entweder durch eine Überforderung auch gesundheitliche Grenzen bemerkbar machen oder weil sich neue Aspekte im Leben eröffnen (das Kleinkind als Gegenentwurf zur durchrationalisierten Arbeitswelt).

Diese Verunsicherungen der eigenen Identität machen Menschen offener und damit interessant für Ansatzpunkte der Gesundheitsförderung, die ja immer etwas mit **Motivierung** zu tun hat.

Noch stärker verunsichernd sind zweitens unerwünschte **Verlustereignisse** im Lebenslauf: Das Erleben einer Arbeitslosigkeit, eines beruflichen Abstiegs (oder ausbleibenden Aufstiegs), einer Partnertrennung oder eines Todesfall bei Nahestehenden. Die Bewältigung dieser Ereignisse ist schwierig, bedeutet Trauerarbeit und stellt Sinnfragen. Gesundheit wird oft als Wert dann höher gewichtet, wenn sich andere Ziele als vergeblich erwiesen haben.

Einen noch direkteren Bezug zu Gesundheit haben drittens schließlich **Körperereignisse**, also Lebensereignisse, die massive körperliche Veränderungen mit sich bringen: **Schwangerschaft** und Geburt, **Klimakterium** oder eine **ernste Krankheit** sind Erfahrungen, die Aufmerksamkeit auf den eigenen Körper lenken und damit für gesundheitliche Prozesse sensibilisieren, die beim „Schweigen der Organe" gar nicht wahrgenommen werden.

In einer kontinuierlicheren Form finden ähnliche Prozesse beim **Altern** statt, d.h. wenn in der Lebensmitte erste Alterszeichen (graue Haare, Falten) wahrgenommen werden, kleinere Leistungseinbußen verspürt werden oder sich Beschwerden und kleinere Krankheiten anhäufen. Auch diese Erfahrungen machen eigene Grenzen und Endlichkeit sichtbar, sie sensibilisieren damit auch für gesundheitliche Fragen.

Personale und strukturelle Ansätze

Prävention und Gesundheitsförderung haben konzeptionell und methodisch je nach Zielsetzung einen weiten Bereich von Möglichkeiten. Dennoch dominieren vielfach Ansätze der Verhaltensänderung, die sich in nahezu stereotyper Weise auf die Veränderung des Ernährungs-, Bewegungs- und Rauchverhaltens beschränken und Entspannungsverfahren als Universalmittel gegen Stress einsetzen.

Typisch ist dabei meist die Setzung des Änderungsziels durch Professionelle und die Intervention durch Trainingsverfahren in Gruppen. Dabei wird in der Regel weder eine umfassende Analyse der individuellen Risiken und Ressourcen vorgenommen noch die gesundheitlichen Kompetenzen einer Person oder Gruppe systematisch einbezogen.

Eine **subjekt- und kompetenzorientierte Gesundheitsberatung** bei Erwachsenen würde das leisten können (Faltermaier, 2003). Idealerweise sollten aber personale und strukturelle Ansätze der Gesundheitsförderung verbunden werden.

Prüfungsfragen

1. Begründen Sie die Notwendigkeit der Prävention im Erwachsenenalter!
2. Mit welchen theoretischen Konzepten lassen sich Entwicklungsprozesse im Erwachsenenalter beschreiben?
3. Welche Rolle spielt die Gesundheit im Lebenslauf von Erwachsenen?
4. Welche gesundheitlichen Risiken lassen sich im Erwachsenenalter beschreiben und wie sind sie zu begründen?
5. Welche gesundheitlichen Ressourcen lassen im Erwachsenenalter beschreiben und wie sind sie zu begründen?
6. Klären und differenzieren Sie die Begriffe und Strategien der Prävention und Gesundheitsförderung!
7. Was sind settingbezogene Ansätze der Prävention und Gesundheitsförderung und wie lassen sich diese im Erwachsenenalter umsetzen?
8. Beschreiben Sie wichtige Zielgruppen der Prävention und auf sie bezogenen Maßnahmen!
9. Was sind kritische Lebensereignisse und Übergangsphasen im Erwachsenenalter und was bedeuten sie für die Möglichkeiten der Prävention und Gesundheitsförderung?
10. Inwiefern können die gesundheitlichen Kompetenzen von erwachsenen Laien für die Prävention und Gesundheitsförderung genutzt werden?

Zitierte Literatur

Adler, N./Matthews, K. (1994): Health psychology: Why do some people get sick and some stay well? Annual Review of Psychology, 45, 229–259.

Antonovsky, A. (1987): Unraveling the mystery of health. London: Jossey-Bass.

Bamberg, E./Ducki, A./Metz, A.-M. (Hg.) (1998): Handbuch Betriebliche Gesundheitsförderung. Göttingen: Verlag für Angewandte Psychologie.

Faltermaier, T. (1994): Gesundheitsbewußtsein und Gesundheitshandeln. Über den Umgang mit Gesundheit im Alltag. Weinheim: Beltz.

Faltermaier, T. (2003): Subjektive Theorien von Gesundheit und Krankheit. In M. Jerusalem/H. Weber (Hg.): Psychologische Gesundheitsförderung. Diagnostik und Prävention, 57–77. Göttingen: Hogrefe.

Faltermaier, T. (2004): Gesundheitspsychologie. Stuttgart: Kohlhammer.

Faltermaier, T./Mayring, P./Saup, W./Strehmel, P. (2002): Entwicklungspsychologie des Erwachsenenalters. Stuttgart: Kohlhammer.

Geyer, S. (1999): Macht Unglück krank? Lebenskrisen und die Entwicklung von Krankheiten. Weinheim, München: Juventa.

Hurrelmann, K./Laaser, U. (Hg.) (1998): Handbuch Gesundheitswissenschaften. Weinheim: Juventa.

Hurrelmann, K./Ulich, D. (Hg.) (1991): Neues Handbuch der Sozialisationsforschung. Weinheim: Beltz.

Jerusalem, M./Weber, H. (Hg.) (2003): Psychologische Gesundheitsförderung. Diagnostik und Prävention. Göttingen: Hogrefe.

Keupp, H./Höfer, R. (Hg.) (1997): Identitätsarbeit heute. Klassische und aktuelle Perspektiven der Identitätsforschung. Frankfurt/M.: Suhrkamp.

Mielck, A./Bloomfield, K. (Hg.) (2001): Sozial-Epidemiologie. Weinheim: Juventa.

Schnabel, P.-E. (2001): Familie und Gesundheit. Bedingungen, Möglichkeiten und Konzepte der Gesundheitsförderung. Weinheim: Juventa.

Schwarzer, R. (1996): Psychologie des Gesundheitsverhaltens (2. erw. Aufl.). Göttingen: Hogrefe.

Siegrist, J. (1996): Soziale Krisen und Gesundheit. Göttingen: Hogrefe.

Waller, H. (2002): Gesundheitswissenschaft. Eine Einführung in Grundlagen und Praxis von Public Health (3. Aufl.). Stuttgart: Kohlhammer.

Wydler, H./Kolip, P./Abel, T. (Hg.) (2000): Salutogenese und Kohärenzgefühl. Grundlagen, Empirie und Praxis eines gesundheitswissenschaftlichen Konzepts. Weinheim: Juventa.

Leseempfehlungen

Faltermaier, T. (2004): Gesundheitspsychologie. Stuttgart: Kohlhammer.

Jerusalem, M./Weber, H. (Hg.) (2003): Psychologische Gesundheitsförderung. Diagnostik und Prävention. Göttingen: Hogrefe.

Waller, H. (2002): Gesundheitswissenschaft. Eine Einführung in Grundlagen und Praxis von Public Health (3. Aufl.). Stuttgart: Kohlhammer.

2.4 Prävention und Gesundheitsförderung im Alter

Andreas Kruse

Die Entwicklung des Individuums ist über die gesamte Lebensspanne als ein **gradueller Veränderungsprozess** zu verstehen. In der römisch-lateinischen Philosophie wurde diese Erkenntnis wie folgt umschrieben: Natura non facit saltum, dies heißt: Die Natur kennt keine Sprünge. Das in dieser Aussage angedeutete Bild der „Stufenleiter der Natur" (scala naturae) geht von der Annahme aus, dass die natürlichen biologischen und psychologischen Prozesse über den gesamten Lebenslauf als **kontinuierliche Veränderungsreihe** zu verstehen sind.

Hieraus lassen sich drei Folgerungen ziehen. Erstens: Die körperliche Leistungsfähigkeit und Anpassungsfähigkeit nimmt nicht ab einem bestimmten Lebensalter plötzlich ab, sondern sie geht allmählich zurück. Zweitens: Bei gesunder Lebensführung und ausreichender körperlicher Aktivität in früheren Lebensjahren bleiben körperliche Leistungsfähigkeit und Anpassungsfähigkeit im hohen Alter länger erhalten. Drittens: Im seelisch-geistigen Bereich kann das höhere Lebensalter sogar mit einem Zuwachs an Wissen, Erfahrungen und Handlungskompetenz einhergehen – unter der Voraussetzung, dass Menschen in früheren Lebensjahren **Wissenssysteme und effektive Handlungsstrategien** entwickelt haben. Es ist also durchaus möglich, dass alte Menschen über „bereichsspezifische Expertise" verfügen, zum Beispiel im beruflichen Bereich. Diese Aussage gilt nicht nur für die höheren Berufsgruppen, sondern für alle Berufsgruppen.

2.4.1 Gesundheitsbegriff und Präventionsziele im Alter

Gesundheit im Alter wird in Arbeiten zur Präventionsforschung als ein **mehrdimensionales Konstrukt** verstanden, das sich aus fünf Dimensionen zusammensetzt:

1. Fehlen von Krankheiten und Krankheitssymptomen
2. optimaler funktionaler Status
3. aktive, selbstverantwortliche, persönlich zufrieden stellende Lebensgestaltung
4. gelingende Bewältigung von Belastungen und Krisen
5. individuell angemessenes System medizinisch-pflegerischer und sozialer Unterstützung.

Aus dieser Definition von Gesundheit lässt sich folgendes **Präventionsziel für das hohe Alter** ableiten: Vermeidung von Erkrankungen und Funktionseinbußen, Erhaltung der funktionalen Unabhängigkeit, Erhaltung der aktiven Lebensgestaltung, Vermeidung von psychischen Erkrankungen aufgrund von Überforderung, Aufrechterhaltung eines angemessenen

Systems der Unterstützung (Kennie 1993; Kruse 2002).

Der Sachverständigenrat für die Konzertierte Aktion im Gesundheitswesen legt eine Definition von Gesundheit im Alter vor, die sich an den verschiedenen **Dimensionen des Alterns** (der physischen, der psychischen, der sozialen Dimension) orientiert und somit vermeidet, das Altern ausschließlich als einen körperlich determinierten Prozess zu verstehen (Kommission 2001). In dem Bericht des Sachverständigenrates heißt es: „Die hohen präventiven Potentiale bei älteren Menschen werden unterschätzt. Um diese Potentiale zu realisieren, sollten sich die Maßnahmen und Strategien nicht allein auf die Verhütung von Krankheiten beziehen, sondern vielmehr den gesamten Alternsprozess mit seinen funktionellen Einschränkungen und dem drohenden oder tatsächlichen Verlust an körperlicher und mentaler Fitness sowie den daraus resultierenden Problemen der sozialen Integration berücksichtigen."

Gesundheitsförderung und Prävention im Alter haben folgende Ziele:
1. Die Erhaltung einer aktiven, selbstständigen **Lebensführung**.
2. Die Erhaltung körperlicher und geistiger **Leistungsfähigkeit**.
3. Die Vermeidung von körperlichen und psychischen **Erkrankungen**.
4. Die Aufrechterhaltung eines angemessenen Systems der **Unterstützung**.

In Bezug auf den optimalen funktionalen Status als Merkmal von Gesundheit gewinnt das **Konzept der aktiven Lebenserwartung** (Branch 2001; Katz et al. 1983) große Bedeutung. Diesem Konzept liegt die Annahme zugrunde, dass Erkrankungen nicht notwendigerweise zu Behinderungen führen. Des Weiteren wird angenommen, dass sich Erfolge der Prävention, Therapie und Pflege nicht allein in dem Hinausschieben von Erkrankungen („**Kompression der Morbidität**") (Fries, Green und Levine 1989), sondern auch im späteren Auftreten von Behinderungen widerspiegeln (Manton, Stallard und Corder 1997).

In mehreren Untersuchungen konnte gezeigt werden, dass die steigende Lebenserwartung vor allem mit einem **Gewinn an aktiven Jahren** einhergeht. Mit dem Begriff „aktive Jahre" wird dabei die aktive, selbstverantwortliche Lebensführung beschrieben, wie sich diese in der selbstständigen Ausführung der Aktivitäten des täglichen Lebens widerspiegelt. Die 1917 geborenen Männer hatten im Alter von 67 bis 70 Jahren im Durchschnitt 73 % ihrer Lebensjahre in Aktivität verbracht, die 1917 geborenen Frauen 72,5 %. Für die 1927 geborenen Männer lag der Anteil der aktiven Jahre mit 81,5 % deutlich höher. Gleiches gilt für die 1927 geborenen Frauen, die im Alter von 67 bis 70 Jahren 77 % ihrer Lebensjahre in Aktivität verbracht hatten (Unger 2002).

Vor dem Hintergrund dieser Ergebnisse lässt sich die **Vermeidung von Behinderungen** als ein bedeutsames Ziel der Prävention werten. In diesem Kontext kommt dem „**präventiven Hausbesuch**", der auf die Früherkennung von Risikofaktoren für Erkrankungen und für Funktionseinbußen zielt, große Bedeutung zu (Kruse 2002; v. Renteln-Kruse et al. 2003; Stuck 2001).

2.4.2 Veränderungen von Lebens- und Umweltbedingungen als Präventionsziele

Jette (2001) sieht eine zentrale Aufgabe der Prävention darin, Strategien zu entwickeln, mit deren Hilfe den Behinderungen als Hauptfolgen von chronischen Erkrankungen im Alter vorgebeugt werden soll. Er zeigt auf, dass der Übergang von chronischen Erkrankungen zu Funktionseinschränkungen wie auch von Funktionseinschränkungen zur Behinderung durch außerhalb der Person liegende („**extra-

individuelle") und durch in der Person liegende (**"intraindividuelle"**) Faktoren beeinflusst ist. Erstere umfassen Merkmale der räumlichen, der sozialen und der infrastrukturellen Umwelt, letztere Lebensstil, subjektive Deutung und Bewältigung der chronischen Erkrankung, Anpassung von Aktivitäten an die Erkrankung sowie die Fähigkeit zur Kompensation eingetretener Einschränkungen.

Den Ansatzpunkt der Prävention bildet somit nicht allein das Individuum. Vielmehr sind individuelle Bemühungen um Aufrechterhaltung oder Wiedergewinnung von **Mobilität** und **Selbstständigkeit** vor dem Hintergrund der räumlichen, der sozialen, der institutionellen und der rechtlichen Umwelt zu betrachten. Bei der Entwicklung von Präventionskonzepten sind demnach auch Möglichkeiten sozialer **Partizipation** sowie die **Zugänglichkeit** sozialer, kultureller und medizinisch-pflegerischer Angebote für alle Menschen zu berücksichtigen (Kruse 2002).

Dabei ist zu fordern, dass das Gesundheitssystem in stärkerem Maße (bzw. überhaupt erst) als ein Ort der Förderung und Erhaltung von Gesundheit angesehen wird, wobei der Begriff Gesundheit ausdrücklich nicht (wie im klassischen Verständnis) nur als Freisein von Krankheiten definiert, sondern auch auf die Verwirklichung individueller Bedürfnisse und Werte, auf Lebenszufriedenheit und Wohlbefinden sowie auf Kompetenzüberzeugungen und Bewältigungsstrategien bezogen wird. Indem angenommen wird, dass das jeweilige Ausmaß an individueller Gesundheit sowohl von Merkmalen der Person als auch von Merkmalen ihrer räumlichen, sozialen, infrastrukturellen und rechtlichen Umwelt beeinflusst ist, verweist der Bereich der Prävention und Gesundheitsförderung nicht nur (und nicht notwendigerweise primär) auf die Verantwortung des Individuums, sondern berührt auch die Frage nach der Verwirklichung von Chancengleichheit, **gruppenspezifischen Zugangsbarrieren** und gesellschaftlicher Verantwortung (Walter et al. 1999).

Auch wenn im Bereich der Prävention und Gesundheitsförderung Interventionsmaßnahmen nach wie vor deutlich häufiger am Individuum als an dessen Entwicklungskontext ansetzen, bildet die Erkenntnis, dass das Auftreten und der Verlauf **chronischer Erkrankungen** sowohl vom persönlichen Verhalten als auch von Fehlanreizen und gesundheitlichen Belastungen **aus der räumlichen, sozialen, institutionellen und rechtlichen Umwelt beeinflusst** ist. Damit ist eine grundlegende Prämisse der Entwicklung von Strategien benannt, durch deren Implementierung das Auftreten von Gesundheitsbelastungen reduziert und gesundheitsdienliche Ressourcen vermehrt werden sollen.

Ansatzpunkte der Gesundheitsförderung und Prävention bilden zum einen **persönliche Faktoren** wie Lebensstil, Alltagsgestaltung, Gesundheitsverhalten, subjektive Deutung und Bewältigung von Belastungen, Fähigkeit zur Kompensation von Einschränkungen. Zum anderen sind **Umweltfaktoren** von Bedeutung, wie zum Beispiel die Gestaltung der Wohnung (Barrierefreiheit, Ausstattung mit Hilfsmitteln) sowie die Ausstattung des Wohnumfeldes mit Dienstleistungen (Infrastruktur).

2.4.3 Verknüpfung von Prävention und Gesundheitsförderung

Auch wenn sich Prävention und Gesundheitsförderung begrifflich eindeutig voneinander abgrenzen lassen – Prävention bezieht sich auf die Vermeidung von gesundheitlichen Komplikationen, Gesundheitsförderung auf die Steigerung von gesundheitlichen Ressourcen –, sind beide eng **miteinander verknüpft**. So verweist die Tatsache, dass spezifische Krankheiten in ihrem Auftreten und in ihrem Verlauf durch nachgewiesenermaßen wirksame, risikoarme und kostengünstige Maßnahmen beeinflusst werden können, auf vorhandene Präventionspotenziale (Kruse et al. 2002).

Dies lässt sich anhand eines Beispiels – der arteriellen Hypertonie – veranschaulichen. Aus Befunden epidemiologischer Feldstudien geht hervor, dass die Prävalenz der arteriellen Hypertonie in der Bundesrepublik Deutschland bei 70-jährigen und älteren Männern bei 40 %, bei 70–84-jährigen Frauen bei 43 %, bei 85-jährigen und älteren Frauen bei 57 % liegt (Steinhagen-Thiessen und Borchelt 1996). Durch **verhaltensmedizinische Maßnahmen** kann ein mäßig erhöhter Blutdruck auch ohne medikamentöse Behandlung effektiv gesenkt werden: ein Beispiel für die Präventionspotenziale im Alter. Wie aus Tabelle 1 hervorgeht, ist die Senkung des Bluthochdrucks mit einem **erheblichen Einsparpotenzial** verbunden.

In Tabelle 1 sind die Risikofaktoren für ischämische Herzkrankheiten angeführt (linke Spalte). Weiterhin ist aufgeführt, wie hoch das Einsparpotenzial allein in Bezug auf diese beiden Krankheiten wäre, wenn die entsprechenden Risikofaktoren vollständig kontrolliert würden. Bei den Angaben zum Einsparpotenzial wird zwischen **Behandlungsausgaben** und **Krankheitsfolgeausgaben** differenziert. Wie diese Tabelle deutlich macht, sind die Einsparpotenziale in Bezug auf die Risikofaktoren sehr hoch. Die Umsetzung von Präventionspotenzialen ist demnach nicht nur mit einer Steigerung der Lebensqualität, sondern auch mit einer deutlichen Einsparung von Kosten verbunden. Die Nutzung der Präventionspotenziale hängt mit dem **Gesundheitsbewusstsein der jeweiligen Zielgruppe** sowie mit deren gesundheitsbezogenen Wissensbeständen und Kompetenzen zusammen, also mit zielgruppenspezifischen Merkmalen, die sich durch Maßnahmen der Gesundheitsförderung positiv beeinflussen lassen. Besondere Aufmerksamkeit ist dabei hoch **belasteten Bevölkerungsgruppen** sowie **sozial benachteiligten Menschen** entgegen zu bringen.

2.4.4 Zur Bedeutung spezifischer Präventionsmaßnahmen für Gesundheit im Alter

Körperliche Aktivität

Der Förderung körperlicher Aktivität kommt im Rahmen von Maßnahmen der Prävention und Gesundheitsförderung besondere Bedeutung zu, da von ihr selbst gesundheitlich stark beeinträchtigte ältere Menschen profitieren.

Tabelle 1: *Reduktion der jährlichen Gesundheitsausgaben für Behandlung und Krankheitsfolgeleistungen bei ischämischen Herzkrankheiten und Herzinfarkt bei realistisch erreichbarer Elimination der jeweiligen Risikofaktoren (in Millionen Euro)*

Risikofaktor	Reduktion der Behandlungs-ausgaben	Reduktion der Krankheitsfolge-ausgaben	Reduktion der Gesamtausgaben
Ischämische Herzkrankheiten			
Erhöhte Cholesterinwerte	2.083	819	2.902
Erhöhter Blutdruck	822	323	1.145
Herzinfarkt			
Erhöhte Cholesterinwerte	372-419	142-160	514-578
Stressmanagement	342	130	471
Rauchen + Übergewicht + fehlende Bewegung + erhöhter Blutdruck	386	148	553

Quelle: Kruse et al. 2003, S. 88.

Das Niveau der körperlichen Tätigkeit ist bei den meisten älteren Menschen zu niedrig. Aus diesem Grunde sind

1. die **Schaffung von körperlichen Betätigungsmöglichkeiten**, die Interesse wecken und einer möglichst großen Anzahl von älteren Menschen offen stehen,
2. die **Gesundheitserziehung**,
3. die Bereitstellung von Möglichkeiten **professioneller Unterstützung** für Trainingsprogramme sowie
4. die Schaffung von **Sicherheit** und angenehmer Atmosphäre als eine Voraussetzung von Trainingsprogrammen zu fordern.

Unabhängig vom Lebensalter wird durch regelmäßige physische Aktivität eine Verbesserung der Gesundheit erreicht (McAuley und Rudolph 1995).

Körperliche Aktivität hat einen positiven Einfluss auf die **funktionale Gesundheit**, das heißt auf die Fähigkeit, Aktivitäten des täglichen Lebens kompetent auszuführen. In einer Längsschnittstudie von Atchley und Scala (1998) wurde nachgewiesen, dass physische Aktivität bei Nachfolgeuntersuchungen mit einem höheren Maß an funktionaler Kapazität einhergeht. Körperliche Aktivität bestimmt somit die Funktionsfähigkeit im täglichen Leben mit. Durch eine Stärkung der Muskulatur und Förderung des Gleichgewichtssinns wird zu einer **Prävention von Stürzen** beigetragen.

Mit körperlicher Aktivität und Sport sollte so früh wie möglich begonnen werden. Ältere Menschen sollten allerdings nur dann intensiv trainieren, wenn eine eingehende ärztliche Untersuchung keine Erkrankung festgestellt hat, bei der eine sportliche Betätigung negative Folgen haben könnte, wie beispielsweise eine fortgeschrittene Erkrankung der Arterien. Körperliche Aktivität ist der wichtigste Faktor, der vor Stürzen schützt (Skelton 2001) und die Leistungsfähigkeit des Bewegungsapparates und des Herz-Kreislauf-Systems erhält.

Ungeübte Anfänger sollten sich bei Aufnahme eines **Ausdauertrainings** zunächst nur mit etwa 50 % der maximalen Leistungsfähigkeit belasten, bei täglichem Training kann die Belastung allmählich auf 60 bis 70 % gesteigert werden. Dies bedeutet eine empfohlene Steigerung der Pulsfrequenz beim 66–70-Jährigen von 99 auf 135 Pulsschläge/min. (Als Faustregel gilt für Untrainierte die Baumsche Formel: 180 minus Lebensalter pro Minute).

Die **optimale Belastung** wird beim präventiv wirksamen Sport bei 70 % der maximalen Belastbarkeit des älteren Menschen erreicht, durch Training wird die Leistungsfähigkeit erhöht, und das Leistungsniveau kann durch weitere Steigerung des Belastungspulses erweitert werden. Die Gesamt-Trainingsbelastung für Ältere sollte **langfristig** aufgebaut und nur langsam gesteigert werden. Auf Häufigkeit und Umfang sollte mehr Gewicht gelegt werden als auf Intensität. Jede Trainingseinheit sollte mindestens ein ausreichendes Aufwärmen und Abwärmen, Dehnen und Kräftigen der Muskulatur sowie Ausdauerbelastung enthalten. Nach jeder Trainingseinheit sollte vollständige Erholung gewährleistet sein (Meusel 1999).

Angemessenes Ernährungsverhalten

Eine weitere wesentliche Zielsetzung von Maßnahmen der Prävention und Gesundheitsförderung stellt die Förderung eines **angemessenen Ernährungsverhaltens** im Alter dar. Bedeutsame Kriterien angemessenen Ernährungsverhaltens bilden dabei die **Anpassung der Energiezufuhr an den veränderten Bedarf**, eine eiweiß-, vitamin- und ballaststoffreiche Nahrungszusammensetzung mit viel Obst und wenig Milchfett bei zugleich vielseitiger Lebensmittelauswahl, die Verteilung der Nahrungsaufnahme auf mehrere kleine Mahlzeiten sowie eine ausreichende Flüssigkeitszufuhr (Schroll et al. 1996).

Durch ein angemessenes Ernährungsverhalten können Mangelzustände vermieden und körpereigene Ressourcen bewahrt werden. So kann der körpereigene Schutz vor biochemischen Fehlreaktionen durch eine ausreichende Zufuhr der Vitamine A, C und E, von Retinoiden sowie von Koenzymen, die nachgewiesenermaßen Schädigungen durch freie Radikale reduzieren, verstärkt werden. Die notwendigen Vitamine können bei Störungen der Resorption durch entsprechende Präparate zugeführt werden, sie sind aber auch ausreichend in der Nahrung zu finden.

Die Bedeutung der Ernährung als Ansatzpunkt von Maßnahmen der Prävention und Gesundheitsförderung wird insbesondere auch vor dem Hintergrund der **Gefahr einer mit dem Alter rückläufigen Nahrungsmittelaufnahme** deutlich. Ältere Menschen trinken nicht nur häufig zu wenig, sondern die Nahrungsmittelaufnahme ist oft so gering, dass die notwendige Zufuhr an Vitaminen nicht mehr gewährleistet ist (Moreiras et al. 1996). Aus den genannten Gründen sind neben der Vermittlung von Kenntnissen über gesunde Ernährung

1. eine **Einbeziehung des Ernährungsverhaltens** in das geriatrische Assessment,
2. eine **Senkung von Kosten** für gesunde Nahrungsmittel bzw. eine gezielte Unterstützung von Menschen, die aufgrund ihrer finanziellen Situation nicht in der Lage sind, sich gesund zu ernähren,
3. **gesetzliche Regelungen** zur Etikettierung von Nahrungsmitteln, die dem Verbraucher eine Identifikation von (potenziellen) Schadstoffen und eine Beurteilung der Qualität des jeweiligen Produktes erlaubt, zu fordern.

Mit zunehmendem Alter findet sich eine **Abnahme von Grundumsatz**, von Energiezufuhr und Energieverbrauch für körperliche Aktivität. Es besteht ein enger Zusammenhang mit der altersbegleitenden Abnahme der fettfreien Körpermasse. Die empfohlene Energiezufuhr beträgt mit 19–24 Jahren bei Männern durchschnittlich 2.600 kcal, bei Frauen 2.200 kcal, bei über 65-jährigen Männern 1.900 kcal, bei über 65-jährigen Frauen 1.700 kcal. Diese Abnahme des Energiebedarfs ist zu zwei Dritteln auf die abnehmende körperliche Aktivität zurückzuführen. Die empfohlene tägliche Proteinmenge erfährt im Vergleich zu jüngeren Erwachsenen bei älteren Menschen eine Erhöhung von 0,8 auf 1,0 bis 1,25 g/kg Körpergewicht. Aufgrund des **niedrigen Energiebedarfs** im Alter ist bei leicht erhöhtem Proteinbedarf eine höhere Nährstoffdichte erforderlich.

Generell wird empfohlen, dass beim Gesunden die Fettzufuhr 25 bis 30%, der Gesamtenergiemenge nicht überschreitet. Der Kohlenhydratanteil soll nicht unter 50% liegen. Im Alter sollte darauf geachtet werden, dass der Anteil komplexer Kohlenhydrate – Getreide, Kartoffeln, stärkehaltige Lebensmittel – erhöht wird. Die Nahrungsaufnahme in Form von Zucker sollte 10% nicht überschreiten.

Bei einem geringeren Energiebedarf im Alter bei gleichzeitig unverändertem bzw. erhöhtem Bedarf an Nährstoffen kann die Nährstoffversorgung nur durch Steigerung der Nährstoffdichte gewährleistet werden. Durch **bewusste Wahl nährstoffreicher Lebensmittel** kann die Gefahr einer nicht ausreichenden Nährstoffaufnahme vermieden werden (Volkert 1997).

Unfallschutz

Der Unfallschutz wird übereinstimmend als eine Aufgabe angesehen, der unter **volkswirtschaftlichen Kosten-Nutzen-Erwägungen** besondere Aufmerksamkeit zu schenken ist (Eurolink Age 1999): Ein Drittel der über 65-Jährigen stürzt mindestens einmal im Jahr. Die meisten Unfälle ereignen sich im Haushalt. Danach folgen Unfälle im Straßenverkehr, Verbrennungen und Verbrühungen. Im Zusammenhang mit dem Unfallschutz im Alter sind insbesondere

1. Interventionen zur **Erhöhung der körperlichen Aktivität**, auch zur positiven Beeinflussung des Gleichgewichtssinns,
2. **Kampagnen** zur Sicherheit im Alter,
3. die Integration von **Hausbegehungen und Wohnungsberatung** in die geriatrische Beurteilung („Assessment"),
4. die **Beratung** älterer Menschen bei der Nutzung von Technik,
5. die verbesserte Schaltung von Ampelphasen,
6. Programme zur **Sicherheit** im Straßenverkehr sowie
7. die Gabe von Vitamin D und ernährungsergänzenden Kalziumpräparate mit dem Ziel, einer **Osteoporose entgegen zu wirken**, zu fordern.

Kognitive Aktivität

Aus den Ergebnissen einer Studie von Wilson et al. (1999) lässt sich folgern, dass das allgemeine **Ausmaß an kognitiver Aktivität** für die kognitive Leistungsfähigkeit im Alter von ähnlicher Bedeutung ist wie die **Teilnahme an kognitiven Trainings**. In dieser Untersuchung wurden 6.162 Personen im Alter von 65 Jahren und mehr darüber befragt, inwieweit sie kognitiven Aktivitäten wie z.B. Zeitung lesen regelmäßig nachgehen, und hinsichtlich ihrer kognitiven Leistungsfähigkeit getestet. Zwischen dem Ausmaß an kognitiver Aktivität und dem Lebensalter bestand nur ein schwacher Zusammenhang, stärkere Zusammenhänge bestanden dagegen mit dem **Bildungsstand und dem Einkommen**. Nach Kontrolle des Einflusses soziodemografischer Variablen zeigte sich eine statistisch bedeutsame **Beziehung zwischen dem Ausmaß an kognitiver Aktivität und der kognitiven Leistungsfähigkeit**.

Dieses Ergebnis wird durch weitere Untersuchungen gestützt. Befunde der MacArthur-Studie lassen die Folgerung zu, dass die Dominanz monotoner Tätigkeiten im Berufsleben dazu beitragen kann, dass die geistige Flexibilität zurückgeht, während **Problemlösefähigkeiten** von Menschen, die sich im Beruf immer wieder mit neuen Aufgaben und Herausforderungen auseinandersetzen mussten und die auch nach Austritt aus dem Beruf neue Aufgaben und Herausforderungen gesucht haben, im Alter keine wesentliche Veränderung zeigen (Rowe und Kahn 1998). Rowe und Kahn (1998, 63f.) fassen die Ergebnisse wie folgt zusammen: „Just as we must keep our physical selves active, so we must keep our minds busy in our later years if we want it to continue to function well. Use it or lose it is a mental, not just a physical phenomenon."

Befunde aus der Victoria Longitudinal Study deuten darauf hin, dass ein hohes Maß an kognitiver Aktivität Gedächtnisfunktionen im Alter positiv beeinflusst. Ein Nachlassen von kognitiver Aktivität bewirkt auch das Nachlassen von kognitiven Fähigkeiten im Bereich des Gedächtnisses. Ältere Menschen hingegen, die **kognitiv herausfordernden Tätigkeiten** nachgehen, weisen nur in geringerem Maße kognitive Einbußen auf; jene Menschen, die auch weiterhin kognitiv aktiv bleiben, zeigen im Längsschnitt nur vergleichsweise **geringe kognitive Einbußen** (Hultsch et al. 1999).

In Laboruntersuchungen, in denen spezielle Gedächtnisstrategien für das freie Erinnern von Wörtern und Zahlen vermittelt wurden, zeigten ältere Teilnehmer nach dem Gedächtnistraining deutlich bessere Leistungen. In einer Untersuchung von Kliegl et al. (1989) wurden 20 gesunde ältere Menschen zwischen 65 und 83 Jahren in der sog. Loci-Methode unterwiesen, bei der 40 neue Stimuli mit einer vertrauten Sequenz von Orten innerhalb einer kognitiven Landkarte assoziiert werden sollen. Vor dem Erlernen der Loci-Methode lag die Durchschnittsleistung bei 3,1 in ihrer Reihenfolge korrekt wiedergegebenen Substantiven. Dieser Durchschnittswert für Lern-Leistungen konnte im Verlauf des Trainingsprogramms auf 32,4 gesteigert werden. Neben dieser Verbesserung der Gedächtnisleistung älterer Menschen durch Vermittlung und Übung einer effektiven Abrufstrategie zeigte sich in dieser Studie auch, dass die Trainingsgewinne einer Vergleichsgruppe jüngerer Menschen (20 bis

24 Jahre) signifikant höher ausfielen: Hier waren fast alle Teilnehmerinnen und Teilnehmer nach dem Training in der Lage, die komplette Sequenz korrekt wiederzugeben; die Durchschnittsleistung bei selbst gewählter Darbietungszeit verbesserte sich von 4,8 auf 39,8.

Bei einer allgemeinen Interpretation dieser Studie – wie auch vergleichbarer Untersuchungen zur kognitiven Intervention – ist das auch im Alter erkennbare **latente kognitive Potenzial** hervorzuheben. Dieses ist im Sinne eines Entwicklungspotenzials zu definieren, bei dessen Realisierung stabile Verbesserungen einer Funktion erzielt werden. Das latente kognitive Potenzial zeigt sich darin, dass nach kontinuierlich angebotenem funktionsspezifischen Training neue kognitive Strategien erworben und mit Erfolg eingesetzt werden können. Diese Trainingseffekte sind auch in jenen Bereichen der Informationsverarbeitung erkennbar, die in hohem Maße von physiologischen Prozessen bestimmt sind und damit altersbezogene Verluste aufweisen. Mit anderen Worten: Der **durch Training erzielte Leistungszuwachs** lässt sich also auch bei einem alternden Zentral-Nerven-System nachweisen, welches zunehmende Defizite in der Präzision und Geschwindigkeit der Erregungsübertragung zeigt. Allerdings ist zu berücksichtigen, dass die latenten kognitiven Potenziale im Alter geringer sind als in früheren Lebensaltern.

Das Ausmaß der **kognitiven Aktivität** ist von Bedeutung für die kognitive Leistungsfähigkeit; durch die wiederkehrende Beschäftigung mit neuen Aufgaben und Herausforderungen nimmt die geistige Flexibilität zu; die Problemlösefähigkeit kann bis ins hohe Alter unverändert bleiben.

Abbau sozialer Ungleichheit

Auch der Abbau sozialer Ungleichheit im Bereich der Gesundheit ist als eine vordringliche Aufgabe von Prävention und Gesundheitsförderung anzusehen (Geene und Gold 2000).

Sozioökonomische Unterschiede in der Gesundheit finden sich trotz verschiedener Krankheitsmuster in ganz Europa. Zwischen dem **sozialen Status und den Morbiditäts- und Mortalitätsraten besteht eine annähernd lineare Beziehung**; eine Erhöhung des sozialen Status ist gleichbedeutend mit einer geringeren Wahrscheinlichkeit, zu erkranken oder vorzeitig zu sterben (Strawbridge, Cohen, Shema und Kaplan 1996).

Für diese Beziehung verantwortlich sind zum einen **schichtspezifische Unterschiede** in den Rauchmustern, in den Ernährungsmustern sowie in den Mustern körperlicher Aktivität. Zum anderen finden sich in unteren sozialen Schichten häufiger berufliche Tätigkeiten, die auf Dauer mit gesundheitlichen Beeinträchtigungen verbunden sind, sowie allgemein der individuellen Gesundheit abträgliche physikalische und soziale Umweltbedingungen. Empirische Untersuchungen zur Entwicklung von sozialer Ungleichheit über die Lebensspanne legen die Annahme nahe, dass sich soziale Ungleichheiten in der Leistungsfähigkeit und Unabhängigkeit im Alter nicht reduzieren, sondern, im Gegenteil, im Sinne einer **Kumulationshypothese** (Mayer und Wagner 1996) verstärken (Strawbridge et al. 1996).

Als eine Möglichkeit, soziale Ungleichheit im Bereich der Gesundheit abzubauen, werden vor allem Aktionen seitens der Krankenkassen diskutiert. Einschränkend ist allerdings festzustellen, dass mit älteren Menschen hier bislang noch keine ausreichenden Erfahrungen gewonnen wurden und Aktionen der Krankenkassen sicher durch weitere Strategien ergänzt werden müssen (Gunning Schepers und Gepkens 1996).

2.4.5 Eine spezifische Präventionsstrategie: Der präventive Hausbesuch

Der präventive Hausbesuch bildet eine sehr gute Möglichkeit zur **Kooperation zwischen Pflege und Medizin** sowie zur Nutzung der

Potenziale einer **präventiven Pflege**. Anfang der 60er Jahre des letzten Jahrhunderts konnte in Großbritannien der Nachweis erbracht werden, dass im Privathaushalt lebende ältere Menschen in vielen Fällen unentdeckte körperliche, psychische und soziale Probleme haben, deren Lösung durch rechtzeitig erfolgte individuelle Beratung möglich wäre (Williamson et al. 1964).

Mit dem Begriff des **präventiven Hausbesuchs** soll zum Ausdruck gebracht werden, dass diese Besuche als Methode zur Früherkennung von Risikofaktoren und Erkrankungen, zur frühzeitigen Intervention bei bestehenden Risikofaktoren und Erkrankungen sowie zur gezielten Beeinflussung von Merkmalen des Lebensstils, der Lebenslage und der Umwelt mit dem Ziel der Vermeidung von Risikofaktoren und Erkrankungen zu verstehen sind.

Präventive Hausbesuche erfolgen selbstverständlich nur unter der Bedingung, dass jene älteren Menschen, denen das Angebot eines solchen Hausbesuchs unterbreitet wurde, ihre **Zustimmung** zu diesem gegeben haben. Keinesfalls werden solche Hausbesuche gegen den Willen älterer Menschen ausgeführt. Ihnen ist auch **keine Kontrollfunktion** zuzuordnen. Sie sind vielmehr als ein Angebot an ältere Menschen zu verstehen, Fragen der eigenen Gesundheit und Selbstständigkeit zu thematisieren.

Die Effekte des präventiven Hausbesuchs wurden in der Santa Monica-Studie überprüft (Stuck et al. 1993). Die Hausbesuche wurden von Gesundheitsschwestern ausgeführt, die über eine einjährige Erfahrung in der Gemeindepflege verfügten. Darüber hinaus hatten sie an einem siebenmonatigen Kurs teilgenommen, der Konzepte der Gesundheitsberatung und des Managements gesundheitlicher Probleme sowie spezielle Themenbereiche der Gerontologie und der Geriatrie umfasste. Die Gesundheitsschwestern suchten in einem Zeitraum von drei Jahren in dreimonatigen Abständen die Wohnungen von 215 über 75-jährigen Personen auf und erfassten mit strukturierten Assessment-Instrumenten die körperliche, psychische und soziale Situation sowie die Bedingungen der Wohnung und des Wohnumfeldes.

Die Ergebnisse des Assessments wurden in einem Team mit Geriatern besprochen; im Laufe dieser Gespräche wurden individuelle Empfehlungen erarbeitet, die schließlich von den Schwestern an die Teilnehmer/innen weitergegeben wurden. Darüber hinaus wurden eine allgemeine Gesundheitsberatung angeboten und, sofern notwendig, spezifische Dienstleistungen vermittelt oder Hausärzte kontaktiert.

Zwei Ergebnisse der Studie seien hier genannt: 1. Nach drei Jahren zeigte die Interventionsgruppe im Durchschnitt einen statistisch signifikant **besseren funktionalen Status** als die Kontrollgruppe. 2. Nach drei Jahren war die **Abhängigkeit** der Interventionsgruppe im Durchschnitt statistisch **signifikant geringer** als die Abhängigkeit der Kontrollgruppe.

Dem Konzept des präventiven Hausbesuchs liegt ein umfassendes Verständnis von **Gesundheitsberatung** zugrunde. Gesundheitsberatung umfasst zum einen die Beratung mit Blick auf **individuelle Risikofaktoren** und Risikosituationen. Zu nennen ist zum Beispiel das Beratungsgespräch über mögliche Sturzrisiken in der Wohnung und die Notwendigkeit, blutdrucksenkende Medikamente regelmäßig einzunehmen. Gesundheitsberatung umfasst zum anderen die Beratung im Hinblick auf **allgemeine Themenbereiche**. Zu nennen sind zum Beispiel Fragen der Ernährung sowie der körperlichen, geistigen und sozialen Aktivität im Alter. Auch die bestehenden medizinischen, pflegerischen und sozialen Dienste in der Kommune bilden einen bedeutenden Gegenstand der Gesundheitsberatung.

Prüfungsfragen

1. Welche Dimensionen von Gesundheit lassen sich in Arbeiten zur Präventionsforschung unterscheiden und welche Präventionsziele lassen sich aus diesen Dimensionen ableiten?
2. Welche Annahmen liegen dem Konstrukt der Lebenserwartung zugrunde?
3. Von welchen extraindividuellen und intraindividuellen Faktoren ist Gesundheit nach *Jette* beeinflusst?
4. Wie kann man Prävention und Gesundheitsförderung begrifflich voneinander abgrenzen?
5. Durch welche verhaltensmedizinischen Maßnahmen kann ein erhöhter Blutdruck gesenkt werden?
6. Welche Maßnahmen bieten sich zur Förderung körperlicher Aktivität bei älteren Menschen an?
7. Nennen Sie bedeutende Kriterien angemessener Ernährung im Alter.
8. Was versteht man unter latenten kognitiven Potenzialen und wie verändern sich diese im Alternsprozess?
9. Wie kann man den empirisch nachgewiesenen Zusammenhang zwischen sozialem Status und Morbidität/Mortalität erklären?
10. Erläutern Sie die Maßnahme des präventiven Hausbesuchs und die mit dieser Maßnahme erzielten Effekte.

Zitierte Literatur

Atchley, R.C./Scala, M.A. (1998): Long-range antecedents of functional capability in later life. Journal of Aging and Health, 10, 3–19.

Branch, L.G. (2001). Das geriatrische Assessment. In E. Steinhagen-Thiessen (Hrsg.), Das geriatrische Assessment. Stuttgart: Schattauer, 3–22.

Eurolink Age (1999): Wissenschaftlich fundierte Strategien zur Förderung der Gesundheit älterer Menschen. Ein Bericht von Eurolink Age für die Europäische Kommission. London: Eurolink Age.

Fries, J.F./Green, L.W./Levine, S. (1989): Health promotion and the compression of morbidity. Lancet, 1, 481–483.

Geene, R./Gold, C. (Hg.) (2000): Gesundheit für alle! Wie können arme Menschen von präventiver und kurativer Gesundheitsversorgung erreicht werden? Berlin: b_books.

Gunning Schepers, L.J./Gepkens, A. (1996): Reviews of interventions to reduce social inequalities in health: Research and policy implications. Health Education Journal, 55, 226–238.

Hultsch, D.F./Hertzog, C./Small, B.J./Dixon, R.A. (1999): Use it or lose it: Engaged lifestyle as a buffer of cognitive aging? Psychology and Aging, 14, 245–263.

Jette, A.M. (2001): Korrelierende Faktoren der Behinderung bei älteren Menschen. Das geriatrische Assessment. Stuttgart: Schattauer, 49–82.

Katz, S./Branch, L.G./Branson, M.H./Papsidero, J.A./Beck, J.C./Geer, D.S. (1983a): Active life-expectancy. New English Journal of Medicine, 309, 1218–1224.

Kennie, D.C. (1993): Preventive Care for Elderly People. Cambridge: Cambridge University Press.

Kliegl, R./Smith, J./Baltes, P.B. (1989): Testing the limits and the study of age differences in cognitive plasticity and mnemonic skill. Developmental Psychology, 25, 247–256.

Kommission (2001a): Sachverständigenrat für die Konzertierte Aktion im Gesundheitswesen. Gutachten 2000/2001. Bedarfsgerechtigkeit und Wirtschaftlichkeit. Band 1: Zielbildung, Prävention, Nutzenorientierung und Partizipation. Baden-Baden: Nomos.

Kruse, A. (2002): Gesund altern. Stand der Prävention und Entwicklung ergänzender Präventionsstrategien. Baden-Baden: Nomos.

Kruse, A./Gaber, E./Heuft, G./Oster, P./Re, S./Schulz-Nieswandt, F. (2002): Gesundheit im Alter. Gesundheitsbericht für die Bundesrepublik Deutschland. Berlin: Verlag Robert Koch Institut.

Kruse, A./Knappe, E./Schulz-Nieswandt, F./Wschwartz, F.W./Wilbers, J. (2003): Kostenentwicklung im Gesundheitswesen: Verursachen ältere Menschen höhere Gesundheitskosten? Stuttgart: AOK Baden-Württemberg.

Manton, K.G./Stallard, E./Corder, L.S. (1997): Changes in the age dependence of mortality and disability: cohort and other determinants. Demgraphy, 34, 135–157.

Mayer, K.U./Wagner M. (1996): Lebenslagen und soziale Ungleichheit im Alter. In K.U. Mayer/P.B. Baltes (Hg.), Die Berliner Altersstudie. Berlin: Akademie, 251–276.

McAuley, E./Rudolph, D. (1995): Physical activity, aging and psychological well-being. Journal of Aging and Physical Activity, 3, 67–96.

Meusel, H. (1999): Sport für Ältere. Bewegung – Sportarten – Training. Stuttgart: Schattauer.

Moreiras, O./van Staveren, W.A./Amorim Cruz, J.A./Carbajal, A./de Henauw, S./Grunenberger, F. (1996): Longitudinal changes in the intake of energy and macronutrients of elderly Europeans. European Journal of Clinical Nutrition, 50, Suppl. 2, 77–85.

Renteln-Kruse, W.v./Anders, J./Dapp, U./Meier-Baumgartner, H.P. (2003): Präventive Hausbesuche durch eine speziell fortgebildete Pflegefachkraft bei 60-jährigen und älteren Personen in Hamburg. Zeitschrift für Gerontologie & Geriatrie, 36, 378–391.

Rowe, J.W./Kahn, R.L. (1998): Successful aging. New York: Pantheon Books.

Schroll, K./Carbajal, A./Decarli, B./Martins, I./Grunenberger, F./Blauw, Y.H. (1996): Food patterns of elderly Europeans. European Journal of Clinical Nutrition, 50, Suppl. 2, 86–100.

Skelton, D.A. (2001): Effects of physical activity on postural stability. Age and Ageing, 30, 33–39.

Steinhagen-Thiessen, E./Borchelt, M. (1996): Morbidität, Medikation und Funktionalität im Alter. In K.U. Mayer/P. Baltes (Hg.): Die Berliner Altersstudie. Berlin: Akademie Verlag, 151–184.

Strawbridge, W.J./Cohen, R.D./Shema, S.J./Kaplan, G.A. (1996): Successful aging: predictors and associated activities. American Journal of Epidemiology, 144, 135–141.

Stuck, A. (2001): Präventive Hausbesuche mit geriatrischem Assessment. In E. Steinhagen-Thiessen (Hg.): Das geriatrische Assessment. Stuttgart: Schattauer, 155–167.

Stuck, A.E./Rubenstein, L.Z./Steiner, A.E. (1993): Inhome preventive health care for older persons: results of a 3-year-randomized controlled study. The Gerontologist, 33, 309–310.

Unger, R. (2002): Soziale Differenzierung der aktiven Lebenserwartung im internationalen Vergleich. Phil. Dissertation. Heidelberg: Ruprecht-Karls-Universität.

Volkert, D. (1997): Ernährung im Alter. Wiesbaden: Quelle & Meyer.

Walter, U./Schwartz, F.W./Seidler, A. (1999): Alter und Krankheit aus sozialmedizinischer Sicht. In B. Jansen/F. Karl/H. Radebold/R. Schmitz-Scherzer (Hg.), Soziale Gerontologie. Weinheim: Beltz, 230–255.

Williamson, J./Stokoe, I.H./Gray, S. (1964): Old people at home: Their unreported needs. Lancet, 1, 1117–1120.

Wilso, R.S./Bennett, D.A./Beckett, L.A./Morris, M.C./Gilley, D.W./Bienais, J.L./Scherr, P.A./Evans, D.A. (1999): Cognitive activity in older persons from a geographically defined population. Journal of Gerontology, 54, 155–160.

Leseempfehlungen

Kruse, A. (2002): Gesund altern. Stand der Prävention und Entwicklung ergänzender Präventionsstrategien. Baden-Baden: Nomos.

Meusel, H. (1999): Sport für Ältere. Bewegung – Sportarten – Training. Stuttgart: Schattauer.

Rowe, J.H./Kahn, R.L. (1998): Successful aging. New York: Pantheon.

3. Spezifische Prävention epidemiologisch relevanter Störungen und Krankheiten

3.1 Prävention von Bewegungsstörungen

Wildor Hollmann

Die Medizin befindet sich heute zweifellos in der größten Umbruchsituation ihrer Geschichte. Es handelt sich um die **Verlagerung der Schwerpunkte** in Forschung, Lehre und Praxis von der Therapie auf die Prävention. Es wird in zukünftigen Jahrzehnten weniger darauf ankommen, eine Krankheit zu heilen – das wird gewissermaßen eine Selbstverständlichkeit sein – als vielmehr das Auftreten einer Erkrankung zu verhüten. Der Fortschritt des Wissens, kombiniert mit dem der technischen Entwicklungen, wird mit Sicherheit eines nahenden Tages die Medizin in den gewünschten Stand versetzen.

Im Vordergrund sowohl des individuellen als auch des allgemein gesellschaftlichen Interesses stehen Herz-Kreislauferkrankungen, Stoffwechselkrankheiten, Krebsleiden, Schäden am Halte- und Bewegungsapparat sowie altersbedingte, körperliche und geistige Leistungseinbußen. In allen genannten Fällen kommt heute schon der Prävention eine wesentliche Rolle zu. Dabei wird im Folgenden nur von der Begegnung des **Risikofaktors „Bewegungsmangel"** die Rede sein.

3.1.1 Der Weg zur Präventivmedizin

Neue ärztliche Erkenntnisse beruhen in der Vergangenheit primär auf der klinischen Beobachtung von Krankheitsbildern. Hiervon wurde oftmals der Wunsch nach Tierversuchen laut, um den beim kranken Menschen beobachteten Details näher auf den Grund zu gehen und gegebenenfalls Möglichkeiten der Therapie im Tierversuch zu entwickeln. Es schloss sich die experimentelle Untersuchung am gesunden Menschen an, um physiologische Reaktionen auf gegebene Reize – im Gegensatz zu pathologischen Bildern – ermitteln zu können. Gegebenenfalls wiederholte man diese Untersuchungen mit Patienten, die von der in Frage stehenden Krankheit befallen waren. Den Schlusspunkt in dieser Entwicklung setzten epidemiologische Studien, durchgeführt an breiten Bevölkerungskreisen über mehrere Jahre hinweg, welche dann die ärztliche Einschätzung und praktische Maßnahmen prägten (evidenzbasierte Medizin).

Die älteste und bewährteste kardiologische Untersuchungsreihe dieser Art ist die **Framingham-Studie**. Sie wurde 1948 entwickelt und startete praktisch 1949 (Kannel 1987). Aus dieser Studie entstand 1962 die erste Publikation, in welcher der Begriff „Risikofaktor" definiert wurde: Ein Faktor, dessen Abweichung von Normalwerten eine Gefährdung der betreffenden Person im Hinblick auf eine bestimmte Erkrankung anzeigt.

Der Faktor „Bewegungsmangel" stand anfangs nicht im Programm der Framingham-Studie. Erst in den 1970er Jahren begann man, dem Bewegungsmangel gezielte Beachtung zu schenken. Das war ca. 25 Jahre nach unseren experimentellen Untersuchungen über Bewegungsmangel und die Effekte von Minimal-Trainingsprogrammen. Speziell von US-amerikanischer Seite bestritt man lange Zeit jede gesundheitliche Bedeutung von Bewegungsmangel bzw. körperlichem Training. Führende amerikanische Epidemiologen vertraten in Wort und Publikation in den 1960er und 1970er Jahren die gesundheitsbezogene Bedeutungslosigkeit von Sport (Heyden 1974). Im Gegensatz hierzu hatten vor allem deutsche und skandinavische sportmedizinische Arbeitskreise auf experimenteller Basis naturwissenschaftlich gesicherte Faktoren zur **Prävention von Herz-Kreislaufkrankheiten** durch körperliches Training beschrieben (Mellerowicz 1956, 1960; Hollmann 1959, 1965; Reindell et al. 1960; Roskamm et al. 1966; Astrand und Rodahl 1974; Saltin 1977; Knipping et al. 1955, 1960; Nöcker 1971). Es waren die ersten, auch aus sportmedizinischer Sicht fundierten epidemiologischen Studien, welche sich international mit ihren Befunden durchsetzten, wonach Bewegungsmangel eine erhöhte Mortalitäts- und Herzinfarktrate nach sich ziehen würde, während aerobes Ausdauertraining das Gegenteil bewirkte (Paffenbarger et al. 1993; Morris et al. 1980). Es folgten u.a. epidemiologische Studien von Blair et al. (1989), Hakim et al. (1999), Hein et al. (1992), Kaplan et al. (1996), Lee et al. (2001), Lynsch et al. (1996), Manson et al. (1999), Sandvik et al. (1993), Stamler et al. (1999).

Erst seit Anfang der 1990er Jahre gilt **körperliche Inaktivität als gesicherter Risikofaktor**. Einschlägige Statements erschienen seitens des Weltverbandes für Sportmedizin (FIMS) und des Royal College of Physicians in Großbritannien 1991, der American Heart Association 1992, und vor allem eine gemeinsame Erklärung der Weltgesundheitsorganisation (WHO) und des Weltverbandes für Sportmedizin (FIMS) in der Deklaration von Köln 1994. Seit 1998 wird auch von der Deutschen Gesellschaft für Kardiologie regelmäßige **körperliche Aktivität als Präventionsmaßnahme** empfohlen (WHO/FIMS 1994).

Die höchsten Kosten im Sozialwesen der USA verursachen Fettstoffwechselstörungen, an zweiter Stelle bereits Bewegungsmangel. Ähnliche Ergebnisse dürften für Deutschland zutreffen. 30 % aller Deutschen sind körperlich kaum aktiv, 45 % treiben keinerlei Sport, und nur 13 % bewegen sich soviel, dass ein präventiver Effekt gesichert erscheint.

3.1.2 Experimentelle Untersuchungen zum Bewegungsmangel

Unter Bewegungsmangel verstehen wir unserer Definition nach muskuläre Beanspruchung, die chronisch unterhalb einer Reizschwelle liegt, deren Überschreitung notwendig ist zur Entwicklung bzw. zum Erhalt einer durchschnittlichen funktionellen Kapazität. Anders formuliert: Bewegungsmangel ist bei einer gesunden Person von durchschnittlicher Leistungsfähigkeit die **chronische Unterlassung** einer Beanspruchung von mehr als 30 % der maximalen statischen Kraft bzw. etwa 50 % der maximalen Kreislaufleistungsfähigkeit (Hollmann 1965; Hollmann und Hettinger 2000).

Angesichts der von Jahr zu Jahr drastisch wachsenden Zahl von Herzinfarkttoten in der Bundesrepublik Deutschland in den 1950er Jahren stellten wir uns in der Medizinischen Universitätsklinik Köln 1955 die Frage, welche offenbar lebensstilbedingten Faktoren hierfür verantwortlich sein könnten. Bewegungsmangel oder körperliche Aktivität existierten in damaligen Überlegungen nicht. Darum begannen wir entsprechende experimentelle Untersuchungen. Gesunde männliche Sportstudenten unterzogen sich einer mehrtägigen bis mehrwöchigen absoluten Bettruhe. Die Befunde waren:

– Eine 9-tägige Bettruhe verursachte eine Abnahme der Leistungsfähigkeit von Herz, Kreislauf, Atmung und Stoffwechsel (maximale Sauerstoffaufnahme) um 16 %.
– Die röntgenologisch in zwei Ebenen an der liegenden Person bestimmte Herzgröße verminderte sich um 10 %.

3.1 Prävention von Bewegungsstörungen

- Bei einer standardisierten Belastung von 190 W auf dem Fahrradergometer waren in der 3. Arbeitsminute die Herzfrequenz, das Atemminutenvolumen und die Laktatbildung hoch signifikant erhöht.
- Nach einer 11- bzw. 28-tägigen Bettruhe verminderte sich das Blutvolumen um 530 bzw. 720 ml (Plasmavolumenverlust 490 bzw. 540 ml, Erythrozytenverlust 20 bzw. 190 ml) (Hollmann 1965).

Stoffwechseluntersuchungen betrafen Untersuchungen der Blutzuckerbelastungskurve von 20- bis 56-jährigen Personen nach 6- bis 20-wöchiger Bettruhe sowie nach 1- bis 4-wöchiger Gehfähigkeit. Im Staub-Traugott-Test wurden 30 g Glukose verabfolgt, was sich nach 60 Minuten wiederholte. Es ergab sich ein Verhalten der Blutzuckerbelastungskurve analog dem von Diabetikern bzw. Prädiabetikern. Nach einem 1- bis 4-wöchigen Gehtraining normalisierten sich die Befunde vollständig (Abb. 1; Hollmann 1965).

Zum Zeitpunkt der Untersuchungen (1963) war eine wissenschaftliche Erklärung dieser Stoffwechselbefunde noch nicht möglich. Heute ist jedoch bekannt, dass Bewegungsmangel die **Insulinrezeptoren**, welche sich speziell in den Skelettmuskelfasern Typ I (langsame Muskelfasern) befinden, zahlenmäßig hoch signifikant reduzieren und darüber hinaus eine verminderte Sensitivität für Insulin aufweisen. Dementsprechend muss die Bauchspeicheldrüse vermehrt Insulin produzieren, um durch einen höheren Insulin-Blutspiegel eine **Kohlenhydratdeponierung** in der Muskelzelle zu erreichen.

Insulin besitzt jedoch nicht nur segensreiche Folgen, sondern ein erhöhter Insulinspiegel im Blut besitzt gesundheitlich negative Auswirkungen auf Muskulatur, Fettgewebe, Leber und Gehirn. So bewirkt Insulin eine **Hemmung der Fettsäurenfreisetzung** aus Fettgewebe. Übergewicht und Fettleibigkeit (Adipositas) werden hierdurch gefördert. Die Leber wird durch hohe Insulinspiegel stimuliert, zusätzliche Blutfettsäuren in Transport-Triglyceride umzuwandeln. Eine Konsequenz kann die **Fettleber** sein mit weiter zunehmender Insulinunempfindlichkeit. Während normalerweise die Leber zwei Drittel des im Blut zirkulierenden Insulins abbaut, kann dies nun immer schlechter bewerkstelligt werden, womit Insulin länger in der Blutbahn verweilt. Um sich selbst vor einer Verfettung zu schützen, vermindert die Leber die LDL-Cholesterinrezeptoren an der Oberfläche der Leberzellen. Das Ergebnis ist eine verzögerte Ausfilterung von Cholesterin aus dem Blut mit Erhöhung des LDL-Cholesterinspiegels bei gleichzeitiger Behinderung der Entstehung von schützendem HDL-Cholesterin. Das gestörte Verhältnis von LDL- zu HDL-Cholesterin im Blut erhöht die Gefährdung in Richtung Herzinfarkt.

Werden über längere Zeit dem Körper mehr Energien (Kalorien) zugeführt, als es dem Energieverbrauch entspricht, resultiert **Übergewicht**. Es wird vielfach von einer **Hypertonie** begleitet. Eine hohe Insulinkonzentration im Blut regt in den Nieren die Wiederaufnahme von Kochsalz an, welches Wasser bindet. Das Ergebnis kann ein sogenannter

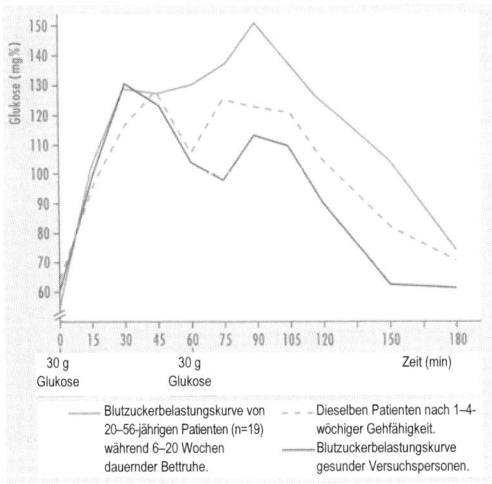

Abbildung 1: *Die Blutzuckerbelastungskurve von 20- bis 56-jährigen Patienten (n = 19) nach 6- bis 20-wöchiger Bettruhe sowie nach 1- bis 4-wöchiger Gehfähigkeit. Zum Vergleich die Blutzuckerbelastungskurven einer Gruppe gesunder Probanden (nach Hollmann 1965).*

Volumen-Bluthochdruck sein. Gleichzeitig wird das sympathische Nervensystem durch eine erhöhte Insulinkonzentration aktiviert. Das Resultat ist ein Widerstandshochdruck. Hypertrophie des Herzens und die Tendenz zu einer späteren **Herzmuskelinsuffizienz** können hierdurch ausgelöst werden.

Eine mehrtägige Bettruhe lässt ferner die Herzfrequenz ansteigen. Das bedeutet einen Mehrbedarf an Sauerstoff für den Herzmuskel. Liegt aber bereits eine Störung in der Sauerstoffversorgung des Herzmuskels vor, ist dieser Effekt denkbar unerwünscht. Darum formulierten wir bereits 1964/1965: **Bettruhe stellt keine Entlastung, sondern eine Belastung für das Herz dar** (Hollmann 1965; Hollmann und Hettinger 2000).

Führt Bewegungsmangel zum Übergewicht, entstehen schnell in der beschriebenen Form Hypertonie, Fettstoffwechselstörungen und schließlich der Diabetes mellitus Typ 2. Man spricht von einem „**metabolischen Syndrom**". Seine Auswirkungen beschränken sich nicht auf die Körperperipherie, sondern betreffen auch das Gehirn, in welchem Fehlsteuerungen auftreten.

Das summarische Ergebnis zahlreicher Regulationsstörungen ist die **Arteriosklerose**. Einstmals als „Alterserscheinung" angesehen, wissen wir heute, dass es sich um einen pathologischen Prozess handelt, der schon in den ersten Lebensjahrzehnten einsetzen kann. Als ein gesundheitlich negatives Ergebnis des Sauerstoffstoffwechsels (aerober Stoffwechsel) entstehen sogenannte „freie Radikale". Es handelt sich um Substanzen, die als „Elektronenräuber" tätig werden und u.a. Zellmembranen schädigen. Sie oxidieren das LDL-Cholesterin, welches sich an die Arterienwand anheftet. Immunologische Reaktionen veranlassen eine vermehrte Funktion von „Fresszellen" des Immunsystems, die in die Gefäßwand einwandern. Dort wandeln sie sich zu sogenannten Schaumzellen um mit nachfolgender chronischer Entzündungsreaktion. Es findet nun eine vermehrte Proliferation von Bindegewebs- und Muskelzellen statt mit zunehmender Verkalkung. Diese fibrösen Plaques buckeln sich in das Gefäßinnere vor und beengen die Blutstrombahn. Ein Aufplatzen des Plaques führt zum Versuch der lokalen Blutungsstillung mit Anlagerung von Thrombozyten, wodurch die Gefäßwandveränderung bis zu einem totalen Verschluss führen kann. Die Mehrzahl aller **Herzinfarkte** basiert auf diesem Vorgang.

Die entscheidenden Risikofaktoren für die Arteriosklerose sind das **metabolische Syndrom** (Bewegungsmangel, Übergewicht, Fettstoffwechselstörung, Hypertonie, erhöhter Insulinspiegel) sowie Rauchen und übermäßiger Alkoholkonsum. Eine besondere Bedeutung aber kommt dabei sicherlich dem Bewegungsmangel zu, da er letztlich der Auslöser ist für die Entstehung des Grundübels, nämlich einem Missverhältnis zwischen Energiezufuhr und Energieverbrauch des Körpers.

3.1.3 Experimentelle Untersuchungen zum körperlichen Training

Die beschriebenen Untersuchungen zum Bewegungsmangel zählten international zu den ersten dieser Art. Ein medizinisches Wissen über Zusammenhänge mit der Gesundheit bestand damals noch nicht. Darum begannen wir 1958 im Kölner Institut für Kreislaufforschung und Sportmedizin mit gezielten experimentellen Untersuchungen zur Beantwortung der Frage: Welche Qualität, Quantität und Intensität einer Belastung ist notwendig, um **gesundheitlich wünschenswerte Adaptationen** im Körper zu erzielen? Es konnte sich keineswegs um Programme für den Leistungssportler handeln, sondern nur für sportungewohnte, an Bewegungsmangel leidende Personen. Ziel sollte es sein, mit einem Minimum an Zeitaufwand ein Maximum an gesundheitlich wertvoller Adaptation zu erzielen. Eine

3.1 Prävention von Bewegungsstörungen

Zusammenfassung der wichtigsten Resultate lautet:

- Es muss sich um **dynamische Beanspruchungen** von aerobem Charakter großer Muskelgruppen handeln (z.B. Gehen, Wandern, Laufen, Radfahren, Skilanglaufen, Schwimmen, Bergwandern, Treppensteigen).
- Bei untrainierten Personen können mit diesen Belastungsformen Trainingseffekte bereits mit einer solchen Belastungsintensität erzielt werden, welche bei männlichen und weiblichen Personen unterhalb des 50. Lebensjahres einer Pulsfrequenz von 110/min entsprechen. Das erfordert aber eine **mehrmals wöchentliche Belastung** von mindestens einer Stunde Dauer. Arbeitet man jedoch mit Herzfrequenzen von 150/min bei Personen unterhalb des 50. Lebensjahres, so lassen sich bereits bei einem täglich 5-minütigen Training nach einigen Wochen nennenswerte Herz-Kreislaufanpassungen registrieren. Eine täglich 10-minütige Belastung mit einer Pulsfrequenz von 150 bis 160/min (= 70 % der maximalen Herz-Kreislaufleistungsfähigkeit) unterscheidet sich hämodynamisch nach einem 8- bis 10-wöchigem Training nur unwesentlich von einer 20- bis 30-minütigen Arbeitsdauer.
- Mit derartigen **Minimal-Trainigsprogrammen** erreicht man, wie sich in den 1970er Jahren herausstellte, im Wesentlichen jedoch nur das Herz-Kreislaufsystem sowie die Atmung (Abb. 2). Der Stoffwechsel bleibt hiervon weitgehend unberührt. Nachdem 1969 erstmals die Differenzierung zwischen HDL-, LDL- und VLDL-Cholesterin beschrieben worden war, konnte festgestellt werden, dass zur Vergrößerung des gesundheitlich nützlichen HDL und zur Verminderung des gesundheitlich schädlichen LDL die genannte Belastungsdauer unzureichend war. Man musste wenigstens 20 Minuten, besser 25 Minuten als Minimum trainieren, um solche metabolischen Effekte erzielen zu können (Dufaux et al. 1979, 1982).

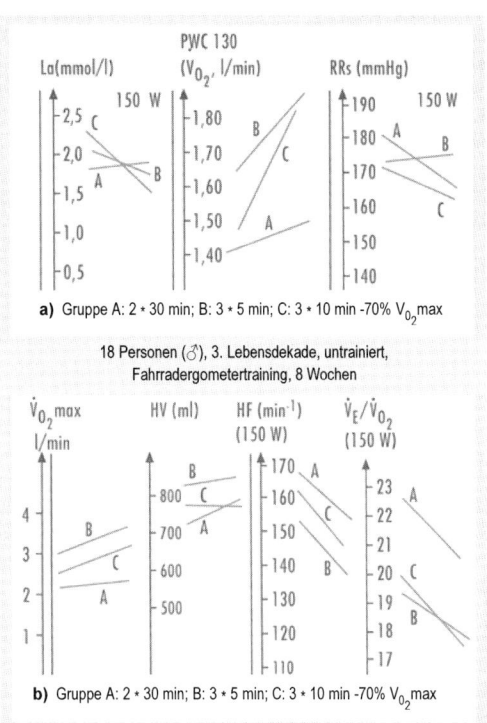

Abbildung 2: *Der Einfluss unterschiedlicher Minimal-Trainingsprogramme (Gruppe A: 2 Mal wöchentlich 30 min, Gruppe B: 3 Mal wöchentlich 5 min, Gruppe C: 3 Mal wöchentlich 10 min, Belastungsintensität jeweils 70 % der individuellen maximalen Sauerstoffaufnahme) auf untrainiert gewesene männliche Personen des 3. Lebensjehnts. Die Belastungen erfolgten im Sitzen auf dem Fahrradergometer (HV = Herzvolumen; HF = Herzfrequenz; V_E/V_{O_2} = Atemäquivalent; PWC 130 = O_2-Aufnahme bei Herzfrequenz 130/min; RRs = systolischer Blutdruck; nach Hollmann und Schwarz 1965).*

Eine Pulsfrequenz von 130/min stellt bei untrainierten männlichen und weiblichen Personen unterhalb des 50. Lebensjahres einen guten Kompromiss dar zwischen Beanspruchungsgefühl einerseits, notwendiger Belastungsdauer und dennoch zu erzielendem Trainingseffekt andererseits. Aus diesen Erfahrungen gelangten wir zu der Empfehlung, sich bei den genannten körperlichen Betätigungsformen im Hinblick auf die Belastungsintensität nach der Faustregel zu richten: 180 minus Lebensalter in Jahren = Pulsfrequenz im Training (Ein 70-Jähriger sollte danach z.B. mit der Pulsfrequenz 110/min sein Programm absolvieren, ein 10-Jähriger mit

170/min). Dabei wird eine Ruhepulsfrequenz von 60–70/min vorausgesetzt (Hollmann 1965; Hollmann und Hettinger 2000).

Die Amerikanische Gesellschaft für Herz- und Kreislaufforschung (1990) und das Amerikanische College für Sportmedizin (1990) geben als Empfehlungen an: Es sollten körperliche Betätigungsformen bzw. Sportarten mit Ansprüchen auf allgemeine **aerobe dynamische Ausdauer mindestens dreimal wöchentlich** durchgeführt werden, wobei die Belastungsintensität Pulszahlen um 130/min entsprechen sollte bei einer Belastungsdauer von jeweils mindestens 30–60 min. Diese Angaben stimmen also weitgehend mit unseren Vorschlägen aus den 1960er und 1970er Jahren überein.

Seit ca. eineinhalb Jahrzehnten bevorzugt man in der Präventivmedizin die Ausdrucksweise „Körperliche Aktivität" gegenüber „Sport" oder „Training" (Löllgen 2003). Der Grund besteht darin, dass allein schon die **systematische Ausnutzung von Ausdauerbeanspruchungen** im Alltagsleben die Wahrscheinlichkeit des Auftretens von Herz-Kreislauferkrankungen signifikant verringert und die Lebenserwartung verlängert. Eine dieser Maßnahmen stellt das **Treppensteigen** dar. Bereits in den 1970er Jahren konnten wir feststellen, dass auch hiermit hoch signifikante Verbesserungen der kardiopulmonalen Leistungsfähigkeit zu erreichen sind (Hollmann und Hettinger 2000). Die heutigen Faustregeln lauten: ein Minimum von täglich 200 erstiegenen Treppenstufen verhindert Erscheinungen von Bewegungsmangel im Bereich von Herz, Kreislauf, Atmung, Stoffwechsel und hormonelle Steuerung. 600 Treppenstufen täglich lassen bei Personen von durchschnittlicher Leistungsfähigkeit signifikante Leistungssteigerungen erkennen. Bezüglich der Beanspruchungsintensität gilt auch hier die oben genannte Pulsfrequenz-Faustregel, falls es sich um gesunde Personen handelt. Liegen pathologische Veränderungen vor, können nur individuelle, niemals generelle ärztliche Empfehlungen ausgesprochen werden.

3.1.4 Die motorischen Hauptbeanspruchungsformen

Auf der Basis unserer experimentellen Erfahrungen formulierten wir 1967 fünf motorische Hauptbeanspruchungsformen:

– Koordination,
– Flexibilität,
– Kraft,
– Schnelligkeit,
– Ausdauer.

Hiervon sind dynamische Kraft und Schnelligkeit physikalisch exakt definierbare Begriffe, nicht aber statische Kraft oder Ausdauer. Alle Begriffe haben hingegen das psychosomatische Moment gemeinsam.

Die begriffliche Trennung ist aus theoretischen und praktischen Gründen wichtig. Ein Charakteristikum des lebenden Organismus ist seine spezifische Reaktionsmöglichkeit. Eine Anpassung erfolgt stets in Ausrichtung auf die Art des Reizes. Daher kann eine Reizqualität nicht oder nur ungenügend durch eine andere ersetzt werden.

Koordination

Der Definition nach verstehen wir unter der Koordination das **Zusammenwirken von Zentralnervensystem und Skelettmuskulatur** innerhalb eines gezielten Bewegungsablaufes (populäre Begriffe hierzu sind Geschicklichkeit und Gewandtheit, in Verbindung mit einem Gerät Technik). Bewegungsmangel lässt die koordinative Qualität absinken. Die Konsequenz ist ein vergrößerter Sauerstoff- und damit Energieverbrauch für eine gegebene physikalische Leistung. Durch Übung des betreffenden Bewegungsablaufes kann gegebenenfalls bis in ein hohes Alter eine hohe qualitative Leistungsfähigkeit aufrechterhalten werden.

Maßnahmen zum Erhalt oder zur Vergrößerung der koordinativen Qualität speziell beim älteren und alten Menschen sind: Das Gehen über eine gedachte schmale Linie (z.B. Teppichrand), Rückwärtsgehen, Rückwärtsgehen verbunden mit Rückwärtszählen, Ballwerfen und -fangen.

Von **Geschicklichkeits- und Gewandtheitsübungen** profitiert vor allem das **Zentralnervensystem**, insbesondere das Gehirn. Jede Bewegung führt im zugehörigen regionalen Gehirnabschnitt zu einer Mehrdurchblutung. Sie wird begleitet von der vermehrten Produktion zahlreicher Nervenübertragungsstoffe (Neurotransmitter) sowie von Nervenwachstumsfaktoren, ferner von Neuproduktionen von Nervenzellen im Gehirn. Aus letzterem Grund sind selbst koordinative Beanspruchungen kleiner Muskelgruppen wie beim **Klavierspielen** – hier ist nur 2 % der Körpermasse im Einsatz – von erheblicher Bedeutung für die Gehirn- und damit auch geistige Schulung, weil die menschlichen Finger in einer Größenordnung von ca. 50–60 % des Gehirns repräsentiert sind. Kleine Ursachen üben hier also eine große Wirkung aus. Alternsbedingten Verlusten kann vorgebeugt werden (Hollmann et al. 2003).

Flexibilität

Flexibilität stellt den willkürlichen Bewegungsbereich in einem oder in mehreren Gelenken dar. Eine Verbesserung ist durch dynamische und statische Dehnungsübungen möglich. Streckungsübungen (stretching) können vor sportlichen oder sonstigen körperlichen Beanspruchungen Verletzungen vorbeugen. Übertriebene Stretchingmaßnahmen beinhalten Schädigungsmöglichkeiten.

Kraft

Die Haupterscheinungsformen der Kraft beim Menschen sind **statische** und **dynamische** **Kraft**. Basisform von zahlreichen unterschiedlichen Kraftbegriffen ist die statische Kraft. Man versteht darunter diejenige Spannung, die ein Muskel oder eine Muskelgruppe in einer gegebenen Position willkürlich gegen einen fixierten Widerstand auszuüben vermag.

Bewegungsmangel vermindert die Maximalkraft eines Muskels. Eine 8-tägige absolute Bettruhe lässt die Kraft der Skelettmuskulatur – je nach Ausgangszustand – zwischen 10 und 20 % abnehmen. Ursache ist vor allem eine **Abnahme des Muskelfaserquerschnitts** sowie der intermuskulären und der intramuskulären Koordination. Täglich 30-minütig durchgeführte, statische Beanspruchungen der Beinstreckmuskulatur gegen ein Fünftel der Maximalkraft über eine Zeitspanne von je einer Minute verringerte den Verlust an Muskelkraft um 80 %. Vergleichbares dynamisches Krafttraining war weniger wirksam.

Jenseits der 3. Lebensdekade nimmt die Kraft physiologischer Weise pro Lebensdekade um durchschnittlich 6 % ab. Ursachen sind vor allem eine durch zunehmende **körperliche Inaktivität** hervorgerufene Reduzierung des Muskelfaserquerschnitts sowie ein Absterben von schnellen Muskelfasern. Letzteres kann nicht durch Training kompensiert werden, ersteres hingegen nahezu vollständig. In Untersuchungen an 87- bis 96-jährigen männlichen Personen konnte eine Krafttrainierbarkeit nachgewiesen werden, welche prozentual der von jungen Menschen gleichwertig ist (Lexell und Downham 1992).

Vom gesundheitlichen Standpunkt aus ist eine gut erhaltene Skelettmuskulatur nicht nur bedeutsam für die Funktion des Halte- und Bewegungsapparates, sondern sie stellt auch die Voraussetzung dar zur physiologisch notwendigen Beanspruchung des kardiopulmonalen Systems sowie des Zentralnervensystems, insbesondere des Gehirns. Letztere Kenntnis ist das Forschungsergebnis der vergangenen ca. 10 Jahre. Es konnte ein intensives **Biofeedback-System** zwischen der Skelettmuskulatur und bestimmten Gehirngebieten registriert werden, insbesondere dem limbischen System, verbunden mit psychischen Auswirkungen. Es ist durchaus denkbar, dass manche im Alter auftretenden depressiven Zustände mit der Auswirkung von ungenügenden Stimulationen seitens des Muskelstoffwechsels auf bestimmte Gehirnbereiche zurückzuführen sind, wodurch sich biochemische und strukturelle Konstellationen im Gehirn ändern (Abb. 3).

Nach dem heutigen Wissensstand scheint es ausreichend zu sein, die großen Skelettmuskelgruppen 5- bis 10-mal täglich je 5 Sekunden lang mit einer Intensität von 70 % der Maximalkraft statisch zu belasten. Damit kann offenbar dem alternsbedingten Muskelabbau innerhalb der nächsten 24 Stunden entgegengewirkt werden.

Wichtig ist die Feststellung, dass es mit keiner Form von statischem Krafttraining möglich ist, gesundheitlich nützliche Adaptationen im Herz-Kreislauf-Atmungssystem zu erzielen. Man kann also mit Krafttraining dieser Art keine Trainingseffekte auf das Herz setzen. Hingegen kann sehr wohl der Stoffwechsel günstig beeinflusst werden, indem HDL-Cholesterin zunimmt, LDL- und Gesamtcholesterin abnimmt. Bei aeroben dynamischen Arbeiten sinkt darüber hinaus nach mehrwöchigem Krafttraining der Laktatspiegel, weil eine gegebene physikalische Leistung mit einer größeren Muskelmasse bestritten werden kann.

Der Vorteil des statischen Krafttrainings betrifft vor allem den Halte- und Bewegungsapparat. So kann einer Osteoporose vorgebeugt bzw. eine bestehende Osteoporose verbessert werden. Es konnten parallele Zusammenhänge zwischen alternsbedingtem Rückgang der

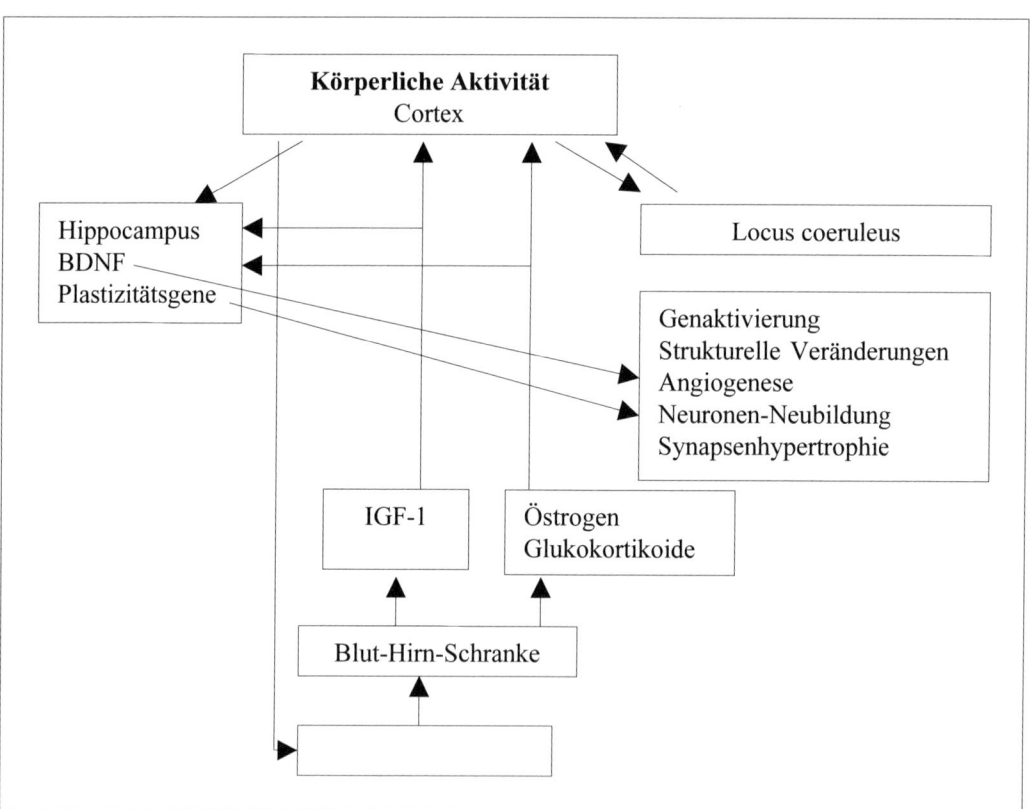

Abbildung 3: *Zusammenhänge zwischen dem Gehirncortex und der Körperperipherie bei körperlicher Aktivität und der Einfluss auf Faktoren zur Hirnplastizität (nach Hollmann et al. 2003).*

Skelettmuskulatur und einer Verminderung der Knochendichte beobachtet werden.

Schnelligkeit

Schnelligkeit beinhaltet die **pro Zeiteinheit zurückgelegte Wegstrecke**, im biologischen Bereich die Abwicklung einer gegebenen motorischen Aktion pro Zeiteinheit. Gleichgültig, ob es sich um zyklische oder azyklische Bewegungen handelt, stehen stets anaerobe Stoffwechselvorgänge im Zentrum. Das betrifft vor allem maximale dynamische Belastungen mit einer 40- bis 60-sekündigen Belastungsdauer (in der Leichtathletik z.B. 400-m-Lauf). Bei dieser Beanspruchungsform entstehen die höchsten Milchsäurewerte und die dementsprechend geringsten pH-Werte im Blut. Anaerobe Belastungen aber sind nicht gesundheitsfördernd. Darum werden sie hier nicht näher besprochen.

Ausdauer

Ausdauer ist identisch mit **Ermüdungs-Widerstandsfähigkeit**. Je nach Größenordnung der eingesetzten Muskulatur – weniger oder mehr als $\frac{1}{6}$ der gesamten Skelettmuskulatur – spricht man von lokaler Muskelausdauer oder allgemeiner Ausdauer. Weitere Differenzierungen erfolgen nach dynamisch und statisch bzw. aerob und anaerob.

Lokale aerobe dynamische Muskelausdauer liegt dann vor, wenn eine dynamische Arbeit mit kleinen bis mittelgroßen Muskelgruppen (z.B. eines Arms oder eines Beins) durchgeführt wird. Die lokale aerobe dynamische Muskelausdauer ist für die Präventivmedizin, die Bewegungstherapie und die Rehabilitation sowie für den Leistungssportler gleichermaßen von sehr großer Bedeutung. Hier spielen sich diejenigen Durchblutungs- und Stoffwechselmechanismen ab, für welche das **kardiopulmonale System** (Herz, Kreislauf, Atmung, hormonelle Steuerung) letztlich nur den Diener darstellt. Das primäre Regulanz ist in diesem Sinne die Körperperipherie, deren Bedarfsdeckung in möglichst kompletter und ökonomischer Weise die Aufgabe der zentralen Regulation darstellt.

Die physiologischen Grundlagen zur Verbesserung der lokalen aeroben dynamischen Ausdauer beruhen auf:

- Vergrößerung des intrazellulären O_2-Angebots,
- vermehrte Enzymaktivität des aeroben Stoffwechsels,
- Vermehrung des Myoglobins,
- Vergrößerung der lokalen Kohlenhydratdepots.

Das vermutlich wichtigste Moment für die Größenordnung der lokalen dynamischen Ausdauer ist das **lokale Durchblutungsvermögen**. Es kann durch dynamische Trainingsmaßnahmen der betreffenden Extremität hoch signifikant verbessert werden. Die trainingsbedingten Leistungssteigerungen beruhen auf:
- Verbesserung der Kapillarisierung
- (Erweiterung
- und Schlängelung vorhandener
- Kapillaren
- sowie echte Kapillarneubildung),
- Vergrößerung des Arteriolenquerschnitts,
- Zunahme des Mitochondrienvolumens,
- Vergrößerung der aeroben Enzymaktivität,
- Zunahme der Myoglobinmenge,
- Vergrößerung des intramuskulären Kohlenhydratdepots.

Die gesundheitliche Bedeutung dieser Adaptationen besteht in einer Verminderung des peripheren sympathischen Antriebs auf das Herz. Die Konsequenz ist unter anderem eine Verminderung von Herzfrequenz, systolischem Blutdruck und Katecholaminfreisetzung, was sauerstoffsparend wirkt für gegebene Herzleistungen.

Unter der allgemeinen aeroben dynamischen Ausdauer verstehen wir aerobe Ausdauerleistungen mittels dynamischer Arbeit unter Einsatz von mehr als $\frac{1}{7}$ bis $\frac{1}{6}$ der gesamten Skelettmuskulatur mit einer Zeitspanne von mehr als 3 Minuten.

Die zuverlässigsten Parameter zur Messung der allgemeinen aeroben dynamischen Ausdauer sind die **maximale Sauerstoffaufnahme/min** und die **aerob-anaerobe Schwelle** (2–4 mmol/l Laktat). Die wichtigsten leistungsbegrenzenden Einzelfaktoren dürften das maximale Herzminutenvolumen und die maximale Diffusionskapazität in den Lungen sein. Das maximale Herzzeitvolumen hängt bei einer gesunden Person einerseits von der Herzgröße (Herzvolumen), andererseits vom Schlagvolumen (Ejektionsfraktion des linken Ventrikels) ab.

Bewegungsmangel reduziert schon in wenigen Tagen das Herzvolumen und das Schlagvolumen, damit das maximal mögliche Herzzeitvolumen. Entsprechend sinkt die körperliche Leistungsfähigkeit. Dieser Befund geht einher mit einer Verminderung der Kapillarisierung sowohl in der Skelettmuskulatur als auch am Herzen sowie mit einem Rückgang des Mitochondrienvolumens in der Skelettmuskelzelle. Alle genannten Veränderungen begünstigen alterungsbedingte Leistungsrückgänge sowie in der früher beschriebenen Weise arteriosklerotische Gefäßveränderungen. Körperliches Training in der ebenfalls beschriebenen Form verbessert die Leistungsfähigkeit des Herzens, die Sauerstoffversorgung sowohl des Herzens als auch der Skelettmuskulatur, die Fließeigenschaften des Blutes, die biochemischen Funktionen des Gefäßendothels sowie den Fett und Kohlenhydratstoffwechsel (Abb. 4, 5, Tab. 1).

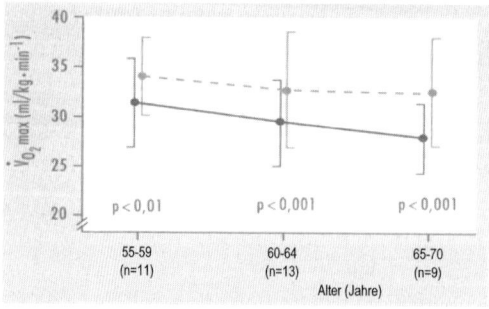

Abbildung 4: *Die maximale O_2-Aufnahme (ml/kg · min^{-1}) vor (———) und nach (-----) einem 8-wöchigen Ausdauertraining von jahrzehntelang untrainiert gewesenen männlichen Personen des 55.–70. Lebensjahres (nach Liesen et al. 1975)*

Altersbedingt geht die maximale Sauerstoffaufnahme jenseits der 3. Lebensdekade um durchschnittlich 8–10 % pro Lebensdekade zurück, falls kein Ausdauertraining betrieben wird. Ausdauertraining vermindert die Quote um die Hälfte (Abb. 6, S. 108).

3.1.5 Gehirn und körperliche Aktivität

Die heutigen bildgebenden Verfahren mit der Möglichkeit von Gedankendarstellungen im Gehirn haben auch das Wissen um den Einfluss von Bewegungsmangel einerseits, qualitativ und quantitativ unterschiedlicher körperlicher Aktivität andererseits auf das Gehirn sowie die Psyche und kognitive Leistungsfähigkeiten in ungeahntem Maße erweitert. Das neu entstandene interdisziplinäre Forschungsgebiet nennen wir **„Bewegungs-Neurowissenschaft"**. **Körperliche Inaktivität** begünstigt offenbar den Abbau von Synapsen, Dendriten und Spines und beeinträchtigt die kognitive Leistungsfähigkeit. Umgekehrt beeinflusst **körperliche Aktivität** Gehirnstrukturen und -funktionen. Jede dynamische aerobe muskuläre Beanspruchung veranlasst eine regionale Mehrdurchblutung in Gehirnabschnitten, verbunden mit einer vermehrten Produktion von Neurotransmittern und Nervenwachstumsfaktoren (Brain Derived Neurotrophic Factors = BDNF). Hierdurch wird körperliche Bewegung zu einem **stimulativen Faktor** für Synapsen- und Spinebildung sowie für die Neubildung von Neuronen im Gehirn. Veränderungen im metabolischen Geschehen des menschlichen Gehirns bei dosierter körperlicher Arbeit spielen hierbei ebenso eine Rolle wie endogene opioide Peptide, der Aminosäurentransport an der Blut-Hirn-Schranke und Neurotransmitterbeeinflussungen. Körperliche Bewegung **mobilisiert auch Genexpressionen** mit Auswirkungen auf die Gehirnplastizität. Für die positive psychische Beeinflussung durch körperliche Aktivität sind vermehrte Serotoninpro-

3.1 Prävention von Bewegungsstörungen

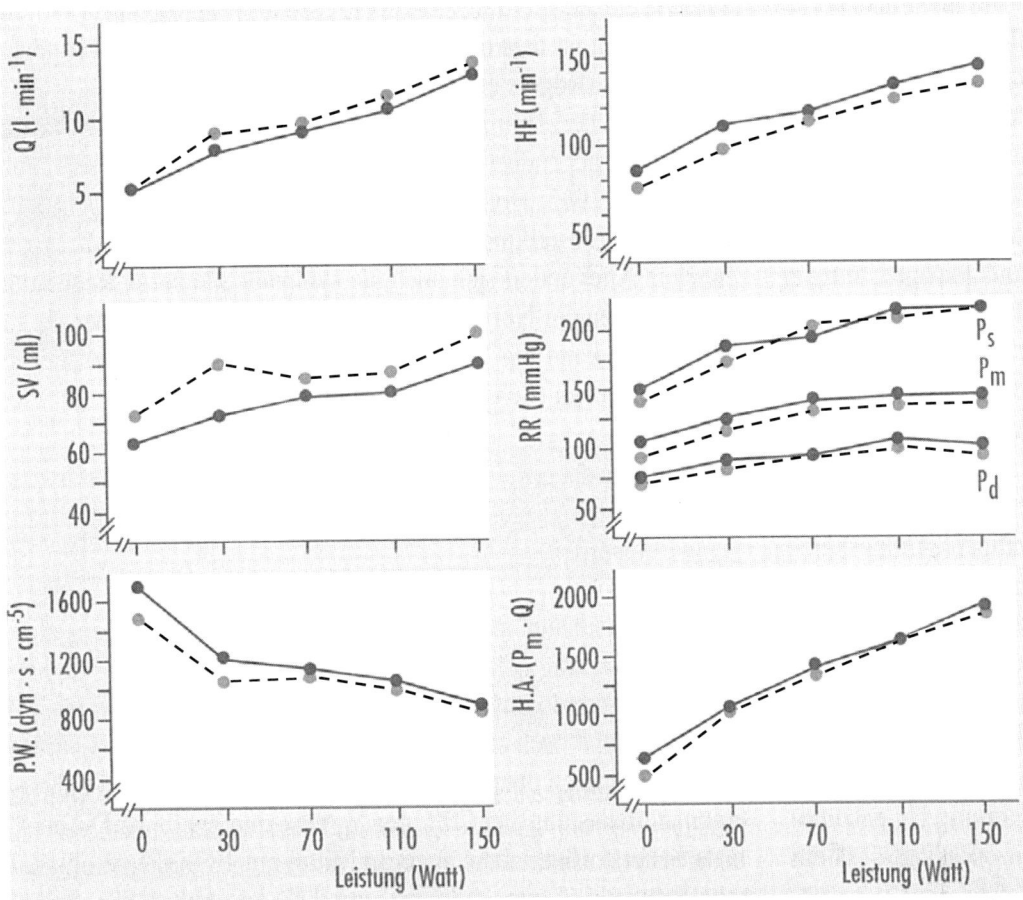

Abbildung 5: *Hämodynamische Messgrößen vor (——) und (– – –) nach einem 8-wöchigen Ausdauertraining des in Abbildung 4 genannten Personenkreises (Q = Herzzeitvolumen; SV = Herzschlagvolumen; P.W. = peripherer Widerstand; HA = Herzarbeit; HF = Herzfrequenz; RR = Blutdruck) (nach Rost et al. 1975)*

Tabelle 1: *Enzymaktivitäten im M. vastuts lat. vor und nach Ausdauertraining untrainiert gewesener männlicher Personen vom 55. bis 70. Lebensjahr. Die Qualität der Richtungsänderungen ist identisch mit der von jungen Menschen nach Training (A = vor Arbeit; B = nach Arbeit; die in Klammern angegebenen Zahlen beziehen sich auf die Probandenzahl) (nach Suominen et al. 1977)*

Enzyme		Vor Training (1)	pA-B	Nach Training (2)	pA-B	p1-2 (A)
CPK	(A)	1823 ± 90 (16)	<0,02	2001 ± 74 (16)	<0,001	<0,05
(μmol · g^{-1} · min^{-1})	(B)	1594 ± 102 (16)		1629 ± 106 (16)		
HK	(A)	0,548 ± 0,034 (22)	<0,001	0,540 ± 0,033 (22)	<0,01	n.s.
(μmol · g^{-1} · min^{-1})	(B)	0,404 ± 0,028 (22)		0,423 ± 0,038 (22)		
LDH	(A)	138,4 ± 10,0 (22)	<0,001	166,2 ± 12,9 (22)	<0,025	<0,025
(μmol · g^{-1} · min^{-1})	(B)	111,7 ± 6,2 (22)		147,0 ± 13,1 (22)		
MDH	(A)	144,3 ± 10,5 (22)	<0,025	208,6 ± 12,1 (22)	<0,001	<0,001
(μmol · g^{-1} · min^{-1})	(B)	126,9 ± 11,1 (22)		177,8 ± 13,6 (22)		
SDH	(A)	0,354 ± 0,017 (15)	n.s.	0,514 ± 0,028 (15)	<0,05	<0,001
(μmol · g^{-1} · min^{-1})	(B)	0,340 ± 0,017 (15)		0,458 ± 0,017 (15)		

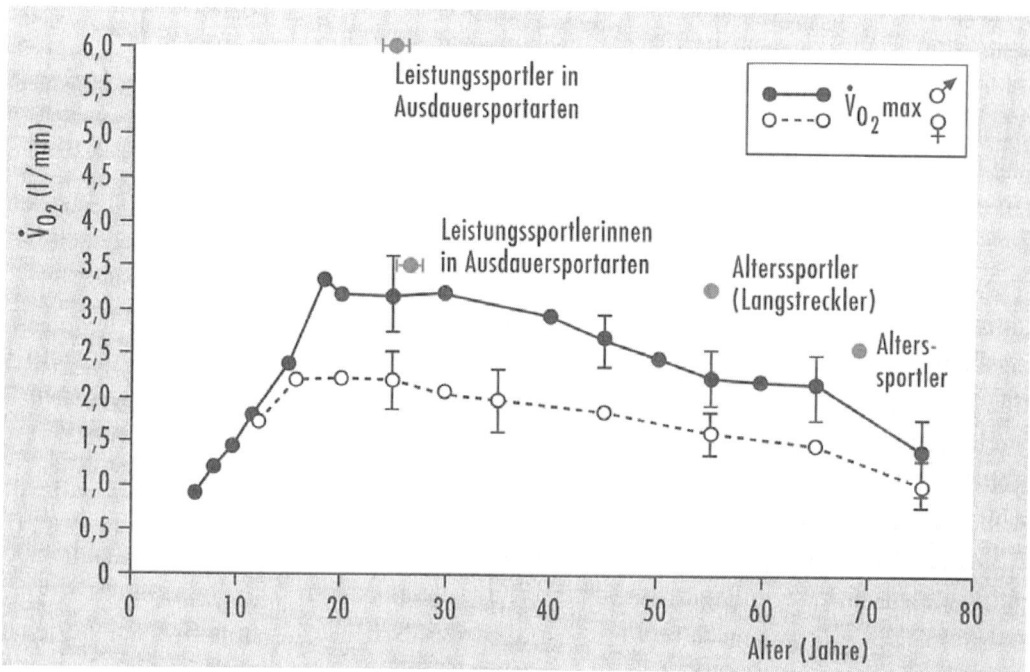

Abbildung 6: *Die maximale Sauerstoffaufnahme, das Bruttokriterium der Leistungsfähigkeit von Herz, Kreislauf, Atmung und Stoffwechsel, bei männlichen und weiblichen Personen vom 8. bis 80. Lebensjahr. Ausdauertrainierte Personen besitzen eine signifikant höhere maximale O_2-Aufnahme (n = 2834) (nach Hollmann 1963).*

duktion im limbischen System, verstärkte Ausschüttung von opioiden Peptiden und Dopaminwirkung verantwortlich. Hierdurch zählt körperliche Bewegung heute zu dem Standardinstrumentarium bei der **Therapie von Depression und Furcht**.

Sowohl aus gesundheitlichen als auch aus leistungsbezogenen Gründen kann darum eine Beanspruchung auf Koordination sowie auf aerobe dynamische Ausdauer zum Erhalt bzw. zur Verbesserung von Gehirnstrukturen, Gehirnleistungsfähigkeit und Gehirngesundheit ebenso empfohlen werden, wie es seit Jahrzehnten für das kardio-pulmonal-metabolische System geschieht.

Gäbe es ein Medikament, welches alle genannten Adaptationen hämodynamischer, metabolischer und psychischer Art an körperliche Bewegung in sich vereinigen würde – es würde wohl das Medikament des Jahrhunderts genannt werden. Leider steht seiner praktischen Anwendung das physikalische Gesetz der Trägheit im Wege.

Prüfungsfragen

1. Was ist Bewegungsmangel?
2. Durch welche Extremform von Bewegungsmangel lassen sich experimentelle Untersuchung zur gesundheitlichen Bedeutung durchführen?
3. Welches sind hämodynamische Auswirkungen von Bewegungsmangel (Herz, Kreislauf und Atmung)?
4. Welches sind stoffwechselbezogene Auswirkungen von Bewegungsmangel?
5. Welches sind die wichtigsten Effekte eines Minimal-Trainingsprogrammes für das Herz-Kreislaufsystem?
6. Welches sind die wichtigsten Effekte eines Minimal-Trainingsprogrammes auf den Stoffwechsel?
7. Wie ist ein allgemeines aerobes dynamisches Ausdauertrainingsprogramm beschaffen?
8. Was sind die motorischen Hauptbeanspruchungsformen?
9. Was besagen epidemiologische Studien über die gesundheitliche Bedeutung von Bewegungsmangel bzw. von körperlicher Aktivität?
10. Welches sind die Einflüsse von Bewegungsmangel bzw. von Beanspruchung auf Koordination und aerober Ausdauer auf das Gehirn?

Zitierte Literatur

Blair, S.H./Kohl, H.W./Paffenbarger, R.S./Clark, D.G./Cooper, K.H./Gibbons, L.W. (1989): Physical fitness and all-cause mortality. JAMA 262, 2395–2341.

Dufaux, B./Assmann, G./Hollmann, W. (1982): Plasmalipoproteins and physical activity: A review. International Journal of Sports Medicine 3, 122–128.

Dufaux, B./Liesen, H./Rost, R./Heck, H./Hollmann, W. (1979): Über den Einfluss eines Ausdauertraining auf die Serum-Lipoproteine unter besonderer Berücksichtigung der Alpha-Lipoproteine (HDL) bei jungen und älteren Personen. Deutsche Zeitschrift für Sportmedizin 30, 123–129.

Dufaux, B./Order, U./Hollmann, W. (1982): C-reaktives Protein und Immunkomplexe nach Belastung und Training. Deutsche Zeitschrift für Sportmedizin 14, 252–258.

Hakim, A.A./Curb, J.D./Petrovitch, H./Rodriguez, B.L./Yano, K./Ross, G.W./White, L.R./Abbott, R.D. (1999): Effects of walking on coronary heart disease in elderly men: The Honolulu Heart Program. Circulation 100, 9–13.

Hambrecht, R./Niebauer, J./Marburger, C./Grunze, M./Kalberer, B./Hauer K./Schlierf, G./Gübler, W./Schuler, G. (1993): Various intensities of leisure time physical activity in patients with coronary artery disease: Effects on cardiorespiratory fitness and progression of coronary atherosclerotic lesions. J Am Coll Cardiol 22, 468–472.

Heck, H./Rost, R./Hollmann, W. (1984): Normwerte des Blutdrucks bei der Fahrradergometrie. Deutsche Zeitschrift für Sportmedizin 35, 243–250.

Hein, H.O./Suadicani, P./Gyntelberg, F. (1992): Physical fitness or physical activity as a predictor of ischaemic heart disease? A 17-year follow up in the Copenhagen Male Study. J Int Med 232, 471–479.

Heyden, S. (1974): Risikofaktoren für das Herz. Mannheim: Boehringer.

Hollmann, W. (1959): Der Arbeits- und Trainingseinfluss auf Kreislauf und Atmung. Darmstadt: Steinkopff.

Hollmann, W. (1965): Körperliches Training als Prävention von Herz-Kreislaufkrankheiten (Hufeland-Preisarbeit 1964). Stuttgart: Hippokrates.

Hollmann, W./Hettinger, Th. (2000): Sportmedizin – Grundlagen für Arbeit, Training und Präventivmedizin. Stuttgart: Schattauer (4. Aufl.).

Hollmann, W./Strüder, H.K./Tagarakis C.V.M. (2003): Körperliche Aktivität fördert Gehirngesundheit und -leistungsfähigkeit – Übersicht und eigene Befunde. Nervenheilkunde 9.

Hollmann, W./Kurz, D./Mester, J. (Eds.) (2001): Current results on health and physical activity. Schorndorf-Stuttgart: Hofmann-Schattauer.

Kannel, W.B. (1987): New perspectives on cardiovascular risk factors. American Heart Journal 114, 213–223.

Kaplan, G.A./Strawbridge, W.J./Cohen, R.D./Hungeford, L.R. (1996): Natural history of leisure-time physical activity and its correlates: Associations with mortality from all causes and cardiovascular disease over 28 years. American Journal of Epidemiology 144, 793–797.

Lee, I.-M./Rexrode, K.M./Cook, N.R./Manson, J.E./Buring, J.E. (2001): Physical activity and coronary heart disease in women. JAMA 285, 1447–1454.

Lexell, J./Downham, D.Y. (1992): What is the effect of aging on type II muscle fibres? J Neurol Sci 107, 250–256.

Liesen, H./Hollmann, W. (1981): Ausdauersport und Stoffwechsel. Schorndorf: Hofmann.

Liesen, H./Hollmann, W. (1976): Leistungsverbesserung und Muskelstoffwechseladaptationen durch Ausdauertraining im Alter. Geriatr 6, 150–158.

Löllgen, H. (2003): Primärprävention kardialer Erkrankungen. Deutsches Ärzteblatt 100, A987–996.

Lynsch, J./Helmrich, S.P./Lakka, T.A./Kaplan, G.A./Cohen, R.D./Salonen, R./Salonen, J. (1996): Moderately intense physical activities and high levels of cardiorespiratory fitness reduce the risk of non-insulin-dependent diabetes mellitus in middle-aged men. Arch int Med 156, 1307–1314.

Mader, A. (1990): Aktive Belastungsadaptation und Regulation der Proteinsynthese auf zellulärer Ebene. Ein Beitrag zum Mechanismus der Trainingswirkung und der Kompensation von funktionellen Mehrbelastungen von Organen. Deutsche Zeitschrift für Sportmedizin 41, 40–48.

Manson, J.E./Hu, F.B./Rich-Edwards, J.W./Colditz, G.A./Stampfer, M.J./Willet, W.C./Speizer, F.E./Hennekens, C.H. (1999): A prospective study of walking as compared with wiggeries exercise in the prevention of coronary heart disease in women. New England Journal of Medicine 341, 650–658.

Morris, J.N./Clayton, D.G./Everitt, M.G./Semmence, A.M./Burgess, E.H. (1990): Exercise in leisure time: Coronary attack and death rates. Br Heart J 63, 325–334.

Paffenbarger, R.S./Hyde, R.T./Wing, A.L./Lee, I.-M./Jung, D.L./Kampert, J.B. (1993): The association of changes in physical activity and other lifestyle characteristics with mortality in men. New England Journal of Medicine 328, 538–545.

Rost, R./Hollmann, W./Schüller, H. (1976): Der Einfluss von körperlicher Aktivität auf das Blutdruckverhalten. Acta Cardiol 12/13, 121–128.

Rost, R./Dreisbach, W. (1975): Zur wissenschaftlichen Begründung körperlichen Trainings als Mittel der Prävention und Rehabilitation bei älteren Menschen. II: Veränderung im Bereich der zentralen Hämodynamik durch körperliches Training. Sportarzt und Sportmedizin 2, 26–34.

Sandvik, L./Erikssen, L./Thaulow, E./Erikssen, G./Mundal, R./Rodahl, K. (1993): Physical fitness as a predictor of mortality among healthy, middle-aged Norwegian men. New England Journal of Medicine 328, 553–557.

Schuler, G./Hambrecht, R. (1998): Sekundärprävention der koronaren Herzerkrankung: Die Rolle der Rehabilitation. Deutsches Ärzteblatt 95, A-1233–1240.

Sherman, S.E./D'Agostino, R.B./Silbershatz, H./Kannel, W.B. (1999): Comparison of past versus recent physical activity in the prevention of premature death and coronary artery disease. Am Heart J 138, 900–907.

Stamler, J./Stamler, R./Neaton, J.D./Wentworth, D./Daviglus, M./Garside D./Dyre, A.R./Liu, K./Greenland, P. (1999): Low risk-factor profile and long-term cardiovascular and nonvascular mortality and life expectancy. JAMA 282, 2012–2018.

Suominen, H./Heikkinen, E./Liesen, H./Michel, D./Hollmann, W. (1977): Effects of 8 weeks' endurance training on skeletal muscle metabolism in 56–70-year-old sedentary men. Eur J Appl Physiol 37, 173–179.

Völker, K. (1990): Das Blutdruckverhalten im statischen Stufentest und im ambulanten 24-h-Profil in Beziehung zur Blutdruckreaktion im Fahrradergometertest sowie das ANP-Verhalten bei unterschiedlichen Belastungsbedingungen. Habil.-Schrift Deutsche Sporthochschule, Köln.

Wannamathee, S.G./Sharper, A.G. (2001): Physical activity in the prevention of cardiovascular disease. Sports Med 31, 101–114.

WHO/FIMS (1994): Health promotion and physical activity. Declaration of Cologne. Joint meeting of WHO and FIMS. The Club of Cologne (Ed.), Sport und Buch Strauß, Köln.

Leseempfehlungen

Hollmann W./Hettinger Th. (2000): Sportmedizin – Grundlagen für Arbeit, Training und Präventivmedizin. Stuttgart: Schattauer (4. Aufl.).

Mensink, G. (1997): Movement and Circulation. – Population studies on physical activity and cardiovascular disease risk. Ponsen und Looijen BV, Wageningen/Holland.

The Club of Cologne (1996): Gesundheitsförderung und körperliche Aktivität. Ministerium für Arbeit, Gesundheit und Soziales des Landes NRW. Köln: Sport und Buch Strauß.

3.2 Prävention von Ernährungsstörungen

Volker Pudel

3.2.1 Gesunde und ungesunde Ernährung

Was heißt „gesunde Ernährung"?

Der menschliche Organismus benötigt eine **ausgewogene Ernährung** für seine Entwicklung, Gesunderhaltung und Leistungsfähigkeit. Unter ausgewogener Ernährung wird verstanden, dass alle **ernährungsphysiologischen Wirkstoffe in richtiger Dosierung** mit der täglichen Nahrung verzehrt werden. Dazu zählen die energieliefernden Makronährstoffe: Kohlenhydrate, Eiweiß und Fett sowie die Mikronährstoffe: Vitamine, Mineralstoffe und Spurenelemente. Zusätzlich müssen Ballaststoffe und sekundäre Pflanzenwirkstoffe sowie ausreichend Flüssigkeit aufgenommen werden. Eine ausgewogene Ernährung deckt den ernährungsphysiologischen Bedarf des Organismus. Diese Bedarfsparameter werden kontinuierlich erforscht. Den aktuellen Wissensstand veröffentlicht die Deutsche Gesellschaft für Ernährung e.V. (DGE) in regelmäßigen Abständen (Deutsche Gesellschaft für Ernährung 2003).

Der Mensch orientiert sich in seinem **Essverhalten** allerdings nicht an diesen Vorgaben der Ernährungswissenschaft, sondern reguliert sein Essverhalten über Motive, die durch verschiedene **Essbedürfnisse** gebildet werden. So kommt es zu einer Diskrepanz zwischen Bedarf und Bedürfnis, wenn die individuellen Essmotive ein Essverhalten steuern, das zu einer Ernährungsweise führt, die den **Bedarf des Organismus** nur teilweise oder mangelhaft erfüllt oder aber auch übersteigt. Resultate sind Fehl-, Mangel-, Unter- oder Überernährung, die zu Ernährungsstörungen führen (Pudel 2001).

Bedürfnisse des Menschen
definiert über Motive des Essverhaltens
>—> Diskrepanz —<—<
Bedarf des Organismus
definiert durch ernährungsphysiologische Parameter

Tabelle 1: *Auszug aus Tagesempfehlungen der Nährstoffzufuhr der Deutschen Gesellschaft für Ernährung (2003)*

Zielgruppe	Protein	Vitamin B_1	Vitamin B_2	Vitamin C	Calcium	Eisen	Jod	Zink
Männer 25–51 Jahre	59 g	1,2 mg	1,4 mg	100 mg	1000 mg	10 mg	180 µg	10 mg
Frauen 25–51 Jahre	47 g	1,0 mg	1,2 mg	100 mg	1000 mg	15 mg	180 µg	7 mg

Das Rationalitätsprinzip

Die Prävention von Ernährungsstörungen wurde jahrzehntelang versucht, indem der Bevölkerung Informationen übermittelt wurden, die den Bedarf des Organismus beschreiben. Diese Präventionsmaßnahmen basieren auf dem **Rationalitätsprinzip**, das davon ausgeht, dass „vernünftige Menschen vernünftige Informationen annehmen und sich anschließend vernünftig verhalten".

Offenbar versagt das Rationalitätsprinzip bei der Ernährung, denn die Ernährungsberichte, die die DGE alle vier Jahre publiziert, lassen keine Veränderung im bundesdeutschen Ernährungsverhalten erkennen.

Es bleibt auch zu fragen, wie und warum Informationen über den Ernährungsbedarf die Essbedürfnisse der Menschen beeinflussen sollten. Die Diskrepanz zwischen **Nährstoffbedarf** und **Essbedürfnissen**, die die Grundlage aller Ernährungsstörungen bildet, kann allein verringert werden, wenn die Essbedürfnisse modifiziert werden. Die Information über ernährungsphysiologische Bedarfsparameter hat offenbar wenig (oder keinen) Einfluss auf die Essbedürfnisse. So konnte Leitzmann schon 1979 in einer empirischen Vergleichsstudie die Hypothese, dass sich das Ernährungsverhalten von Studenten der Ernährungswissenschaft vom Ernährungsverhalten der Studenten anderer Fakultäten unterscheidet, nicht bestätigen.

Essen und Ernährung

In einer bevölkerungsrepräsentativen Erhebung wurden in zwei Stichproben die, bis auf einen Begriff, gleichen Fragen gestellt: „Worauf legen Sie bei Ihrer Ernährung den größten Wert?" vs. „Worauf legen Sie bei Ihrem Essen den größten Wert?" Die Antworten listet Abbildung 1 auf.

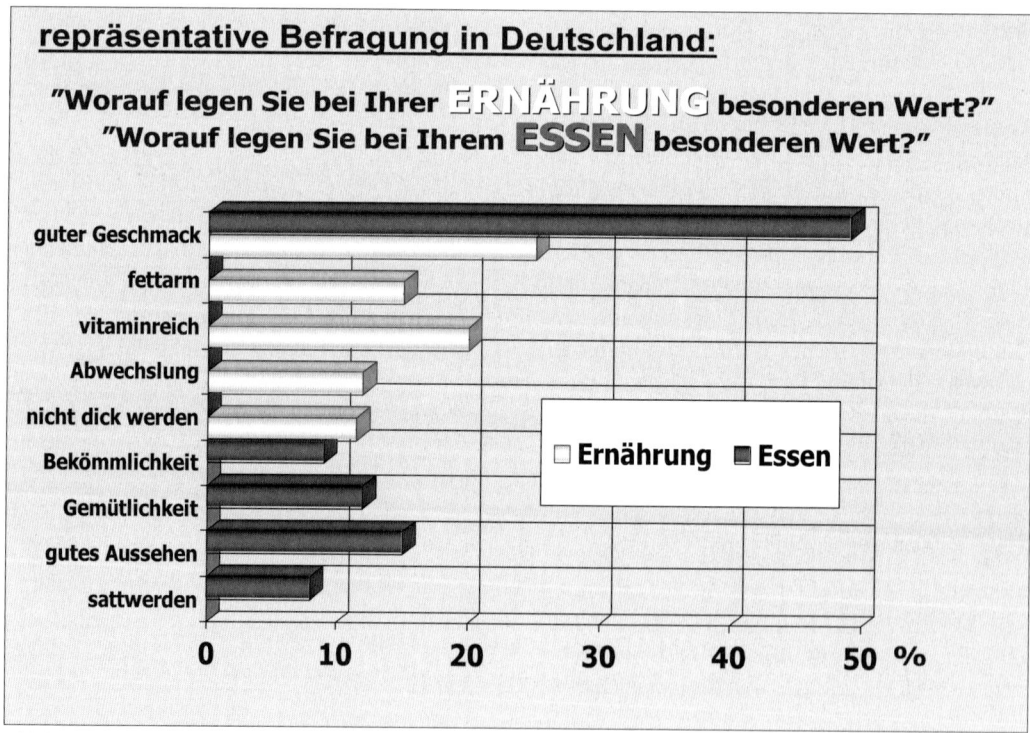

Abbildung 1: *Unterschiedliche Bedeutung von „Ernährung" und „Essen"*

3.2 Prävention von Ernährungsstörungen

Die Begriffe „Ernährung" und „Essen" führen zu völlig unterschiedlichen Assoziationen in der Bevölkerung. „Ernährung" führt zu kognitiv-rationalen Antworten, die in der **traditionellen Ernährungsaufklärung** immer wieder propagiert wurden. Der Begriff „Essen" dagegen wird mit emotionalen Bezügen verbunden. Da „Essen" und „Ernährung" im deutschen Sprachgebrauch keine Synonyme sind, wird verständlich, warum Ernährungsaufklärung wenig **präventive Wirkung** für das Essverhalten hatte, denn es ist nicht das Ernährungsverhalten, sondern das Essverhalten, um das es bei der Prävention geht. Die Deutsche Gesellschaft für Ernährung hat neben ihrem Logo auf dem Briefkopf nach dieser Untersuchung den Zusatz angebracht „Ihr Partner für Essen und Trinken" – damit wird bereits in der Ansprache der Bevölkerung deutlich, dass es nicht um Ernährung, sondern um Essen und Trinken geht.

Die Motive für das Essverhalten

Befragungen lassen eine Fülle an Motiven feststellen, die das Essverhalten der Bevölkerung intra- und interindividuell unterschiedlich nach Region, Tageszeit und Situation regulieren. Tabelle 2 gibt einen Überblick:

Tabelle 2: *Motive für das Essverhalten*

Geschmacksanspruch (Erdbeeren mit Schlagsahne sind der höchste Genuss)
Hungergefühl (ich habe einfach Hunger/ich muss das jetzt essen)
ökonomische Bedingungen (das ist im Sonderangebot, das kaufe ich)
Esskultur (morgens Brötchen mit Kaffee)
traditionelle Einflüsse (Omas Plätzchen zu Weihnachten)
Gewohnheiten (Ich esse immer eine Suppe vor der Mahlzeit)
emotionale Wirkung (ein Stück Kuchen in der Stresssituation)
soziale Gründe (bei Fondue lässt sich gut unterhalten)
sozialer Status (die Schulzes laden wir zu Hummer ein)
Angebotslage (man isst das Mensaessen, weil es dies gerade gibt)
Fitnessüberlegungen (soll gut fürs Joggen sein)
Schönheitsansprüche (halte Diät, um schlank zu bleiben)
Verträglichkeit (Grünkohl esse ich nicht, vertrage ich nicht)
Neugier (mal sehen, wie das schmeckt)
Angst vor Schaden (Rindfleisch esse ich nicht wegen BSE)
pädagogische Gründe (wenn Du Schularbeiten machst, bekommst Du ein Bonbon)
Krankheitserfordernisse (Zucker darf ich nicht essen, wegen meines Diabetes)
magische Zuweisungen (Sellerie esse ich für die Potenz)
pseudowissenschaftlich (Trennkost zum Abnehmen)
Gesundheitsüberlegungen (soll gesund sein, also esse ich das)

Essverhalten ist ein überwiegend durch Bedürfnisse emotional reguliertes Verhalten, das durch kognitiv-rationale Argumente wenig (oder nicht) beeinflusst wird.

3.2.2 Grundlagen und Formen der Ernährungsstörungen

Ernährungsstörungen entstehen durch ein Essverhalten, das die Bedarfsparameter des Organismus nicht erfüllt. Die Ursachen dieser Abweichungen liegen in individuellen Essbedürfnissen, die durch **Angebot von Lebensmitteln und Speisen**, aber auch durch **gesellschaftliche Rahmenbedingungen**, seltener durch **psychische Störungen** gebildet werden (Logue 1995). Zu der häufigsten Störung, die ihrerseits wiederum andere Krankheitsbilder auslösen kann, zählt:

Übergewicht und Adipositas

Adipositas entsteht, wenn die Energiebilanz langfristig positiv ist, d.h. es wird mehr Nahrungsenergie aufgenommen als verbraucht wird (Liebermeister 2002; Wirth 2000). Immobilität verringert den Energieverbrauch, Überernährung steigert die Energieaufnahme. Eine **Verringerung der Energieaufnahme** durch die Nahrung, eine **Steigerung der körperlichen Bewegung** zählen somit zu den wichtigsten präventiven Strategien. Die Fettspeicherung basiert auf evolutionsbiologischen Programmen, um durch Energiereserven in Notzeiten das Überleben zu sichern, was u.a. durch Zwillingsstudien nachgewiesen werden kann. Eineiige Zwillinge, auch wenn sie getrennt aufwachsen, ähneln sich im Körpergewicht stärker als zweieiige Zwillinge, die zusammen aufgewachsen sind (Bouchard, Trembley und Despres 1990; Stunkard et al. 1990).

Erst durch permanenten Überfluss entwickelt sich die **Fettspeicherung** zu einem **pathogenetischen Faktor**, der die Entstehung von Diabetes Typ-2, kardiovaskulären Erkrankungen oder Belastungen des Bewegungsapparates begünstigt. Die durch Adipositas ausgelösten Kosten werden auf 20 bis 40 Mrd. Euro/Jahr geschätzt (Liebermeister 2002). Die Prävalenz der Adipositas nimmt ständig zu – insbesondere auch bei Kindern und Jugendlichen, verstärkt durch die Immobilität, die die Einführung des Computers ausgelöst hat. Adipositas gilt in Deutschland „versicherungstechnisch" nicht als Krankheit, so dass die Behandlungskosten von den Kassen nicht übernommen werden (Pudel 2001).

Inzwischen ist bereits jede zweite Person in Deutschland übergewichtig, jede fünfte adipös (Wirth 2000). **Adipositas** und **Übergewicht** werden nach dem **Body Mass Index** (BMI) bestimmt (Definition des BMI S. 116). Nach einigen Quellen in den USA sind 20 % aller Jugendlicher bereits Prädiabetiker bzw. teilweise insulinresistent. Prävention und Gesundheitsförderung sind von elementarer Bedeutung für die zukünftige Finanzierbarkeit der sozialen Sicherungssysteme.

Damit stellt die Reduktion der Prävalenz von Übergewicht und Adipositas die wichtigste Herausforderung für die Gesundheitsförderung dar.

Weiterhin können hier die Störungen genannt werden, die aufgrund ihres psychopathologischen Hintergrundes nicht als Ernährungs-, sondern als Ess-Störungen bezeichnet werden (American Psychiatric Association 1994).

Bulimia nervosa – Essbrechsucht

Die **Bulimia nervosa** wurde erstmals 1978 von dem Londoner Psychiater Gerald Russell (1979) beschrieben. Die gesellschaftlichen Rahmenbedingungen mit ihrem extremen Schlankheitsideal, Mitte der 60er Jahre symbolisiert durch das magersüchtige Model „Twiggy", motivieren vor allem weibliche Jugendliche und junge Frauen, das **Schlankheitsideal durch Diäten** (seltener auch durch extreme sportliche Aktivität und/oder Abführmittel sowie Entwässerungspillen) zu erfüllen. Sie erleben **Heißhungerattacken**, auf die sie mit selbst herbeigeführtem Erbrechen reagieren. So erleben sie zunächst eine positive Verhaltensbilanz (sie können essen und ihre Figur halten), kommen aber dann in einen Teufelskreis, aus dem sie sich selbst nicht mehr befreien können. Bei mindestens zwei Heißhungerattacken pro Woche über zwei Monate ist die Diagnose „Bulimia nervosa" bestätigt (American Psychiatric Association 1994).

Anorexia nervosa – Magersucht

Die Anorexia nervosa, auch als **Pubertätsmagersucht** bezeichnet, manifestiert sich zumeist in der Pubertät. Die Mädchen verweigern das Essen, um die Frauenrolle nicht zu übernehmen, um „nicht so zu werden, wie die eigene Mutter". Hintergrund ist eine schwere Reifungskrise, die sich in der Nahrungsverweigerung Ausdruck verschafft. Es werden zwei Varianten unterschieden: die

restriktive Anorexie, die mit konsequenter Nahrungsverweigerung einher geht und die **bulimische Anorexie**, die heimliche Fressattacken mit anschließendem kompensatorischem Verhalten (z.B. Erbrechen) aufweist. Erkrankte Mädchen/Frauen müssen (zumeist stationär) behandelt werden. Eine besondere Schwierigkeit besteht darin, dass diese Patientinnen keinen Leidensdruck erleben und daher auch keine Therapiemotivation haben.

Binge Eating Disorder – psychogene Heißhungerattacken

Die Binge Eating Disorder ist eine vergleichsweise neu bekannt gewordene Essstörung, die ein der **Bulimia nervosa vergleichbares Symptombild** zeigt, ohne dass es zu einem kompensatorischen Verhalten nach der Heißhungerattacke kommt. Somit sind Patienten mit Binge Eating Disorder zumeist auch **übergewichtig**. Genaue Prävalenzzahlen sind nicht bekannt, Schätzungen belaufen sich auf ca. 20 bis 30 % der (zumeist weiblichen) Adipösen. Es wird angenommen, dass Menschen, die ein stark gezügeltes Essverhalten realisieren, vor allem in Stresssituationen, in denen die Selbstkontrolle herabgesetzt ist, diese intensiven Heißhungerattacken erleben, denen sie dann nicht mehr gegensteuern können. Damit könnte in der Binge Eating Disorder eine Verhaltensstörung vermutet werden, die durch extremes Diätverhalten und Nahrungsrestriktion begünstigt wird.

3.2.3 Präventionsziele

Ziel der Prävention von Ernährungsstörungen muss sein, die Entwicklung von **Essbedürfnissen** so zu gestalten, dass sie ein möglichst bedarfsgerechtes **Essverhalten** realisieren lassen.

Diese globale Zielbestimmung lässt sich einfach formulieren, aber nur schwer umsetzen, da eine Fülle von Einflussfaktoren auf die **Essbedürfnisse** einwirkt, die schwer beeinfluss- oder änderbar ist. Dazu zählen u.a. die Preispolitik des Lebensmittelhandels, die auf das ökonomische Motiv des Käufers zielt und damit die Auswahl der Lebensmittel mitbestimmt; aber auch die gesellschaftlichen Vorgaben des extremen **Schlankheitsideals** und die medialen Angebote, die versprechen, durch Diäten dieses Ideal erreichen zu können; bestimmte Elemente der deutschen **Esskultur** und überlieferte Traditionen, die nicht mehr die heutigen Anforderungen an Ernährung erfüllen; moderne Trends, wie z.B. die stark rückläufigen Küchen- und **Kochkenntnisse** und die daraus erwachsende Neigung, Halbfertig- oder Fertigprodukte zu essen oder die allgemein zunehmende Mobilität, die den Außer-Haus-Verzehr ansteigen lässt.

So sind **allgemeine Strategien** zur Gesundheitsförderung genauso wichtig wie **gezielte Maßnahmen** zur Prävention. Gesundheitsförderung betrifft die Gestaltung des individuellen Lebensstils, der Elemente anreichert, die grundsätzlich eine positive Wirkung auf gesundheitliches Wohlbefinden haben, wie z.B. körperliche Aktivität, ausgewogene Ernährung oder psychische Kompetenz. Präventive Maßnahmen zielen direkt auf den Abbau von individuellen oder **gesellschaftlichen Risikofaktoren**, die bekanntermaßen zu Gesundheitsstörungen führen können, wie Übergewicht oder Fehlernährung.

3.2.4 Präventionsmaßnahmen

Übergewicht

Die Therapieforschung der Adipositas weist Wege auf, die für die Prävention des Übergewichts genutzt werden können. Das evolutionsbiologische Programm, in Zeiten ausreichender Nahrung Fettreserven für Notzeiten anzulegen, ist (zur Zeit noch) nicht beeinflussbar. Daher müssen die entscheidenden Umweltfaktoren, Energieaufnahme und Energieabgabe, also **Essen und Bewegung**, zum Zielobjekt der präventiven Maßnahmen werden.

Eine ausgeglichene Energiebilanz ist für mehr als die Hälfte aller Deutschen nicht zu erreichen, da die Energieaufnahme zu hoch und/oder der Energieverbrauch zu gering ausfallen. Studien zeigen, dass insbesondere im hohen Fettverzehr, bei gleichzeitig verringerter Kohlenhydrataufnahme, der Grund für die Gewichtszunahme liegt. Durch technische Hilfen wie Verkehrsmittel, aber auch nach Einführung von Fernsehen und Computer ist die **Alltagsbewegung** drastisch reduziert worden. Beide Tendenzen schlagen sich gegenseitig verstärkend in einer positiven Energiebilanz nieder.

Definition von Übergewicht und Adipositas

Als Bewertungsindex gilt heute der Body Mass Index (BMI).

$$BMI = kg/m^2$$

In Deutschland haben mehr als 50 % der Bevölkerung einen BMI > 25, darunter knapp 20 % mit einem BMI > 30 (BGA 1994).

BMI	Bewertung
< 18,5	Untergewicht
18,5–25	Normalgewicht
25–30	Übergewicht (Therapie nur, wenn gewichtsabhängige Risikofaktoren vorliegen)
30–35	Adipositas Grad I (Indikation zur Therapie gegeben)
35–40	Adipositas Grad II
> 40	Adipositas Grad III

Die Prävention des Übergewichts hat grundsätzlich eine günstige Startposition, da durch das gesellschaftlich vorgegebene Schlankheitsideal eine ausgeprägte Motivation in der Bevölkerung besteht, schlank zu bleiben bzw. schlank zu werden. Auf eine Begründung für den gesundheitlichen Wert des Normalgewichts kann daher in der Übergewichtsprävention verzichtet werden. Genau diese Tatsache aber ist es, die der Prävention von Essstörungen ungünstige Voraussetzungen schafft.

Die Prävention des Übergewichts hätte bereits gewonnen, wenn bestimmte Überzeugungen in der Gesellschaft und viele Diätangebote, die als angeblich vorbeugende Maßnahmen eine große Breitenwirksamkeit erreicht haben, korrigiert würden. So ist die verbreitete Überzeugung, dass übergewichtige Menschen ihr Übergewicht schuldhaft selbst verursacht haben, eine **wissenschaftlich unhaltbare These**, die bei Betroffenen aber Selbstvorwürfe und Misserfolgserleben auslöst. Lebensumwelt und Genetik sprechen eher für eine schicksalhafte Entwicklung, der das Individuum aber nicht als unentrinnbares Schicksal ausgesetzt ist.

Umwelt- gegen Genwirkung

So ist davon auszugehen, dass sich der **Genpool** der deutschen Bevölkerung nach dem zweiten Weltkrieg bis heute nicht verändert hat, dennoch war die Adipositas in jener Zeit epidemiologisch kaum messbar. Das knappe Nahrungsangebot mit viel Kohlenhydraten, aber wenig Fett sowie die erhebliche körperliche Belastung waren die entscheidenden Umweltfaktoren, die die Manifestation von Übergewicht verhinderten. Auch in anderen Regionen der Welt, so z.B. in Asien und Japan ist die **Prävalenz des Übergewichts** deutlich geringer, u.a. weil dort traditionell in der landesüblichen Küche wenig Nahrungsfett verwendet wird.

Kalorienreduzierte Diäten, FdH und viele andere Diätkonzepte verursachen zwar initial eine Gewichtsabnahme, der jedoch in der Regel eine Wiederzunahme folgt (Jojo-Effekt). Dafür sind der Abbau von Muskelprotein, der zur Senkung des Grundsatzes führt, und unzureichendes Sättigungsgefühl durch zu geringe Nahrungsmengen, das zum Abbruch der Diät führt, u.a. verantwortlich.

Eine langfristig erfolgreiche Prävention der Adipositas muss der Bevölkerung Verhaltensstrategien empfehlen, die lebenslang realisierbar sind. Kurzfristige Maßnahmen, die nach Tagen oder Wochen wieder eingestellt werden, können keine präventive Wirkung haben.

Essen wird gelernt

Eine wichtige Bedeutung kommt den Lernprozessen zu, unter denen Kinder ihre Geschmacksvorlieben erwerben. Der **Mere Exposure Effekt** besagt, dass Menschen sich eine Speise nicht aussuchen, weil sie sie mögen, sondern sie mögen sie, weil sie diese essen (Logue 1995). Diese erfahrungsgestützte **Gewohnheitsbildung** erfährt jedes Kind, in dem es in der deutschen Esskultur aufwächst und Speisen „erlernt", die ihm angeboten werden. Kinder lernen zumeist über Beobachtungslernen, so dass das **Essverhalten** ihrer Eltern ein entscheidender Faktor ist, der das Essverhalten ihrer Kinder prägt. Mit der Lockerung des Familienverbandes spielen inzwischen auch Peer-Groups, aber auch andere Einflüsse, wie Fernsehen und Angebote im Supermarkt, eine deutlichere Rolle bei der Gestaltung der eigenen Geschmacksvorlieben, die im Kindesalter festgelegt werden und im späteren Leben nur schwer modifizierbar sind.

Es stellt sich überhaupt die Frage, ob die **Verhaltensprävention** der Adipositas eine geeignete Strategie sein kann, denn trotz vieler Aufklärungskampagnen und einem fast kollektiven Diätverhalten der Bevölkerung steigt die Prävalenz des Übergewichts kontinuierlich an. Der Verhaltensaufwand für den einzelnen Menschen, sich in einer immobilen Gesellschaft intensiver zu bewegen und trotz allgegenwärtigen Speisenangebotes beim Essen zu kontrollieren, ist extrem hoch und erfordert ein permanentes Verhaltensmanagement gegen biologische Programme. Hinzu kommt, dass die generell propagierten Verhaltensempfehlungen jeweils auf zeitlich begrenzte Diätmaßnahmen ausgerichtet sind, so dass der **Jojo-Effekt** die Regel und nicht die Ausnahme bildet.

Bisher liegen kaum Erfahrungen mit **verhältnispräventiven Maßnahmen** vor. Damit sind Veränderungen der **Lebensbedingungen** gemeint, die es erleichtern, eine ausgeglichene Energiebilanz zu erzielen. Die Verhältnisprävention wurde mit großem Erfolg im Straßenverkehr realisiert, in dem Unfalltote von 24.000 auf knapp 7.000 pro Jahr verringert werden konnten – obschon mehr Autos immer schneller fahren. Es wurde aber keine Verhaltensprävention (Appelle an Autofahrer) vorgenommen, sondern vielfache Verhältnisprävention durch Beplankung der Straßen, Antiblockier- und Rückhaltesysteme in Fahrzeugen sowie intelligente Verkehrsleitsysteme.

Trends könnten initiiert werden, um aus der immobilen Gesellschaft eine **mobile Gesellschaft** zu machen. Die Motivation, das Fahrrad als ideales Nahverkehrsmittel zu erleben, könnte mit Breitenwirkung gestärkt werden, wenn die Verkehrssituation durch Radwege optimiert wird. Lifts und Rolltreppen könnten zeitweise still gelegt werden. Dazu müsste ein Imagewandel einsetzen, der Menschen, die im Alltag körperlich aktiv sind, positiv darstellt. Schrittzähler, die in der Verhaltenstherapie als Messinstrumente körperlicher Bewegung nützliche Indikatoren sind, könnten zur Grundausstattung der „**bewegten Menschen**" werden wie der Tachometer am Fahrrad. Die Jogging- und Walkingwelle weist bereits in die richtige Richtung.

Übertragen auf das Essverhalten kann an veränderte Zusammensetzung von Lebensmitteln und Speisen gedacht werden, an optimierte Angebote der Außer-Haus-Verpflegung, beginnend in Kindergärten und Schulen. Eine der wesentlichen Ursachen der **Überernährung** ist eine hohe Fett- und geringe Kohlenhydrataufnahme. Übereinstimmend zeigen Studien, dass übergewichtige Kinder sowie Erwachsene mehr Fett, aber weniger Kohlenhydrate konsumieren. Fettreiche Speisen geben wenig Menge auf den Teller, zudem sättigen sie nicht so anhaltend wie kohlenhydratreiche Speisen. Acht Schokotrüffel liefern genau wie sechs Bananen 570 kcal.

Essverhalten wird nicht durch kognitive Information, sondern durch Training geprägt.

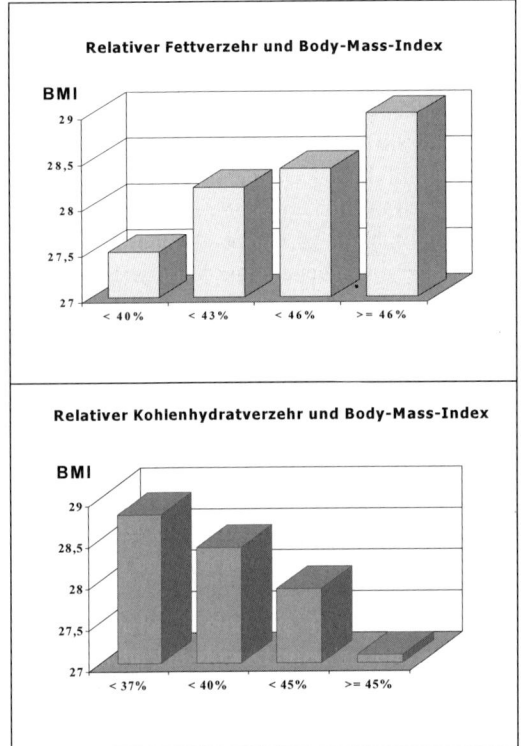

Abbildung 2: *Relativer Kohlenhydrat- und Fettverzehr (n = 200.000) nach Pudel und Westhöfer (1992)*

Der Mere Exposure Effect, diese **erfahrungsbedingte Gewohnheit** kann genutzt werden, um die Geschmackserwartungen von Kindern im Kindergarten zu bilden. Kinder lernen überwiegend ihr Essverhalten nicht über kognitive Information, sondern über Beobachtung. Eine bevölkerungsrepräsentative Erhebung hat belegt: Kinder und Jugendliche wissen viel, aber sie verhalten sich anders. So ist Vollkornbrot für sie ein Lebensmittel, das „stark macht", „gesund ist", aber sie mögen es nicht. Schokolade mögen sie, bewerten sie aber als „macht dick" und „ist nicht gesund" (Deutsche Gesellschaft für Ernährung 2003).

Ein ähnlicher Befund wurde für Erwachsene erhoben: Sie halten ausnahmslos Gemüse und Obst für „**gesund**", doch 80 % der Lebensmittel, die sie essen, erhalten die Bewertung „**ungesund**". Diese fachlich unzutreffende Einteilung der Lebensmittel in „gesunde" und „ungesunde" erschwert auch die Stabilisierung eines ausgewogenen Essverhaltens, da ständig festgestellt wird, dass man sich nicht gesund ernährt. Die zutreffende Bewertung des eigenen Essverhaltens über den Zeitraum einer Woche, in dem alle Lebensmittel ihren Platz haben können, ist in der Aufklärung der vergangenen Jahrzehnte nicht gelungen.

Die Verhaltensforschung konnte zeigen, dass die verbreitete **rigide Kontrolle** des eigenen Essverhaltens, zu der auch die kategoriale Einteilung in „gesund" und „ungesund" zählt, die Selbstkontrolle durch geringste Überschreitungen außer Kraft setzt. Der rigide Vorsatz „Nie mehr Schokolade" ist unter Überflussbedingungen kaum realisierbar. Nur ein einziges Stückchen setzt den absoluten Vorsatz außer Kraft, aktiviert den Gedanken „Jetzt ist es auch egal" und damit die Gegenregulation. Ein Phänomen, das auch die Heißhungerattacken bei der Bulimie in Gang setzen kann. Kommunikation über den Vorteil der **flexiblen Verhaltenskontrolle**, die über einen überschaubaren Zeitraum eine realistische Zielvorstellung anstrebt, könnte helfen, eigene Zielvorstellungen nachhaltiger zu erreichen (Westenhöfer, Stunkard und Pudel 1999; Westenhöfer 1992).

Essverhalten wird nicht kognitiv-rational, sondern überwiegend **emotional** reguliert. Statt einem Ernährungsunterricht sollte dem Training im Essverhalten vermehrt Bedeutung beigemessen werden. Der permanente Überfluss erfordert **flexible Verhaltenskontrollen**, die statt zu Misserfolgen wie nach rigiden Vorsätzen eher zu Erfolgen führen.

Bulimie, Anorexie, Binge Eating Disorder

Um die Inzidenz dieser Essstörungen präventiv zu reduzieren, sind keine erprobten Strategien bekannt. Die Krankheitsbilder, insbesondere die Bulimie und die Binge Eating Disorder, entwickeln sich auf einem gesellschaftlichen Hintergrund, der der attraktiven Figur einen hohen Stellenwert für **soziale Akzeptanz** und Selbstbewusstsein zumisst. So gilt seit Jahren ein Körpergewicht mit einem Body Mass Index (BMI) von weniger als 18 als wünschenswert, damit liegt die Vorgabe bereits im Bereich des objektiven Untergewichts. Erschwerend kommt hinzu, dass die seit Jahren propagierten **Diätmaßnahmen** zur Erzielung einer schlanken Figur die Gewichtsprobleme kontraproduktiv erschweren können.

Präventive Wirkung könnten langfristig mediale Kampagnen zeigen, die das „richtige Gewicht" im Bereich des BMI zwischen 18,5 und 25 als sozial akzeptabel erleben lassen. Doch solche Kampagnen scheitern daran, dass ein extrem schlankes Idealgewicht als gesellschaftliche Vorgabe zum ökonomischen Faktor wurde, der Auflage oder Quote steigen lässt.

Ausblick

50 Jahre Erfahrungen mit Ernährungsaufklärung und Ernährungsberatung, in denen ganz überwiegend kognitiv-rationale Information über „richtige Ernährung" im Vordergrund standen, beweisen die geringe Wirksamkeit der „vernünftigen Ansprache" auf das Essverhalten. Das unmittelbar positive Esserlebnis motiviert nicht zu vernünftigen Änderungen, die im Sinne eines **Belohnungsaufschubs** zu möglichen **gesundheitlichen Vorteilen** in ferner Zukunft führen. Oder anders formuliert: das vermeintlich gute Essen heute induziert keinen Leidensdruck.

Prävention und Gesundheitsförderung müssen lernen, nach dem Prinzip des sozialen Marketings (Petermann und Pudel 2003) ihre „Produkte" zu einem „Preis" anzubieten, bei denen das Preis-Leistungsverhältnis aktuell nachvollzogen werden kann.

So hat z.B. das Schönheitsideal erhebliche Auswirkungen auf das Essverhalten und beweist, dass Menschen für ein bedürfnisgerechtes „Produkt" wie Schlankheit durchaus ihr Essverhalten ändern (wenn gleich mit erhöhten Gesundheitsrisiken, wie bei den Essstörungen). „Gesunde Ernährung" ist offenbar kein „Produkt", das sich reger Nachfrage erfreut.

Die Chancen der **Verhältnisprävention** sind bislang kaum genutzt. Hier müssen gesellschaftliche Institutionen bis hin zum Gesetzgeber zusammenwirken, um Rahmenbedingungen zu schaffen, die gutes Essen verbunden mit ernährungsphysiologischer Qualität zur Verfügung stellen. In Kindergärten und Schulen muss Essverhalten trainiert werden, wie heute bereits Sozialverhalten trainiert wird, dann ist das Fach Ernährung als Unterricht so entbehrlich wie das Fach Sozialverhalten.

Prüfungsfragen

1. Worin besteht der Unterschied zwischen Übergewicht und Adipositas?
2. Beschreiben Sie wesentliche Ursachen der Adipositas.
3. Warum nimmt die Prävalenz der Adipositas zu?
4. Nennen Sie die drei Essstörungen.
5. Beschreiben Sie Ursachen der Essstörungen.
6. Was meinen die Begriffe „Ernährung" und „Essen"?
7. Was ist der Unterschied zwischen Verhaltens- und Verhältnisprävention?
8. Warum versagt das Rationalitätsprinzip?
9. Nennen Sie Beispiele für rigide und flexible Kontrolle.
10. Geben Sie Beispiele für Verhältnisprävention.

Zitierte Literatur

American Psychiatric Association (1994): Diagnostic and Statistical Manual of Mental Disorders. Fourth Edition. DSM-IV. Washington DC: American Psychiatric Association.

BGA (1994): Die Gesundheit der Deutschen. Ein Ost-West-Vergleich. Institut für Sozialmedizin und Epidemiologie des Bundesgesundheitsamtes, Sozial Epidemiologie Hefte Nr. 4.

Bouchard, C./Tremblay, A./Despres, J.-P. (1990): The response to long-term overfeeding in identical twins. New England Journal of Medicine 322, 1477–1482.

Deutsche Gesellschaft für Ernährung (2003): Referenzwerte für die Nährstoffzufuhr. Frankfurt am Main: Umschau Verlag.

Deutsche Gesellschaft für Ernährung (1984): Ernährungsbericht 1984. Frankfurt am Main: Druckerei Henrich.

Hebebrand, J./Remschmidt, H. (1995): Genetische Aspekte der Adipositas. Adipositas 9, 20–24.

Liebermeister H. (2002): Adipositas. Ursachen, Diagnostik, moderne Therapieoptionen. Köln: Deutscher Ärzte-Verlag.

Logue, A.W. (1995): Die Psychologie des Essens und Trinkens. Heidelberg: Spektrum.

Pudel, V. (2001): Editorial: Adipositas: Schuld oder Schicksal? Bundesgesundheitsblatt. Gesundheitsforschung – Gesundheitsschutz, 10, 952–951.

Pudel, V. (2001): Psychologische Ansätze in der Adipositastherapie. Bundesgesundheitsblatt. Gesundheitsforschung – Gesundheitsschutz; 10, 954–959

Pudel V. (2003): Adipositas. Fortschritte der Psychotherapie, Manuale für die Praxis. Band 20, Göttingen: Hogrefe.

Pudel, V./Westenhöfer, J. (1992): Dietary and behavioural principles in the treatment of obesity. Int Mon on EP & WC 1 (2), 2–7.

Russell, G. (1979): Bulimia nervosa: an ominous variant of anorexia nervosa. Psychological Medicine 9, 429–448.

Stunkard, A.J./Harris, J. R./Pedersen, N.L./Mc Clearn, G.E. (1990): The bodymass index of two twins who have been reared apart. New England Journal of Medicine 322, 1483–1487.

Wadden, T.A. (1993): The treatment of obesity. An overview. In A.J. Stunkard/T.A. Wadden (Eds.): Obesity. Theory and therapy. 2nd Edition, New York: Raven Press.

Westenhöfer, J./Stunkard, A.J./Pudel, V. (1999): Validation of the Flexible and Rigid Control Dimensions of Dietary Restraint. International Journal of Eating Disorders, 26, 53–64.

Westenhöfer, J. (1992): Gezügeltes Essen und Störbarkeit des Essverhaltens. Göttingen: Hogrefe.

Wirth A. (2000): Adipositas. Epidemiologie, Ätiologie, Folgekrankheiten, Therapie. 2. Aufl. Berlin: Springer.

Leseempfehlungen

Ellrott, T./Pudel, V. (1998): Adipositastherapie. Aktuelle Perspektiven. Stuttgart: Thieme.

Petermann, F./Pudel, V. (Hg.) (2003): Übergewicht und Adipositas. Göttingen: Hogrefe.

Pudel, V./Westenhöfer, J. (1998): Ernährungspsychologie – eine Einführung. 2. Aufl. Göttingen: Hogrefe.

3.3 Prävention chronischer Stressbelastung

Johannes Siegrist und Olaf von dem Knesebeck

3.3.1 Was ist chronische Stressbelastung?

Der Begriff **Stress** zählt zu den am häufigsten gebrauchten, in die Alltagssprache übernommenen wissenschaftlichen Begriffen und ist dementsprechend unscharf und mehrdeutig. Es ist daher vordringlich, den mit dem Begriff bezeichneten Tatbestand genauer zu umschreiben, bevor seine Bedeutung für Gesundheit und Krankheit und die darauf bezogenen Maßnahmen der Prävention analysiert werden können. Während Stress in der Alltagssprache in der Regel mit Hektik, Zeitdruck oder einer besonderen Ereignisdichte in Zusammenhang gebracht wird, wird der Terminus in den Verhaltens- und Sozialwissenschaften sowie in den biomedizinischen Wissenschaften in einem umfassenderen Sinn verwendet.

Gegenstand der sozial-, verhaltens- und biowissenschaftlichen Stressforschung ist die Analyse von Bedingungen, die das normale **Funktionieren eines Systems gefährden** sowie die Analyse der daraus resultierenden Folgen. In der physiologisch und psychobiologisch ausgerichteten Forschung steht der Organismus bzw. die erlebende und handelnde Person als System im Zentrum, in der sozialpsychologisch und soziologisch ausgerichteten Forschung richtet sich das Interesse auf das interpersonale System, das von mehreren Personen gebildet wird. Bedingungen, die das normale Funktionieren eines Systems gefährden, werden **Stressoren** genannt. Sie sind in der Regel von außen einwirkende Größen, können aber auch systemimmanent erzeugt werden. Die Gefährdung normalen Funktionierens ergibt sich aus der Tatsache, dass Stressoren die Kapazität des Systems zu interner Regulierung (Homöostase) bis zu dessen Grenzen herausfordern bzw. darüber hinaus wirkend überfordern. Dies bedeutet, dass die zur Bewältigung eingesetzten Ressourcen in der Regel nicht ausreichen, den normalen Funktionszustand des Systems infolge einer Stressor-Exposition wieder herzustellen.

Die unter diesen Bedingungen hervorgerufenen **Stressreaktionen** können aufgrund ihrer Dauer und Intensität den Organismus, das Erleben und Verhalten einer Person oder das Funktionieren eines sozialen Systems so nachhaltig beeinflussen, dass Abweichungen von bisher intakten Systemeigenschaften unausweichlich sind. Dieser Folgezustand wird mit dem Begriff **Allostase** bezeichnet (McEwen 1998). Im Organismus bezeichnet Allostase den dynamischen Prozess der Verschiebung von normalen (geregelten) zu abweichenden (krankheitswertigen) Funktionen, die sich zunehmend verfestigen und damit das System in einen neuen, kritischen Gleichgewichtszustand bringen.

Während der Prozess der Allostase allen durch Stressoren nachhaltig beeinflussten Systemen eigen ist, bildet der Bereich der sog. psychosozialen Stressoren den Hauptgegenstand der gesundheitswissenschaftlichen Stressforschung. Stärker als physikalische und chemische Umweltstressoren stehen dabei Stressoren der psychosozialen Umwelt im Vordergrund ihres gegenwärtigen Interesses, nicht nur wegen ihrer weiten Verbreitung und damit ihrer potenziell großen gesundheitspolitischen Bedeutung, sondern auch wegen beeindruckender Erkenntnisfortschritte der Grundlagenforschung und damit aufgeworfener neuer Fragestellungen (Lazarus 1991; Le Doux 1996; Weiner 1992).

Stressreaktionen auf erfahrene psychosoziale Stressoren stellen sich immer dann ein, wenn die exponierte Person eine Bedrohung oder den Verlust ihrer Kontrolle über die zu bewältigende Situation bzw. das durch sie angestrebte Handlungsziel befürchtet oder erlebt. **Kontrollbedrohung bzw. -verlust** ist somit die entscheidende Dimension der Stressreaktionen von Personen. Diese laufen auf den folgenden, wechselseitig interagierenden Ebenen ab:

(1) auf der emotionalen und kognitiven Ebene von Affekt und Valenz (in der Regel negative Emotionen und Bewertung der Situation als bedrohlich),
(2) auf der biologischen Ebene der Aktivierung des autonomen Nervensystems, des neuroendokrinen Systems und des Immunsystems (über sog. Stressachsen im Organismus [s.u.]),
(3) auf der Ebene motorischen Verhaltens (z.B. Kampf- oder Fluchtreaktionen).

Da die **Bewältigung von Stressoren** nicht allein von den Merkmalen des Stressors, sondern in weitreichender Weise von individuellen (Fähigkeiten, Vorerfahrungen etc.) und interpersonellen (Hilfeleistung durch nahestehende Personen etc.) Bedingungen abhängt, sind Stressvorgänge als **transaktionales Geschehen** zwischen System und Umwelt zu betrachten.

Zusammenfassend halten wir fest, dass Stressoren ein System (in der Regel eine Person mit ihrem biopsychosozialen Funktionsvermögen) bis zur Grenze seiner Anpassungs- oder Bewältigungsmöglichkeiten herausfordern bzw. über diese Grenze hinaus wirkend bedrohen. Qualität und Intensität erfahrener Kontrollbedrohungen moderieren dabei die auf den erwähnten Ebenen ablaufenden Stressreaktionen, deren langfristige Folge die allostatische Transformation des betroffenen Systems bildet.

Im vorliegenden Beitrag wollen wir drei Fragen nachgehen: 1. Wie lassen sich psychosoziale Stressoren definieren bzw. klassifizieren? 2. Auf welche Weise führen Stressreaktionen zur Entwicklung von Krankheiten, und welche empirische Evidenz gibt es für einen solchen Zusammenhang? 3. Welche Konsequenzen ergeben sich daraus für die Prävention chronischer Stressbelastungen?

3.3.2 Psychosoziale Stressoren

Psychosoziale Stressoren lassen sich nach ihrer **Qualität, Intensität und zeitlichen Dauer** unterscheiden.

Von den subakuten kritischen Lebensereignissen, die allerdings in besonders schweren Fällen langfristige negative Wirkungen entfalten, sind chronische, über Jahre oder Jahrzehnte wirkende Stressoren zu unterscheiden. Sie hängen eng mit der sozioökonomischen Lage und den zentralen **sozialen Rollen des Erwachsenenlebens** zusammen und sind hinsichtlich ihrer pathogenen Folgen von besonderem Interesse für die auf Gesundheit und Krankheit ausgerichtete Stressforschung. Zu den zentralen sozialen Rollen des Erwachsenenlebens zählen die Partnerschafts- und Familien (Eltern-)Rollen, die Berufsrolle sowie die Rollen, die durch zivilgesellschaftliches und persönliches Engagement geschaffen werden. **Verfügbarkeit und Qualität** dieser Rollen sind in der Gesellschaft nach der jeweiligen sozioökonomischen Struktur unterschiedlich verteilt, und zwar in der Regel in der Weise, dass eine ungünstigere sozioökonomische Lage mit begrenzteren Möglichkeiten der

3.3 Prävention chronischer Stressbelastung

Rollenwahl und einer geringeren **Rollenqualität** einher geht.

Ihre stressinduzierende Wirkung entfalten soziale Rollen, indem die über sie geschaffenen bzw. aufrechterhaltenen Prozesse psychischer Selbstregulation der die Rollen verkörpernden Personen bedroht werden. Für die seelische Gesundheit einer Person besonders wichtige Prozesse der Selbstregulation sind erstens die Autonomie bzw. das Selbstwirksamkeitsgefühl, zweitens die Anerkennung bzw. das Selbstwertgefühl sowie drittens die Bindung bzw. das Zugehörigkeitsgefühl.

Menschen, die in den genannten Rollen erfolgreich handeln, erleben hierbei durch Bezugsgruppen positiv verstärkte soziale Emotionen der **Selbstwirksamkeit**, des **Selbstwerts** und der **Zugehörigkeit**. Menschen, die bezüglich des Verlusts einer oder mehrerer zentraler sozialer Rollen bedroht sind, erleben entsprechend negative Emotionen der Angst, Enttäuschung, Verärgerung und Hilflosigkeit. Diese gehen häufig mit besonders intensiven **chronischen Stresserfahrungen** einher, da wesentliche Bereiche autonomen Handelns eingeschränkt oder sogar blockiert werden (Siegrist 1996).

An dieser Stelle ist eine terminologische Erläuterung erforderlich. Bedrohung autonomen Handelns evoziert Stresserfahrungen, indem die Person ihre **Handlungskontrolle** in einer entsprechenden Situation verliert, d.h. ihre Fähigkeit, zwischen zwei oder mehr Alternativen eine Handlung auszuwählen und nach eigener Absicht auszuführen. Objektiv eingeschränkte Handlungskontrolle ist nicht gleichzusetzen mit **wahrgenommener Kontrolle**, welche die mentale Repräsentation von Chancen der Handlungskontrolle einer Person bezeichnet. Unter **Selbstwirksamkeit** im Sinne Banduras (1997) wird ein positiv ausgerichtetes, generalisiertes Muster wahrgenommener Kontrolle verstanden, welches die Überzeugung einer Person beschreibt, mit eigenen Handlungen in bestimmten Situationen erfolgreich zu sein.

Beispiele bedrohter zentraler Rollen, von denen intensive Stressreaktionen in Folge eingeschränkter Handlungskontrolle ausgehen, sind Unsicherheit oder Verlust des Arbeitsplatzes, drohender oder erzwungener beruflicher Abstieg, Krisen oder Trennungserfahrungen in Partnerschaft oder Familie sowie Verlust der Mitgliedschaft in Organisationen. Je zentraler die bedrohten Funktionen für die betroffene Person, desto intensiver die Stressreaktionen. Und je mehr nahe stehende Personen von bedrohter Rollenkontinuität direkt oder indirekt betroffen sind, desto intensiver die Stressreaktionen.

Zum Zweck einer genaueren Identifizierung psychosozialer Stressoren sind verschiedene **soziologische und psychologische Modelle** entwickelt worden, die anhand standardisierter Erhebungsverfahren gemessen werden und somit hinsichtlich ihrer Fähigkeit, Risiken stress-bedingter Erkrankungen zu erklären, geprüft werden können. Nachfolgend werden drei soziologische Modelle ausgewählt, deren empirische Überprüfung zum gegenwärtigen Zeitpunkt besonders weit fortgeschritten ist. Übersichten über weitere soziologische und psychologische Modelle finden sich u.a. bei Cooper (1998), Dunham (2000), Frey und Irle (2002) sowie Schabraq et al. (2003).

Ein erstes theoretisches Modell, dasjenige des **fehlenden sozialen Rückhalts**, befasst sich mit den Partnerschafts-, Familien- und Mitgliedschaftsrollen (House 1981). Es beschreibt auf vier Ebenen Wirkungen, die von fehlenden engen sozialen Bindungen ausgehen (kognitive, evaluative, emotionale, materielle bzw. tangible Ebene). Das Modell postuliert erhöhte stress-bedingte Krankheitsrisiken bei Personen, die unter einem Mangel an sozialem Rückhalt infolge der Bedrohung bzw. des Verlusts entsprechender Rollen leiden (Bedrohung von Zugehörigkeitsgefühlen). Zwei weitere theoretische Modelle beziehen sich auf die zentrale Berufsrolle.

Das erste, als **Anforderungs-Kontroll-Modell** bezeichnete Konzept (Karasek und Theorell 1990) identifiziert spezifische Arbeitstätigkeitsmerkmale, welche positive Erfahrungen von Selbstwirksamkeit bei der Arbeit verhindern oder erschweren: Tätigkeiten, welche durch die Kombination der zwei Merkmale „(quantitativ) hohe Anforderung" und „niedriger Handlungs- und Entscheidungsspielraum" gekennzeichnet sind. Beispiele solcher Tätigkeiten sind die Fließbandarbeit der industriellen Massenproduktion, aber auch statusniedrige Dienstleistungen. Demgegenüber fördern Tätigkeitsprofile mit hohem Entscheidungs- und Autonomiespielraum und qualitativ hohen Anforderungen das Selbstwirksamkeitserleben der arbeitenden Person und tragen damit zu deren Wohlbefinden und Gesundheit bei.

Ein zweites, als **Modell beruflicher Gratifikationskrisen** bezeichnetes Konzept (Siegrist 1996) identifiziert demgegenüber spezifische Bedingungen des Beschäftigungsverhältnisses, welche ein positives Selbstwertgefühl bei der Arbeit verhindern oder erschweren.

Ausgangspunkt dieses Modells bildet das vertraglich gestaltete, auf der Norm sozialer Reziprozität beruhende Arbeitsverhältnis. Es wird postuliert, dass diese Norm unter bestimmten Bedingungen verletzt wird, indem hohe geleistete Verausgabung bei der Arbeit nicht mit entsprechenden Gratifikationen belohnt wird. Berufliche Gratifikationen umfassen Geld, Wertschätzung und Anerkennung, Aufstieg und Arbeitsplatzsicherheit.

Verletzte soziale Reziprozität am Arbeitsplatz ist in erhöhtem Maße unter den folgenden Bedingungen zu erwarten: erstens überall dort, wo Erwerbspersonen **keine Arbeitsplatzalternativen** besitzen, sei es aufgrund von Qualifikationsdefiziten, geringer Mobilität, fortgeschrittenem Lebensalter oder Tätigkeit in einer Branche ohne wirtschaftliche Zukunft; zweitens werden hohe „Kosten" bei niedrigem „Gewinn" teilweise aus strategischen Gründen in Kauf genommen, indem man sich von erbrachten Vorleistungen bessere Chancen des beruflichen Fortkommens zu einem späteren Zeitpunkt verspricht; drittens kann eine **ungünstige „Kosten-Nutzen"-Relation** im Erwerbsleben durch bestimmte Erwartungsmuster der Person zu Stande kommen, die durch eine unrealistische Einschätzung von Anforderung und Belohnung gekennzeichnet sind. Mit dem **Konstrukt übersteigerter beruflicher Verausgabungsbereitschaft** ist ein solches psychologisches Bewältigungsmuster beschrieben und in seinem psychodynamischen Hintergrund charakterisiert worden.

Mit dem Modell, welches nach dem Gesagten eine situative und eine personale Komponente enthält, wird postuliert, dass Personen, die berufliche Gratifikationskrisen erfahren, höhere stress-induzierte Erkrankungsrisiken aufweisen als sozioemotional nicht belastete Personen.

Die drei beschriebenen Modelle gestatten eine präzisere Definition und Klassifikation von Bedingungen, unter denen chronischer Stress erfahren wird. Sie bilden daher wichtige Ansatzpunkte einer entsprechenden Prävention (s.u.).

3.3.3 Chronischer Stress und Krankheit

Bedrohung und Verlust **wahrgenommener Kontrolle** (und damit des eingeschränkten Erlebens von Selbstwirksamkeit) und **sozialer Belohnung** (und damit des eingeschränkten Erlebens von Selbstwert und Zugehörigkeit) in zentralen sozialen Rollen erhöhen das Erkrankungsrisiko auf zwei miteinander verbundenen Wegen.

Den einen Weg bilden **gesundheitsschädigende Verhaltensweisen** wie Zigarettenrauchen, Alkohol- oder Drogenkonsum, Fehlernährung und körperlicher Bewegungsmangel. Diese Verhaltensweisen treten unter emotionalen Spannungszuständen in verstärktem Maße auf und erhöhen langfristig das Risiko, an weit verbreiteten chronisch-degenerativen Erkrankungen wie Herz-Kreislauf- und

Stoffwechselkrankheiten oder bestimmten Krebskrankheiten zu leiden.

Den zweiten Weg bilden nachhaltige **Aktivierungen des autonomen Nervensystems** als Folge wiederkehrend erlebter negativer Emotionen. Unter den genannten Bedingungen werden die im Organismus regulativ wirkenden neurohumoral – endokrinen Stressachsen über Gebühr aktiviert, so vor allem die sog. Hypothalamus-Hypophysen-Nebennierenrinden-Achse und die Sympathicus-Nebennierenmark-Achse, mit der Folge allostatischer Fehlregulationen als **Frühstadien der Entwicklung stress-induzierter körperlicher und seelischer Erkrankungen** (s.o.). Dieser zweite Weg ist von der medizinischen Forschung mit besonderer Überzeugungskraft für Herz-Kreislauf-Krankheiten, Stoffwechselstörungen und Depressionen nachgewiesen worden, umfasst jedoch auch weitere Krankheitsbilder sowie Zustände eingeschränkten Wohlbefindens (Weiner 1992).

Umfangreiche epidemiologische, klinische und experimentelle Studien der letzten 25 Jahre haben eine breite empirische Evidenz zum Einfluss chronischer Stresserfahrungen in Form der drei beschriebenen Modelle auf die Entwicklung der genannten Störungsbilder geschaffen. Zusammenfassend lässt sich sagen, dass jeweils eine **Risikoverdopplung für Herzinfarkt und Depression** bei Personen besteht, die im Vergleich zu sozioemotional nicht Belasteten von einem Mangel an sozialem Rückhalt, von beruflichen Gratifikationskrisen oder von Arbeitsplätzen mit hoher Anforderung und geringer Kontrolle betroffen sind (Berkman und Kawachi 2000; Stansfeld und Marmot 2002).

Angesichts der relativ weiten Verbreitung dieser Krankheiten im Erwachsenenalter (Murray und Lopez 1996) und angesichts der Häufigkeit der genannten psychosozialen Stressoren (Berkman und Kawachi 2000) werden Bedeutung und potenzieller Nutzen von Maßnahmen der Stressprävention deutlich.

Dabei gilt es zu beachten, dass fehlender sozialer Rückhalt und prekäre Beschäftigungsverhältnisse im Sinne eines **sozialen Gradienten** tendenziell ungleich verteilt sind: je ungünstiger die sozioökonomische Lage ist, desto häufiger treten die genannten psychosozialen Stressoren auf bzw. desto intensiver sind die von ihnen ausgehenden Stresswirkungen.

Neue medizinsoziologische und sozialepidemiologische Forschungsergebnisse zeigen, dass ein Teil der Varianz der Krankheitsverteilung nach sozioökonomischer Lage mit Hilfe der beschriebenen Modelle aufgeklärt werden kann (Marmot und Siegrist 2004). Welche Folgen die hier lediglich summarisch dargestellten neuen Erkenntnisse für die Prävention besitzen, soll im nächsten Abschnitt erörtert werden.

3.3.4 Ebenen und Ansätze der Stressprävention

Im Allgemeinen lassen sich drei Ebenen der Prävention chronischer Stressbelastung unterscheiden: die personale, die interpersonelle und die strukturelle Ebene.

Auf der personalen Ebene wird das einzelne (gesunde oder gesundheitlich bereits gefährdete) Individuum angesprochen. Hier bilden Information, Aufklärung und Motivation sowie Verhaltensänderung die vorherrschenden Maßnahmen. Auf der interpersonellen Ebene werden Gruppen angesprochen. Hierbei kann es sich um bereits bestehende Gruppen (Familie als Primärgruppe, Arbeitsteam, Selbsthilfegruppe etc.) oder um neu gebildete Gruppen (z.B. Übungsgruppen) handeln. Im Gegensatz zur personalen Ebene werden hier die gruppendynamisch wirksamen Prozesse der Verstärkung von Einstellungen und Verhaltensweisen genutzt. Die strukturelle Ebene umfasst Maßnahmen der sog. Verhältnisprävention wie beispielsweise die Einführung neuer Gesetze und Vorschriften, die Einrichtung neuer Institutionen oder eine Änderung von Allokationsentscheidungen bei der Zuteilung öffentlicher Mittel, schließlich die Umsetzung bestimmter Verfahren der Organisations- und Personalentwicklung.

Fragt man, welche **Ansätze zur Stressprävention** beim gegenwärtigen Stand vorherrschen, so stellt man fest, dass

– Programme auf der personalen und interpersonellen Ebene häufiger realisiert werden als Programme auf struktureller Ebene;
– von erfolgreich umgesetzten strukturverändernden Programmen dauerhaftere Wirkungen ausgehen als von verhaltensbezogenen Maßnahmen;
– im Vergleich zu unspezifischen, allgemeinen Maßnahmen gerichtete, spezifische Programme, die sich an theoretischen Erkenntnissen orientieren, wirkungsvoller sind (Mohr und Semmer 2002).

Da bisher die umfangreichsten Erfahrungen im Gebiet der Stressprävention am Arbeitsplatz vorliegen und da dieser aus den oben genannten Gründen eine hohe gesundheitspolitische Bedeutung zukommt, sollen abschließend spezifische Ansätze der Prävention chronischer Stressbelastung im Rahmen **betrieblicher Gesundheitsförderung** skizziert werden.

Personale und interpersonelle Ebene

Maßnahmen, die auf eine Beeinflussung von Wissen, Einstellungen und Motivationen sowie von Verhaltensweisen der einzelnen Person abzielen, werden im Rahmen **betrieblicher Gesundheitsförderung** sowohl aus Gründen der Ökonomie wie der Erhöhung von Wirksamkeit häufig in Form von Gruppenprogrammen durchgeführt. Sie zielen entweder auf eine **Verringerung** der mit Stress assoziierten **Gesundheitsrisiken** oder auf eine **Stärkung der Bewältigungskompetenz** angesichts der Stressorexposition.

Zu den ersteren zählen beispielsweise Programme zur Raucherentwöhnung, zum kontrollierten Umgang mit Alkohol, zur gesundheitsfördernden Ernährung, zu Bewegungstraining und Gewichtskontrolle. Programme zur Stärkung der Bewältigungskompetenz bei Stressorexposition (Stressbewältigungstraining) erfordern in der Regel eine Anleitung durch externe Experten.

Wesentliche Elemente des Trainings zur Stärkung der Bewältigungskompetenz bei Stressorexposition sind (Bamberg et al. 2004):
– Aufklärung über Zusammenhänge zwischen chronischer Stressbelastung und Gesundheit;
– Sensibilisierung gegenüber belastenden Situationen und eigenen Reaktionen (verbesserte Selbstbeobachtung);
– Einübung von Entspannungstechniken (z.B. progressive Muskelrelaxation);
– Einüben von Techniken des Zeit- und Störungsmanagements bei der Arbeit;
– Bewertung von Leistungsmotivation und Einstellungen zur Arbeit (hier auch: Fähigkeit, übersteigerte berufliche Verausgabungsbereitschaft durch mentale Distanzierungstechniken auf ein normales Maß zu reduzieren);
– Stärkung von Kompetenzen der Selbstbehauptung und des Umgangs mit Ärger;
– Verbesserung des Führungsverhalten bzw. des prosozialen Verhaltens.

Erfahrungen mit Stressbewältigungsprogrammen in Betrieben haben gezeigt, dass neben relativ homogenen Gruppen (z.B. obere Führungsebene, mittleres Management) solche, die aus Mitgliedern unterschiedlicher Hierarchiestufen zusammengesetzt sind, besonders effektiv sein können, so z.B. beim Kommunikationstraining oder beim Konfliktbewältigungstraining (Siegrist und Silberhorn 1998).

Strukturelle Ebene

Spezifische Maßnahmen der **Organisations- und Personalentwicklung** im Rahmen betrieblicher Gesundheitsförderung lassen sich u.a. aus den beiden dargestellten Modellen psychosozialer Stressoren des Erwerbslebens ableiten.

Wesentliche Interventionen, die sich aus den Erkenntnissen zum Anforderungs- Kontroll-Modell ergeben, betreffen die Verbesserung der Qualität der Arbeit anhand arbeitsorganisatorischer und tätigkeitsbezoger Maßnahmen. Ansatzpunkt bildet hierbei die **Arbeitsaufgabe**, die im Schnittpunkt zwischen arbeitender Person, Technik und Organisation steht.

Danach sollten Arbeitsaufgaben so festgelegt werden, dass die Beschäftigten eine gewisse Kontrolle über den Arbeitsablauf und die hierfür erforderlichen Arbeitsmittel besitzen. Dies bedeutet, dass ein Handlungsspielraum für die arbeitende Person vorhanden ist, der ihr gestattet, den Arbeitsauftrag erfolgreich zu realisieren. Arbeitsaufgaben, die eine gewisse Anforderungsvielfalt enthalten, Aufgaben, die eine Erweiterung der Zuständigkeit beinhalten („job enlargement", „job enrichment") und Aufgaben, die als sog. vollständige Tätigkeiten gestaltet werden können (d.h. die das selbstständige Setzen von Zielen, die Planung, Auswahl und Durchführung sowie die Ergebnisrückmeldung ermöglichen), erhöhen die Autonomie der Beschäftigten (Ulich 2001).

Erhöhte Handlungskontrolle im Sinne verbesserter Autonomie sowie erhöhte Anforderung im Sinn der Qualifizierung, der Lernchancen und der Persönlichkeitsentwicklung verbessern wahrgenommene Kontrollchancen und Selbstwirksamkeit, ebenso bekräftigen sie über die Erfahrungen von Handlungserfolg die Selbstbestätigung der Person und tragen damit zu Wohlbefinden und Gesundheit bei. Die erwähnten Maßnahmen beinhalten auch eine verstärkte inner- und außerbetriebliche Fort- und Weiterbildung der Beschäftigten.

Aus dem Modell beruflicher Gratifikationskrisen lassen sich auf der strukturellen Ebene Anregungen ableiten, die vorrangig auf eine **Verbesserung von Gratifikationen** der Beschäftigten abzielen.

Im nicht-monetären Bereich beinhalten diese neben der bereits erwähnten Schulung des Führungsverhaltens von Vorgesetzten und der damit einhergehenden Verbesserung vertikaler Kommunikationsprozesse in erster Linie die Entwicklung einer innerbetrieblichen „**Anerkennungskultur**" durch entsprechend geeignete Maßnahmen.

Auf der wesentlich schwieriger zu realisierenden monetären Ebene kann eine **Verbesserung der Lohn-Leistungs-Relation** durch den Ausbau kompensierender Lohndifferenziale, durch die Nutzung von Spielräumen tarifvertraglicher Korridore (z.B. durch Einrichtungen von Bonussystemen), oder durch Gewährung von Freizeit anstelle finanzieller Entschädigung erzielt werden.

Bezüglich einer **Verbesserung beruflicher Entwicklungschancen** der Beschäftigten sind die Beförderungskriterien kritisch zu überprüfen und ggf. neuen Entwicklungen anzupassen. Dies betrifft auch den Abbau nicht mehr funktionaler Hierarchiestufen (Schaffung flacher Hierarchien).

Wie bereits erwähnt, sollten **inner- und überbetriebliche Fort- und Weiterbildungsangebote** an die Beschäftigten erfolgen, die auch älteren Erwerbstätigen in Form von Umschulungs- und Requalifizierungsmaßnahmen sowie Reorganisation von Anforderungsprofilen an Arbeitsplätzen erhöhte Chancen bieten (sog. Workability-Programme; Ilmarinen und Tempel 2002). In diesem Zusammenhang sind die für die Betroffenen folgenreichen kritischen Lebensereignisse eines plötzlichen sozialen Statusverlusts durch Degradierung, erzwungenen Arbeitsplatzwechsel, Arbeitslosigkeit sowie unfreiwillige Frühberentung nach Möglichkeit zu vermeiden.

Interessanterweise decken sich gesundheitsförderliche strukturelle Maßnahmen auf der Basis der theoretischen Modelle mit Praktiken der Organisations- und Personalentwicklung von Unternehmen, die ökonomisch besonders erfolgreich sind (Pfeffer 1998). Auf diese Weise könnte sich in Zukunft der Kreis zwischen **wirtschaftlichen Interessen und betrieblicher Gesundheitsförderung** schließen.

Zusammengefasst verdeutlichen diese Hinweise ein weites Spektrum von Maßnahmen der Prävention chronischer Stressbelastung auf den drei genannten Ebenen. Diese Maßnahmen und Programme sind nicht auf das Arbeitsleben begrenzt, sondern lassen sich mit entsprechenden Änderungen auch auf andere Bereiche rollengebundenen Handelns im Erwachsenenalter übertragen. Angesichts der mit chronischer Stressbelastung assoziierten Krankheitslast kommt einer Verstärkung entsprechender primärpräventiver Bemühungen vorrangige gesundheitspolitische Bedeutung zu.

Prüfungsfragen

1. Was versteht man unter Stressoren?
2. Auf welchen Ebenen laufen Stressreaktionen ab?
3. Welches sind die für die seelische Gesundheit zentralen Prozesse der Selbstregulation?
4. Was versteht man unter sozialem Rückhalt?
5. Beschreiben Sie das Anforderungs-Kontroll-Modell.
6. Beschreiben Sie das Modell beruflicher Gratifikationskrisen.
7. Auf welchen Wegen erhöht chronischer Stress das Erkrankungsrisiko?
8. Beschreiben Sie Ansätze zur Prävention chronischer Stressbelastungen auf der personalen Ebene.
9. Beschreiben Sie Ansätze zur Prävention chronischer Stressbelastungen auf der interpersonellen Ebene.
10. Beschreiben Sie Ansätze zur Prävention chronischer Stressbelastungen auf der strukturellen Ebene.

Zitierte Literatur

Bamberg, E./Busch, C./Ducki, A. (2004): Betriebliches Stress- und Ressourcenmanagement. Bern: Huber.

Bandura, A. (1997): Self-Efficacy: The Exercise of Control. New York: Freeman.

Berkman, L.F/Kawachi, I. (Hg.) (2000): Social Epidemiology. Oxford: Oxford University Press.

Cooper, C.L. (Ed.) (1998): Theories of Organizational Stress. Oxford: Oxford University Press.

Dunham, J. (Ed.) (2000): Stress in the Workplace: Past, Present, and Future. London: Whurr.

Frey, D./Irle, M. (Hg.) (2002): Theorien der Sozialpsychologie. Band III. Bern: Huber.

House, J.S. (1981): Work Stress and Social Support: Reading, MA: Addison-Wesley.

Ilmarinen, J./Tempel, J. (2002): Arbeitsfähigkeit 2010. Hamburg: VSA.

Karasek, R.A./Theorell, T. (1990): Healthy Work. Stress, Productivity, and the Reconstruction of Working Life. New York: Basic Books.

Lazarus, R.S. (1991): Emotion and Adaptation. New York: Oxford University Press.

LeDoux, J. (1996): The Emotional Brain. New York: Simon & Schuster.

Marmot, M./Siegrist, J. (2004): Health inequalities and the psychosocial environment. Social Science and Medicine 58, 1463–1473.

McEwen, B.S. (1998): Protective and damaging effects of stress mediators. New England Journal of Medicine 338: 171–179.

Mohr, G./Semmer, N.K. (2002): Arbeit und Gesundheit: Kontroversen zu Situation und Person. Psychologische Rundschau 53: 77–85.

Murray, C./Lopez, A. (1996): The Global Burden of Disease. Boston: Harvard University Press.

Pfeffer, J. (1998): Human Equation. Building Profit by Putting People First. Boston: Harvard Business School Press.

Schabraq, M.J./Winnubst, J.A./Cooper, C.L. (Eds.) (2003): The Handbook of Work and Health Psychology. London: Wiley.

Siegrist, J. (1996): Soziale Krisen und Gesundheit. Göttingen: Hogrefe.

Siegrist, K./Silberhorn, T. (1998): Streßabbau in Organisationen. Münster: Lit.

Stansfeld, S.A./Marmot, M.G. (Eds.) (2002): Stress and the Heart. London: BMJ Books.

Ulich, E. (2001): Arbeitspsychologie. Zürich: vdf Hochschulverlag.

Weiner, H. (1992): Perturbing the Organism. The Biology of Stressful Experience. Chicago: Chicago University Press.

Leseempfehlungen

Bamberg, E./Ducki, A./Metz, A.M. (Hg.) (1998): Handbuch betrieblicher Gesundheitsförderung. Göttingen: Verlag für angewandte Psychologie.

Siegrist, J. (1996): Soziale Krisen und Gesundheit. Göttingen: Hogrefe.

Stansfeld, S.A./Marmot, M.G. (Eds.) (2002): Stress and the Heart. London: BMJ Books.

3.4 Prävention von Herz-Kreislauf-Krankheiten

Nikos Werner und Michael Böhm

3.4.1 Epidemiologie kardiovaskulärer Erkrankungen

Kardiovaskuläre Erkrankungen sind die häufigsten Erkrankungs- und Todesursachen in den westlichen Industrienationen. Die **chronische ischämische Herzkrankheit**, der **akute Myokardinfarkt**, die **Herzinsuffizienz** und der **ischämische Schlaganfall** (in dieser Reihenfolge) stellten im Jahr 2001 in Deutschland nach Angaben des Statistischen Bundesamtes die häufigsten Todesursachen bei Männern und auch bei Frauen dar. Die den kardiovaskulären Erkrankungen zugrunde liegende Ursache ist meist die Atherosklerose. Trotz wesentlicher Fortschritte auf dem Gebiet der Diagnostik und Therapie verstirbt weiterhin ein Großteil der Patienten vorzeitig an kardiovaskulären Erkrankungen. Die mit einer verbesserten Therapie einhergehende hohe Morbidität führt zu einer erheblichen sozioökonomischen Belastung.

Die **hohe Inzidenz und Prävalenz kardiovaskulärer Erkrankungen** in den Industrienationen korrelieren eng mit den Lebensverhältnissen und sozialen und ökonomischen Bedingungen. Die positive Beeinflussung von kardiovaskulären Risikofaktoren führt zu einer signifikant verminderten Morbidität und Mortalität insbesondere bei Patienten mit bekannter oder noch unentdeckter koronarer Herzerkrankung.

3.4.2 Das kardiovaskuläre Kontinuum

Die Atherosklerose ist eine progressiv-fortschreitende, multifaktorielle Erkrankung, der in der Regel eine Schädigung der das Gefäß auskleidenden Endothelzellschicht zugrunde liegt. **Kardiovaskuläre Risikofaktoren** wie arterielle Hypertonie, Diabetes mellitus, Hyperlipidämie, Nikotin aber auch Lebensalter und männliches Geschlecht führen durch eine mechanische und/oder chemische **Schädigung der Endothelzellschicht** zu einem vermehrten Einwandern von Entzündungszellen, Makrophagen und zu einer Ansammlung von Lipiden in der Gefäßwand. Das nachfolgende Wachstum von glatten Gefäßmuskelzellen führt schließlich zur Entstehung einer atherosklerotischen Plaque. Bereits bei Kindern im Alter von drei Jahren lassen sich sogenannte „fatty streaks" nachweisen, aus denen im Laufe der Jahrzehnte eine stenosierende Lumeneinengung der Gefäße resultieren kann. Die klinischen Manifestationsformen der Atherosklerose sind am Herzen die **koronare Herzkrankheit (KHK)**, die zu Angina pectoris, Herzinfarkt und Herzinsuffizienz führt (Abb.1, S. 133). Weitere Organmanifestationen sind der ischämische Apoplex, die **periphere arterielle Verschlusskrankheit (pAVK)**, das **Aortenaneurysma** und die **Nierenarterienstenose**. Die Ätiologie des Myokardinfarktes, des ischämischen Apoplex und der pAVK sind ähnlich. Zahlreiche Interventionsstudien haben gezeigt, dass die verschiedenen Therapieformen der beschriebenen Erkrankungen nicht nur kardiale Ereignisse, sondern auch nicht-kardiale Ereignisse wie Schlaganfall und pAVK positiv beeinflussen. Hieraus ergab sich in den letzten Jahren ein Paradigmenwechsel in der präventiven Medizin.

Die Initiierung präventiver Maßnahmen ergibt sich nicht mehr allein aus dem Risiko für ein kardiales Ereignis, sondern berücksichtigt insgesamt ein erhöhtes Risiko für ein vaskuläres Geschehen. Präventive Maßnahmen führen demnach nicht nur zu einer Reduktion der koronaren Herzkrankheit, sondern in ähnlichem Ausmaße auch zu einer Reduktion von Apoplex und pAVK.

Ursache aller vaskulärer Erkrankungen ist also die Atherosklerose, ein Ungleichgewicht zwischen schädigenden Noxen und regenerativem Potential des Organismus. Als wesentliche, **unabhängige Risikofaktoren** gelten die arterielle Hypertonie, Diabetes mellitus, Nikotinabusus und Lipidstoffwechselstörungen (erhöhtes Gesamt- und LDL-Cholesterin, erniedrigtes HDL-Cholesterin). Neben diesen beeinflussbaren, klassischen Risikofaktoren existieren weitere, **nicht-beeinflussbare Risikofaktoren** wie Lebensalter, männliches Geschlecht und genetische Disposition, die einen erheblichen Einfluss auf das Entstehen einer Atherosklerose haben. Darüber hinaus existiert eine weitere Zahl von **prädisponierenden Risikofaktoren**. Hierzu zählen Adipositas, abdominelle Adipositas, mangelnde körperliche Aktivität, psychosoziale Faktoren und ethnische Charakteristika.

Eine effektive präventive Therapiestrategie muss zunächst die **Patienten identifizieren**, die ein hohes Risiko für das Entstehen einer Atherosklerose haben und die Patienten, die bereits eine manifeste Atherosklerose haben, ohne hiervon zu wissen. Diese Patienten müssen über ihr Risiko **informiert und aufgeklärt** werden, um eine Sensibilisierung für die Erkrankung zu erreichen. Der weitere Schwerpunkt einer präventiven Therapie muss auf der **Einstellung der beeinflussbaren Risikofaktoren** liegen.

3.4.3. Risikostratifizierung

Die Komplexität atherogener Risikofaktoren macht eine effektive Primär- und Sekundärprävention der koronaren Herzkrankheit schwierig. In den letzten Jahren wurden basierend auf großen epidemiologischen Studien (**Framingham-Studie, Procam-Studie**) Risikobewertungsstrategien entwickelt, die für jeden individuellen Patienten aufgrund der Gesamtheit der vorliegenden Risikofaktoren ein prädiktives **Risikoprofil** erstellen.

Die Erfassung des **individuellen Risikoprofils** eines jeden Patienten ist demnach der wichtigste und erste Schritt in der Primärprävention und leitet die nachfolgende Therapiestrategie, da basierend auf dem individuellen Risikoprofil eine mehr oder weniger intensivierte Prävention erfolgen muss.

Nach den Daten der MRFIT-Studie (Multiple Risk Factor Intervention Trial) und der Nurses Health study (Stamler 1986; Stampfer 2000) machen die Hauptrisikofaktoren über 80 % des Risikos für eine vorzeitige Manifestation einer KHK aus.

Die derzeitigen **Leitlinien** der amerikanischen Fachgesellschaften zur Prävention bei kardiovaskulären Erkrankungen basieren auf der Bestimmung des absoluten Risikos in den

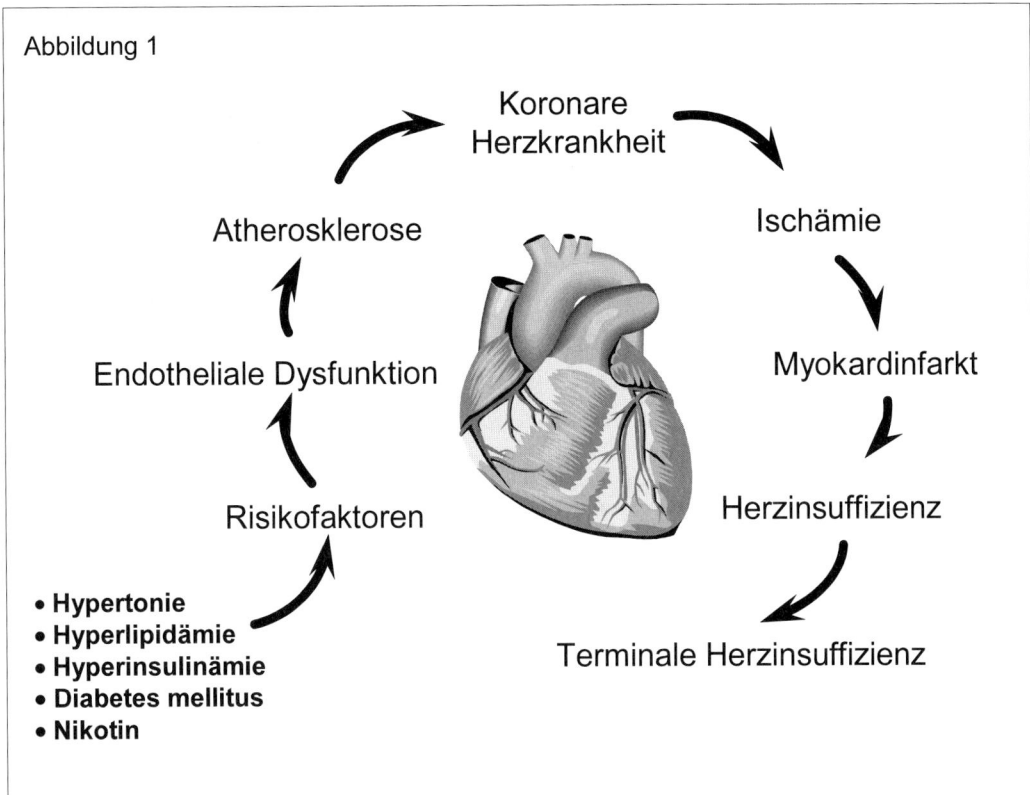

Abbildung 1: *Kardiovaskuläres Kontinuum. Kardiale Risikofaktoren führen durch mechanische und chemische Alteration der gefäßauskleidenden Endothelzellschicht zur endothelialen Dysfunktion, dem frühesten pathomorphologischen Korrelat der Atherosklerose. Im weiteren Verlauf kommt es zu einer Manifestation einer (stenosierenden) koronaren Herzerkrankung mit Ischämie und häufig Myokardinfarkt. Die Entwicklung einer ischämischen Herzinsuffizienz mit dem Endstadium, der terminalen Herzinsuffizienz stellt den Endpunkt des Kontinuums dar.*

nächsten 10 Jahren einen sogenannten „harten" kardialen Endpunkt wie Myokardinfarkt oder kardialen Tod zu erreichen. Gegenwärtig existieren **vier Risiko-Kategorien**: 1. Hochrisiko-Patienten mit diagnostizierter KHK oder vaskulären Erkrankungen im Bereich der übrigen Gefäße (symptomatische Stenose der Arteria carotis, Aortenaneurysma, periphere arterielle Verschlusskrankheit). Diese Patienten müssen einer Sekundärprävention zugeführt werden. 2. Patienten mit Diabetes mellitus oder einem absoluten Risiko von >20 %, innerhalb der nächsten 10 Jahre ein kardiovaskuläres Ereignis zu erleiden. 3. Patienten mit 2 oder mehr Risikofaktoren und einem moderaten Risiko von 10–20 % für ein kardiovaskuläres Ereignis in den nächsten 10 Jahren und schließlich 4.
die Gruppe der Patienten mit niedrigem Risiko, die nur einen oder keinen Risikofaktor haben.

Das globale Risiko eines Patienten lässt sich mit dem **Framingham Risk-Score** oder dem **Procam-Score** errechnen (Assmann 2002; D'Agostino 2001). Dabei werden die einzelnen Risikofaktoren basierend auf den epidemiologischen Daten unterschiedlich gewichtet und anhand der Gesamtsumme einer Risikogruppe zugeordnet (Abb. 2, S. 134).

Problematisch sind diese **Score-Systeme** in dem Sinne, dass sie prinzipiell nur bei der Bevölkerungsgruppe angewendet werden dürfen, die in der zugrunde liegenden Studie untersucht wurde. So hat sich gezeigt, dass der Framingham-Risk Score das kardiovaskuläre Risiko bei Patienten in Europa überschätzt

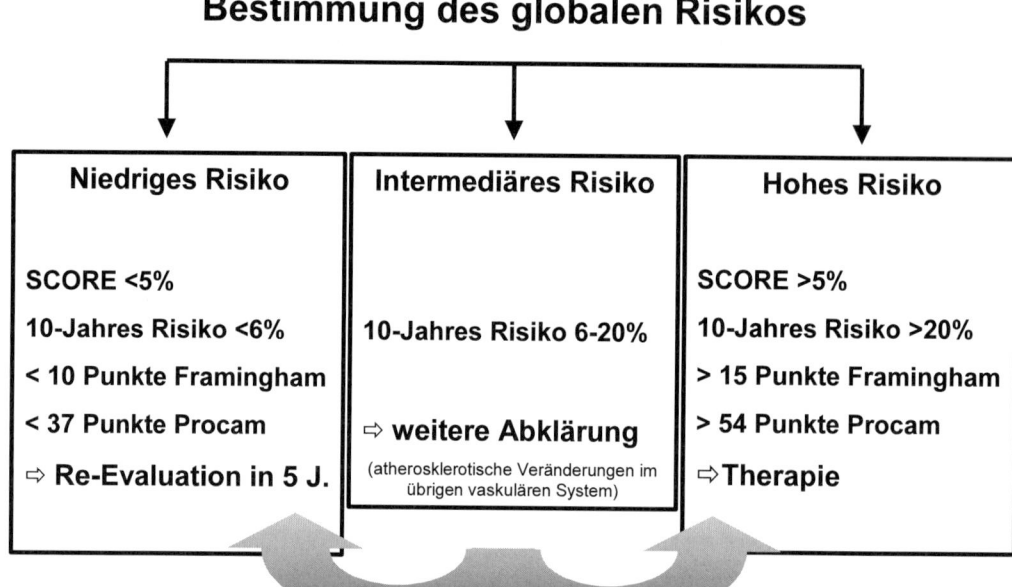

Abbildung 2: Risikostratifizierung. Aufgrund des multifaktoriellen Charakters der Atherosklerose sollte bei allen nicht-symptomatischen Patienten ohne Hinweis auf eine kardiovaskuläre Erkrankung das globale Risiko mittels Risiko-Scores erhoben werden. Eine präventive Therapie sollte sich an der Risikobewertung orientieren.

(Hense 2003). Die **Länder- und Regionenspezifischen Unterschiede** werden durch diese Score-Systeme nicht ausreichend berücksichtigt und erschweren die Risikostratifizierung. Die Third Task Force of the Euopean and other Societies on Cardiovascular Disease Prevention in Clinical Practice schlägt deshalb in ihren 2003 veröffentlichten Leitlinien die Benutzung des **SCORE-Modells** (Systematic Coronary Risk Evaluation) vor (De Backer 2003). Vorteile dieses Modells sind vor allem die **länderspezifische Übertragbarkeit** und die Berücksichtigung der heterogenen kardiovaskulären Mortalität innerhalb der europäischen Bevölkerung (niedriges Risiko in Belgien, Frankreich, Griechenland, Italien, Luxemburg, Spanien, Schweiz, Portugal, hohes Risiko u.a. in Deutschland). Das SCORE Risk Assessment System basiert auf den Ergebnissen zahlreicher, prospektiver europäischer Studien. Ein zentrales Element dieses Systems ist die Angabe einer **absoluten 10-Jahres-Wahrscheinlichkeit** für ein tödliches kardiovaskuläres Ereignis. Durch die Verwendung des Endpunkts „tödliches Ereignis" liegt die Schwelle für ein hohes Risiko bei ≥5 % im Gegensatz zu den Score-Systemen mit kombiniertem koronarem Endpunkt wo die Schwelle bei ≥20 % liegt (Abb. 2). In das SCORE-System gehen die folgenden Risikofaktoren ein: Alter, Geschlecht, Nikotinabusus, systolischer Blutdruck und Gesamtcholesterin oder das Verhältnis von Cholesterin/HDL.

3.4.4 Primär- und Sekundärprävention kardiovaskulärer Erkrankungen

Eine präventive Strategie ist dann am effektivsten, wenn sie vor allem den Patienten zu Gute kommt, die das höchste Risiko für eine kardiovaskuläre Erkrankung haben. Nach den europäischen Leitlinien sollte die Priorität für strenge Präventionsstrategien vor allem bei den folgenden Patientengruppen liegen:

- Patienten mit KHK, pAVK und zerebrovaskulären atherosklerotischen Erkrankungen;
- Asymptomatische Patienten mit einem hohen Risiko für atherosklerotische kardiovaskuläre Erkrankungen. Dies umfasst im einzelnen Patienten mit multiplen Risikofaktoren und einem 10-Jahres-Risiko für ein tödliches kardiovaskuläres Ereignis von ≥5 %, Patienten mit einzelnen, isoliert ausgeprägten Risikofaktoren (Gesamtcholesterin >320 mg/dl, LDL-Cholesterin >240 mg/dl, arterielle Hypertonie ≥180/110 mm Hg) sowie Typ II Diabetiker;
- Verwandte von Patienten mit frühzeitiger kardiovaskulärer Erkrankung.

In der klinischen Praxis gestaltet sich die Umsetzung von Leitlinien zur kardiovaskulären Prävention schwierig. Im Vordergrund steht die **Änderung von ungesunden Lebensgewohnheiten**, die dem Patienten aufgezeigt und vermittelt werden müssen. Dabei besteht eine große Kluft zwischen theoretisch implementierten Leitlinien und der Vermittlung der Inhalte durch den Arzt. Zwingende Voraussetzung zur Steigerung der Effektivität und praktischen Umsetzung der ärztlichen Ratschläge ist eine **gefestigte Beziehung zwischen Arzt und Patient**. Dabei nimmt die Vermittlung des Zusammenhangs von eigenen Verhaltensweisen, Gesundheit und Krankheit einen wichtigen Stellenwert ein. Der Patient sollte dabei **Risikofaktoren bei sich selbst** erkennen können und gemeinsam mit dem Arzt Strategien entwickeln, diese zu verändern. Durch konsequentes Monitoring und ärztlicher Unterstützung und Bestätigung lässt sich so eine maximale Wirkung erreichen.

Nikotinkarenz

Der **atherogene Effekt** von Nikotin wird vor allem durch eine Hyperfibrinogenämie und eine vermehrte Thrombozytenaktivierung mit erheblicher Steigerung der Thrombogenität vermittelt. Darüber hinaus kommt es durch Nikotin zu einer Sympathikusaktivierung und einer Senkung des HDL-Cholesterins.

Die tägliche Menge an Zigaretten und die Anzahl der Jahre korrelieren eng mit dem Risiko für eine Atherosklerose. Kommt es zu einem akuten Myokardinfarkt, ist die Mortalität bei Rauchern etwa doppelt so hoch. Die kardiale Gesamtmortalität liegt bei Rauchern ca. 60–70 % über der von Nichtrauchern.

Eine Nikotinkarenz führt bereits nach ca. 3 Jahren zu einem kardiovaskulären Risiko, das mit dem eines Nichtrauchers vergleichbar ist.

Sowohl bei der Primärprävention als auch in der Sekundärprävention muss das therapeutische Ziel die **absolute Nikotinkarenz** sein. Therapeutisch stehen hierfür eine Reihe validierter **Raucherentwöhnungsprogramme** zur Verfügung, die zu Beginn der Therapie durch eine Nikotinersatztherapie in Form von Nikotinpflastern unterstützt werden können.

Gesundheitsbewusste Ernährung und Gewichtsreduktion

Länderspezifische Unterschiede in der Ernährungsweise erklären einen Teil der Regionenspezifischen Prävalenz und Inzidenz kardiovaskulärer Erkrankungen. Die **mediterrane Diät** ist dabei offensichtlich deutlich weniger atherogen als andere Ernährungsformen. Eine **gesunde Diät** vermindert das Risiko für kardiovaskuläre Erkrankungen durch Gewichtsreduktion, Senkung des arteriellen Blutdrucks und eine verbesserte Stoffwechsellage (Lipide und Glukose). Nach den gegenwärtigen Empfehlungen sollte die Energieaufnahme durch Nahrungsmittel am idealen Körpergewicht orientiert sein wobei der Anteil an Fetten maximal 30 % betragen sollte. Ungesättigte Fettsäuren sind gegenüber gesättigten Fettsäuren zu bevorzugen. Die maximale Cholesterinzufuhr sollte weniger als 300 mg/Tag betragen. Darüber hinaus erscheint die bevorzugte Aufnahme von Gemüse und Obst sowie Vollkornprodukten, Fisch (**omega-3-Fettsäuren**) und magerem Fleisch nicht nur zu einer Reduktion kardiovaskulärer Ereignisse zu führen, sondern auch die Inzidenz von Malignomen (insbesondere des Colon-Carcinoms) zu senken.

Gewichtsreduktion muss forciert angestrebt werden bei Patienten mit einem Body-Mass-Index von über 25 kg/m^2. Darüber hinaus ist ein vermehrter **abdomineller Fettanteil** mit einem erhöhten Atheroseserisiko verbunden. Die Grenzwerte gemessen als Taillenumfang betragen bei Männern 102 cm bzw. 88cm bei Frauen. Eine Gewichtsreduktion sollte langsam und konstant erfolgen, um sogenannte Jo-Jo-Effekte zu vermeiden. Eine medikamentöse Gewichtsreduktion bleibt weiterhin umstritten, chirurgische Maßnahmen sind nur bei Adipositas per magna mit begleitender engmaschiger psychosozialer Betreuung indiziert (vergleiche auch Kap. 3.7).

Moderater Alkoholkonsum

Beobachtungsstudien zeigen, dass moderater Alkoholgenuss mit einem geringeren kardiovaskulären Risiko assoziiert ist. Gegenwärtig geht man davon aus, dass antioxidative Effekte, die **Erhöhung des HDL-Cholesterins** sowie anti-thrombotische und vasodilatierende Effekte hierfür verantwortlich sind. Insbesondere **Inhaltsstoffe des Rotweins** vermitteln offensichtlich eine protektive Wirkung an der Gefäßwand. Das sogenannte „**French Paradox**" beschreibt die Beobachtung, dass trotz annähernd gleich verteiltem Fettanteil in der Ernährung, Franzosen eine ca. auf die Hälfte reduzierte Sterblichkeit haben im Vergleich zu Amerikanern. Offensichtlich spielt dabei der Rotwein-Konsum eine entscheidende Rolle (Criqui 1994). Ob und inwieweit einzelne Inhaltsstoffe des Rotweins hier eine Rolle spielen (Rosenkranz 2002), müssen weitere Untersuchungen zeigen. Mit steigendem **Alkoholkonsum** (>30 g/Tag) nimmt jedoch das Risiko für Hypertonie, Herzinsuffizienz, Schlaganfall und plötzlichem Herztod zu. Nach den aktuellen Leitlinien sollte der Alkoholkonsum bei Männern 30 g/Tag, und bei Frauen 15 g/Tag nicht überschreiten.

Vermeidung der arteriellen Hypertonie

Die akute oder chronische Erhöhung des Blutdrucks führt zu **Endorganschäden an Nieren, Herz, Gehirn** sowie an den großen und kleinen Gefäßen. Bereits bei Vorliegen einer milden arteriellen Hypertonie besteht ein um ein vielfaches erhöhtes Risiko für eine KHK und ein bis zu 4-fach erhöhtes Risiko für einen Myokardinfarkt. Aus der Framingham-Studie ist eine fast lineare Beziehung zwischen Blutdruck und kardiovaskulär-bedingter Mortalität bekannt (Stokes 1989). Die **hypertensive Herzerkrankung** als kardiale Folge der chronischen Hypertonie umschreibt die Summe und Interaktionen kardialer Organmanifestationen. Hierzu zählen vor allem die **Myokardhypertrophie** und die **koronare Mikroangiopathie**. Im Gegensatz zur koronaren Makroangiopathie wird die Mikroangiopathie im koronaren und peripheren Gefäßsystem als eine Hypertoniespezifische Folge angesehen.

Nach den Leitlinien der WHO, der Deutschen Liga zur Bekämpfung des Bluthochdrucks und des „Seventh Report of the Joint National Committee on Prevention, Detection, Evaluation, and Treatment of High Blood Pressure" (JNC7) sollte der **Zielblutdruck** in der Primärprävention bei <140/90 mm Hg liegen. Eine arterielle Hypertonie liegt vor, wenn die Blutdruckwerte regelmäßig unter Alltagsbedingungen >140/90 mm Hg betragen. Bei Vorliegen eines Diabetes mellitus oder einer chronischen Nierenerkrankung sollten die angestrebten Blutdruckwerte unter 130/80 mm Hg liegen.

Im Vordergrund der Therapie der arteriellen Hypertonie steht die Primärprävention. Die **nichtmedikamentöse Basisbehandlung** der arteriellen Hypertonie in Form einer kochsalzarmen, kalorien- und fettreduzierten Diät sowie einer täglichen Ausdauerbelastung und einer begleitenden Reduktion assoziierter Risikofaktoren (Nikotinabusus, Hypercholesterinämie, Adipositas) sind notwendige Maßnahmen, die einer pharmakologischen Therapie vorausgehen bzw. sie begleiten sollten.

Die Entscheidung ob und wann eine pharmakologische Intervention begonnen werden sollte, hängt neben den Blutdruckwerten maßgeblich auch von den begleitenden Risikofaktoren ab. **Score-Systeme** zur Stratifizierung des Risikos einer kardiovaskulären Erkrankung sollten bei der Frage nach einer pharmakologischen Intervention bei Patienten mit Blutdruckwerten unter 160/100 mm Hg und 0–2 begleitenden Risikofaktoren zu Rate gezogen werden (D'Agostino 2001). Bei Patienten mit Blutdruckwerten >160/100 mm Hg oder bei Vorliegen von Endorganschäden, Diabetes mellitus oder weiteren begleitenden Risikofaktoren besteht auch bei nur hochnormalen Blutdruckwerten bereits die Indikation für eine **pharmakologische Therapie**. Für die Pharmakotherapie der arteriellen Hypertonie steht eine Reihe von Substanzklassen zur Verfügung, die eine effektive Blutdrucksenkung bewirken. **Diuretika, Betablocker, ACE-Hemmer und Calciumantagonisten** gelten wie auch die Gruppe der **AT1-Antagonisten** bei der leichten bis mittelschweren Hypertonie als Mittel der ersten Wahl.

In der Regel sollte mit einer **Monotherapie** begonnen werden, die bei ungenügendem Effekt (Blutdruck weiter >140/90 mm Hg) durch eine weitere Wirkstoffgruppe ergänzt werden sollte (Kombinationstherapie) (Zidek 2003). Dabei ist die **Kombinationstherapie** häufig einer maximierten Monotherapie überlegen, da zum einen durch verschiedene Angriffspunkte der Antihypertensiva eine effektivere Blutdrucksenkung zu erreichen ist, zum anderen die Nebenwirkungen bei Dosissteigerungen einer Monotherapie deutlich vermehrt sind. Die Leitlinien der deutschen und internationalen Fachgesellschaften lassen prinzipiell mit wenigen Ausnahmen die Kombination aller zur Monotherapie geeigneten Substanzen zu.

Körperliche Aktivität

Durch zunehmende sitzende Tätigkeiten und weniger körperliche Aktivität schon im Kindesalter, sollte in allen Altersgruppen auf eine **ausreichende körperliche Betätigung** geachtet werden. Nach den gegenwärtigen Leitlinien sollte 4–5 mal pro Woche für 30–45 Minuten eine körperliche Anstrengung erfolgen, die die Herzfrequenz auf 60–75 % der durchschnittlichen Herzfrequenz steigert. Diese Leitlinien gelten sowohl für die Primär- als auch für die Sekundärprävention. Bei Patienten mit bestehender koronarer Herzkrankheit sollte vor Initiierung einer entsprechenden körperlichen Aktivität eine sorgfältige klinische Untersuchung inklusive Belastungs-EKG erfolgen (Pearson 2002). Häufig sind diese Patienten aufgrund ihrer Erkrankungen und wiederholten Angina pectoris Beschwerden verunsichert und schränken ihre Bewegung noch weiter ein. Hier empfiehlt sich der Anschluss an **Koronarsportgruppen** mit fachkundiger Anleitung und Aufsicht durch einen Arzt.

Reduktion der Lipide

Zahlreiche große, randomisierte, prospektive Studien zur Primär- und Sekundärprävention haben gezeigt, dass eine Reduktion der Lipide eng korreliert mit einer **verminderten Mortalität** (LIPID Study Group 1998; Packard 1998; Pekkanen 1990; Sacks 1996; Sacks 2000; Scandinavian Simvastatin Study Group 1994; Shepherd 1995). Dies ließ sich unabhängig von Geschlecht, Alter, Begleiterkrankungen und unabhängig von den Ausgangscholesterinwerten nachweisen. Interessanterweise profitierten Patienten mit als normal erachteten Cholesterin-Plasmakonzentrationen ebenso wie Patienten mit deutlich erhöhten Werten. Die **Hypercholesterinämie** setzt ebenso wie die arterielle Hypertonie ein differenziertes Vorgehen, basierend auf einer Risikostratifizierung voraus. Dabei gelten unterschiedliche Leitlinien für Patienten mit bekannter KHK oder hohem Risiko und Patienten in Niedrigrisikogruppen. Patienten mit familiär vererbten Hypercholesterinämie stellen eine weitere Gruppe dar, der besonderes Augenmerk geschenkt werden muss. Die **Empfehlungen zu Grenzwerten bei Gesamt- und LDL-Cholesterin** sind gegenwärtig Gegenstand einer kontroversen Diskussion und reichen von bis zu 160 mg/dl (AHA-Leitlinien für Patienten mit niedrigem Risiko) bis zu „je niedriger desto besser" ohne feste Grenzwerte. Nach den Empfehlungen der europäischen Gesellschaften von 2003 sollte das Gesamtcholesterin unter 5 mmol/l (190 mg/dl) und das LDL-Cholesterin unter 3 mmol/l (115 mg/dl) liegen. Bislang existieren **keine speziellen Leitlinien für HDL-Cholesterin**, obwohl bei Männern ein HDL <1,0 mmol/l (40 mg/dl) und bei Frauen <1,2 mmol/l (46 mg/dl) mit einem erhöhten Risiko assoziiert sind. Gleiches gilt für **Triglyzeride** >1,7 mmol/l (150 mg/dl).

Diabetes mellitus

Vergleiche Kap. 3.7.

Prophylaktische medikamentöse Therapien

In der Primär- und Sekundärprävention existieren einige wenige Medikamentengruppen, die in großen prospektiven, randomisierten und Placebo-kontrollierten Studien einen wesentlichen Effekt auf Morbidität und Mortalität gezeigt haben.

In der **Sekundärprävention** bei Vorliegen einer manifesten Atherosklerose zählt **Aspirin** weiterhin zur obligaten Standardmedikation (Gaspoz 2002). Randomisierte Studien zur **Primärprävention** durch Aspirin zeigten eine Reduktion der Letalität überwiegend durch Reduktion der Myokardinfarktrate (Hansson 1998; The Thrombosis Prevention Trial 1998). Vor Initiierung einer Aspirintherapie empfiehlt sich eine **Risikostratifizierung**, um die Patienten zu identifizieren, die von einer Aspirin-Therapie profitieren. Gegenwärtig empfiehlt man beim Vorliegen eines Risikos >1,5 %/Jahr für das Auftreten eines kardiovaskulären Ereignisses den Beginn einer Aspirintherapie (Lauer 2002). Bei niedrigerem Risiko sollten die Begleiterkrankungen und der Wunsch des Patienten berücksichtigt werden. Die arterielle Hypertonie mit Endorganschädigung sowie Diabetes mellitus oder mangelnde körperliche Betätigung rechtfertigen den Beginn einer Thrombozytenaggregationshemmung.

Eine **Betablockertherapie** nach Myokardinfarkt führt zu einer signifikanten Reduktion der Sterblichkeit, kardialem Tod, plötzlichem Herzstillstand und Tod durch Arrhythmien (Gottlieb 1998; Yusuf 1993). Während der ersten Stunden nach einem **akuten Myokardinfarkt** führen Betablocker zu einer Reduktion des myokardialen Sauerstoffbedarfs durch Reduktion der Herzfrequenz, des systemischen Blutdrucks und der myokardialen Kontraktilität. Durch eine verlängerte Diastole kommt es zu einer **Verbesserung der myokardialen Perfusion** insbesondere in den subendokardialen Anteilen. Betablocker reduzieren die Infarktgröße, die mit einem Infarkt assoziierten Komplikationen und die Reinfarktrate. Betablocker werden weiterhin trotz gesichertem Nutzen zu selten im akuten Myokardinfarkt eingesetzt (Bradford 1999).

Zahlreiche große, randomisierte Studien haben die Rolle von ACE-Hemmern in der nach Myokardinfarkt und bei der Herzinsuffizienz untersucht (CONSENSUS Trial Study Group 1987; Dickstein 2002; Garg 1995; Laufs 2002; The SOLVD Investigators 1991). Bei Patienten nach Myokardinfarkt **reduzieren ACE-Hemmer signifikant die Mortalität.** Patienten mit eingeschränkter LV-Funktion zeigen eine signifikante Verbesserung der linksventrikulären Funktion, eine verminderte Mortalität und eine Reduktion des Risikos für die Entwicklung einer Herzinsuffizienz. Nach der derzeitigen Studienlage sollten bei allen Patienten innerhalb der ersten **24 Stunden** nach akutem Myokardinfarkt oder klinischen Zeichen einer Herzinsuffizienz ACE-Hemmer verabreicht werden. Ebenso sollten Patienten mit einer Ejektionsfraktion <40 % oder klinisch manifester Herzinsuffizienz einen ACE-Hemmer erhalten. In der **Heart Outcomes Prevention Evaluation Study (HOPE)** (Yusuf 2000) zeigte sich, dass der ACE-Hemmer Ramipril auch die Letalität und Morbidität bei Hoch-Risiko-Patienten (manifeste koronare Herzkrankheit oder Diabetes mellitus mit einem weiteren Risikofaktor) ohne begleitende Herzinsuffizienz signifikant vermindern kann. Die Hemmung des Renin-Angiotensin-Systems mittels **AT1-Rezeptor-Antagonisten** ist ein vielversprechender Ansatz und bietet durch eine direkte Hemmung der Angiotensin II Wirkung am Rezeptor möglicherweise Vorteile gegenüber einer ACE-Hemmer Therapie. Patienten mit arterieller Hypertonie und gesicherter linksventrikulärer Hypertrophie zeigen unter AT1-Rezeptorblockade im Vergleich zu Betablockern eine signifikante Reduktion der kardiovaskulären Mortalität, Schlaganfall und Myokardinfarkt (Dahlof 2002). Darüber hinaus führt die AT1-Rezeptorblockade zu einer ausgeprägten Rückbildung der linksventrikulären Hypertrophie.

Insbesondere bei Patienten mit Herzrhythmusstörungen (Vorhofflimmern), stenosierender Atherosklerose z.B. der hirnversorgenden Gefäße oder nach mechanischem Herzklappenersatz, hat sich eine antikoagulatorische Therapie mit **Antikoagulantien** wie Warfarin oder Phenprocoumon zur Prävention thrombembolischer Ereignisse als nützlich erwiesen. Die Inzidenz thrombembolischer Ereignisse ist unter einer entsprechenden Therapie signifikant vermindert.

Zusammenfassung

Ziele der kardiovaskulären Primärprävention bei Patienten mit hohem Risiko für eine kardiovaskuläre Erkrankung sind:

– Erfassung des globalen Risikos durch Risikostratifizierung (SCORE, Framingham-Risk-Score, Procam-Score);
– Gesundheitsbewusste Lebensgewohnheiten implementieren (Nikotinkarenz, gesunde ausgewogene Ernährung, ausreichende körperliche Bewegung);
– Einstellung einer arteriellen Hypertonie und Hyperlipidämie entsprechend den Leitlinien der nationalen und internationalen Fachgesellschaften mittels nicht-medikamentöser und medikamentöser Maßnahmen (Antihypertensiva und Statine).

Ziele der kardiovaskulären Sekundärprävention bei Patienten mit manifester kardiovaskulärer Erkrankung sind:
– Gesundheitsbewusste Lebensgewohnheiten implementieren (Nikotinkarenz, gesunde ausgewogene Ernährung, ausreichende körperliche Bewegung)
– Thrombozytenaggregationshemmung mit Aspirin
– Einstellung einer arteriellen Hypertonie und Hyperlipidämie entsprechend den Leitlinien der nationalen und internationalen Fachgesellschaften mittels nicht-medikamentöser und medikamentöser Maßnahmen (Antihypertensiva und Statine)
– ACE-Hemmer und Betablocker entsprechend den zugrundeliegenden Begleiterkrankungen (kardiovaskuläres Kontinuum).

Prüfungsfragen

1. Nennen Sie die häufigsten Erkrankungs- und Todesursachen in den westlichen Industrienationen.
2. Welche Effekte hat der Nikotinkonsum für das kardiovaskuläre Risiko?
3. Welches sind die Organmanifestationen der Atherosklerose?
4. Wie ist nach den derzeitigen Richtlinien ein Hoch-Risiko-Patient definiert?
5. Was ist die Funktion von Score-Systemen zur Abschätzung des kardiovaskulären Risikos?
6. Was besagt das sogenannte „French Paradox"?
7. Wie sollte der Zielblutdruck bei Diabetikern sein?
8. Welche ist die beste Vorgehensweise bei der Einstellung der arteriellen Hypertonie?
9. Nennen Sie präventive Vorgehensweisen bei der Hyperlipidämie.
10. In welchen Fällen sind Mono- oder Kombinationstherapien bei arterieller Hypertonie angezeigt?

Zitierte Literatur

Assmann, G./Cullen, P./Schulte, H. (2002): Simple scoring scheme for calculating the risk of acute coronary events based on the 10-year follow-up of the prospective cardiovascular Munster (PROCAM) study. Circulation. 105, 310–315.

Bradford, W.D./Chen, J./Krumholz, H.M. (1999): Underutilisation of beta-blockers after acute myocardial infarction. Pharmacoeconomic implications. Pharmacoeconomics, 15, 257–268.

Cholesterol and Recurrent Events Trial investigators. Sacks, F.M./Pfeffer, M.A./Moye, L.A./Rouleau, J.L./Rutherford, J.D./Cole, T.G./Brown, L./Warnica, J.W./Arnold, J.M./Wun, C.C./Davis, B.R./Braunwald, E. (1996): The effect of pravastatin on coronary events after myocardial infarction in patients with average cholesterol levels. New England Medical Journal, 335, 1001–1009.

Criqui, M.H./Ringel, B.L. (1994): Does diet or alcohol explain the French paradox? Lancet, 344, 1719–1723.

D'Agostino, R.B. Sr./Grundy, S./Sullivan, L.M./Wilson, P. (2002): Validation of the Framingham coronary heart disease prediction scores: results of a multiple ethnic groups investigation. Journal of the American Medical Association, 286, 180–187.

Dahlof, B./Devereux, R.B./Kjeldsen, S.E./Julius, S./Beevers, G/Faire, U./Fyhrquist, F./Ibsen, H./Kristiansson, K./Lederballe-Pedersen, O./Lindholm, L.H./Nieminen, M.S./Omvik, P./Oparil, S./Wedel, H. (2002): Cardiovascular morbidity and mortality in the Losartan Intervention For Endpoint reduction in hypertension study (LIFE): a randomised trial against atenolol. Lancet, 359, 995–1003.

De Backer, G./Ambrosioni, E./Borch-Johnsen, K./Brotons, C./Cifkova, R./Dallongeville, J./Ebrahim, S./Faergeman, O./Graham, I./Mancia, G./Manger, C.V./Orth-Gomer, K./Perk, J./Pyorala, K./Rodicio, J.L./Sans, S./Sansoy, V./Sechtem, U./Silber, S./Thomsen, T./Wood, D. (2003): European guidelines on cardiovascular disease prevention in clinical practice. Third Joint Task Force of European and Other Societies on Cardiovascular Disease Prevention in Clinical Practice. European Heart Journal, 24, 1601–1610.

Dickstein, K./Kjekshus, J. (2002): Effects of losartan and captopril on mortality and morbidity in high-risk patients after acute myocardial infarction: the OPTIMAAL randomised trial. Optimal Trial in Myocardial Infarction with Angiotensin II Antagonist Losartan. Lancet, 360, 752–760.

Garg, R./Yusuf, S. (1995): Overview of randomized trials of angiotensin-converting enzyme inhibitors on mortality and morbidity in patients with heart failure. Collaborative Group on ACE Inhibitor Trials. Journal of the American Medical Association, 273, 1450–1456.

Gaspoz, J.M./Coxson, P.G./Goldman, P.A./Williams, L.W./Kuntz, K.M./Hunink, M.G./Goldman, L. (2002): Cost effectiveness of aspirin, clopidogrel, or both for secondary prevention of coronary heart disease. New England Journal of Medicine, 346, 1800–1806.

Gottlieb, S.S./McCarter, R.J./Vogel, R.A. (1998): Effect of beta-blockade on mortality among high-risk and low-risk patients after myocardial infarction. New England Journal of Medicine, 339, 489–497.

Hansson, L./Zanchetti, A./Carruthers, S.G./Dahlof, B./Elmfeldt, D./Julius, S./Menard, J./Rahn, K.H./Wedel, H./Westerling, S. (1998): Effects of intensive blood-pressure lowering and low-dose aspirin in patients with hypertension: principal results of the Hypertension Optimal Treatment (HOT) randomised trial. HOT Study Group. Lancet, 351, 1755–1762.

Hense, H.W./Schulte, H./Lowel, H./Assmann, G./Keil, U. (2003): Framingham risk function overestimates risk of coronary heart disease in men and women from Germany – results from the MONICA Augsburg and the PROCAM cohorts. European Heart Journal, 24, 937–945.

Lauer, M.S. (2002): Clinical practice. Aspirin for primary prevention of coronary events. New England Medical Journal, 346, 1468–1474.

Laufs, U./Böhm, M. (2000): The cardiovascular risk factor obesity. Deutsche Medizinische Wochenschrift 125, 262–268.

Packard, C.J. (1998): Influence of pravastatin and plasma lipids on clinical events in the West of Scotland Coronary Prevention Study (WOSCOPS). Circulation, 97, 1440–1445.

Pearson, T.A. et al. (2002): AHA Guidelines for Primary Prevention of Cardiovascular Disease and Stroke. American Heart Association Science Advisory and Coordinating Committee. Circulation, 106, 388–391.

Pekkanen, J./Linn, S./Heiss, G./Suchindran, C.M./Leon, A./Rifkind, B.M./Tyroler, H.A. (1990): Ten-year mortality from cardiovascular disease in relation to cholesterol level among men with and without preexisting cardiovascular disease [see comments]. New England Medical Journal, 322, 1700–1707.

Rosenkranz, S./Knirel, D./Dietrich, H./Flesch, M./Erdmann, E./Böhm, M. (2002): Inhibition of the PDGF receptor by red wine flavonoids provides a molecular explanation for the „French paradox". FASEB Journal, 16, 1958–1960.

Sacks, F.M./Tonkin, A.M./Shepherd, J./Braunwald, E./Cobbe, S./Hawkins, C.M./Keech, A./Packard, C./Simes, J./Byington, R./Furberg, C.D. (2000): Effect of pravastatin on coronary disease events in subgroups defined by coronary risk factors: the Prospective Pravastatin Pooling Project. Circulation, 102, 1893–1900.

Scandinavian Simvastatin Study Group (1994): Randomised trial of cholesterol lowering in 4444 patients with coronary heart disease: the Scandinavian Simvastatin Survival Study (4S). Lancet, 344, 1383–1389.

Shepherd, J./Cobbe, S.M./Ford, I./Isles, C.G./Lorimer, A.R./MacFarlane, P.W./McKillop, J.H./Packard, C.J. (1995): Prevention of coronary heart disease with pravastatin in men with hypercholesterolemia. West of Scotland Coronary Prevention Study Group. New England Journal of Medicine, 333, 1301–1307.

Stamler, J./Wentworth, D./Neaton, J.D. (1986): Is relationship between serum cholesterol and risk of premature death from coronary heart disease continuous and graded? Findings in 356,222 primary screenees of the Multiple Risk Factor Intervention Trial (MRFIT). Journal of the American Medical Association, 256, 2823–2828.

Stampfer, M.J./Hu, F.B./Manson, J.E./Rimm, E.B./Willett, W.C. (2000): Primary prevention of coronary heart disease in women through diet and lifestyle. New England Journal of Medicine; 343, 16–22.

Stokes, J. III/Kannel, W.B./Wolf, P.A./D'Agostino, R.B./Cupples, L.A. (1989): Blood pressure as a risk factor for cardiovascular disease. The Framingham Study – 30 years of follow-up. Hypertension, 13, I13–I18.

The CONSENSUS Trial Study Group (1987): Effects of enalapril on mortality in severe congestive heart failure. Results of the Cooperative North Scandinavian Enalapril Survival Study (CONSENSUS). New England Medical Journal, 316, 1429–1435.

The Long-Term Intervention with Pravastatin in Ischaemic Disease (LIPID) Study Group (1998): Prevention of cardiovascular events and death with pravastatin in patients with coronary heart disease and a broad range of initial cholesterol levels. New England Journal of Medicine, 339, 1349–1357.

The Medical Research Council's General Practice Research Framework (1998): Thrombosis prevention trial: randomised trial of low-intensity oral anticoagulation with warfarin and low-dose aspirin in the primary prevention of ischaemic heart disease in men at increased risk. Lancet, 351, 233–241.

The SOLVD Investigators (1991): Effect of enalapril on survival in patients with reduced left ventricular ejection fractions and congestive heart failureNew England Medical Journal, 325, 293–302.

Yusuf, S./Lessim, J./Jha, P./Lonn, E. (1993): Primary and secondary prevention of myocardial infarction and strokes: an update of randomly allocated, controlled trials. Journal of Hypertension (Suppl.), 11, S61–S73.

Yusuf, S./Sleight, P./Pogue, J./Bosch, J./Davies, R./Dagenais, G. (2000): Effects of an angiotensin-converting-enzyme inhibitor, ramipril, on cardiovascular events in high-risk patients. The Heart Outcomes Prevention Evaluation Study Investigators. New England Medical Journal, 342, 145–153.

Zidek, W./Dusing, R./Haller, H./Middeke, M./Paul, M./Schmieder, R./Schrader, J. (2003): New recommendations of the German Society of Hypertension for the drug treatment of hypertension. Deutsche Medizinische Wochenschrift, 128, 2468–2469.

Leseempfehlungen

Deutsche Gesellschaft für Kardiologie:
  http://www.dgk.org
European Society of Cardiology:
  http://www.escardio.org
American Heart Association:
  http://www.americanheart.org

3.5 Prävention von Krebskrankheiten

Theodor Klotz

3.5.1 Epidemiologische Grundlagen

Bösartige Tumorerkrankungen stehen in den westlichen Industrienationen an zweiter Stelle der **Todesursachenstatistik**. Die Todesursache „Krebs" wird dabei im höheren Alter immer häufiger. Während z.B. in den USA die Todesursache Herz- und Kreislauferkrankungen eine fallende Tendenz aufweist, steigt die Zahl der Krebstoten weiter an. In Deutschland waren im Jahre 1995 noch 24 % aller Todesursachen Krebserkrankungen, im Oktober 2001 wurden bereits 25,2 % durch das statistische Bundesamt erfasst. Im Jahr 2000 hat sich die Anzahl der Krebsneuerkrankungen (Rohe Inzidenz – d.h. Neuerkrankungen pro 10.000 Einwohner pro Jahr) im Vergleich zum Jahr 1970 verdoppelt (Hossfeld und Hegewisch-Becker 2000). Unter epidemiologischen und gesundheitswissenschaftlichen Gesichtspunkten müssen Krebserkrankungen, von einigen Ausnahmen abgesehen, als **altersassoziierte Erkrankungen** betrachtet werden. Das Risiko, an epithelialen Tumoren, d.h. Karzinomen zu erkranken und zu sterben, steigt mit zunehmendem Alter fast logarithmisch an (Abb. 1, S. 144). Dabei sind die Daten aus den **amtlichen Krebsregistern**, die mittlerweile in vielen deutschen Regionen etabliert sind, für die Analyse der Tumorerkrankungen unentbehrlich (Schmidt et al. Jahresbericht 2000 – Tumorregister München).

Als häufigste Tumoren lassen sich eindeutig die **epithelialen Malignome**, d.h. Karzinome (z.B. Mamma-, Dickdarmkarzinom etc.) identifizieren (Tab. 1, S. 145). **Inzidenz** und **Mortalität** zeigen allerdings für einzelne Krebserkrankungen ein sehr differenziertes Bild, so spielen z.B. Weichteiltumore (Sarkome) keine epidemiologisch relevante Rolle. In den letzten Jahrzehnten haben sich folgende Veränderungen der Inzidenz gezeigt, die vor allem für präventive Ansätze von Bedeutung sind.

– Die Inzidenz des Mammakarzinoms ist stetig steigend. Es ist die häufigste onkologische Todesursache der Frau.
– Die Inzidenz des Bronchialkarzinoms ist bei Frauen steigend.
– Die Inzidenz des malignen Melanoms (Hautkrebs) steigt rasant.
– Das Prostatakarzinom ist zum beherrschenden Tumor des alten Mannes geworden mit einem jährlichen Inzidenzanstieg von ca. 5 %. Es ist die häufigste onkologische Todesursache des alten Mannes.
– Die Inzidenz der Non-Hodgkin-Lymphome hat sich innerhalb von zwei Jahrzehnten verdreifacht.
– Die Inzidenz der Harnblasenkarzinome, Dickdarmkarzinome und Nierenzellkarzinome steigt stetig.
– Hodentumoren stellen die häufigsten Karzinome des jungen Mannes (20–40 Jahre) dar. Es ist ein langsamer aber steter Inzidenzanstieg zu beobachten. Epidemiologisch handelt es sich um keine relevante Todesursache des jungen Mannes.

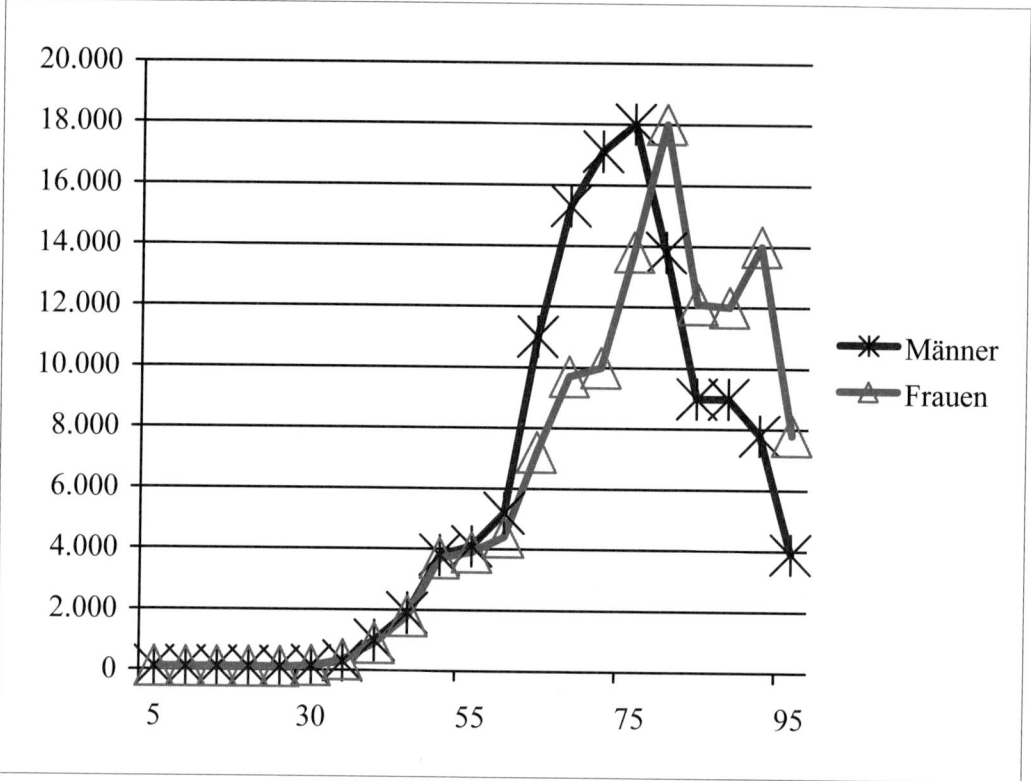

Abbildung 1: *Rohe altersspezifische onkologische Mortalität für Männer und Frauen in der BRD im Jahr 1999. Deutliche Abhängigkeit der onkologischen Mortalität mit dem Alter. 27,7 % (n=108.272) der männlichen Sterbefälle und 22,5 % (n=102.565) der weiblichen Sterbefälle waren krebsbedingt. Daten des Gesundheitswesen 1999 des Statistisches Bundesamts und Jahresberichts 2000 des Tumorregisters München.*

- Die Inzidenz des Bronchialkarzinoms ist bei Männern konstant.
- Die Inzidenz des Magenkarzinoms war 1990 nur halb so hoch wie 1970.

Dabei muss berücksichtigt werden, dass die deutliche **Zunahme der Tumorinzidenzen** nicht unbedingt direkt mit einer Zunahme der tumorbedingten Mortalität einhergeht. Dies bedeutet, dass durch die modernen diagnostischen und therapeutischen Verfahren sehr viele Tumoren früh diagnostiziert und geheilt werden bzw. eine **Progression** verhindert werden kann. Für die Analyse kommt erschwerend hinzu, dass nicht prinzipiell jede diagnostizierte Krebserkrankung Einfluss auf die Lebenserwartung hat. Eine Reihe von sogenannten „Alterskrebs" (z.B. bestimmte Haut-

krebsarten, Prostatakrebs, Alterslymphome) werden für das einzelne Individuum nicht mehr relevant, da die Lebenserwartung durch **Komorbiditäten** (z.B. Morbus Alzheimer, Diabetes, Herzkreislauferkrankungen) stärker beeinflusst wird.

Ob und inwieweit ein Individuum durch eine diagnostizierte Tumorerkrankung bezüglich **Lebensqualität und Lebenserwartung** beeinträchtigt wird, ist Gegenstand aktueller sehr kontrovers geführter Diskussionen. Dabei ist klar, dass z.B. ein Prostatakarzinom eines 80-Jährigen anders zu werten ist, als bei einem 60-jährigen Patienten. Allen Regelungsversuche und Leitlinien zum Trotz kann die Entscheidung der klinischen Relevanz einer Tumorerkrankung mit nachfolgender Therapiekonsequenz nur in der **individuellen Arzt-Patien-**

3.5 Prävention von Krebskrankheiten

Tabelle 1: *Mortalität nach Tumorentitäten geordnet – Region München im Zeitraum 1998–2000*

Tumorlokalisation	Mortalität Männer 1998–2000 Region München je 100.000	Mortalität Frauen 1998–2000 Region München je 100.000
Lunge	52	21
Prostata	36	0
Darm	35	35
Mamma	0	47
Lymphome	23	21
Magen	15	15
Kopf/Hals	15	4
Harnblase	10	4
Nieren	9	6
Melanom	3	3
Zentralnervensystem	6	6

ten-Beziehung getroffen werden, wobei medizinische Komorbiditäten, Alter und soziales Umfeld zu berücksichtigen sind (Baille et al. 2000).

Inzidenz und **Mortalität** von Tumorerkrankungen sind differenziert zu betrachten. Nicht jede Tumorerkrankung beeinflusst Lebenserwartung oder Lebensqualität. Ca. 25 % aller Todesfälle sind krebsbedingt. Der Inizidenzanstieg betrifft vor allem epitheliale Tumore (Karzinome).

3.5.2 Genetische Grundlagen

Die **genetische Basis** für Tumorerkrankungen ist unstrittig und muss für alle präventiven Ansätze berücksichtigt werden. Durch eine Vielzahl von Befunden ist die **genetische und molekularbiologische Basis** von Krebserkrankungen belegt (Decker und Schuler 2000).

- Alle chemischen Kanzerogene sind potentiell mutagen, d.h. erbgutverändernd bzw. -schädigend.
- Manche Genstörungen sind pathognomonisch für bestimmte Krebserkrankungen.
- Die Entwicklung von der einzelnen Tumorzelle über die Progression bis zum klinisch manifesten Tumor ist für viele Krebsentitäten mittels der Gentheorie beschreibbar.
- Genetische Tiermodelle (transgene Tiere) sind etablierte Beweise für die genetische Basis von Tumorerkrankungen.
- Seit langem sind sogenannte „Krebsfamilien" bekannt, welche eine fast hundertprozentige Penetranz für bestimmte Tumorerkrankungen aufweisen.

Die grundlegende Ursache für den **altersassoziierten Inzidenzanstieg** von Tumorerkrankungen besteht in der **Akkumulation von umwelt- bzw. verhaltensbezogenen Risikofaktoren**. Diese werden, je nach genetischer Basis, vom alternden Immunsystem des Organismus nicht mehr kompensiert und führen schließlich über molekularbiologische Mechanismen in eine manifeste Krebserkrankung. Je nach Art des Risikofaktors und der Zeitdauer der Einwirkung besteht eine mehr oder weniger hohe Wahrscheinlichkeit, einen Tumor zu entwickeln. Wichtig ist, dass durch körpereigene Regulations- und Schutzmechanismen maligne Zellklone und sogar manifeste Tumoren in weitem Ausmaß wieder eliminiert werden können. Im Rahmen dieser Hypothese lässt sich erklären, warum aufgrund der Zunahme der Lebenserwartung onkologische Erkrankungen zu einem beherrschenden Problem der **Gesundheitsversorgung** geworden sind. Konzeptionell lassen sich auch Tumoren eingliedern, deren Entstehung eindeutig mit einer viralen Ätiologie (z.B. primäres Leberzellkarzinom, Zervixkarzinom) oder radiogenen Belastung assoziiert sind. Die „**umweltbezogenen**" **Risikofaktoren** sind dann z.B. ein infektiöses Agens oder radioaktive Strahlung.

Die Inzidenz von Tumorerkrankungen ist altersassoziiert. Umwelt- und verhaltensbezogene Risikofaktoren beeinflussen in Abhängigkeit von der individuellen genetischen Basis die Wahrscheinlichkeit für eine Krebsentstehung.

Molekulargenetisches Mehrschrittmodell der Karzinogenese

Jeder bösartige Tumor steht am **Ende einer Kette** von genetischen Ereignissen. Eine einzelne Mutation im Bereich der Erbsubstanz ist in der Regel nicht ausreichend, um zu einem Krebs zu führen. Mehrere Kontrollpunkte in der Zellteilung (z.B. Tumorsuppressorgen p53) müssen umgangen werden, damit sich aus einer körpereigenen Zelle ein maligner Zellklon differenziert, dem Immunsystem entkommt und schließlich durch ungeregelte Proliferation zum manifesten klinischen Krebs führt. Am Beispiel des Kolonkarzinoms als einer der häufigsten epithelialen Tumoren werden mit Hilfe dieses **Mehrschrittmodells** der Karzinogenese die grundlegenden Prinzipien der Tumorentstehung deutlich (Abb. 2). Erst das Zusammenspiel einer Reihe von Ereignissen führt zum manifesten Darmkrebs (Fearon 1997). Primär- und Sekundärprävention lassen sich in dieses Modell relativ einfach integrieren.

Nach dem gegenwärtigen Kenntnisstand ist die Zahl der sogenannten „**Tumorinitiierungen**" sehr hoch, d.h. täglich „entarten" in jedem Menschen Tausende von Körperzellen. Dabei wird deutlich, dass die **kanzerogene Kaskade**, die auf molekulargenetischen Mechanismen beruht, keineswegs schicksalsmäßig abläuft, sondern durch **umwelt- und verhaltensbezogene Faktoren** (z.B. Ernährung) beeinflusst werden kann. Gerade für das Kolonkarzinom ist die epidemiologische Datenlage, was den Effekt primärpräventiver Maßnahmen zur Reduktion der Krebsentstehung angeht, relativ gut (Biesalski 1997; Buset 2003; Yu 1993). Hieraus ergibt sich die These, dass sich durch präventive und gesundheitsfördernde Maßnahmen eine Reduktion des Erkrankungsrisikos für Tumorerkrankungen erreichen lässt. Entscheidend ist, ob die Progression einer einzelnen entarteten Zelle zum malignen Klon und schließlich zum klinischen Krebs verhindert werden kann. Der Sinn und die Effizienz der verschiedenen Formen von Prävention für die Onkologie ist mittlerweile unstrittig. Allerdings ist unser Wissen bezüglich des Zusammenspiels von präventiven Maßnahmen und molekulargenetische Ereignissen als dürftig zu bezeichnen.

Etablierte molekulargenetische Mehrschrittmodelle der Kanzerogenese erlauben prinzipiell den Einfluss von gesundheitsfördernden Maßnahmen, die an jedem Punkt zu einer Unterbrechung oder Verzögerung der Tumorentstehung und Progression führen können.

3.5.3 Unspezifische Krebsprävention und Gesundheitsförderung

Prävention bei onkologischen Erkrankungen wird in Primär-, Sekundär- und Tertiärprävention unterteilt. Gesundheitswissenschaftlich ist die Primärprävention und Gesundheitsförderung, d.h. die prinzipielle **Verhinderung einer manifesten Tumorerkrankung** von besonderem Interesse, da sie auch Maßnahmen außerhalb der klassischen klinischen Medizin beinhaltet. Die zugrundeliegende These lautet:

„Eine effektive **Primärprävention und Gesundheitsförderung** reduziert die Kosten der klinisch-kurativen Medizin und verbessert die

3.5 Prävention von Krebskrankheiten

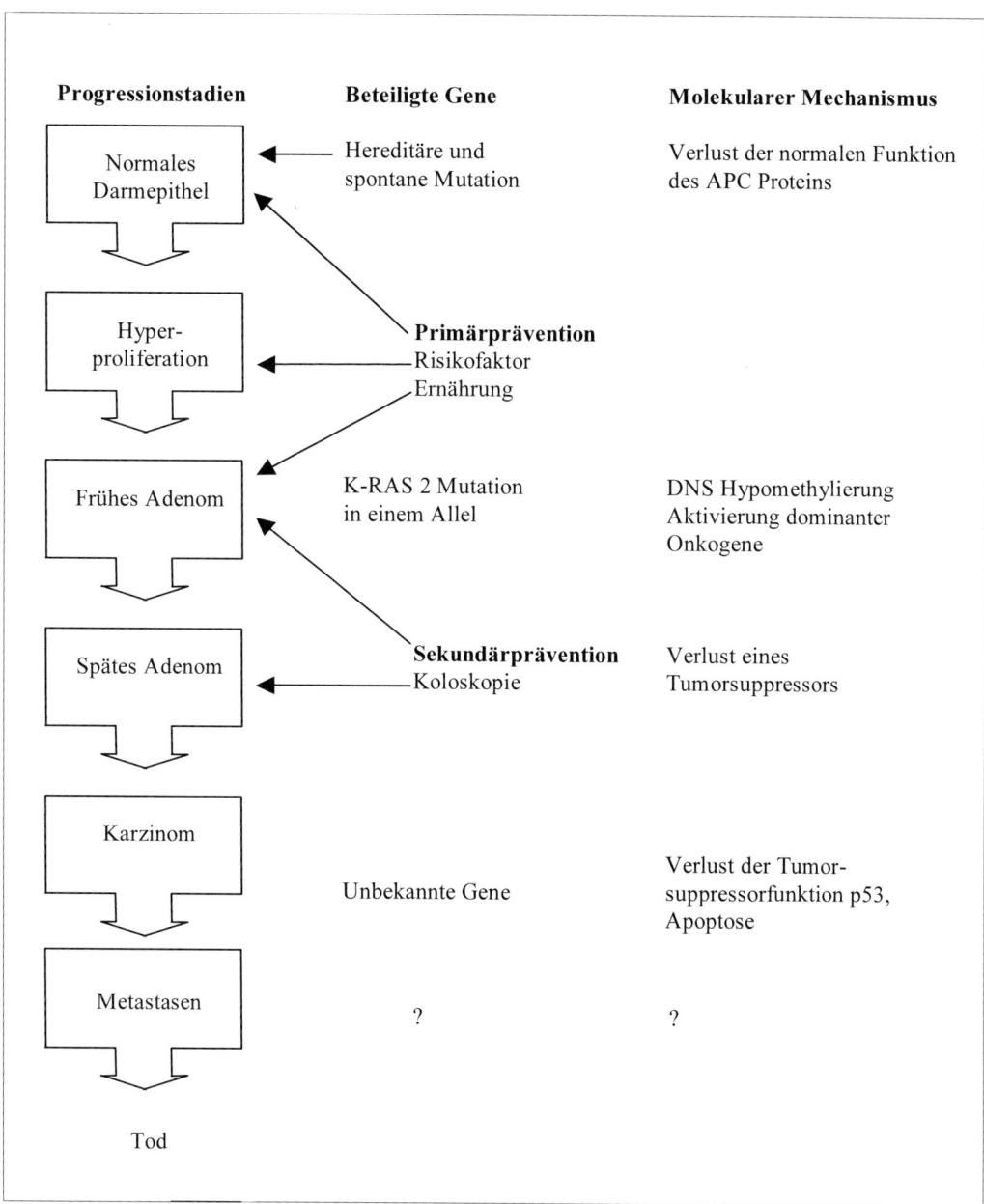

Abbildung 2: *Modifiziertes Mehrschrittmodell der Kolonkarzinogenese nach Fearon*

Lebensqualität von Patienten." Dies gilt nicht nur für onkologische Erkrankungen, sondern z.B. auch für Herz-Kreislauferkrankungen oder Diabetes mellitus.

Es hat sich gezeigt, dass Primärprävention und Gesundheitsförderung u.a. Lebensgewohnheiten (Lifestyle), soziale Umstände, psychische Faktoren, Ernährungsgewohnheiten zum Inhalt haben und diese Faktoren für das Auftreten einer onkologischen Erkrankung eine entscheidende Relevanz besitzen. Je nach Quelle werden bis zu 70 % aller Tumorerkrankungen ursächlich auf sogenannte **Lifestyle-Faktoren** zurückgeführt – d.h. diese Tumoren wären prinzipiell vermeidbar (Kiecolt-Glaser et al. 2003; Osborne 2001; The American Institut of Cancer Prevention 1999). Unter Berücksichtigung des oben angeführten Modells der Kanzerogenese lässt sich dies leicht begründen, da **umwelt- und verhaltensassoziierte Faktoren** in jedem Lebensalter mit den **molekulargenetischen Ereignissen** interagieren. Damit wird klar, dass auch von gesundheitspolitischer Seite unter dem Blickpunkt des Kostendrucks Prävention und Gesundheitsförderung in Zukunft ein hoher Stellenwert zukommen muss.

Onkologische Primärprävention und Sekundärprävention

Sekundärprävention im Sinne einer Vorsorge oder Früherkennung einer malignen Erkrankung soll in den nachfolgenden Abschnitten nur eine untergeordnete Rolle spielen, zumal Sinn und Art von Sekundärprävention sehr spezifisch von der einzelnen Tumorart abhängen (z.B. PSA-Screening beim Prostatakarzinom). Dies gilt in noch größerem Ausmaß für die Tertiärprävention, d.h. Nachsorge nach überstandener Tumorerkrankung.

Sekundärprävention ist fast immer tumorspezifisch. Onkologische Primärprävention und Gesundheitsförderung können tumorspezifisch sein, sind es jedoch in der Regel nicht.

Es besteht mittlerweile Konsens, dass Gesundheitsförderung besonders effektiv ist, wenn sie im frühen Lebensalter beginnt. In der Kindheit werden **Lebensgewohnheiten** wie Ess-, Trink-, Konsum-, Arbeits- und Freizeitverhalten geprägt, die sich gravierend auf den Rest des Lebens auswirken. Dies gilt natürlich gerade für Tumorerkrankungen. Beispiele sind **Nikotinabusus und Suchtverhalten**. So haben in den Hauptschulen bereits 20,4 % der Jungen, in den Realschulen 14,7 % und in den Gymnasien 13,0 % Raucherfahrung. Die Rate der tabakassoziierten onkologischen Erkrankungen (Lungenkrebs) bei chronischem Nikotinabusus reagiert mit einer Latenz von ca. 20 Jahren, wobei deutliche **geschlechtsspezifische Unterschiede** bestehen. Der Risikofaktor Tabakkonsum hat für das weibliche Geschlecht eine höhere Bedeutung, da eine höhere Vulnerabilität des weiblichen Bronchialsystems zu bestehen scheint. Dies erklärt zum Teil die stark steigende Bronchialkarzinom-Inzidenz bei Frauen. Ähnliches gilt für das Epithel des Harntrakts. An diesem Beispielen wird deutlich, wie vielschichtig das **Zusammenspiel von Risikofaktoren** (Nikotinabusus), sozialen Faktoren (Schultyp, Erziehung, Bildung) und geschlechtsspezifischen Faktoren (Epithelvulnerabilität, Genetik) für primärpräventive Fragestellungen ist.

Primärprävention für onkologische Erkrankungen muss Lebensgewohnheiten, soziale Faktoren, Risikofaktoren und gesellschaftliche Wandlungsprozesse berücksichtigen. Die langfristige Effektivität von Primärprävention und Gesundheitsförderung hängt gerade für onkologische Erkrankungen vom Lebensalter ab.

Unspezifische Primärprävention für onkologische Erkrankungen unterteilt sich nach dem gegenwärtigen Kenntnisstand hauptsächlich in folgende Bereiche:

- Vermeidung von Nikotinabusus (Bronchialkarzinom, Ösophaguskarzinom)
- Adäquate Ernährung und Vermeidung von Übergewicht (Darmtumoren, Pankreaskarzinom)
- Ausgleich von Mikronährstoffdefiziten (Prostatakarzinom, Darmtumoren)
- Vermeidung bekannter Kanzerogene (Blasenkarzinom, Lymphome, Nierenkarzinom)
- Adäquates Sonnenlicht, UV-Exposition (Hautkrebs)
- Körperliche Aktivität/Sport (Darmkrebs, Prostatakarzinom)
- Hygienische Maßnahmen (Leberzellkarzinom, Zervixkarzinom)

Gesichert ist bisher nur, dass obige Faktoren die **Inzidenz von Tumoren** beeinflussen können. Dabei besteht weder ein kausaler noch eine linearer Zusammenhang (Bidoli et al. 2003; Decker et al. 2000; Friedlich 2000).

Nur selten ist die **kanzerogene Potenz** eindeutig (Dioxin, aromatische Amine). Die quantitativen Risikoerhöhungen (Odds-Ratios) sind je nach Publikation sehr unterschiedlich. Am Beispiel körperliche Aktivität/Sport sollen die komplexen Interaktionen Lifestyle–Immunsystem veranschaulicht werden (Friedenreich 2001; Sommer et al. 2002).

Gesundheitspolitische Aspekte am Beispiel von Sport und Prävention

Immer mehr rückt das Thema **Sport als Mittel zur Prävention** und Therapieunterstützung in den Fokus des öffentlichen Interesses. Leider ist dieses Interesse u.a. von politischen Entscheidungsträgern durch die Vorstellung geprägt, durch eine Prävention z.B. mittels Sport den Schlüssel zu einer Kostenreduktion im Gesundheitswesen gefunden zu haben. Das Stichwort lautet „**Kompression der Morbidität**" – salopp formuliert: Fit in die Kiste"; d.h. die Zeitdauer einer relevanten Erkrankung bis zum Tod soll durch gesundheitsfördernde Maßnahmen in jüngeren Jahren verkürzt werden. Dieser Ansatz mag im Individualfall schlüssig sein. Epidemiologische Studien legen jedoch nahe, dass sich z.B. durch eine Prävention mittels **körperliche Aktivität** die gesundheitsbezogenen Gesamtkosten in einer überalternden Gesellschaft nur fraglich senken lassen, sondern vor allem die **Lebensqualität** älterer Bevölkerungsgruppen positiv beeinflusst wird (Friedenreich 2001; Greenwald 2002; WHO 1998). Dies gilt insbesondere unter dem Aspekt einer deutlichen **Steigerung der Lebenserwartung** (Lebenserwartungsgewinn seit 1990 ca. 2 Jahre (!) für beide Geschlechter). Die Faktoren „Alter" und „medizinischer Fortschritt" als wesentliche Kostentreiber können durch gesundheitsfördernde Maßnahmen wahrscheinlich nicht wesentlich beeinflusst werden. Dennoch hat körperliche Aktivität ohne Zweifel eine zentrale Bedeutung für die Gesundheitsförderung.

Zur öffentlichkeitswirksamen Betrachtung von Sport im Rahmen onkologischer Erkrankungen trugen u.a. Auftritte von Hochleistungssportlern bei, die Tumorerkrankungen überstanden haben. Hier ist z.B. der mehrmalige Tour de France Sieger Lance Armstrong zu nennen, der eine metastasierte Hodentumorerkrankung erfolgreich überwand und in den Spitzensport zurückkehrte. Diese Einzelberichte lassen jedoch keine generellen Rückschlüsse auf den Einfluss von Sport auf Tumorerkrankungen zu.

Der günstige Einfluss einer sportlichen Aktivität auf das Körpergewicht ist eindeutig und braucht hier nicht näher erläutert zu werden. Ebenso ist die Relevanz des Risikofaktors „Adipositas" für Herz-Kreislauferkrankungen, Diabetes mellitus und Gelenkerkrankungen unstrittig. Sport gilt als präventive Maßnahme für Krebserkrankungen und vor allem als **Katalysator** für eine Änderung der Lebensführung zur Verringerung verhaltensbezogener Tumorrisiken (Galloway 2000; Willer 2003). Die **Aktivierung des körpereigenen Immunsystems** stellt für die Hypothese des Einflusses von Sport auf das Tumorrisiko den entscheidenden Faktor dar. Bei ca. 350 Milliarden Zellteilungen täglich bei einem Erwachsenen ist die Entstehung von **bösartigen Mutationen** durchaus (siehe oben Kanzerogenese) wahrscheinlich. Hier tritt im Normalfall eine intakte Immunabwehr in Kraft, die ständig in Alarmbereitschaft, Tumorzellen unterhalb einer kritischen Anzahl zerstört. Das Immunsystem reagiert nach einer sportlichen Betätigung mit einer gut belegten, seit längerem bekannten, gesteigerten Aktivität von Makrophagen, Killerzellen, B-Lymphozyten etc. Vergleichbar ist diese Stimulation des Immunsystems von Seiten der messbaren immunologischen Parameter mit einer Infektion durch gering virulente Erreger.

Obwohl die Mechanismen des präventiven Effekts von körperlicher Aktivität bzw. die erhöhte qualitative Kapazität des Immunsystems für eine Zerstörung von Tumorzellen nicht abschließend geklärt sind, haben eine Vielzahl von epidemiologischen Studien den Zusammenhang von **körperlicher Aktivität und Krebsrisiko** beim Menschen evaluiert. Die meisten Studien weisen hier einen protektiven Effekt nach. Allerdings sind die zusätzlichen Einflussfaktoren erheblich, was die adäquate Interpretation von Studienergebnissen stark erschwert (Dimeo et al. 1998). Ein wesentlicher Punkt ist, das körperliche Aktivität neben den immunologischen Vorgängen eine **Reduktion von Risikoverhalten** und Erhöhung von Wohlbefinden quasi „beiläufig" erzwingt. Hier sind Nikotinabusus, Übergewicht, Ernährung und Stressabbau anzuführen.

Die Auswirkungen einer unspezifischen onkologischen Prävention sind multifaktoriell und wirken in der Regel synergistisch. So verändert eine erhöhte körperliche Aktivität (Katalysatoreffekt) das Ernährungsverhalten und reduziert Nikotinabusus.

3.5.4 Prävention epidemiologisch relevanter Tumoren

Eine erschöpfende Darstellung der Empfehlungen für präventive Maßnahmen für einzelne Tumoren würde den Rahmen dieses Beitrags sprengen. Diesbezüglich sei auf die einzelnen Fachbereiche verwiesen. Dennoch lassen sich einige übergeordnete Aspekte herausarbeiten.

So spielen **Ernährungskomponenten**, Vermeidung von infektiösen oder kanzerogenen **Risikofaktoren und körperliche Aktivität** in Abhängigkeit von der **genetischen Disposition** eine wesentliche Rolle. Die Datenlage gilt in vielen Bereichen als eindeutig, auch wenn in der Regel nur allgemeine Empfehlungen gegeben werden können. So fand z.B. bereits 1997 eine Konsensuskonferenz der WHO mit dem Thema „Ernährung in der Prävention von Krebs" statt (Biesalski 1997). Hygienische Empfehlungen zur Prävention bestimmter Tumoren (z.B. Zervixkarzinom, Peniskarzinom) haben seit mehr als 15 Jahren einen Stellenwert (Klug et al. 2003). In der täglichen Praxis gehen Empfehlungen zur Primärprävention mit einer spezifischen Sekundärprävention (Vorsorge) Hand in Hand. Hier sind z.B. als **klassische Vorsorgemaßnahmen** das Mammographie-Screening für das Mammakarzinom oder der PSA-Bluttest (prostataspezifisches Antigen) für das Prostatakarzinom anzuführen (Hölzel 2003; Schleider et al. 2002).

An Beispielen epidemiologisch relevanter Tumoren soll das Spektrum und die Komplexität von primärpräventiven Maßnahmen dargestellt werden. Es reicht von anerkannter **Asbestentsorgung** für die Prävention von Lungenkarzinomen, über unspezifische aber epidemiologisch effektive **Ernährungsempfehlungen** bis hin zu **hygienischen Maßnahmen** zur Vermeidung von kanzerogenen Infektionen. Ebenfalls konnten mehrere Arbeitsgruppen einen Einfluss von psychologischen Faktoren (**Dystress**) auf das Immunsystem und sekundär auf die Tumorbiologie bzw. Krebsentstehung nachweisen (Kiecolt-Glaser et al. 2003). Dabei muss betont werden, dass die wissenschaftliche Datenlage insgesamt als noch nicht befriedigend zu bezeichnen ist. In diesem Kontext sind ebenfalls die widersprüchlichen Angaben zur Chemoprävention von Tumoren zu sehen. Die Chemoprävention darf als spezielle Form der Primärprävention bezeichnet werden. In der Regel beziehen sich Empfehlungen auf die Zufuhr von Mikronährstoffen, Spurenelementen (z.B. Selen) oder Vitaminen (z.B. Vitamin C und E). Für einige Tumoren häufen sich die Daten, dass eine sogenannte Chemoprävention sinnvoll ist (z.B. Prostatakarzinom). Die Datenlage ist insgesamt jedoch noch zu unklar, um hier ein sicheres Statement abzugeben.

Prostatakarzinom

Das Prostatakarzinom ist für die Problematik einer Inzidenzsteigerung durch Ernährungsfaktoren und **Screeninguntersuchungen** beispielhaft. So werden immer mehr klinisch inapparente Tumoren durch die PSA-Serodiagnostik (**p**rostata**s**pezifisches **A**ntigen – Normwert <4 ng/ml) im Rahmen der Sekundärprävention früh erfasst, was zu einem „**unechten**" **Inzidenzanstieg** geführt hat. Wesentlich dabei ist, dass sich aggressive Tumoren nur ungenau von „harmlosen" Tumoren unterscheiden lassen und daher der positive Effekt dieser Früherkennung in Hinblick auf den Endpunkt Mortalitätsreduktion bisher erst ansatzweise nachgewiesen werden konnte. Dies gilt vor allem für hochbetagte Männer (> 75. Lebensjahr). Aus diesem Grund konnte sich ein PSA-Screening bei den gesundheitspolitischen Entscheidungsträgern in der BRD noch nicht durchsetzen.

Epidemiologische Studien und Migrationsuntersuchungen haben gezeigt, dass Zusammenhänge zwischen Prostatakarzinom und **Ernährungsfaktoren** bestehen. Anders ist die geringe Inzidenz von klinisch relevanten Tumoren, z.B. Prostatakrebs im asiatischen Raum, nicht zu erklären. So kommt es nach Immigration z.B. von Japan in die USA in den entsprechenden Bevölkerungsgruppen in den nächsten Generationen zu einem **Inzidenzanstieg** von manifesten Prostatakarzinomen. Im Detail zeigt sich in Kohortenstudien Zusammenhänge zwischen der Aufnahme von Vitamin E bei Rauchern, dem Selenspiegel im Körpergewebe und der Einnahme von sogenannten Phytoöstrogenen oder speziellen pflanzlichen Produkten (z.B. Soja, Tomaten) und der Tumorinzidenz. Interessant ist, dass auch bei japanischen Männern die so genannten zellulären Vorstufen von Tumoren fast ebenso häufig sind, wie z.B. bei Europäern – diese Vorstufen sich aber nicht zum klinischen Tumor weiterentwickeln. Dies bedeutet, dass ausgehend von obigem molekulargenetischen Modell präventive Faktoren regional unterschiedlich Einfluss auf eine Tumorprogression nehmen.

Pflanzliche Nahrungskomponenten haben in einer Vielzahl von Studien **positive Effekte** bei Prostataerkrankungen gezeigt. Offenbar vermindern Isoflavone, Lignane, Lykopin etc. das Prostatakarzinomrisiko. Durch die regional unterschiedliche Aufnahme dieser Substanzen mit der Nahrung (asiatische Kost, Mittelmeerdiät) lässt sich zumindest teilweise die unterschiedliche regionale Inzidenz von Prostatakarzinomen erklären. Problematisch ist, dass kaum konkrete Einzelempfehlungen abgegeben werden können, da sowohl die **Qualität** also auch die **Quantität** der verfügbaren pflanzlichen Komponenten stark schwanken und ein multifaktorielles Zusammenspiel sicher ist. Mit anderen Worten ist, salopp formuliert, eine „Gewächshaustomate" bezüglich der Inhaltsstoffe nicht mit einer im Mittelmeerraum freiwachsenden Tomate zu vergleichen. Diese Problematik hinsichtlich der Ernährungsqualität ist für alle onkologischen Erkrankungen ähnlich.

Dies bedeutet auf der anderen Seite, dass nur sehr **allgemeine Ernährungsempfehlungen** gegeben werden können (Tabelle 2). Sicher ist, dass eine reichliche Aufnahme von Sojaprodukten, faserreichem Gemüse und insbesondere Tomatenprodukten positive Effekte auf das onkologische Risiko speziell beim Prostatakarzinom hat. Ähnliches scheint für das Spurenelement Selen als essentielles Antioxidanz zu gelten, wie eigene Untersuchungen gezeigt haben. Die Ursachen liegen in den Industrienationen in einer Verarmung der Böden an Spurenelementen durch die jahrhunder-

Tabelle 2: *Allgemeine Ernährungsempfehlungen als Primärprävention von Tumoren*

Reduktion des Fleischkonsums (Rind, Wild, Schwein)	< 3x wöchentlich
Fischprodukte	> 2x wöchentlich
Kalorienreduktion	Body Mass Index (BMI) < 24 anstreben
Tomatenprodukte, Gemüse, Obst	> 3–5x täglich
Vermeidung von geräucherten und gepökelten Produkten	
Reduktion des Verzehrs tierischer Fette	

telange Intensivlandwirtschaft. Für die tägliche Beratung bedeutet dies, dass nur eine **generelle Umstellung der Ernährung** sinnvoll sein kann und die Betonung einer einzelnen Nahrungskomponente (z.B. „Tomaten essen") nicht zielführend ist.

Bronchialkarzinom

In ca. 90 % der Fälle von Bronchialkarzinomen stellt **Nikotinabusus** den entscheidenden Risikofaktor dar. Es findet sich jedoch eine Vielzahl von Hinweisen, dass eine hohe Zufuhr von **Gemüse und Früchten** mit einem niedrigeren Risiko assoziiert ist. Bisher bestehen aufgrund der Dominanz des Risikofaktors „Rauchen" jedoch keine eindeutigen Belege, dass isolierte Nahrungskomponenten wesentlich in der Prävention und Therapie sind.

Epidemiologisch relevant ist die Tatsache, dass das weibliche Bronchialepithel für eine Reihe von tabakassoziierten Noxen im Vergleich besonders vulnerabel ist. Dies bedeutet, dass in den nächsten Jahren durch die **veränderten Rauchgewohnheiten** junger Mädchen mit einem deutlichen Anstieg der **weiblichen Bronchialkarzinominzidenz** zu rechnen ist. Einige Schätzungen behaupten, dass das Bronchialkarzinom beim weiblichen Geschlecht das Mammakarzinom in der Inzidenz in ca. 20 Jahren einholen wird.

Chronische Asbestexposition ist ein anerkannter Risikofaktor für Bronchialkarzinome und Pleuramesotheliome. Primärprävention beinhaltet hier die Entsorgung von Altlasten und die Verwendung von unproblematischen Bau- und Dämmstoffen. Die Notwendigkeit dieser präventiven Maßnahmen ist mittlerweile unstrittig, so dass in den nächsten Jahren mit einem weiteren Rückgang von asbestbedingten Lungentumoren zu rechnen ist.

Brustkrebs

Es existieren keine eindeutigen Studien, die einen Zusammenhang zwischen der Aufnahme von Mikronährstoffen und der Entwicklung eines Mammakarzinoms belegen. Andererseits findet sich eine Reihe von Hinweisen auf **ernährungsbedingte Zusammenhänge**. Aus tierexperimentellen Studien lässt sich ableiten, dass eine Erhöhung der Zufuhr gesättigter tierischer Fette mit einer erhöhten Inzidenz von Tumoren einhergeht. Für den Menschen scheint insbesondere der Gesamtenergiegehalt der Nahrung einen Risikofaktor darzustellen. Dies erklärt auch, dass Übergewicht das Brustkrebsrisiko erhöht und die Prognose bei postmenopausalen Patientinnen verschlechtert. Die Interaktion mit körperlicher Aktivität konnte ebenfalls nachgewiesen werden. Regelmäßige **körperliche Aktivität** verringert das Brustkrebsrisiko. Mittlerweile liegen gerade für den Brustkrebs eine nichtüberschaubare Fülle von Daten bezüglich protektiver oder risikosteigernder Faktoren vor, die Einfluss auf die Tumorinzidenz und Progression nehmen (z.B. Kinderlosigkeit, Stillstatus, berufliche Tätigkeit, Hormonsubstitution etc.).

Die **genetischen Aspekte** zeigen auch beim Brustkrebs eine hohe Dominanz. So weist die Altersgruppe der 45–65-jährigen Frauen ein stark erhöhtes Risiko auf, wenn Verwandte ersten Grades an einem Brustkrebs erkrankt sind. In diesem Zusammenhang ist belegt, wie effektiv **Screening-Untersuchungen** im Rahmen der Sekundärprävention oder Vorsorge sein können. Es besteht im Intervall zwischen 2 und 50 mm Tumordurchmesser ein nahezu **linearer Zusammenhang** zur Sterblichkeit (Hölzel 2003). Das 15-Jahres Überleben steigt mit jedem um einen Millimeter kleineren Tumor, der erkannt wird, um etwa 1,3 %. Die Effektivität der Screeningkonzepte wird durch die Erfahrungen in England, Holland und den USA bestätigt, da dort eine Rückgang der Brustkrebsmortalität durch Screeningprogrammen belegt werden konnte. Am Beispiel Brustkrebs wird

3.5 Prävention von Krebskrankheiten

deutlich, dass weder Primär- noch Sekundärprävention isoliert betrachtet werden können.

Magenkrebs

Das Bakterium Helicobacter pylori scheint nicht nur als Risikofaktor für peptische Ulzera, sondern auch für die Frühstadien eines Magenkarzinoms eine Rolle zu spielen. Insofern werden primärpräventive Maßnahmen noch komplexer, da sie ein quasi ubiquitäres infektiöses Agens berücksichtigen müssen. Dementsprechend ist die wissenschaftliche Datenlage dürftig. Gesichert ist ein Einfluss der Ernährung auf die Inzidenz von Magenkarzinomen. Die Abnahme des Verzehrs von **geräucherten und gepökelten Lebensmitteln** scheint in den Industrienationen für den Rückgang der Inzidenz verantwortlich zu sein. Es gelten die allgemeine Empfehlungen (Tabelle 2, S. 151), die im Kindesalter begonnen werden sollen.

Zervixkarzinom (Gebärmutterhalskrebs) und Peniskarzinom

Ein Großteil der Zervixkarzinome ist durch Papillomviren bedingt. Tatsächlich finden sich in 90 % aller Zervixkarzinome Hinweise für eine HPV-Infektion. Ähnliches gilt für das Peniskarzinom. Im Bezug auf die tumorigene Virulenz wird zwischen Hochrisikotypen (HPV Typ 16 und 18) und Niedrigrisikotypen (HPV Typ 6 und 11) unterschieden. Damit können diese Erkrankungen als bedingt sexuell übertragbare Erkrankung gewertet werden. Unter primärpräventiven Aspekten spielt die **Sexualhygiene** (Kondom) bei unbekannten Partner ähnlich wie bei der HIV-Infektion eine entscheidende Rolle.

Für Männer weist die **Beschneidung** bei Vorhandensein einer Phimose (Vorhautverengung) einen präventiven Aspekt sowohl für das Zervix- (bei Sexualpartnerinnen) als auch für das Peniskarzinom auf. Verständlich wird dies unter der Berücksichtigung der erleichterten Infektion von Schleimhäuten mit Papillomviren im retinierten Vorhautsekret (Smegma) bei Phimose. Die Wertigkeit einer Beschneidung lässt sich jedoch nur belegen, wenn die Akzeptanz einer regelmäßigen Genitalhygiene nicht vorhanden ist.

Kolonkarzinom

Die lange Entwicklungszeit von Darmtumoren macht es schwierig, zwischen genetischen und Umweltfaktoren zu unterscheiden. Einigkeit besteht, dass die allgemeinen **Ernährungsempfehlungen** (Tabelle 2, S. 151) verbunden mit **körperlicher Aktivität** das Risiko eines Darmtumors senken. Epidemiologische Studien zeigen einen klaren inversen Zusammenhang zwischen **Gemüsezufuhr** und kolorektalem Krebsrisiko. Die Zufuhr von raffinierten Zerealien (z.B. Cornflakes) und Zucker scheint mit einem erhöhtem Risiko verbunden zu sein. Die Datenlage ist jedoch in vielen Bereichen widersprüchlich, was zum Beispiel den Verzehr von Eiweiß und tierischen Fetten (Omega-3-Fettsäuren vs. Omega-6-Fettsäuren) angeht.

Selbst bei optimierter Ernährung besteht in den westlichen Industrienationen ein erhöhtes Darmkrebsrisiko. Daher hat sich als Sekundärprävention seit dem Jahr 2003 eine ab dem 55. Lebensjahr durchgeführte **Darmspiegelung** als Vorsorgeleistung der gesetzlichen Kostenträger etabliert. Interessant ist, dass die Vorsorgeleistung „Darmspiegelung zur Verhütung von Darmkrebs" auch in den Medien ein starkes Echo fand. Eine Senkung der Mortalität an Darmkrebs darf durch diese Vorsorgeleistung als wahrscheinlich betrachtet werden.

Hodenkarzinom

Es existieren keine schlüssigen Daten, ob primärpräventive Maßnahmen für das Hodenkarzinom eine Rolle spielen. Gesichert ist ein

Inzidenzanstieg in den letzten Jahrzehnten. Entwicklungsbedingte Anomalien wie der Hodenhochstand haben einen belegten hohen Einfluss auf das Hodentumorrisiko. So weist ein Patient mit Hodenhochstand selbst nach Korrekturoperation ein bis zu 30-fach (!) erhöhtes Risiko auf. Sekundärprävention im Sinne einer regelmäßigen monatlichen Selbstuntersuchung haben eine hohen Stellenwert.

Harnblasenkarzinom

Das Harnblasenkarzinom gilt als typischer **Umweltkrebs**. Die Inzidenz ist stark steigend. Prävention von Blasenkrebs hat damit einen besonderen Stellenwert unter dem Blickwinkel der **Expositionsprophylaxe**. Seit der Beobachtung einer Häufung dieses Tumors bei Beschäftigten in der industriellen Anilinherstellung vor über hundert Jahren wurde eine große Zahl chemischer Verbindungen gefunden, die das Übergangsepithel des Harntraktes schädigen können. Im Vordergrund stehen hierbei Vertreter der aromatischen Amine. Der berufliche Kontakt mit diesen Karzinogenen und Ko-Karzinogenen erhöht das Risiko, an Harnblasenkrebs zu erkranken. Für eine Reihe vornehmlich industriell verwendeter chemischer Stoffe ist der Nachweis der Kanzerogenität gesichert. Sie gehören zum größten Teil zur Gruppe der aromatischen Amine, hinzu kommen Aminoverbindungen des Benzols und andere Stoffe. Die Erkrankung wird daher gegebenenfalls als Berufserkrankung anerkannt. Inzwischen konnte ein erhöhtes Risiko auch bei Zigarettenrauchern belegt werden, wenn auch in einem geringeren Ausmaß als beim Lungenkrebs. Die Daten zeigen ebenfalls eine **höhere Vulnerabilität** des weiblichen Geschlechts der Harnblasenschleimhaut durch kanzerogene Stoffe bei Tabakkonsum.

Ein wichtiger toxikologischer und genetischer Aspekt der Krebsentstehung kann am Beispiel des Blasenkarzinoms exemplarisch und „par excellence" dargestellt werden: die **Aktivität von Enzymen**, die eine chemische Verbindung entweder zum Karzinogen aktivieren oder aber „entgiften", ist von Mensch zu Mensch verschieden und genetisch programmiert. Verschiedene Formen ein und desselben Gens, sogenannte **Polymorphismen**, bringen unterschiedlich effektive und unterschiedlich schnelle Enzyme („Isoformen") für den Stoffwechsel einer chemischen Noxe hervor, die zu interindividuellen Unterschieden im Krebsrisiko innerhalb der menschlichen Population führen. So konnte nachgewiesen werden, dass die Aktivität des Enzyms Acetyltransferase, das eine wichtige Rolle im Metabolismus aromatischer Amine spielt, mit dem Risiko für Blasenkarzinome verbunden ist: Genetisch und somit enzymatisch als „langsame Acetylierer" ausgestattete Personen weisen ein erhöhtes Blasenkrebsrisiko bei **gleicher Exposition** auf. Auch an diesem Beispiel wird deutlich, dass nur die gemeinsame Betrachtung von genetischen und umweltassoziierten Faktoren für die onkologische Prävention Sinn macht.

Spezifische onkologische Gesundheitsförderung und Primärprävention hängt von der einzelnen Tumorart ab. Die Erfordernisse reichen von einer Infektionsprophylaxe über Ernährung bis zur Berücksichtigung einer Berufsexposition. Aus diesem Grund werden zukünftig Programme für eine individualisierte Primär- und Sekundärprävention entwickelt, die genetische Dispositionen und Umweltfaktoren berücksichtigen.

Fazit und Ausblick

Gesundheitsförderung und Prävention sind im Hinblick auf onkologische Erkrankungen von hoher Bedeutung, wobei die Zusammenhänge nur im Ansatz geklärt sind. Die Menge an Einzelbefunden ist kaum überschaubar. Aus diesem Grund überwiegen zur Zeit noch die unspezifischen allgemeinen Empfehlungen, die zwar wichtig, aber für das einzelne Individuum zu wenig spezifisch sind, was zu **Akzeptanzproblemen** führt. Eindeutig ist, dass Gesund-

3.5 Prävention von Krebskrankheiten

heitsförderung und Prävention auch von onkologische Erkrankungen bei **Kindern und Jugendlichen** ansetzen müssen. Eckpunkte stellen dabei **Ernährung, körperliche Aktivität und Expositionsprophylaxe** dar. Die Interaktionen von sozialen Faktoren und regionalen Unterschieden sind erheblich. Je nach Tumorart spielt die Sekundärprävention für die Mortalität einer Tumorerkrankung eine entscheidende Rolle.

Aufgrund der Fortschritte in der **prädiktiven Diagnostik** wird sich in Zukunft für jedes Individuum ein Risikoprofil für onkologische Erkrankungen erstellen lassen, welches die individuellen genetischen und umweltbezogenen Dispositionen berücksichtigt. Beispiele sind das Mammakarzinom, der Darmkrebs und das Harnblasenkarzinom. Auf der Basis dieses Risikoprofils kann dann eine **individualisierte Primär- und Sekundärprävention** aufbauen, die naturgemäß eine höhere Akzeptanz aufweist.

Prüfungsfragen

1. Nennen Sie mindestens drei epidemiologische relevante Tumorarten, die eine steigende Inzidenz aufweisen. Gibt es Tumorarten mit abnehmender Inzidenz?
2. Bedeutet eine erhöhte Tumorinzidenz immer eine erhöhte Tumormortalität? Warum / warum nicht und nennen Sie Beispiele. Was bedeutet dies für die Prävention?
3. Wie erklärt sich die altersassoziierte Zunahme von Tumorerkrankungen?
4. Worin unterscheiden sich onkologische Primärprävention und Sekundärprävention?
5. Nennen Sie Beispiele für eine unspezifische onkologische Primärprävention?
6. Nennen Sie Beispiele für eine spezifische onkologische Primärprävention.
7. Ein 35-jähriger Patient wünscht eine Beratung bezüglich Maßnahmen, die er selbst ergreifen kann, um sein allgemeines Tumorinzidenzrisiko zu reduzieren. Was raten Sie?
8. Eine 45-jährige gesunde Patientin wünscht eine spezifische Beratung bezüglich des Risikos eines Mammakarzinoms. Ihre Mutter ist an diesem Karzinom verstorben. Welche primär- und sekundärpräventiven Maßnahmen raten Sie?
9. Eine 30-jährige Mutter wünscht von Ihnen eine Beratung, wie sie ihre Kinder ernähren soll. Großvater und Urgroßvater sind an einem Prostatakarzinom bzw. Darmkarzinom gestorben. Was raten Sie?
10. In welcher Altersklasse ist Gesundheitsförderung und Prävention besonders effektiv? Warum?

Zitierte Literatur

Baillie, L./Bassett-Smith, J./Broughton, S. (2000): Using communicative action in the primary prevention of cancer. Health Education Behavior 27 (4), 442–453.

Bidoli, E./Bosetti, C./La Vecchia, C./Levi, F./Parpinel, M./Talamini, R./Negri, E./Maso, L.D./Franceschi, S. (2003): Micronutrients and laryngeal cancer risk in Italy and Switzerland: a case-control study. Cancer Causes 14 (5), 477–484.

Biesalski, H.K. (1997): Die Bedeutung der Ernährung in der Prävention und Therapie von Krebs. Deutsches Ärzteblatt 94, Heft 51–52, A-3477–2480.

Buset, M. (2003): Primary prevention of colorectal cancer. Acta Gastroenterol Belg 66 (1), 20–27.

Decker, J. und Schuler, M. (2000): Internistische Onkologie. In W. Gerok/C. Huber/T. Meinertz/H. Zeidler (Hg.): Die Innere Medizin. Stuttgart, New York: Schattauer.

Dimeo, F./Rumberger, B.G. and Keul, J. (1998): Aerobic exercise as therapy for cancer fatigue. Med Sci Exer 30, 475–578.

Fearon, E.R. (1997): Human Cancer Syndromes: Clues to the Origin and nature of cancer. Review: Tumorgenetics. Science 278, 1043–1050.

Friedenreich, C.M. (2001): Physical activity and cancer prevention: from observational to intervention research. Cancer Epidemiol Biomarkers Prev 10 (4), 287–301.

Friedlich, M.S./Stern, H.S. (2000): Primary prevention: what can you tell your patient? Surg Oncol Clin N Am 9 (4), 655–660.

Galloway, M.T./Jokl, P. (2000): Aging Sucessfully: the importance of physical activity in maintaining health and function. J Am Acad Ortho Sur 8, 37–44.

Hölzel, D. (2003): Evaluation des Bayerischen Mammographie-Screenings. Bayerisches Ärzteblatt 8–9, 416–418.

Hossfeld, D.K./Hegewisch-Becker, S. (2000): Klinische Aspekte der internistischen Onkologie. In: W. Gerok/C. Huber/T. Meinertz/H. Zeidler (Hg.): Die Innere Medizin. Stuttgart, New York: Schattauer.

Osborne, M.P. (2001): Cancer Prevention. Annals of the New York academy of Sciences, Volume 952. New York.

Kiecolt-Glaser, J.K./Robles, T.F./Heffner, K.L./Loving, T.J./Glaser, R. (2003): Psycho-oncology and cancer: psychoneuroimmunology and cancer. Annals of Oncology 13 (suppl. 4), 166–169.

Klug, S.J./Blettner, M. (2003): Zervixkarzinom, HPV-Infektion und Screening. Deutsches Ärzteblatt 100, A 132–136.

Schleider, S.A./Schwarz-Boeger, U./Joant, W./Kiechle, M. (2002): Primary and secondary breast cancer prevention. Knowledge, assessment and participation among the female population of Schleswig-Holstein. Zentralbl Gynäkol 124 (4), 207–212.

Sommer, F./Peters, C./Klotz, T./Michna, H./Schoenenberger, A./Engelmann, U. (2002): Sport und Bewegung in der Prävention urologischer Erkrankungen. Urologe B 42, 297–305.

Schmidt, M./Eckel, R./Engel, J./Schubert-Fritschle, G./Tretter, W./Hölzel, D. (2001): Tumorregister München – Jahresbericht 2000. München, Bern, Wien, New York: Zuckerschwerdt.

The American Institute of cancer research's program for cancer prevention (1999): Stopping cancer before it starts. New York: Golden Books.

Willer, A. (2003): Reduction of the individual cancer risk by physical exercise. Onkologie 26, 283–289.

Yu, B.P. (1993): Antioxidant Action of Dietary restriction in the aging process. J Nutr Sci Vitaminol 39, 75–93.

Leseempfehlungen

Curry, S.J./Byers T./Hewitt M. (Eds.) (2003): Cancer Prevention and early detection. The National academies press, Washington.

Hurrelmann K./Kolip P. (2002): Geschlecht, Gesundheit und Krankheit. Bern, Göttingen, Toronto, Seattle: Huber.

Osborne M.P. (2001): Cancer Prevention. Annals of the New York academy of Sciences, Volume 952, New York.

3.6 Prävention von Infektionskrankheiten

Rolf Weitkunat und Ursula Schlipköter

3.6.1 Infektions-epidemiologische Grundlagen

Die Mortalitätsstatistiken der Weltgesundheitsorganisation zeigen, dass Infektionskrankheiten für ein Viertel aller Todesfälle verantwortlich sind (WHO 2002). Sie sind insgesamt damit die weltweit häufigste Todesursache. Der vielfach verkündete Sieg über die Infektionskrankheiten muss somit aus heutiger Sicht mindestens als stark übertrieben bezeichnet werden. Es deutet vieles darauf hin, dass dieser Sieg in umfassender Form nie zu erringen sein wird.

Mit dem Begriff „**emerging infections**" weist die WHO auf die Bedeutung von neuen Infektionen hin, etwa auf das durch HIV hervorgerufene AIDS (Acquired Immune Deficiency Syndrome), dessen Prävalenz seit seinem Auftreten Anfang der 80er Jahre stetig zugenommen hat und das zur weltweiten Bedrohung geworden ist. Derzeit sind, bei steigender Tendenz, mehr als 40 Millionen Menschen infiziert, vorwiegend in **sozioökonomisch unterentwickelten Regionen**. Jährlich sterben 10 % der Erkrankten und AIDS nimmt inzwischen den vierten Platz der häufigsten Todesursachen ein. Als „**reemerging infections**" werden Krankheiten bezeichnet, deren Inzidenz lange Zeit rückläufig war, die aber inzwischen wieder häufiger auftreten (Desselberger 2000). So erlebt die Tuberkulose in den Ländern der russischen Föderation eine dramatische Renaissance und zählt ebenfalls zu den zehn häufigsten Todesursachen. Neben akuten Atemwegserkrankungen und Diarrhöen, die in den meisten Fällen ebenfalls infektiöse Ursachen haben, gehören auch die Malaria und Masern zu den führenden Ursachen in der weltweiten Morbiditätsstatistik.

Aufgrund günstigerer **Lebensbedingungen** und leistungsfähigerer **Gesundheitssysteme** sind Infektionskrankheiten in westlichen Ländern insgesamt wesentlich weniger bedrohlich als in weniger entwickelten Regionen. Ohne Prophylaxe angetretene Fernreisen – bei denen Erreger importiert werden –, die mangelnde Akzeptanz von Impfempfehlungen oder ungeschützter Geschlechtsverkehr mit unbekannten Partnern sind Beispiele dafür, dass gegen Krankheitserreger gerichteten Präventionsmaßnahmen durch das **Verhalten der Wirte** Grenzen gesetzt werden. Auch die Einflüsse kollektiver **Lebensweisen** und individueller **Lebensstile** auf das Infektionsgeschehen weisen auf dessen Mehrdimensionalität hin. Beispiele sind der Konsum von Nahrungsmitteln aus Massentierhaltung, veränderter oder reduzierter Einsatz von Konservierungsmitteln und Pestiziden (etwa im Zuge eines Trends zu ökologischen Nahrungsmitteln) oder die verbreitete Anwendung von Antibiotika mit der Folge **antimikrobieller Resistenzentwicklungen** (Witte und Klare 1999).

Neben Bemühungen zur Therapie von Infektionskrankheiten wurde angesichts ihrer

Bedeutung früh damit begonnen, die Ausbreitung einzudämmen oder sie ganz zu verhindern. Tatsächlich sind die größten **Erfolge der Präventivmedizin** auf dem Gebiet der Infektionskrankheiten erzielt worden. Nachdem die Menschheit mehr als 3.000 Jahre von den durch das Variola-Virus hervorgerufenen Pockenepidemien heimgesucht worden war und außer Quarantänemaßnahmen kein wirksamer Schutz vor Ansteckung existierte, wurde von Edward Jenner 1796 erstmals die „Vakzination" zum Schutz vor Pocken erprobt. Die Weiterentwicklung des Impfstoffes führte schließlich zur weltweiten Verbreitung der **Immunprophylaxe**. 1967 startete die WHO ein weltweites Pockenausrottungsprogramm. In Deutschland bestand die Impfpflicht bis 1980, was dazu führte, dass der letzte deutsche Pockenfall 1972 aus Hannover gemeldet wurde. 1980 erklärte die WHO die Welt schließlich für pockenfrei. Erst die seit dem 11. September 2001 in Betracht gezogene Gefahr **anthropogener Epidemien** (Bioterrorismus) hat diesen Erfolg wieder relativiert.

Seit 1988 hat sich die WHO die Eradikation der Kinderlähmung, einer durch das Poliovirus hervorgerufenen Infektion, die in einem von 200 Fällen zu irreversiblen Lähmungen führt, bis zum Jahr 2000 auf die Fahnen geschrieben. Durch zahlreiche Impfprogramme, Aufklärungskampagnen und speziell etablierte globale Überwachungsmaßnahmen gelang es, die Zahl von 350.000 Poliofällen aus dem Jahr 1988 auf 1.919 Fälle im Jahr 2002 zu verringern. Als neues Ziel hat sich die WHO für das Jahr 2005 die weltweite Ausrottung der Poliomyelitis gesetzt.

Auch die Masern könnten mit konsequent durchgeführten Impfprogrammen eliminiert werden. Seit 40 Jahren existiert ein gut wirksamer Impfstoff. Die WHO hat daher einen globalen Masernstrategieplan für die Jahre 2001–2005 entworfen, der die Elimination der Masern in der westlichen Hemisphäre sowie die weltweite Reduktion der Masernsterblichkeit um 50 % zum Ziel hat. Dem stehen allerdings derzeit noch jährlich etwa 40 Millionen Masernfälle mit einer Million Todesfällen gegenüber.

Bevölkerungsbezogene Aspekte sind bei der effektiven Verhinderung von Infektionskrankheiten von besonderer Bedeutung. Der Grund ist, dass Erreger sich auch dann verbreiten können, wenn einzelne Individuen zwar vorbeugend behandelt wurden, deren Populationsanteil aber zu gering ist, um eine Ausbreitung zu verhindern. So kann die Ausbreitung von Masern nur verhindert werden, wenn mindestens 95 % aller Individuen immunisiert sind. Erst dann sind Nicht-Geimpfte durch die Immunität der „Herde" geschützt.

Die besondere Bedeutung der Populationsebene ist die Grundlage präskriptiv-administrativer Infektionsprophylaxe. Deren Effektivität wird in den USA durch die „no vaccination – no school" Regelung belegt, die dort zum Verschwinden von Masern in der Bevölkerung geführt hat. In Deutschland gibt das Gesundheitsministerium über die Ständige Impfkommission (STIKO) dagegen lediglich Empfehlungen heraus, die eine erstmalige Immunisierung gegen Masern im Alter von zwölf Monaten vorsehen und eine zweite frühestens vier Wochen später. Diese Empfehlungen haben nur zu einer Durchimpfung zwischen 60 und 95 % geführt, die in der Folge verschiedene Masernausbrüche, wie etwa die Epidemie in Coburg im Jahr 2001/2002 (bei der knapp 1.000 Personen erkrankten) nicht verhindern konnten. Nur schnell durchgeführte Riegelungsimpfungen haben vermutlich eine größere Epidemie verhindert.

Für viele Infektionskrankheiten stehen bedauerlicherweise gegenwärtig keine Impfstoffe zur Verfügung. So basiert beispielsweise die Prävention von AIDS bis heute im Wesentlichen auf der **Expositionsprophylaxe**, also etwa der Vermeidung von „needle-sharing" oder der Förderung der Kondombenutzung. Expositionsprophylaxe in Form der Isolierung von Infizierten, etwa von „Aussätzigen" in der Antike, oder die Quarantäne von Pestkranken im Mittelalter, d.h. das Ausschalten von Infektionsquellen, wird seit dem Verständnis der

Übertragbarkeit von Infektionskrankheiten bis heute als die wichtigste Form der Primärprävention praktiziert. Dies wird am Beispiel der ersten globalen Seuche des 21. Jahrhunderts, SARS (Severe Acute Respiratory Syndrome), deutlich, die mit weitreichenden Absonderungsmaßnahmen von Erkrankten verbunden war. Zur Expositionsprophylaxe zählen auch hygienische Maßnahmen wie Trinkwasseraufbereitung, Lebensmittelüberwachung oder Hygienestandards in Krankenhäusern, für die in Deutschland der öffentliche Gesundheitsdienst zuständig ist.

Auch die Anhebung der **sozioökonomischen Lebensbedingungen** benachteiligter Bevölkerungsgruppen oder Regionen kann einen wesentlichen Beitrag zur Infektionsprävention leisten, wie das Beispiel der Tuberkulose zeigt.

Im Gegensatz zu AIDS ist Tuberkulose gut therapierbar; die Weltbank spricht von der „most cost-effective of all health interventions". Dennoch bleibt nach einer fast 5.000-jährigen Geschichte die Tuberkulose bis heute eine globale Bedrohung, von der bereits ein Drittel der Weltbevölkerung betroffen ist – insbesondere in weniger gut entwickelten Regionen. Jährlich kommt es zu etwa acht Millionen Neuerkrankungen und zwei Millionen Todesfällen. Abgesehen von sozioökonomischen und lokalspezifischen Faktoren (z.B. unbehandelte Fälle in überfüllten Gefängnissen) sind Koinfektionen mit dem HI-Virus und Resistenzentwicklungen („multi-drug resistance"), aber auch, auf individueller Ebene, mangelhafte Therapiecompliance Gründe hierfür. Dies zeigt, dass die vielfältigen Ursachen von Infektionen auf ganz unterschiedlichen Ebenen wirken.

Das dritte Prinzip der Prävention von Infektionskrankheiten ist die **Chemoprophylaxe**. Hierzu zählen der Einsatz von Chininpräparaten in Malaria-Endemiegebieten, Antibiotikagaben bei Meningokokkenexposition oder die Einnahme von Neuraminidasehemmern bei Influenza-Kontakt. Im Falle der Malaria, an der jährlich etwa eine Millionen Menschen neu erkranken und die bei annähernd 500 Millionen therapiert wird, hat die Chemoprophylaxe allerdings inzwischen zu resistenten Plasmodienstämmen geführt. Neben Versuchen, einen wirksamen Impfstoff herzustellen, gibt es intensive Bemühungen, bekannte protektive Genstrukturen für die Entwicklung neuerer Medikamente zu nutzen.

Die Prävention von Infektionskrankheiten wird in Deutschland im Wesentlichen durch das 2001 in Kraft getretene Infektionsschutzgesetz geregelt. Neben den STIKO-Empfehlungen zu Schutzimpfungen (Tabelle 1, S. 160) – auf die darin verwiesen wird – gibt das Infektionsschutzgesetz Anweisungen für epidemische Ausbruchssituationen.

Die im Gesetz geregelten **Meldepflichten** zu Erregern und Erkrankungen (Tabelle 2, S. 160) sind Basis eines Überwachungssystems mit zeitnaher Berichterstattung. Ergänzend muss der Verdacht auf mikrobiell bedingte Lebensmittelvergiftung sowie jeder Fall einer ungewöhnlich starken Impfreaktion gemeldet werden.

Eine effektive **Surveillance**, also die anhaltende, regionale und zeitliche Erhebung und Auswertung von Gesundheitsdaten ist für die Durchführung von bevölkerungsbezogenen Vorsorgemaßnahmen essentiell (Hellenbrand 2003). Das Robert Koch-Institut bündelt, dokumentiert und veröffentlicht in Deutschland als oberste Gesundheitsbehörde des Bundes Informationen zur infektiologischen Situation, gibt Empfehlungen und erarbeitet Strategien zur Seuchenbekämpfung (Robert Koch-Institut 2003). Zusammen mit anderen nationalen und internationalen, staatlichen und nichtstaatlichen Organisationen spielt es bei der Bekämpfung von Infektionskrankheiten eine wichtige Rolle.

Tabelle 1: *Impfkalender (Standardimpfungen), vereinfacht*

Impfstoff/ Antigenkombinationen	Alter in Monaten					Alter in Jahren			
	2	3	4	11–14	15–23	5–6	9–17	ab 18	ab 60
Diphterie	1.	2.	3.	4.		A	A	A	A
Tetanus	1.	2.	3.	4.		A	A	A	A
Pertussis	1.	2.	3.	4.		A			
Haemophilus influenza Typ b	1.	2.	3.						
Poliomyelitis	1.		2.	3.			A		
Hepatitis B	1.	2.	3.				G		
Masern, Mumps und Röteln				1.	2.				
Influenza									S
Pneumokokken									S

A Auffrischimpfung, **S** Standardimpfung mit allgemeiner Anwendung, **G** Grundimmunisierung aller noch nicht geimpften Jugendlichen bzw. Komplettierung eines unvollständigen Impfschutzes.

Tabelle 2: *Meldepflichtige Krankheiten nach § 6 Infektionsschutzgesetz*

Botulismus
Cholera
Diphterie
humane spongiforme Enzephalopathie
akute Virushepatitis
enteropathisch hämolytisch-urämisches Syndrom
virusbedingtes hämorrhagisches Fieber
Masern
Meningokokken-Meningitis oder -Sepsis
Milzbrand
Poliomyelitis
Pest
Tollwut
Tuberkulose
Typhus

3.6.2 Bevölkerungsprävention und Individualverhalten

Trotz des Wissens über Infektionskrankheiten und der Existenz von effektiven Strukturen und Strategien zu deren Bekämpfung – zumindest in entwickelten Regionen – sind die **Ergebnisse der Infektionsprophylaxe nicht** immer **befriedigend**. Dies wird besonders deutlich angesichts des gescheiterten Versuchs, Polio zu eradizieren. Der Grund hierfür ist, dass – bei aller Bedeutsamkeit der Populationsebene – **individuelles Verhalten** bei der Vermeidung von Infektionskrankheiten eine zentrale Rolle spielt, die nicht durch administrative Maßnahmen kompensierbar ist. Anders ausgedrückt: Die Effektivität auch des wirksamsten Impfstoffes ist konditional zu seiner tatsächlichen Anwendung. Ein Beispiel ist die in Deutschland deutlich ausgeprägte **Impfmüdigkeit** (Bütikofer 2002). Um solche Phänomene adäquat beantworten zu können, muss der bevölkerungsmedizinisch-infektionsepidemiologische, administrative Ansatz um **verhaltenswissenschaftliche Komponenten** ergänzt werden.

Auf der Ebene des individuellen Verhaltens können Infektionskrankheiten auf zweierlei Weise verhindert werden: Durch **Hygieneverhalten** und durch **Impfverhalten**. Diese beiden Verhaltensarten unterscheiden sich dadurch, dass Hygieneverhalten überwiegend habituelles Verhalten ist, während Impfverhalten seltenes Verhalten oder gar ein singulärer Verhaltensakt ist. Aufgrund dieses grundlegenden Unterschiedes werden beide Verhaltensarten nachfolgend getrennt behandelt. Abbildung 1 enthält eine Systematik von Gesundheitsverhalten im Kontext der Vermeidung von Infektionskrankheiten.

3.6 Prävention von Infektionskrankheiten

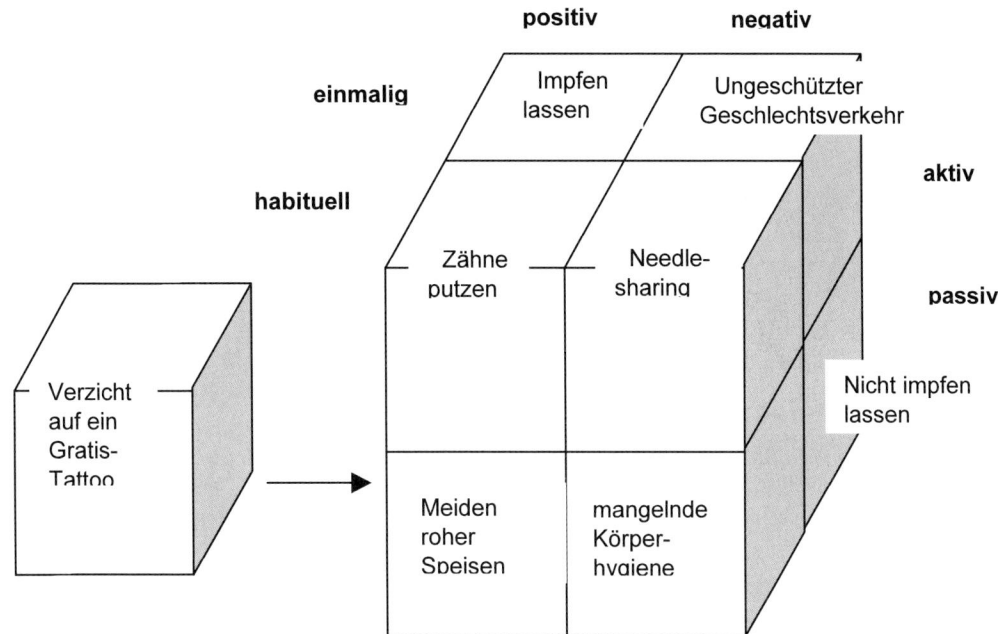

Abbildung 1: *Dimensionen von Gesundheitsverhalten i.S.v. gesundheitsrelevantem Verhalten (sowohl gesundheitsförderliches Verhalten als auch Risikoverhalten) mit infektionsbezogenen Beispielen (sekundärpräventives Gesundheitsverhalten (z.B. Compliance) wird nicht betrachtet)*

Hygieneverhalten

Hygieneverhalten ist überwiegend, allerdings nicht ausschließlich, **gewohnheitsmäßiges Verhalten**, das dazu beiträgt, den Kontakt mit und die Aufnahme, Verbreitung und Vermehrung von Krankheitserregern zu vermeiden. Es umfasst neben speziellen Tätigkeiten wie der **Sterilisation** von Operationsbesteck oder der Sterilisation von Nahrungsmitteln mehr oder weniger alltägliche körperbezogene **Reinigungshandlungen** wie Hände waschen, Zähne putzen oder die Benutzung von Kondomen. Dazu kommen objektbezogene **Kulturtechniken** wie die Benutzung von Kühlschränken, das Erhitzen von Nahrungsmitteln sowie die Reinigung von Gegenständen. Beim Erwerb kommen klassische Konditionierung (z.B. die Vermeidung verdorben aussehender oder riechender Nahrung – Garcia-Effekt), operante Konditionierung (z.B. Verstärkung hygienischen Verhaltens durch die Eltern) sowie soziales Lernen (Beobachtungslernen) zum Einsatz. Heraus bilden sich mehr oder weniger generalisierte **Hygienegewohnheiten**, die einen festen Bestandteil im Verhaltensmuster des **kulturspezifisch-allgemeinen** sowie des **individuellen Lebensstils** darstellen. Da die einzelnen Komponenten von Lebensstilen sich gegenseitig stabilisieren (Weitkunat 1998), ergibt sich für die Gesundheitserziehung die Konsequenz, mit Präventionsmaßnahmen besser bei Kindern als bei Erwachsenen anzusetzen. Zur Etablierung von Gewohnheiten sind häufiges, gezielt verstärktes **Üben und Vorbilder** effektiver als benvolente Gesundheitsaufklärung.

Die lerntheoretische Erklärung von Hygieneverhalten ist allerdings in mehrfacher Hinsicht limitiert. So ist die mit Hygieneverhalten verbundene **Wahrnehmung** und **Bewertung** von Risiken kein passiver, quasi photographischer Aufnahmeakt, sondern ein Prozess aktiver Informationsverarbeitung. Besonders zur Ausbildung neuer Hygieneverhaltensweisen und dem damit verbundenen Erkennen von noch unbekannten, seltenen und/oder komplexen Risikosituationen ist zum einen das **Wissen** über die spezifischen Merkmale dieser Situationen nötig, zum anderen die **Motivation** zur Aufmerksamkeitszuwendung. Verglichen mit der Beeinflussung bestehender Gewohnheiten kommt im Falle unbekannter Risikosituationen und der Etablierung neuer Verhaltensweisen also der **Gesundheitsaufklärung** eine größere Bedeutung zu.

Bei der Gesundheitsaufklärung ist jedoch zu berücksichtigen, dass **Aufklärung** nicht schon deswegen Verhaltenskonsequenzen zeitigt, weil sie rational oder „vernünftig" ist, sondern dass vielmehr auch Aufklärungsangebote die Wahrnehmungsfilter der Rezipienten passieren müssen und einer aktiven Informationsauswahl und -verarbeitung unterliegen. So ist die Erhöhung der Reizintensität (etwa bei Angstkampagnen) nicht mit Effektivitätssteigerung zu verwechseln: Aktivierungstheoretische Konzepte legen nahe, dass zu milde ebenso wie zu wenig intensive Reize suboptimal sind bzw. als aversiv und damit demotivierend erlebt werden (Helson 1964).

Leider ist bis heute nicht vollständig bekannt, welche psychologischen Prozesse bei der subjektiven Risikobewertung eine Rolle spielen. Allerdings liegen zahlreiche kognitionspsychologische Modelle vor, die die dabei relevanten Vorgänge zu spezifizieren versuchen. Diese Modelle basieren im Kern alle auf einem allgemeinen **Erwartungs-Mal-Wert-Ansatz**, der – im Utilitarismus Benthams und dem Risiko-Nutzen-Kalkül Bernoullis des 18. Jahrhunderts wurzelnd – im Wesentlichen auf Lewins Feldtheorie und de Finettis Konzept subjektiver Wahrscheinlichkeit zurückzuführen ist. Dabei wird das **objektive Risiko** des ökonomischen Rational-Choice-Ansatzes durch eine subjektive Wahrscheinlichkeit und der geldwerte Schaden (bzw. Ertrag) durch intangiblen **subjektiven Nutzen** ersetzt. Die verschiedenen Modelle unterscheiden sich cum grano salis darin, welche Dimensionen in die subjektiven Erwartungs- (d.h. Wahrscheinlichkeits-) und Wert- d.h. Nutzenbewertung einfließen. Leider wird vielfach die Rolle von **Gewohnheiten, Emotionen** und **Dispositionen** konzeptuell nicht überzeugend integriert. Defizite bestehen auch bei der Spezifikation, Operationalisierung und Skalierung der einzelnen Modellkomponenten im Rahmen konkreter Anwendungen. Schließlich verschärft die eklektizistische Erweiterung und Kombination verschiedener Modelle konzeptuelle und methodische Probleme bisweilen eher, als sie zu verringern.

Verschiedene Verhaltensmodelle unterscheiden zwischen Handlungsmotivation bzw. **Intention und Ausführung**. Die Begründung hierfür liegt in der schon in den dreißiger Jahren des 20. Jahrhunderts beschriebenen notorischen Diskrepanz zwischen berichteten Einstellungen und tatsächlichem Verhalten (LaPiere 1934).

Die **Diskrepanz zwischen berichteten Einstellungen und tatsächlichem Verhalten**[1] ist darauf zurückzuführen, dass zwischen Handlungsintention und eigentlicher Handlung zahlreiche psychologische und soziale Barrieren wirksam sein können. Hierzu zählen intentionsinkompatible Gewohnheiten, mangelhafte Fähigkeiten, dissonante Einstellungen, Reaktanzbildung, Verdrängung, fehlende soziale Unterstützung, Zeit- oder Geldmangel, ein unpassendes Dienstleistungsangebot und vieles andere.

Prochaska und DiClemente (1984) haben vorgeschlagen, zur Verbesserung der Effektivität von Interventionsmaßnahmen das angestrebte Verhaltensziel in Abhängigkeit von der subjek-

---

[1] Abgesehen von methodischen Gründen wie der unterschiedlichen Spezifität der Messung der beiden Dimensionen.

tiven Bereitschaft in **Zwischenziele** zu zerlegen. Interventionsziel ist danach nicht immer das eigentliche Zielverhalten sondern diejenige Zwischenstufe, die der Verfasstheit der Zielperson am ehesten entspricht, also beispielsweise eine ärztliche Beratung in Anspruch zu nehmen oder sich im Internet zu informieren. Dieser Ansatz deckt sich mit dem vielfach begründeten Ansatz, **zielgruppenspezifische** statt allgemeinpräventive Interventionsmaßnahmen zu konzipieren.

Impfverhalten

Obwohl Impfverhalten im Gegensatz zu habituellem Hygieneverhalten nicht direkt dem Einfluss von Gewohnheiten und Routinen unterliegt, spielen auch hier Konditionierungsaspekte eine wichtige Rolle. Durch **klassische Konditionierung** werden neutrale Reize wie der Behandlungsstuhl des Zahnarztes, die Spritze oder der weiße Kittel des Arztes zu Auslösern von aversiven Reaktionen. Die Vermeidung solcher konditionierter Angstreize kann im Zuge nachfolgender operanter Konditionierung zur Angstreduktion führen und so negativ verstärkt werden (Mowrer 1956). Personen, die im Laufe ihrer Konditionierungsgeschichte mehrfach „erfolgreiche" Vermeidungsepisoden erlebt haben, können hierdurch generalisiertes habituelles **Vermeidungsverhalten** ausbilden. Die Konsequenzen für die Prävention liegen auf der Hand: Traumatisierungen, insbesondere im Kindesalter, müssen dringend vermieden und der Entwicklung von Vermeidungsverhalten muss in jedem Lebensalter intensiv entgegen gewirkt werden.

Bei allen Versuchen der Verhaltensbeeinflussung müssen allgemeine Verhaltensaspekte beachtet werden. Jedwedes Verhalten findet nicht nur auf der **Ebene des offenen Verhaltens** (behavioral-motorische Ebene) sondern auch auf der **physiologisch-emotionalen** sowie der **kognitiven Ebene** statt. Wird diese „behaviorale Dreifaltigkeit" bei Interventionsmaßnahmen nicht beachtet, besteht bei habituellem Verhalten – dem Streben der Verhaltensebenen nach Konsonanz wegen – die Tendenz zum Rückfall und bei singulärem Verhalten die zur Reaktanz, also zur „aktiven Unterlassung" des seitens der Präventierer intendierten Verhaltens.

Trotz der auch beim Impfverhalten wichtigen Verhaltensdimension muss davon ausgegangen werden, dass hierbei die **Antizipation** künftiger Konsequenzen eine größere Rolle spielt als die Erfahrung früherer Verhaltensfolgen.

Da Impfentscheidungen tendenziell einmalig sind, kommt Beurteilungsfehlern eine besondere Bedeutung zu. So kann es ohne weiteres auch dann zu einer Entscheidung gegen eine Impfung kommen, wenn alle rationalen Argumente für eine solche sprechen. Die Relevanz subjektiver Bewertungsprozesse wurde in zahlreichen Studien eindeutig nachgewiesen (Montano 1986; Pielak und Hilton 2003; Weitkunat et al. 1998). Für Präventionsmaßnahmen bedeutet dies, dass individualisierte Ansätze vermutlich geeigneter sind als gruppenbezogene (Moretti et al. 2003).

Dabei muss der begrenzten intellektuellen Kapazität (Miller 1956) und Rationalität des Menschen Rechnung getragen werden. So konnten Kahneman und Tversky (1979) in zahlreichen psychologischen Experimenten eindrucksvoll zeigen, dass Menschen Entscheidungen unter Verwendung zahlreicher psycho-logischer Heuristiken fällen – mit der Folge teilweise gravierender Abweichungen vom Standard der objektiven Rationalität. So werden Verluste subjektiv etwa doppelt so schwer bewertet wie Gewinne gleicher Höhe (Beethovens „Wut auf den Verlorenen Groschen" vertont dies eindrucksvoll). Hierin ist – ein typisches Beispiel für „**bounded rationality**" – der verbreitete Hang zur Risikoaversion begründet. Weiterhin werden kleine Wahrscheinlichkeiten und technologische Risiken (unter die auch Impfstoffe fallen) tendenziell überschätzt, hohe Wahrscheinlichkeiten und „natürliche" Risiken dagegen unterschätzt. Im Hinblick auf Impfungen ist der „omission bias" wichtig: Handlungen werden als riskanter beurteilt als Unterlassungen. Dieser Denkfehler erfährt Unterstützung durch die Wahrnehmung von Impfungen als einen Eingriff in einen gesunden Körper, durch defensive Strategien von Ärzten im Hinblick auf drohende Klagen sowie durch die Idee, im Sinne einer Trittbrettfahrt auf die genügende Impfbereitschaft anderer zu setzen. Letzteres ist aus individueller Sicht nicht ganz irrational, weil bei Impfungen der Nutzen (die Janusköpfigkeit von Gesundheit als privates und öffentliches Gut!) zu einem erheblichen Teil sozialisiert und der Aufwand bzw. das Risiko privatisiert wird („**Präventionsparadox**", Rose 1981). Ein anderes Problem ist die Übergeneralisierung früherer Erfahrungen, die sich häufig in Überoptimismus hinsichtlich der eigenen Gesundheitsrisiken oder hinsichtlich der Therapierbarkeit von Erkrankungen äußert.

Im Hinblick auf Impfentscheidungen besonders wichtig ist die „base-rate fallacy": Wenn ein Fall einer unerwünschten Impfstoffwirkung erfahren wird, kommt es bei der Risikobeurteilung meist zur Vernachlässigung der Gesamtzahl der Geimpften, womit die **rationale Inzidenzberechnung** unmöglich ist. Dazu kommt der verbreitete Fehler der verzerrten Wahrnehmung durch kleine und nicht-repräsentative Stichproben. Die Risikoakkumulation durch *wiederholte* Exposition mit kleinen Risiken (etwa dem relativ kleinen Risiko einer HIV-Infektion durch *einen* ungeschützten Geschlechtsverkehr) wird häufig unterschätzt oder gar konzeptuell überhaupt nicht erfasst.

Aufgrund der relativen Seltenheit von Infektionskrankheiten spielt auch die Verfügbarkeitsheuristik eine wichtige Rolle: Impfschäden werden, möglicherweise durch lebhafte Medienberichte, häufiger und dramatischer wahrgenommen als die zu verhindernde Krankheit. Wird diese auch noch als „Kinderkrankheit" verniedlicht, so resultiert möglicherweise eine erheblich **verzerrte Risikobeurteilung**; es dürfte nur einer kleinen Minderheit in Deutschland bekannt sein, dass beispielsweise Masern weltweit zu den Haupttodesursachen gehören. In diesem Sinne ist die **Prävention durch Impfung das Opfer ihres eigenen Erfolges** – weil ihr Benefit unsichtbar ist.

Ein weiteres ubiquitäres Phänomen der psychologischen Risiko- und Nutzenbeurteilung ist das der temporalen Myopie (Critchfield und Kollins 2001). Ein bestimmtes Ergebnis erscheint subjektiv umso bedeutsamer, je unmittelbarer es bevorsteht (Abb. 2). Die Bedeutung liegt darin, dass der Nutzen positiven Gesundheitsverhaltens (Impfung) meist deutlich in der Zukunft liegt, während negatives Gesundheitsverhalten (Nicht-Impfung) oft mit sofortiger Belohnung einhergeht (z.B. Angstreduktion). Wird im Rahmen einer Entscheidungssituation durch psychologische Diskontierung der subjektive „Barwert" beider Optionen ermittelt, fällt die Entscheidung oft zugunsten des negativen Gesundheitsverhaltens aus (Ainslie 2001).

Zu den Einschränkungen der kognitiven Kapazität und Rationalität kommt, dass **Emotionen** eine (interindividuell unterschiedlich) große Rolle bei Entscheidungen spielen. So zeigte sich, dass Mütter, die – mit dem möglichen Tod ihres Kindes verbundene – Reue antizipieren, eine deutlich reduzierte Impfbereitschaft zeigen, selbst wenn das Sterberisiko durch die Krankheit viel höher ist als das durch die Impfung (Ritov und Baron 1990). Die rationale Wahl zwischen Handlungsalternativen erfährt also eine **emotionale Verzerrung** durch die antizipierte Entscheidungsreue. Hierdurch kann es zu risiko-aversivem Verhalten kommen – fataler Weise auf Kosten einer objektiven Risikoerhöhung.

Dazu kommt, dass seltene, aber ungewöhnliche Ereignisse und Aspekte besser erinnert werden als häufige, aber unspektakuläre. (Wie hieß beispielsweise das Schwesterschiff der Titanic, und woran denkt man üblicherweise beim Schmerzmittel Kontergan?) Schließlich spielen wegen teilweise ausgeprägter Mitläufereffekte **gesellschaftliche Trends**, etwa wider die „Schulmedizin", eine Rolle bei der subjektiven Risikobewertung. Auch der **Einfluss**

3.6 Prävention von Infektionskrankheiten

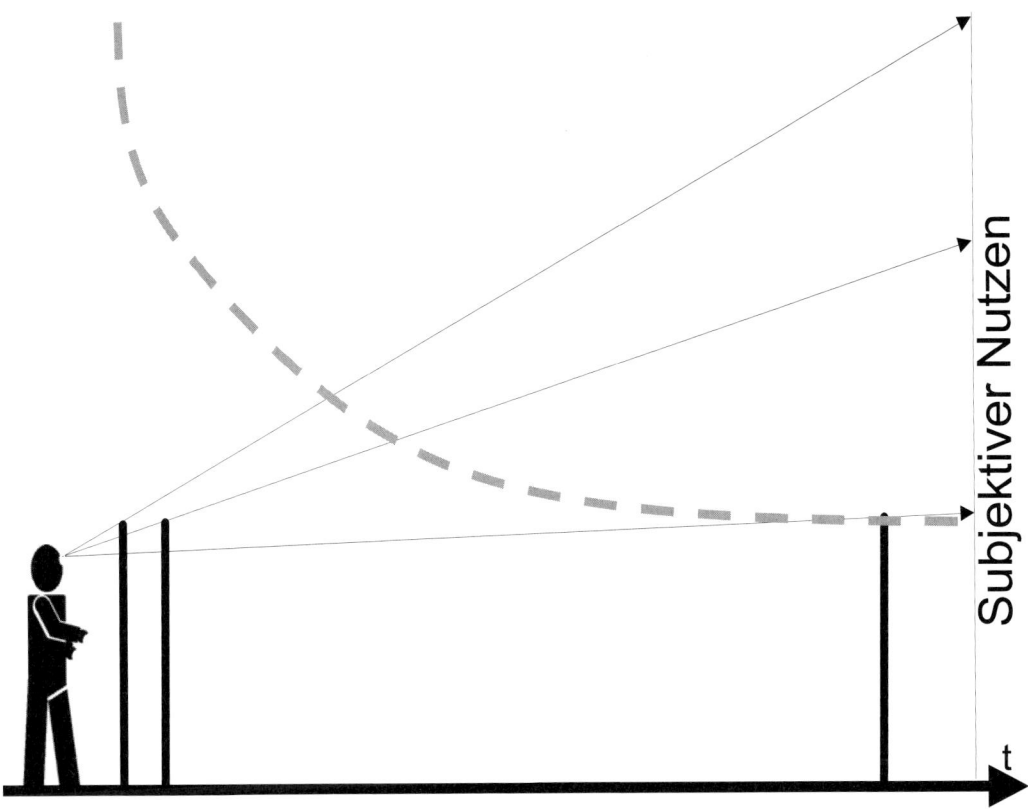

Abbildung 2: *Psychologische „Kurzsichtigkeit": Mit zunehmendem zeitlichem Abstand eines Ereignisses nimmt seine subjektive Relevanz nichtlinear ab. Das Phänomen kann durch eine Diskontierung des subjektiven Nutzens mit dem Diskontierungsfaktor $(1+r)^{-t}$ beschrieben werden, wobei r der Diskontsatz und t die Zeiteinheit ist.*

von **Meinungsführern** ist erheblich. Kleinräumige oder individualisierte Interventionsmaßnahmen müssen daher zur Kompensation ungünstiger Zeitgeisteinflüsse ggf. durch **Social-Marketing-Aktivitäten** ergänzt werden. Dabei muss beachtet werden, dass subjektive Risiken auch soziale Konstrukte und somit kontextabhängig sind. Wird über ein und dasselbe Risiko kommuniziert, indem positive Entscheidungsfolgen hervorgehoben werden, wird es eher akzeptiert als wenn negative Folgen ausgeführt werden („framing"). Vermutlich hängt dies mit der verbreiteten Tendenz zur **Ambiguitätsaversion** zusammen. Diese kann dazu führen, dass ein genau quantifiziertes, relativ hohes Risiko subjektiv als weniger bedrohlich erlebt wird als ein viel kleineres, aber weniger genau beziffertes Risiko (etwa das von Nebenwirkungen eines neuen Impfstoffes). Der Einfluss der **Glaubwürdigkeit des Kommunikators** ist ein lange bekanntes Phänomen, wobei allerdings die teilweise extreme Sensibilität gegenüber vermeintlichen und tatsächlichen Interessenkonflikten bei der Planung von Kampagnen regelmäßig unterschätzt wird.

Fazit

Aus dem Gesagten lässt sich für die Planung von Präventionskampagnen ableiten, dass neben einer genauen Festlegung des Interventionsziels eine präzise Segmentierung der

Zielgruppen, eine sorgfältige Untersuchung der materiellen und sozialen Verhältnisse, insbesondere hinsichtlich fördernder und hemmender Bedingungen, sowie eine detaillierte Analyse von Gewohnheiten und Lebensstilen erfolgen muss. Diese muss ergänzt werden um die Betrachtung der psychologischen Wahrnehmungs- und Risikobewertungsprozesse, wobei spezifische, mit dem Zielverhalten assoziierte Einstellungs- und Wissensstrukturen sowie kognitive Heuristiken und Fehlschlüsse besonders zu beachten sind. Hierzu sind allerdings teilweise äußerst umfangreiche psychologische Vorstudien nötig.

Angesichts der hier nur im Überblick dargestellten Komplexität der Determination von Hygiene- und Impfverhalten sind die Erfolgschancen von Präventionskampagnen auf der Basis des derzeitigen Wissensstandes auch bei sorgfältigster Planung gelinde gesagt eher vorsichtig einzustufen und vor allem kaum vorhersagbar. Es ist daher, freundlich formuliert, in höchstem Maße unklug und ethisch inakzeptabel, entsprechende Projekte ohne begleitende **Wirksamkeitsforschung** durchzuführen oder gar mit Steuer- oder Abgabenmitteln zu fördern.

Die Aufgabe der Prävention von Infektionskrankheiten wird auf unabsehbare Zeit weiter bestehen. Die bisherigen Erfolge reichen nicht aus. Zwei wesentliche **Voraussetzungen für Fortschritte** sind: Erstens, die **Vermeidung** wohlmeinender aber **theoretisch unklarer Ansätze**. Zweitens, die **rigorose Evaluation**.

P.S. für alle, die die Fragen auf Seite 164 nicht bereits vergessen oder gleich überlesen haben: Das Schwesterschiff der Titanic war die Olympic. Sie überquerte den Atlantik mehr als 500 Mal. Und Contergan (mit „C") war kein Schmerz-, sondern ein Schlafmittel.

Prüfungsfragen

1. Was ist mit „emerging" und „reemerging infections" gemeint?
2. Was versteht man unter Immun-, Expositions- und Chemoprophylaxe?
3. Welche Rolle kommt der Bevölkerungsebene bei Prävention durch Impfung zu?
4. Nennen Sie sechs von der STIKO empfohlene Impfungen im Kindesalter!
5. Trotz effektiver Präventionsmöglichkeiten breiten sich manche Infektionskrankheiten weiter aus. Nennen Sie zwei Beispiele und geben Sie Gründe an!
6. Worin unterscheiden sich Hygiene- und Impfverhalten?
7. Welche Lernmechanismen spielen beim Erwerb von Hygieneverhaltensweisen eine Rolle?
8. Welche Rolle spielen Beurteilungsfehler bei individuellen Impfentscheidungen? Nennen Sie mindestens zwei Beispiele!
9. Die Relevanz antizipierter Verhaltenskonsequenzen hängt vom zeitlichen Abstand zwischen Verhalten und Verhaltensfolgen ab. Inwiefern wird gesundheitsförderliches Verhalten im Vergleich zu Risikoverhalten hierdurch oft benachteiligt?
10. Weswegen muss die Wirkung von Präventionskampagnen empirisch untersucht werden?

Zitierte Literatur

Ainslie, G. (2001): Breakdown of Will. Cambridge: Cambridge University Press.

Bütikofer, J. (2002): Schutzimpfungen. Aufklärungspflicht im Licht der neuen Rechtsprechung. Deutsches Ärzteblatt, 99, A2164–A2166.

Critchfield, T.S./Kollins, S.H. (2001): Temporal discounting: Basic research and the analysis of socially important behavior. Journal of Applied Behavior Analysis, 34, 101–122.

Desselberger, U. (2000): Emerging and re-emerging infectious diseases. Journal of Infection, 40, 3–15.

Hellenbrand, W. (2003): Neu und vermehrt auftretende Infektionskrankheiten. In Robert Koch-Institut (Hg.): Gesundheitsberichterstattung des Bundes (Band 18) Berlin: Robert Koch-Institut.

Helson, H. (1964): Adaptation-level theory. New York: Harper and Row.

Kahneman, D./Tversky, A. (1979): Prospect theory. Econometrica, 47, 263–292.

LaPiere, R.T. (1934): Attitudes versus actions. Social Forces, 13, 230–237.

Miller, G.A. (1956): The magical number seven plus or minus two: Some limits on our capacity to process information. Psychological Review, 63, 81–97.

Montano, D.E. (1986): Predicting and understanding influenza vaccination behavior. Medical Care, 24, 438–453.

Moretti, M./Grill, E./Weitkunat, R./Meyer, N./Eckl, E./Frey, D./Schlipköter, U. (2003): Individualisierte Telefonintervention zur Erhöhung der Impfquoten bei Schulanfängern. Zeitschrift für Gesundheitspsychologie, 11, 39–48.

Mowrer, O.H. (1956): Two-factor learning theory reconsidered, with special reference to secondary reinforcement and the concept of habit. Psychological Review, 63, 114–128.

Pielak, K.L./Hilton, A. (2003): University students immunized and not immunized for measles. Canadian Journal of Public Health, 94, 193–196.

Prochaska, J.O./DiClemente C.C. (1984): The transtheoretical approach: Crossing traditional boundaries of change. Homewood: Dorsey.

Ritov, I./Baron, J. (1990): Reluctance to vaccinate: Omission bias and ambiguity. Journal of Behavioral Decision Making, 3, 263–277.

Robert Koch-Institut (2003): Infektionsepidemiologisches Jahrbuch meldepflichtiger Krankheiten für 2002. Berlin: Robert Koch-Institut.

Rose, G. (1981): Strategy of prevention: Lessons from cardiovascular disease. British Medical Journal, 282, 1847–1851.

Weitkunat, R. (1998): Computergestützte Telefoninterviews als Instrument der sozial- und verhaltensepidemiologischen Gesundheitsforschung. Berlin: Logos.

Weitkunat, R./Markuzzi, A./Vogel, S./Schlipköter, U./Koch, H.J./Meyer, G./Ferring, D. (1998): Psychological factors associated with the uptake of measles immunization. Journal of Health Psychology, 3, 273–284.

WHO (2002): World Health Report. Genf: WHO.

Witte, W./Klare, I. (1999): Antibiotikaresistenz bei bakteriellen Infektionserregern. Bundesgesundheitsblatt, 42, 8–16.

Leseempfehlungen

Kerr, J./Weitkunat, R./Moretti, M. (Eds.) (2004): The ABC of behavior change. London: Churchill Livingstone.

Mandell, G.L./Bennett, J. E./Dolin, R. (2000): Principles and practice of infectious diseases. London: Churchill Livingstone.

Weitkunat, R./Haisch, J,/Kessler, M. (Hg.) (1997): Public Health und Gesundheitspsychologie. Bern: Huber.

3.7 Prävention von Diabetes und Adipositas

Andrea Icks und Wolfgang Rathmann

Typ 2-Diabetes und Adipositas (Fettleibigkeit) sind stark miteinander assoziiert. Sie werden daher in dem Beitrag gemeinsam behandelt.

Beide Erkrankungen sind in ihren Entstehungsbedingungen nicht endgültig geklärt. Es gilt jedoch derzeit als gesichert, dass lebensweisenbezogene Faktoren eine erhebliche Rolle spielen, und dass die Prävention der Erkrankungen prinzipiell möglich und aufgrund der großen **Public-Health-Relevanz** von erheblicher Bedeutung ist. Der folgende Beitrag behandelt die Primär- und Sekundärprävention der Erkrankungen. Auf tertiärpräventive Maßnahmen wie die Vermeidung von Folgeschäden wird hier nicht eingegangen.

In den letzten Jahren wurde – überwiegend in bestimmten Bevölkerungsgruppen, insbesondere bei Angehörigen ethnischer Minderheiten in den USA – ein Anstieg der Prävalenz des Typ 2 Diabetes bei Jugendlichen beobachtet (Fagot-Campagna 2000). Seit einiger Zeit wird eine solche Zunahme der Krankheitshäufigkeit auch in Deutschland diskutiert, insbesondere vor dem Hintergrund des **steigenden Anteils Jugendlicher mit Adipositas** (Krohmeyer-Hausschild 1999). Allerdings konnten entsprechende Beobachtungen bei Jugendlichen in den USA außerhalb der ethnischen Minderheitengruppen wie auch in europäischen Ländern nicht bestätigt werden (Fagot-Campagna 2001; Holl 2001). Populationsbasierte Daten für Deutschland fehlen zwar bisher; es ist jedoch angesichts der internationalen Ergebnisse nicht davon auszugehen, dass derzeit der Typ 2-Diabetes bei Jugendlichen häufig ist. Daher wird die Prävention des Typ 2-Diabetes auf die Gruppe der Erwachsenen beschränkt, während die Vermeidung von Übergewichtigkeit von Kindern und Jugendlichen Thema des Beitrags ist.

3.7.1 Definition und Beschreibung der Krankheitsbilder

Diabetes mellitus

Definition

Der Diabetes mellitus ist durch eine **Störung des Glukosestoffwechsels** und eine dadurch bedingte chronisch erhöhte Blutzuckerkonzentration charakterisiert (Hyperglykämie). Zugrunde liegt das Fehlen oder die unzureichende Wirksamkeit des körpereigenen Hormons Insulin. Es werden verschiedene Diabetesformen unterschieden. In diesem Beitrag geht es um den **Typ 2-Diabetes**, früher auch als „Altersdiabetes" oder **„nicht insulin-abhängiger Diabetes** (NIDDM)" bezeichnet. Er ist mit etwa 85–90 % die häufigste Form des Diabetes mellitus. Die Erkrankung beginnt oft schleichend und wird daher nicht selten als Zufallsbefund entdeckt. Betroffen sind vorwiegend Personen jenseits des 40. Lebensjahrs, wobei die Häufigkeit mit steigendem Alter zunimmt. Bei Personen mit Typ 2-Diabetes bestehen oft begleitend weitere Erkrankungen: Die typische Kombination aus Übergewicht, hohem Blutdruck, Fettstoffwechselstörung und

Störungen des Glukosestoffwechsels auf dem Boden einer Insulinresistenz wird auch als **Metabolisches Syndrom** bezeichnet und geht mit einem erhöhten Risiko für **Herz-Kreislauf-Ereignisse** wie Herzinfarkt und Schlaganfall einher (Berger 2000; Icks 2003).

Zwischen normalen und diabetischen Blutzuckerwerten liegt ein Bereich, in dem eine als „**prädiabetisch**" bezeichnete Situation vorliegt. Dazu gehören die gestörte Glukosetoleranz (impaired glucose tolerance, IGT) und der grenzwertig erhöhte Nüchternblutzucker (impaired fasting glucose, IFG) (Tabelle 1). Menschen mit IFG oder IGT haben ein erhöhtes Risiko, an einem manifesten Diabetes zu erkranken. Sie sind eine wichtige Zielgruppe von sekundärpräventiven Maßnahmen (siehe unten).

Symptome und Verlauf

Klassische Symptome eines erhöhten Blutzuckerspiegels sind Durst und vermehrtes Wasserlassen, Müdigkeit, Abgeschlagenheit und gehäufte Infekte. **Akutkomplikationen** durch schwere Stoffwechselentgleisungen sind bei den heutigen modernen Behandlungsmöglichkeiten seltener geworden und in der Regel gut beherrschbar.

Die größten individuellen Einschränkungen der Lebensqualität und Lebenserwartung und die größten sozialen Belastungen bei Diabetes mellitus sind heute durch diabetesbezogene Begleit- und Folgeerkrankungen (**Spätschäden**) bedingt, die aus Schädigung der kleinen und großen Gefäße resultieren.

Sie betreffen vor allem die Augen (Retinopathie bis hin zur Erblindung), die Nieren (Nephropathie mit Gefahr des Nierenversagens) und die Nerven (Neuropathie, v.a. mit diabetischem Fußsyndrom (infizierte Fußulcera), das im Extremfall zur Amputation führen kann). Die bei Personen mit Diabetes gehäuften Herz-Kreislauf-Erkrankungen sind die Hauptursache für die **erhöhte Sterblichkeit**. Gefäßkrankheiten (Arteriosklerose) treten im Vergleich zu Personen ohne Diabetes früher auf, schreiten rascher voran und führen häufiger zu schweren Komplikationen wie Herzinfarkt und Schlaganfall (Berger 2000; Icks 2003).

Adipositas

Definition

Adipositas ist definiert als eine über das Normalmaß hinausgehende **Vermehrung des Körperfetts**, das primär dadurch bestimmt wird, dass ein über ein definiertes Maß hinausgehendes Übergewicht vorliegt. Die international etablierte Grundlage für die Definition von Übergewichtigkeit und Adipositas ist der **Body Mass Index (BMI)**, ein indirektes Maß für den Fettgehalt, der sich aus dem Gewicht in Kilogramm geteilt durch die Körperhöhe in Metern zum Quadrat ergibt (kg/m^2). Bei einem BMI von 25–30 spricht man von Übergewicht, ab einem BMI von 30 von Adipositas (Tabelle 2). Methoden der Bestimmung des Fettgehalts wie die Hautfalten-

Tabelle 1: *Diagnosekriterien für den Diabetes*

Plasmaglukose (venös) mg/dl		Zuckerstoffwechselstörung
Zufällig bestimmter Wert	≥ 200	Diabetes mellitus
Nüchtern-Messwert	≥ 126	Diabetes mellitus
	110–125	„Gestörte Nüchternglukose" (Impaired fasting glucose: IFG)
Oraler Glukosetoleranztest*: **2-Stunden-Wert**	≥ 200	Diabetes mellitus
	140–199	„Verminderte Glukosetoleranz" (Impaired glucose tolerance: IGT)

* Glukosebelastung mit 75 g Glukose in 300 ml Wasser.

dickemessung, die Bioelektrische Impedanzanalyse oder das vollständige Wiegen unter Wasser (Densiometrie) sind entweder mit Messunsicherheiten behaftet oder sehr aufwändig. Unterschieden wird von der „primären Adipositas" die sehr seltene sekundäre Adipositas, die Folge eines angeborenen Syndroms, einer endokrinen Erkrankung oder einer medikamentösen Behandlung ist (Benecke 2003; Deutsche Adipositas-Gesellschaft 2003). Im vorliegenden Beitrag wird nur die primäre Adipositas behandelt.

Adipositas ist als **Krankheit** eingestuft. Sie ist mit einem **erhöhten Risiko** für Krankheiten insbesondere aus dem Bereich Herz-Kreislauf und Stoffwechsel (hier vor allem Typ 2-Diabetes) verbunden. Das Risiko scheint mit dem **Fettverteilungsmuster** zusammenzuhängen, das in einfacher Weise durch das Verhältnis aus Taillen- und Hüftumfang bestimmt werden kann: eine stammbezogene Fettverteilung (androide Form, „Apfelform") birgt ein größeres Risiko für Typ 2 Diabetes und Herz-Kreislauf-Erkrankungen als die periphere Fettverteilung (vorwiegend an den Hüften lokalisiert, gynoide Form, „Birnenform"). Das Verhältnis von Taille zu Hüfte, die so genannte „Waist-to Hip-Ratio", sollte bei Männern unter 1, bei Frauen unter 0,85 liegen, wobei das Alter zu berücksichtigen ist. Übergewicht, d.h. ein BMI zwischen 25 und 30, gilt primär nicht als **behandlungsbedürftig**, sondern erst dann, wenn weitere Gesundheitsprobleme wie z.B. ein Bluthochdruck oder eine Stoffwechselstörung vorliegen (Benecke 2003; Deutsche Adipositas-Gesellschaft 2003).

Auch bei Kindern wird die Adipositas durch den BMI definiert, hier existieren BMI-Perzentilkurven (Arbeitgemeinschaft Adipositas im Kindesalter 2002). Obwohl kaum Daten zu den Folgen kindlicher Adipositas im Erwachsenenalter vorliegen, gilt **Übergewichtigkeit im Kindesalter** als besonders problematisch, da davon ausgegangen wird, dass sie unabhängig vom Gewicht im Erwachsenenalter einen Risikofaktor darstellt (Arbeitgemeinschaft Adipositas im Kindes- und Jugendalter 2002).

In Verbindung mit Adipositas auftretende Beschwerden und Erkrankungen

Eine Reihe von Beschwerden und Erkrankungen tritt gehäuft in Verbindung mit Adipositas auf. Da eine einfache kausale Beziehung nicht belegt ist, spricht man eher von **Begleiterkrankungen** (Komorbidität) als von Folgen. Adipöse Personen leiden gehäuft unter **körperlichen Beschwerden** wie Kurzatmigkeit, schneller Ermüdbarkeit, starkem Schwitzen, Wirbelsäulen- und Gelenkbeschwerden. Gehäuft in Zusammenhang mit Adipositas auftretende wichtige Erkrankungen sind **Bluthochdruck, Koronare Herzkrankheit, Typ 2-Diabetes** und Fettstoffwechselstörungen, Gallenblasenerkrankungen, Krebserkrankungen und orthopädische Komplikationen. Über die Beziehung zwischen Adipositas und Übersterblichkeit (erhöhte Mortalität) bestehen unterschiedliche, z.T. widersprüchliche Ergebnisse (Benecke 2003), die sich teilweise durch methodische Probleme erklären lassen.

Einen hohen Stellenwert haben **psychosoziale Probleme** in Verbindung mit Adipositas. Nach amerikanischen Studien sind eheliche Verbindungen, soziale Aufstiege und Einkommen bei Adipösen seltener, soziale Diskriminierung häufiger. Psychische Störungen und Selbstwertprobleme werden gehäuft beobachtet und als Folge der Adipositas angesehen (Benecke 2003). In den letzten Jahren sind vermehrt **Essstörungen** in Zusammenhang mit Adipositas thematisiert worden (Deutsche Adipositas-Gesellschaft 2003).

Tabelle 2: *Klassifizierung des Body Mass Index bei Erwachsenen*

Bezeichnung	BMI (kg/m²)
Normalgewicht	18,5–24,9
Übergewicht	25,0–29,9
Adipositas Grad I	30,0–34,9
Adipositas Grad II	35,0–39,9
Extreme Adipositas Grad III	≥ 40

Diabetes mellitus (Typ 2) und Adipositas sind häufige Erkrankungen, die mit einem erhöhten Risiko insbesondere für Herz-Kreislauf-Erkrankungen einhergehen. Vor allem Adipositas im Kindesalter gilt als problematisch. Bei der Adipositas sind neben körperlichen Beschwerden psychosoziale Probleme häufig.

3.7.2 Public Health Relevanz

Diabetes mellitus

Die gesundheitswissenschaftliche und -politische Relevanz ergibt sich vor allem aus der **weltweit ansteigenden Häufigkeit** des Typ 2-Diabetes und aus den individuellen wie **gesellschaftlichen Belastungen**, die mit der Erkrankung und insbesondere den oben geschilderten Begleiterkrankungen und Spätschäden einhergehen. Zudem gibt es internationale Deklarationen zur Verbesserung der Situation von Menschen mit Diabetes. Die europäische Deklaration von St. Vincent im Jahr 1989 wurde auch von Deutschland unterzeichnet (Diabetes Care and Research in Europe 1989).

Epidemiologie

Basierend auf verschiedenen Studien bis Ende der 90er Jahre wurde in Deutschland bei etwa 5 % der Bevölkerung, das sind rund 4 Millionen Personen, ein Diabetes diagnostiziert, von denen 85–90 % an Typ 2-Diabetes leiden (Janka 2000; Thefeld 1999). In den letzten Jahrzehnten hat die Anzahl von Menschen mit Diabetes erheblich zugenommen. Basierend auf ostdeutschen Daten stieg die Prävalenz des Typ 2-Diabetes von 1960 bis 1987 um mehr als das Sechsfache an. Diese Zunahme hat mehrere Gründe: hierzu zählen insbesondere die **Veränderung der Bevölkerungsstruktur** mit einer Zunahme des Anteils älterer Personen in der Bevölkerung durch steigende Lebenserwartung und niedrigere Geburtenrate und ein Anstieg der **altersspezifischen Neuerkrankungshäufigkeit**, die mit Änderungen im Ess- und Bewegungsverhalten begründet wird. Jedoch scheint zwischen 1990/91 und 1998 die altersspezifische Prävalenz des bekannten Diabetes nicht angestiegen zu sein. Die Zunahme der Anzahl betroffener Personen in diesem Zeitraum dürfte somit primär auf die Alterung der Bevölkerung zurückzuführen zu sein, eine Beobachtung, die auch in Nordeuropa gemacht wurde. Diese Ergebnisse sind als positive Entwicklung zu sehen, auch wenn die Ursachen bisher unklar sind. Allerdings ist die Häufigkeit des Diabetes in Deutschland innerhalb von Europa verhältnismäßig hoch (Tabelle 3). Auch scheint die Häufigkeit des **unentdeckten Diabetes** in Deutschland – wie auch in anderen westeuropäischen Ländern – hoch zu sein (Rathmann 2003). In einigen Ländern, insbesondere in Asien und den USA, wird eine zunehmende Häufigkeit des Diabetes in jungen Lebensjahren beschrieben, möglicherweise bedingt durch stärkere Veränderungen der Lebensweise.

Die **Prävalenz des Diabetes** steigt mit dem Alter deutlich an (bis zu mehr als 20 % in höheren Lebensaltern) und ist bis zum 70. Lebensjahr bei Männern, dann bei Frauen häufiger. In den neuen Bundesländern wurden in allen Bevölkerungsgruppen höhere Prävalenzen als in den alten Ländern beobachtet (Thefeld 1999). Die Prävalenz des Diabetes variiert weiterhin mit der **sozialen Lage**. In der Deutschen Herz-Kreislauf-Präventionsstudie (DHP) waren die Prävalenzen in der untersten sozialen Schicht deutlich höher als in der obersten (Helmert 1994). Dies wird teilweise auf **ungünstige Lebensweisen** in sozial benachteiligten Gruppen zurückgeführt (weniger Bewegung, höhere Prävalenz der Adipositas).

Individuelle und gesellschaftliche Belastungen

Moderne Therapie- und Behandlungsformen ermöglichen den Betroffenen heute ein weitestgehend normales Leben mit dem Diabetes. Die Belastungen der Erkrankung und die Anforderungen, die ein eigenverantwortlicher Umgang mit dem Diabetes an die Betroffenen und auch ihre Angehörigen stellt, sollten jedoch nicht bagatellisiert werden. Diese sind

Tabelle 3: *Prävalenzen des bekannten und des gesamten Diabetes (einschließlich unentdeckter Fälle) in der älteren Allgemeinbevölkerung in Europa*

	Bekannter Diabetes Männer, 60–69 Jahre	Bekannter Diabetes Frauen 60–69 Jahre	Gesamter Diabetes Männer 60–69 Jahre	Gesamter Diabetes Frauen 60–69 Jahre
Schweden	6,1 %	4,5 %	13,9 %	14,3 %
England	3,3 %	3,3 %	17,1 %	13,9 %
Niederlande	3,8 %	5,0 %	10,7 %	12,5 %
Polen	2,5 %	11,3 %	15,7 %	17,7 %
Italien	12,9 %	9,4 %	18,2 %	13,0 %
Spanien	12,0 %	17,5 %	18,6 %	25,3 %
Deutschland	9,7 %	9,0 %	18,1 %	16,7 %

Quellen: Decode 2003, Rathmann 2003.

je nach Diabetestyp, Therapieform, Schwere der Erkrankung etc. sehr unterschiedlich und hängen natürlich von den persönlichen Ressourcen und dem Umfeld der betroffenen Personen ab. Insgesamt ist die Lebensqualität bei Diabeteskranken niedriger als in der deutschen Allgemeinbevölkerung (Bullinger 1998).

Im Hinblick auf gesellschaftliche „burden" des Diabetes werden in erster Linie Kosten betrachtet. Sowohl valide nicht-vergleichende Untersuchungen (Krankheitskostenstudien) als auch vergleichende gesundheitsökonomische Evaluationen (Kosten-Nutzen-, Kosten-Effektivitäts-, Kosten-Nutzwert-Analysen) zum Diabetes sind in Deutschland wie international rar, und die Ergebnisse divergieren stark. Im Rahmen einer praxisbasierten Studie (CODE-2, Liebl 2001) wurden für Deutschland im Jahr 1998 direkte Kosten für Kranken-, Renten- und Pflegeversicherung sowie die Betroffenen selbst von insgesamt 16 Mrd. Euro geschätzt. Die jährlichen durchschnittlichen **Ausgaben pro Patient** in diesen Sektoren des Gesundheitswesens lagen bei 4.600 Euro. Im Bereich der Gesetzlichen Krankenversicherung (GKV) beliefen sich in der CODE-2 Studie, ausgehend von 2.826 Euro pro Jahr und Patient, die geschätzten **jährlichen Gesamtausgaben** für alle Personen mit Typ 2-Diabetes auf rund 9,4 Mrd. Euro. Bei der prozentualen Verteilung der Gesamtausgaben in der GKV lag der größte Anteil bei den Krankenhauskosten, gefolgt von den Arzneimittelkosten und Kosten der ambulanten Behandlung. Es ist davon auszugehen, dass stationäre Behandlungen einen Großteil der Kosten verursachen, und dass Patienten mit **Spätschäden** hohe Kosten bedingen.

Nicht eingerechnet sind hier indirekte Kosten, zu denen es in Deutschland keine validen aktuellen Daten gibt. Nach Studien aus den USA liegen sie in der gleichen Größenordnung wie die direkten Kosten. Sie entstehen durch Produktivitätsausfälle infolge Arbeitsunfähigkeit, Frühberentung und frühzeitigen Versterbens.

Adipositas

Auch bei der Adipositas liegt die gesundheitswissenschaftliche Relevanz in ihrer Häufigkeit, den oben genannten Begleiterkrankungen und den Belastungen für Betroffene wie für die Gesellschaft. Zudem ist die Therapie der Adipositas ausgesprochen schwierig, langwierig und oft wenig erfolgreich. Daher besteht Konsens, dass sie durch **Gesundheitsförderung und Prävention** möglichst vermieden werden sollte. Auf entsprechende Ansätze wird unten eingegangen.

Epidemiologie

Angaben zur Häufigkeit schwanken erheblich, da unterschiedlichste Definitionen verwendet werden. Diese Beobachtung macht man vor allem für die Verbreitung der Adipositas im Kindes- und Jugendalter. Weltweit nimmt die Häufigkeit der Adipositas stetig zu, so dass immer wieder der Begriff „Epidemie" genannt wird. Auch in Deutschland steigt die Prävalenz kontinuierlich an. 1998 waren über **50 % der Bevölkerung** im Alter zwischen 18 und 79 Jahren zumindest übergewichtig (BMI über 25), rund 20–25 % waren mit einem BMI über 30 adipös (Deutsche Adipositas-Gesellschaft 2003). Die **Prävalenz** stieg mit dem Alter an und war bis zum Alter von 60 Jahren bei Männern und Frauen gleich häufig, dann bei Frauen häufiger. Höhere Prävalenzen fanden sich in den neuen Bundesländern und in sozial benachteiligten Gruppen (Benecke 2003). Bei Kindern und Jugendlichen liegt die Prävalenz von Übergewichtigkeit und Adipositas je nach Definition zwischen 10 und über 20 % (Arbeitsgemeinschaft Adipositas im Kindes- und Jugendalter 2002).

Individuelle und gesellschaftliche Belastungen

Die individuellen Belastungen ergeben sich zum einen aus den körperlichen Beschwerden und Begleiterkrankungen, zum anderen tragen die oben genannten psychosozialen Probleme zu den Belastungen Betroffener bei.

Bei den gesellschaftlichen Belastungen sind wie beim Diabetes in erster Linie Kosten von Bedeutung.

Direkte Kosten ergeben die sich aus der Therapie der Adipositas und dem erhöhten Behandlungsbedarf für Begleiterkrankungen. Indirekte Kosten durch Produktivitätsverluste entstehen durch Arbeitsunfähigkeit und Frühberentung insbesondere der Begleiterkrankungen. Schätzungen der direkten und indirekten Kosten der Adipositas und ihrer Begleiterkrankungen für 1995 ergaben je nach Modellvariante zwischen 7,75 und 13,55 Milliarden Euro, entsprechend 3–5,5 % der gesamten Krankheitskosten (Benecke 2003).

3.7.3 Entstehungsbedingungen und Einflussfaktoren

Diabetes mellitus

Die Ursachen und Entstehungsmechanismen des Typ 2-Diabetes sind nicht endgültig geklärt. Es handelt sich um ein **multifaktorielles Geschehen**, bei dem sowohl **genetische Faktoren** wie auch **exogene Einflüsse** eine Rolle spielen. Trotz intensiver Forschung (Kandidatengene, Genomscreening) konnte eine genetische Grundlage für die bei prädisponierten Personen vorliegenden Stoffwechselstörungen bisher nicht genau definiert werden. Im Zusammenwirken mit **Bewegungsmangel und Übergewicht** können diese Defekte zur Entstehung des manifesten Diabetes führen (Icks 2003). Daraus lassen sich Interventionen für die Primär- und Sekundärprävention ableiten.

Adipositas

Auch die Entstehungsmechanismen der Adipositas sind nicht endgültig geklärt. Ausgegangen wird ebenfalls von einem **multifaktoriellen Geschehen**, basierend auf einem Zusammenwirken einer **genetischen Disposition und exogenen Faktoren**. Man hat mehrere Kandidatengene beim Menschen gefunden, deren Auswirkungen man bis heute aber nicht einschätzen kann. Zu den exogenen Faktoren zählen insbesondere **lebensweisenbezogene Faktoren**, vor allem Bewegungsmangel und eine relativ zu hohe Energieaufnahme durch übermäßiges Essen. Unsere moderne Lebensform mit einem Mindestmaß an Bewegungserfordernis in Beruf wie Freizeit und einem reichlichen Nahrungsangebot fördert, vor allem bei einer gestörten Regulation der Nahrungsaufnahme, eine unausgewogene Energiebilanz. Hier werden die wesentlichen Ansatzpunkte für präventive Maßnahmen gesehen (Benecke 2003; Deutsche Adipositas-Gesellschaft 2003).

3.7.4 Präventionsmaßnahmen und Ergebnisse ihrer Evaluation

Diabetes mellitus

Nach dem Stand des heutigen Wissens sind für eine Prävention des Typ 2-Diabetes vor allem lebensweisenbezogene Faktoren von Bedeutung. Neben der Vermeidung von Übergewichtigkeit scheint vor allem der **Bewegung** eine große Bedeutung zuzukommen.

Sinnvoll ist es, zunächst die **Zielgruppe** präventiver Maßnahmen zu definieren. Zum einen zielt Prävention im Sinne der **Primärprävention** auf die **Allgemeinbevölkerung** ab, vor allem auf Personen, die kein bereits bestehendes erhöhtes Risiko für das Auftreten eines Typ 2-Diabetes tragen. Hier gilt gleiches wie für die Prävention der Adipositas. Darauf wird im Abschnitt unten eingegangen (Adipositas).

Zum anderen richtet sich Prävention – hier könnte man bereits von **Sekundärprävention** sprechen – an Personen, bei denen bereits ein **erhöhtes Risiko** für das Auftreten eines Diabetes vorliegt. Dies sind insbesondere solche mit bestehendem Übergewicht oder einer „prädiabetischen" Stoffwechsellage (IFG und IGT) wie oben beschrieben. Bei Personen mit diesen bereits bestehenden Krankheitszeichen besteht möglicherweise eine erhöhte Motivation zu Veränderungen. Studien aus Finnland und den USA zeigten auf, dass durch **Lebensstil-Interventionen** das Auftreten eines Typ 2-Diabetes bei Personen mit Übergewicht und einer prädiabetischen Stoffwechsellage (IGT, IFG) in einem Zeitraum von rund 3 Jahren um mehr als die Hälfte gesenkt werden konnte (DPPR Group 2002; Tuomilehto 2001). Die Studienprobanden waren gehalten, durch Umstellung ihrer Ernährung und ggf. diätetische Maßnahmen ihr Gewicht zu reduzieren sowie regelmäßig Ausdauersport wie Joggen und Walking zu betreiben. Zu diesem Zweck wurden sie in einem sehr aufwändigen Setting individuell von einem Case Manager intensiv betreut.

Weiterhin scheinen **Medikamente**, die auch zur Behandlung des Diabetes eingesetzt werden, bei Personen mit Prädiabetes positive Effekte zu zeigen (Chiasson 2002; DPPR Group 2002). In der STOP NIDDM-Studie sank das Risiko für die Manifestation eines Typ 2-Diabetes im Studienzeitraum von 3,3 Jahren unter Acarbose, einem Medikament, das die Glukoseaufnahme aus dem Darm in das Blut hemmt, um 25 %. Im Rahmen des amerikanischen Diabetes Prevention Programs lag die relative Risikoreduktion unter Metformin, einem Medikament, das den Abbau und die Freisetzung von Glukose in das Blut hemmt, bei etwa 30 %. Sie war somit geringer als durch eine intensive Lebensstilintervention (56 %).

Adipositas

Ansatzpunkte der Prävention der Adipositas sind die **Förderung eines angemessenen Ernährungs-, Bewegungs- und Freizeitverhaltens** sowie eines positiven Körperbildes. Obwohl dies einfach klingt, gibt es wenig Kenntnis darüber, welche Maßnahmen geeignet und effektiv sind. Am ehesten wird die **Prävention im Kindesalter** angestrebt, da sich Lebensweisen hier herausbilden und stabilisieren. Es können alle Kinder angesprochen werden, z.B. im **Settingansatz** in der Schule, oder auch Kinder und Eltern aus Familien mit einem erhöhten Adipositasrisiko (z.B. Kinder aus sozial benachteiligten Familien oder solche mit übergewichtigen Eltern), in denen die Eltern der Kinder als Zielgruppe für Verhaltensänderungen einbezogen sind. Bis auf wenige Ausnahmen waren bisher jedoch weder schulische noch familienbasierte Programme erfolgreich (Campbell 2003; Ebbeling

2002). Präventionsprogramme bei Erwachsenen mit einem erhöhten Adipositasrisiko, die z.T. mittels intensiver Betreuung auf eine gesunde Lebensführung zielten, d.h. auf eine angemessene Nahrungszufuhr, die den Energiebedarf nicht übersteigt, sowie körperliche Betätigung im Sinne einer Ausdauerbelastung, zeigten im Hinblick auf eine andauernde Gewichtsreduktion oder auf die Vermeidung eines Gewichtsanstiegs nur eine **minimale Wirkung** oder waren unwirksam (Deutsche Adipositas-Gesellschaft 2003; Harvey 2001). Dies steht im Gegensatz zu oben beschriebenen Interventionen zur Prävention des Typ 2-Diabetes. Allerdings beinhalteten die Typ 2-Präventionsstudien eine extrem aufwändige und intensive Intervention. Möglicherweise besteht bei Personen ohne bestehende diabetische Erkrankungszeichen auch eine niedrigere Motivation zur Lebensweisenänderung.

Präventionsmaßnahmen der Adipositas und des Typ 2-Diabetes zielen insbesondere auf eine Veränderung der Lebensweisen – Ausdauerbewegung und eine angemessene Energieaufnahme zur Vermeidung oder Reduktion von Übergewicht. Bisher zeigten Interventionen wenig dauernde Effekte. Erfolgreich waren Maßnahmen bei Personen mit einer prädiabetischen Stoffwechsellage im Hinblick auf die Reduktion des Diabetesrisikos. Hier war die Veränderung der Lebensweise einer medikamentösen Intervention überlegen. Allerdings waren die Programme extrem aufwändig.

3.7.5 Umsetzung in die Regelversorgung

Diabetes

Primärpräventive Maßnahmen für die Allgemeinbevölkerung werden auch in diesem Abschnitt wieder im Absatz Adipositas behandelt.

Im Hinblick auf die Prävention des Diabetes bei Personen mit einem erhöhten Diabetesrisiko ist, basierend auf oben beschriebenen Präventionsstudien, vor allem die **Lebensstil-Veränderung** in der Diskussion. Untersuchungen zur Umsetzung der Interventionen in die Regelversorgung liegen nicht vor. Eine ähnlich intensive Betreuung wie im Rahmen der in 3.7.4 beschriebenen Studie wäre in der flächendeckenden Umsetzung sicher nicht möglich.

Erforderlich ist zunächst die **Identifizierung von Personen**, die Risikofaktoren tragen, denen dann eine Beratung angeboten würde. Entsprechende Möglichkeiten sind im Rahmen bestehender Angebote gegeben. Bereits heute besteht flächendeckend die Möglichkeit, ab dem 35. Lebensjahr alle zwei Jahre die Stoffwechsel- und Herz-Kreislaufsituation überprüfen zu lassen (Check-Up 35, § 25). Auch bieten viele Einrichtungen wie Gesundheitsämter, Krankenkassen, Apotheken etc. ebenso wie Freizeiteinrichtungen die Überprüfung von Gewicht und Blutdruck an. Vielfache Angebote bestehen im Bereich **Ernährung, Gewichtsreduktion und Bewegung**. Allerdings ist die Inanspruchnahme dieser Angebote gering. Die Teilnahme am Check-Up *35* betrug beispielsweise im Jahr 1997 nur rund 25 % (24,5 % bei den Frauen und 26,7 % bei Männern) (Kahl 1999). Es besteht Klärungsbedarf, wie die Inanspruchnahme von **Vorsorgeleistungen** wie auch von Angeboten einer „gesunden" Lebensweise erhöht werden könnte, beispielsweise durch gezielte Öffentlichkeitswerbung, insbesondere von „attraktiven" Bewegungsangeboten.

Adipositas

Prinzipiell besteht die Möglichkeit, **präventive Maßnahmen flächendeckend umzusetzen**. Wie bereits beim Diabetes beschrieben, besteht ein großes Angebot im Beratungs- und Freizeitbereich, das Essen, Ernährung und Bewegung zum Thema hat. Auch im System der gesundheitlichen Versorgung ist Raum für adipositas-präventive Interventionen. Im Rahmen des § 20 haben die Krankenkassen die

Aufgabe aufsuchender primärpräventiver Maßnahmen sowie der Selbsthilfeförderung (Benecke 2003). Voraussetzung für eine flächendeckende Implementierung ist allerdings zunächst die **Entwicklung** nachgewiesenermaßen effektiver **präventiver Maßnahmen**.

Fazit und Ausblick

Typ 2-Diabetes und Adipositas sind häufige, in engem Zusammenhang auftretende gesundheitliche Störungen, die mit erheblichen individuellen wie gesellschaftlichen Belastungen einhergehen. Beide Erkrankungen sind in ihren Entstehungsbedingungen nicht endgültig geklärt. Es gilt jedoch derzeit als gesichert, dass lebensweisenbezogene Faktoren, insbesondere Bewegung und Nahrungsaufnahme, eine erhebliche Rolle spielen.

Die Prävention der Erkrankungen sollte prinzipiell möglich sein und ist aufgrund der großen Public Health-Relevanz von erheblicher Bedeutung. Möglichkeiten für eine flächendeckende Umsetzung der Anleitung zu einem angemessenen Bewegungs- und Ernährungsverhalten stehen zur Verfügung. Bisher konnten jedoch keine Wege gefunden werden, eine solche Anleitung mit zufrieden stellendem Erfolg durchzuführen. Lediglich aufwändige Interventionen bei Hochrisiko-Personen im Sinne einer Sekundärprävention zeigten positive Effekte. Da Konsens besteht, dass Lebensweisen in früher Kindheit geprägt werden, zudem Adipositas schwer zu behandeln ist, erscheint es sinnvoll, die Anstrengungen darauf zu konzentrieren, Kinder so früh wie möglich in der Ausbildung eines angemessenen Bewegungs- und Ernährungsverhaltens und eines positiven Körperbildes zu unterstützen.

Prüfungsfragen

1. Welche Verbindung besteht zwischen Adipositas und Typ 2-Diabetes mellitus?
2. Welchen Stellenwert haben psychosoziale Aspekte bei Diabetes und bei Adipositas?
3. Welches sind die Ansätze für die Prävention der Adipositas?
4. Welches sind Zielgruppen für sekundärpräventive Maßnahmen zur Vermeidung des Typ 2-Diabetes?
5. Welche Zielgruppe wird als besonders sinnvoll für die Primärprävention der Adipositas angesehen und aus welchem Grund?
6. Sind adipöse Kinder, deren Eltern übergewichtig sind, anders einzuschätzen als adipöse Kinder mit normalgewichtigen Eltern? Begründen Sie Ihre Bewertung.
7. Wie erfolgreich sind Präventionsmaßnahmen zur Vermeidung von Adipositas?
8. Wie begründet sich der Stellenwert der Prävention von Adipositas und Typ 2-Diabetes? Was trägt zur gesundheitswissenschaftlichen Relevanz bei?
9. Welche Grundlagen bestehen für die Umsetzung präventiver Maßnahmen in die Regelversorgung?
10. Können Sie sich massenmediale Präventionsansätze vorstellen? Wie könnten diese aussehen?

Zitierte Literatur

Arbeitsgemeinschaft Adipositas im Kindes- und Jugendalter (2002): Leitlinien. www.a-g-a.de.

Benecke, A./Vogel, H. (2003): Übergewicht und Adipositas. Gesundheitsberichterstattung des Bundes, Heft 16, Robert Koch Institut (Hg.).

Berger, M. (Hg.) (2000): Diabetes mellitus. München und Jena: Urban und Schwarzenberg.

Bullinger, M./Kirchberger, I. (1998): SF36 Fragebogen zum Gesundheitszustand. Handanweisung. Göttingen: Hogrefe.

Campbell, K./Waters, E./O'Meara, S./Kelly, S./Summerbell, C. (2002): Interventions for preventing obesity in children (Cochrane Review). The Cochrane Library, Issue 3, 2003, Oxford: Update Software Ltd.

Chiasson, J.L./Josse, R.G./Gomis, R./Hanefeld, M./Karasik, A./Laakso, M. for the STOP-NIDDM Trial Research Group (2002): Acarbose for prevention of type 2 diabetes mellitus: the STOP-NIDDM randomised trial. Lancet 359, 2072–2077.

Deutsche Adipositas-Gesellschaft, Deutsche-Diabetes-Gesellschaft, Deutsche Gesellschaft für Ernährung (2003): Prävention und Therapie der Adipositas. Diabetes und Stoffwechsel 12 (2), 33–46.

Deutsche Diabetes-Gesellschaft (2003): Leitlinie: Definition und Klassifikation des Diabetes mellitus. www.deutsche-diabetes-gesellschaft.de.

Diabetes care and research in Europe (1989): The Saint Vincent Declaration. World Health Organization, ICP/CLR 034.

Diabetes Prevention Program Research Group (2002): Reduction in the incidence of type 2 diabetes with lifestyle intervention or metformin. New England Journal of Medicine 346: 393–403.

Ebbeling, C. B./Pawlak, D.B./Ludwig, D.S. (2002): Childhood obesity: public-health crisis, common sense cure. Lancet 360, 473–482.

Fagot-Campagna, A./Pettitt, D.J./Engelgau, M.M./Burrows, N.R./Geiss, L.S./Valdez, R./Beckles, G.L./Saaddine, J./Gregg, E.W./Williamson, D.F./Narayan, K.M. (2000): Type 2 diabetes among North American children and adolescents: an epidemiologic review and a public health perspective. Journal of Pediatrics 136,, 664–672.

Fagot-Campagna, A./Saaddine, J. B./Flegal, K.M./Beckles, G.L. (2001): Diabetes, impaired fasting glucose, and elevated HbA1c in U.S. adolescents: the Third National Health and Nutrition Examination Survey. Diabetes Care 24, 834–837.

Harvey, E.L./Glenny, A.M./Kirk, S.F.L./Summerbell, C.D. (2001): Improving health professionals' management and the organization of care for overweight and obese people (Cochrane Review). The Cochrane Library, Issue 3, 2003, Oxford: Update Software Ltd.

Helmert, U./Janka, H.U./Strube, H. (1994): Epidemiologische Befunde zur Häufigkeit des Diabetes mellitus in der Bundesrepublik Deutschland 1984 bis 1991. Diabetes & Stoffwechsel 3, 271–277.

Holl, R. W./Wabitsch, M./Heinze, E. (2001): Typ 2 Diabetes mellitus bei Kindern und Jugendlichen. Monatsschrift Kinderheilkunde 149, 660–669.

Icks, A./Rathmann, W/ Rosenbauer, J./Giani, G. (2003): Diabetes mellitus. Themenheft zur Gesundheitsberichterstattung in Deutschland. Robert-Koch-Institut (Hg.), Berlin.

Janka, H.U./Redaelli, M./Gandjour, A./Giani, G./Hauner, H./Michaelis, D./Standl, E. (2000): Epidemiologie und Verlauf des Diabetes mellitus in Deutschland. In W. A. Scherbaum/K.W. Lauterbach/R. Renner (Hg.): Evidenzbasierte Diabetes-Leitlinien DDG. Deutsche Diabetes Gesellschaft.

Kahl, H./Hülling, H./Kamtsiuris, P. (1999): Inanspruchnahme von Früherkennungsuntersuchungen und Maßnahmen zur Gesundheitsförderung. Gesundheitswesen 61 (Sonderheft), 163–168.

Kromeyer-Hauschild, K./Zellner, K./Jaeger, U./Hoyer, H. (1999): Prevalence of overweight and obesity among school children in Jena (Germany). International Journal of Obesity and Related Metabolic Disorders 23, 1143–1150.

Rathmann, W./Haastert, B./Icks, A./Löwel, H./Meisinger, C./Holle, R./Giani, G. (2003): High prevalence of undiagnosed diabetes mellitus in Southern Germany: target population for effective screening. Diabetologia 46, 182–189.

Thefeld, W. (1999): Prävalenz des Diabetes mellitus in der erwachsenen Bevölkerung Deutschlands. Gesundheitswesen 61 (Sonderheft 2), 85–89.

Tuomilehto, J./Lindstrom, J./Eriksson, J.G. et al. (2001): Prevention of type 2 diabetes mellitus by changes in lifestyle among subjects with impaired glucose tolerance. New England Journal of Medicine 344, 1343–1350.

Leseempfehlungen

Arbeitsgemeinschaft Adipositas im Kindes- und Jugendalter (2002): Leitlinien. www.a-g-a.de.

Benecke, A./Vogel, H. (2003): Übergewicht und Adipositas. Gesundheitsberichterstattung des Bundes, Heft 16, Robert Koch Institut (Hg.).

Icks, A./Rathmann, W./Rosenbauer, J./Giani, G. (2003): Diabetes mellitus. Themenheft zur Gesundheitsberichterstattung in Deutschland. Robert-Koch-Institut (Hg.), Berlin 2003.

3.8 Prävention von Depression und Sucht

Gerhard Bühringer und Anneke Bühler

3.8.1 Epidemiologie

Terminologie

„Substanzbezogene Störungen" oder „Substanzmissbrauch" werden als Sammelbegriffe für die negativen Auswirkungen des Gebrauchs psychoaktiver Substanzen (vor allem Alkohol, illegale Drogen, bestimmte Medikamente und Tabak) verwendet. Einbezogen sind dabei somatische (z.B. spritzenbedingte Abszesse bei Drogenabhängigen oder Lungenkarzinom bei Zigarettenkonsumenten) und psychische Auswirkungen (z.B. depressive Störungen); weiterhin zahlreiche soziale Probleme, die bei diesem Störungsbild massiv in die gesamte Lebensgestaltung und Lebensplanung eingreifen können (z.B. Schulverweis und Arbeitsplatzverlust, Familienprobleme, delinquentes Verhalten, im Extrem vollständige soziale Desintegration). Im Mittelpunkt des präventiven Interesses steht dabei die Vermeidung eines **„schädlichen Gebrauchs"** (F1x.1) bzw. eines **„Abhängigkeitssyndroms"** (F1x.2) nach den diagnostischen Kriterien des Internationalen Klassifikationssystems ICD-10 (Dilling et al. 2000). Beim „schädlichen Gebrauch" muss eine somatische oder psychische Störung über zumindest zwölf Monate aufgetreten sein, beim „Abhängigkeitssyndrom" müssen Merkmale der psychischen und körperlichen Abhängigkeit zutreffen.

In den letzten Jahren wurde zusätzlich der Begriff **„riskanter Gebrauch"** eingeführt. Er bezeichnet ein Konsumverhalten, das mit hoher Wahrscheinlichkeit zu einem späteren Zeitpunkt zu einer substanzbezogenen Störung führt: Ein regelmäßiger täglicher Konsum von mehr als 30 g reinen Alkohols für Männer wird z.B. als riskant eingestuft.

Umfang substanzbezogener Störungen

Im Abstand von etwa drei Jahren regelmäßig durchgeführte epidemiologische Querschnittsuntersuchungen an Jugendlichen und jungen Erwachsenen (14–25 Lebensjahre; Bundeszentrale für gesundheitliche Aufklärung 2001) bzw. an Erwachsenen (18–59 Lebensjahre; Kraus und Augustin 2001) sowie einzelne Längsschnittuntersuchungen (Wittchen et al. 1998) belegen, dass substanzbezogene Störungen eine **hohe gesundheitspolitische Relevanz** in Hinblick auf den Einsatz präventiver Maßnahmen haben:

- etwa 3,4 Mio. Personen (6 % der Bevölkerung von 18–69 Jahre) weisen eine alkoholbezogene Diagnose „schädlicher Gebrauch" oder „Abhängigkeitssyndrom" auf, etwa 10,4 Mio. (18 %) einen riskanten Alkoholkonsum
- 10,6 Mio. (19 %) haben eine tabakbezogene Diagnose
- 1,9 Mio. sind abhängig von Medikamenten, etwa 175.000 von illegalen Substanzen (vor allem Opiate und Kokain, ohne Cannabis), etwa 240.000 von Cannabis

– jährlich gibt es etwa 42.000 alkoholbezogene und 117.000 tabakbezogene Todesfälle.

Mit Ausnahme der zumeist durch falsches Verschreibungsverhalten bedingten Medikamentenabhängigkeit im höheren Lebensalter entwickeln sich die Risikoverhaltensweisen im Zusammenhang mit psychoaktiven Substanzen überwiegend im **Jugendalter**. Fast alle problematischen Konsummuster sind bis spätestens etwa 25 Jahre ausgebildet, auch wenn eine Abhängigkeit von Alkohol erst Jahre danach für die Umwelt manifest wird. Aus diesem Grund konzentriert sich die Primärprävention substanzbezogener Störungen nahezu ausschließlich auf Kinder, Jugendliche und junge Erwachsene.

Für diese Altersgruppe liegen zahlreiche epidemiologische Daten vor, die für die spezifische Planung präventiver Maßnahmen von hoher Bedeutung sind (Bundeszentrale für gesundheitliche Aufklärung 2001, Wittchen et al. 1998). Relevant sind z.B. Informationen zur **Verteilung des Alters bei Erstkonsum** für die einzelnen Substanzen, damit präventive Programme entsprechend frühzeitig angesetzt werden. Wichtig sind auch Informationen zu **Konsummotiven**, zur **Komorbidität** (das gleichzeitige Auftreten früher psychischer Störungen oder devianter Verhaltensweisen erfordert spezifische Programmkomponenten) und zum Mehrfachkonsum (hoher Alkoholkonsum korreliert z.B. mit hohem Zigarettenkonsum).

3.8.2 Moderne Suchttheorien

Ätiologische Modelle

Die wichtigste Entwicklung im ätiologischen Bereich bezieht sich auf epidemiologische Erkenntnisse und darauf aufbauende theoretische Überlegungen, die zeigen, dass sich die **Konsummuster** nicht zufällig schwerpunktmäßig im Jugendalter entwickeln, sondern funktional eng mit **Entwicklungsaufgaben** von Kindern und Jugendlichen auf dem Weg zum Erwachsenen verbunden sind. Typische Entwicklungsaufgaben in unserer Kultur sind z.B. die eigene Identitätsentwicklung, der Aufbau von Partnerschaftsbeziehungen oder die Erreichung der Unabhängigkeit von den Eltern (Havighurst 1972). Die Mehrheit der Jugendlichen wird in einem **mehrjährigen Prozess** des Experimentierens je nach Substanz unproblematische Konsummuster entwickeln bzw. abstinent leben: Trotz der hohen Prävalenzwerte haben im Erwachsenenalter etwa 80 % einen risikoarmen Umgang mit alkoholischen Getränken und etwa 70 % sind Nichtraucher.

Problematische Konsummuster können sich dann entwickeln, wenn Jugendliche diese funktional für bestimmte Ziele einsetzen und dafür verstärkt werden. Beispiele sind der exzessive Alkoholkonsum der männlichen Jugendlichen zur Anerkennung in Bezugsgruppen oder zur „Erleichterung" des Aufbaus von Partnerschaftsbeziehungen. Ein anderes Ziel kann der Wunsch von Jugendlichen sein, z.B. durch Zigarettenkonsum den Status von Erwachsenen zu demonstrieren, der ihnen rechtlich und gesellschaftlich noch nicht zusteht.

Ein erhöhtes Risiko für die Verfestigung problematischer Konsummuster besteht nach der **Problemverhaltenstheorie** von Jessor (2001) dann, wenn einzelnen Jugendlichen die Ressourcen für die Herausforderungen des Jugendalters fehlen, so dass laufend **Misserfolgserlebnisse** auftreten. Langfristige problematische Entwicklungspfade, die ihre Ursache in biologischen Anlagen haben und zu schwierigem Temperament und damit wenig positiven Interaktionen in der Familie und Schule führen, können zur **Ausgrenzung** gegenüber sozial angepassten Jugendlichen und jungen Erwachsenen führen (Tarter et al. 1999). Es besteht in solchen Fällen die Gefahr, dass solche Jugendliche sich Gruppen von sozial abweichenden Personen anschließen und deren Normen in Hinblick auf Substanzkonsum und anderem **Problemverhalten übernehmen**, und dass das riskante Konsumverhalten durch einen hohen sozialen Status verstärkt wird, der auf andere – sozial adäquate – Art nicht mehr erreicht werden kann (Silbereisen und Reese 2001; siehe auch Kap. 2.2).

Neben der funktionalen Einbettung des Aufbaus adäquater Konsummuster in die allgemeinen Entwicklungsaufgaben von Jugendlichen spielen zusätzlich **substanzspezifische Eigenschaften** und deren psychische und physiologische Auswirkungen beim Menschen eine Rolle. Zum Beispiel entwickelt sich eine Alkoholabhängigkeit erst nach mehreren Jahren, so dass Jugendlichen eine längere Zeit der Erprobung adäquater Konsummuster bleibt. Dem gegenüber bildet sich eine Tabak- oder Heroinabhängigkeit innerhalb von wenigen Wochen bzw. Monaten aus, so dass bereits kurzzeitige riskante Konsummuster erhebliche negative Folgen haben können.

Die beschriebenen Erkenntnisse haben dazu geführt, dass die ursprünglich monokausalen Ursachenmodelle, wie etwa das Konstrukt der „Suchtpersönlichkeit", aufgegeben wurden. Im Mittelpunkt stehen heute **mehrdimensionale Wahrscheinlichkeitsmodelle**, die davon ausgehen, dass die Entwicklung eines problematischen Konsummusters durch zahlreiche Faktoren in der Wahrscheinlichkeit erhöht (**Risikofaktoren**) bzw. bei Vorliegen des Risikos gesenkt wird (**Schutzfaktoren**; Jessor, Turbin und Costa 1998).

Beispiel für einen **Risikofaktor** ist die frühzeitige Orientierung eines Jugendlichen an dem (problematischen) Konsumverhalten der Bezugsgruppe, bevor die Risiken erkannt und bewertet werden können. Altersspezifische **Kompetenzen** zur Bewältigung von Entwicklungsaufgaben wie etwa die adäquate Lösung von Konflikten ohne Einsatz aggressiven Verhaltens, stellen einen Schutzfaktor dar. Solche Einflussfaktoren können in der Person liegen (genetisch bedingt oder als Folge von Lernprozessen), im sozialen Nahbereich (z.B. Familie und Freunde) oder in gesellschaftlichen Bedingungen (z.B. Verfügbarkeit von Substanzen).

Im Laufe der letzten Jahre wurden zahlreiche Risiko- und Schutzfaktoren gefunden, von denen einige Beispiele in Abbildung 1 dargestellt sind (S. 182; für eine umfassende Beschreibung und Klassifikation vgl. Petraitis, Flay und Miller 1995; Petraitis et al. 1998). Nur ein Teil dieser Einflussfaktoren ist **substanzbezogen**, das heißt, sie beeinflussen nur das Risiko der Entwicklung problematischer Konsummuster. Zahlreiche Einflussfaktoren sind für die Entwicklung mehrerer problematischer Verhaltensweisen relevant (**substanzunspezifisch**), wie etwa das Ausmaß von altersgemäßen Kompetenzen für die Bewältigung von Entwicklungsaufgaben. Inwieweit es darüber hinaus für einzelne Substanzen **spezifische Risikofaktoren** gibt, ist Gegenstand laufender Forschung. Zum Beispiel liegt ein familiengenetisch bedingtes erhöhtes Risiko bei Kindern alkoholabhängiger Eltern vor.

Prävention und Gesundheitsförderung

Altgeld und Kolip (Kap. 1.4 in diesem Band) unterscheiden zwischen Prävention mit dem Ziel, die **Risiken** bestimmter Störungen möglichst **zu vermeiden** (auf der theoretischen Basis des Risikofaktorenmodells) und Gesundheitsförderung mit dem allgemeinen Ziel, die Gesundheit und das **Wohlbefinden** einzelner Personen **zu verbessern**, auf der Grundlage der Annahme, dass dadurch die Wahrscheinlichkeit für die Entwicklung riskanter Verhaltensweisen gesenkt wird (Schutzfaktorenmodell). Grundsätzlich gelten diese beiden Strategien auch für den Bereich der substanzbezogenen Störungen, allerdings werden die Begriffe nicht trennscharf verwendet. Moderne Programme zur Prävention des Substanzmissbrauchs beinhalten in der Regel beide Aspekte, nämlich den Abbau der Risikofaktoren wie die Förderung der Schutzfaktoren.

Risikofaktoren

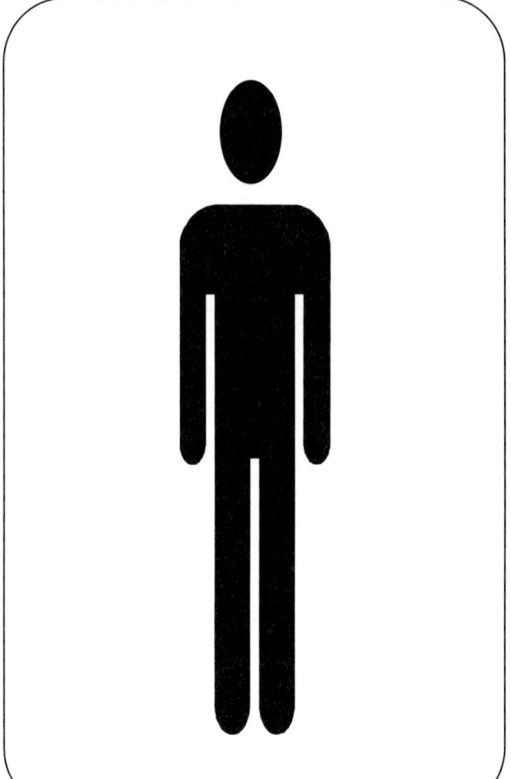

- 3. Erziehungsstile
- 4. Frühe psychische Störungen (Komorbidität)
- 5. Frühes deviantes und delinquentes Verhalten
- 6. Einfluss der Peer Gruppe
- 2. Missbrauchsverhalten in der Familie
- 7. Verfügbarkeit von psychoaktiven Substanzen
- 1. Disposition
- 8. Substanz- und Einnahmecharakteristika
- 16. Soziale Unterstützung
- 9. Internale Kontrollüberzeugung
- 15. Verhaltenskompetenzen im Umgang mit psychoaktiven Substanzen
- 10. Selbstwirksamkeitserwartung
- 14. Kommunikationsfertigkeiten
- 13. Optimismus
- 12. Stressbewältigung/ Widerstandsfähigkeit
- 11. Risikowahrnehmung

Schutzfaktoren

Abbildung 1: *Ausgewählte Risiko- und Schutzfaktoren bei der Entwicklung substanzbezogenen Störungen*

Verhaltens- und Verhältnisprävention

Humanwissenschaften wie die klinische Psychologie oder die Medizin konzentrieren sich überwiegend auf präventive Maßnahmen, die am einzelnen **Individuum** oder an kleinen **sozialen Gruppen** ansetzen, wie etwa der Familie, der Kindergartengruppe oder der Schulklasse (**Verhaltensprävention**). Epidemiologische Studien seit Ende des 19. Jahrhunderts für den Bereich des Alkoholkonsums in Skandinavien, in jüngerer Zeit auch in verschiedenen Ländern für den Tabakkonsum, haben aber gezeigt, dass strukturelle soziale Bedingungen einen hohen Einfluss auf die Epidemiologie substanzbezogener Störungen in einer Gesellschaft haben. Gemeint sind z.B. die Preis- und Steuerpolitik, die Verfügbarkeit psychoaktiver Substanzen bei Jugendlichen und Erwachsenen, die Gestaltung der Werberichtlinien sowie die Strafbewehrung für unerlaubten Konsum, etwa im Straßenverkehr.

Zahlreiche Untersuchungsergebnisse zeigen, dass das Ausmaß der **Verfügbarkeit psychoaktiver Substanzen** in einer Gesellschaft mit dem Ausmaß der Störungen positiv korreliert.

In zwei Publikationen (Babor et al. 2003; Edwards et al. 1997) haben die Autoren auf einer breiten empirischen Grundlage dargelegt, dass Maßnahmen der **Verhältnisprävention**, die den Grad der **Verfügbarkeit einschränken**, den Umfang alkoholbezogener Störungen in einer Gesellschaft wesentlich effizienter beeinflussen, als Maßnahmen der Verhaltensprävention einschließlich der Therapie.

Auch bei der Verhältnisprävention wird zwischen Risikofaktoren (etwa Verfügbarkeit von alkoholischen Getränken, Preisgestaltung) und Schutzfaktoren (soziale Hilfeinrichtungen für Eltern, Qualität der pädagogischen Maßnahmen in Kindergärten und Schulen) unterschieden. Allerdings ist in diesem Bereich der Einfluss von Risikofaktoren empirisch wesentlich besser untersucht als derjenige von möglichen Schutzfaktoren.

3.8.3 Ansatzpunkte für substanzbezogene Prävention und Gesundheitsförderung

Abbildung 2 (S. 184) gibt einen Überblick über mögliche Ansatzpunkte für Maßnahmen zur Prävention und Gesundheitsförderung im Bereich des Substanzmissbrauchs. Das Schema verdeutlicht die Bedeutung der beiden grundsätzlichen Strategien, nämlich die Angebots- und die Nachfragereduzierung. Bei der **Reduktion des Angebots** geht es ausschließlich um Verhältnisprävention. Zentrale Ansatzpunkte sind dabei die Preisgestaltung, unterschiedliche Formen von Zugangsbeschränkungen sowie die Kontrolle der öffentlichen Sicherheit. Solche Maßnahmen wurden in der Vergangenheit vor allem in den skandinavischen Staaten für alkoholische Getränke erfolgreich umgesetzt, darüber hinaus derzeit in vielen Staaten in Hinblick auf Tabakprodukte. Alle illegalen Drogen unterliegen einer vollständigen Prohibition.

Bei der **Reduktion der Nachfrage** handelt es sich fast ausschließlich um Maßnahmen der Verhaltensprävention. Allerdings könnte dort auch die Verhältnisprävention eine Rolle spielen, wie etwa die Schaffung von entwicklungsförderlichen Rahmenbedingungen in der Familie und in sozialen Einrichtungen oder die Gestaltung der Rahmenbedingungen für die Werbung.

3.8.4 Qualitätsmerkmale effektiver Präventionsprogramme

Der überwiegende Anteil der Untersuchungen aus den letzten Jahren befasste sich mit **schulischen Präventionsprogrammen**. Tobler et al. (2000) haben eine Metaanalyse über 207 Präventionsprogramme in Schulen durchge-

I. Reduktion des Angebotes (Verhältnisprävention)	II. Reduktion der Nachfrage (Verhaltens- und Verhältnisprävention)
1. Preisgestaltung, Besteuerung	4. Wissen, Einstellungen und Kompetenzen aufbauen • Familie • Kindergarten • Schule • Freizeiteinrichtungen • Gemeinde • Arbeitsplatz • Medizinische Versorgung
2. Zugangsbeschränkungen **Technische Regelungen** • (Partielle) Prohibition • Monopole • Rationierung • Versorgungsdichte • Regulierung nach dem Risiko (z. B. hochprozentige Getränke) • Öffnungszeiten **Personale Regelungen** • Jugendschutz • Verantwortungsbereitschaft des Verkaufspersonals	
	5. Adäquate Rahmenbedingungen für die Bewältigung entwicklungspsychologischer Aufgaben • Familie • Kindergarten • Schule
3. Kontrolle öffentlicher Sicherheit • Verkehr • Massenveranstaltungen	6. Rahmenbedingungen für Werbung
III. Problembewusstsein in der Bevölkerung fördern	

Abbildung 2: *Ansatzpunkte für Prävention und Gesundheitsförderung bei substanzbezogenen Störungen*

führt. Cuijpers (2002) und das National Institute of Drug Abuse (1997) haben auf der Grundlage von Literaturanalysen evidenzbasierte **Qualitätskriterien für schulische Präventionsprogramme** ausgearbeitet. Die Botvin-Gruppe (z.B. Botvin und Griffin 2001) führte seit etwa 1980 eine Vielzahl von Untersuchungen zum **Lebenskompetenzansatz** in Schulen durch, wobei sie Präventionsinhalte, die Art der Beteiligung von Schülern und Lehrern, die Dauer der Präventionsprogramme sowie die einbezogenen Substanzen variierte. Auf der Grundlage dieser Ergebnisse werden im Folgenden einige wichtige **Leitlinien** für die Gestaltung effektiver Präventionsprogramme zusammengestellt.

Inhalte

Übersichtsarbeiten betonen übereinstimmend die höhere Effektivität von präventiven Interventionen, wenn folgende Leitlinien beachtet werden:
– Gestaltung der Interventionen auf der Grundlage des theoretischen Modells des „**sozialen Lernens**".

Bandura (1986) hat in seiner Theorie des sozialen Lernens Bedingungen formuliert, nach denen (positive und kritische) Verhaltensweisen in der sozialen Interaktion gelernt werden („Modelllernen"). Für die Entwicklung von Programmen bedeutet dies unter anderem, dass erwünschte soziale Verhaltensweisen spezifisch eingeübt und positiv verstärkt werden müssen.
Als **weniger effektiv** haben sich Maßnahmen der reinen **Informationsvermittlung** herausgestellt (insbesondere wenn sie auf Abschreckung beruhen), darüber hinaus Programme zur affektiven Erziehung oder zur Vermittlung alternativer Erlebnisformen. Altersadäquate Informationen zu psychoaktiven Substanzen sind notwendig, sollen sich aber vor allem (1) auf für Jugendliche erlebbare unmittelbare Konsequenzen (z.B. schlechter Geruch beim Rauchen) und (2) auf korrekte Prävalenzwerte beziehen (da Jugendliche der Meinung sind, dass nahezu alle Personen Alkohol trinken oder Zigaretten rauchen).
- Einsatz von **Lebenskompetenztrainings**.
Das Training von substanzspezifischen Fähigkeiten, wie dem Ablehnen von Drogenangeboten oder einem weiteren Glas eines alkoholischen Getränks sowie von allgemeinen (substanzunspezifischen) Lebenskompetenzen, wie etwa Fähigkeiten zur Stressbewältigung oder zur verbalen Auseinandersetzung in Konfliktsituationen, hat sich als erfolgreichste Einzelstrategie im Bereich der Schule erwiesen.
- **Betonung von Normen**, Selbstverpflichtungen und Handlungsabsichten, nicht zu konsumieren.
Es ist wichtig, dass Schüler sich in ihrer Klasse gegenseitig verpflichten, bestimmte Verhaltensweisen, wie den Konsum von Zigaretten abzulehnen.
- **Interaktive Durchführung**.
Interaktive Unterrichtsmethoden, also eine aktive Auseinandersetzung der Schüler mit den Inhalten, sind notwendiger Bestandteil erfolgreicher präventiver Programme. Derzeit wird diskutiert, Schüler auch bereits in die Entwicklung von für sie zugeschnittenen präventiven Maßnahmen einzubeziehen.
- Berücksichtigung von **Risiko- und Schutzfaktoren**.
Es ist gleichermaßen notwendig, auf die Verringerung von Risikofaktoren wie auf die Förderung von Schutzfaktoren einzugehen, da wenig empirisches Wissen über die relative Bedeutung dieser Einflussfaktoren vorliegt.

Struktur, Setting und Umsetzung

Bei der praktischen Umsetzung von Präventionsprogrammen sind folgende Punkte relevant:
- **Zielgruppenspezifität**
Es ist notwendig, präventive Programme präzise auf die jeweilige Zielgruppe auszurichten. Dabei spielt das Alter, das Geschlecht (es gibt geschlechtsspezifische Konsumpräferenzen und Konsummotive), der eventuell bereits vorhandene Konsum psychoaktiver Substanzen sowie das Ausmaß möglicher komorbider Störungen (psychische Störungen, frühe Devianz und Delinquenz) eine Rolle. Die meisten präventiven Programme, insbesondere in der Schule, sind auf breite Zielgruppen ausgerichtet und können deshalb nicht auf einzelne Jugendliche mit bereits bestehenden Verhaltensauffälligkeiten eingehen. Hier sind spezifische Interventionen notwendig:
- **Frühzeitiger Beginn** und langfristiger Ansatz
Prävention beginnt im Grundsatz in der Schwangerschaft (Aufgabe des Konsums durch die Mutter, Vermeidung von Passivrauchen) und zieht sich über die gesamte frühe Kindheit, die Kindergartenzeit, die Schulzeit bis in die Berufsausbildung hin.

Im frühen Kindesalter stehen zunächst substanzunspezifische Maßnahmen zur Förderung von Schutzfaktoren im Vordergrund;

spätestens vor Beginn des Konsums psychoaktiver Substanzen müssen aber auch substanzspezifische Maßnahmen im Hinblick auf Risiko- und Schutzfaktoren eingesetzt haben. Der früher übliche „**Präventionstag**" an Schulen oder einzelne Unterrichtsstunden zu illegalen Drogen sind bestenfalls ein wirkungsloses Feigenblatt, möglicherweise sogar **kontraproduktiv** (Weckung von Neugierde). Effektive Präventionsprogramme müssen über lange Jahre angelegt sein und sollten idealerweise in die gesamte Schulzeit eingebettet sein.

- **Umfassender Ansatz**
Aus Abbildung 2 (S. 184) wird deutlich, dass präventive Effekte nur sehr schwer erreicht werden können, wenn isoliert nur ein Ansatzpunkt gewählt wird, etwa der Kindergarten oder die Schule. Vielmehr muss versucht werden, präventive Strategien möglichst breit umzusetzen, zumindest unter **Einbeziehung der Familie** und des sozialen Nahbereichs in der Gemeinde (Verfügbarkeit von illegalen Drogen und Alkohol, Verhalten des Verkaufspersonals, Umgang mit Alkohol in Sportvereinen, Jugendclubs und Freizeitzentren). Programme mit einem solchen umfassenden Ansatz zeigen deutlich bessere Ergebnisse.

Beispiel für ein schulisches Präventionsprogramm

Als bisher erfolgreichste Einzelmaßnahme im Bereich Schule hat sich der Lebenskompetenzansatz herausgestellt (Tobler et al. 2000). In Deutschland stehen mittlerweile viele wissenschaftlich basierte und evaluierte Programme dieser Art zur Verfügung (Maiwald und Reese 2000).

Als Beispiel soll ALF (Allgemeine Lebenskompetenzen und Fertigkeiten), ein Präventionsprogramm für die Orientierungsstufe, vorgestellt werden (Walden et al. 1998). Zwei Lehrermanuale für die fünfte Klasse (12 Doppelstunden) und die sechste Klasse (8 Doppelstunden) enthalten detaillierte Stundenbeschreibungen und Arbeitsmittel für folgende Themen: sich kennen lernen und wohl fühlen, Informationen zum Rauchen und zu Alkohol, Gruppendruck widerstehen, Kommunikation und soziale Kontakte sowie Gefühle ausdrücken (fünfte Klasse). Themen der sechsten Klasse sind u.a. Gruppendruck widerstehen, Informationen zu Nikotin, Klassenklima verbessern und Problemlösung.

Eine typische ALF-Stunde beginnt mit der Besprechung der Hausaufgabe zur Vertiefung bzw. Vorbereitung der jeweiligen Stunde. Danach wird das jeweilige Thema in **Kleingruppenarbeit**, **Rollenspielen** und **Gruppendiskussionen** bearbeitet. Eine Abschlussübung beendet die Stunde. Dies kann eine Entspannungs- oder Bewegungsübung oder eine Gesprächsrunde sein. In Abbildung 3 (S. 187) ist beispielhaft der Ablauf der Unterrichtseinheit 4 in der sechsten Klasse beschrieben.

Schlussbemerkung

Die Effekte präventiver Programme sind zwar noch nicht zufrieden stellend, doch zeigen fachlich gut konzipierte Programme Effekte im Hinblick auf die Verhinderung des Konsums, die Vermeidung problematischer Konsummuster oder die Verzögerung des Eintrittsalters sowie der Förderung von Schutzfaktoren, so dass sie stärker als bisher in die Praxis umgesetzt werden sollten. Allerdings wird es dafür notwendig sein, ein adäquates Problembewusstsein in der Bevölkerung herzustellen. Dies war nicht notwendig, so lange sich präventive Maßnahmen ausschließlich im Sinne der Verhaltensprävention auf einzelne Kinder und Jugendliche bezogen. Die Schaffung eines Problembewusstseins wird aber dann relevant, wenn – entsprechend des internationalen wissenschaftlichen Kenntnisstandes – zusätzlich auch effektive Formen der Angebotsreduktion umgesetzt werden. Letzten Endes ist ein Mindestmaß an gesellschaftlichem Konsens notwen-

Unterrichtseinheit 4 des ALF-Programms: Gruppendruck widerstehen

Lernziele
- Hinterfragen von Gründen für das Rauchen und Nichtrauchen
- Sensibilisierung für Gruppendrucksituationen
- Aufzeigen und Einüben der Möglichkeiten, Nein zu sagen
- Sich und seine Stärken kennen lernen, Selbstwahrnehmung schulen

Hausaufgabe (20 Min.)
Die Stunde beginnt mit der Besprechung der Hausaufgabe. Die SchülerInnen hatten den Auftrag erhalten, SchülerInnen und Bekannte danach zu befragen, warum sie bzw. warum sie nicht rauchen. Die Argumente für und gegen das Rauchen werden bei der Besprechung der Hausaufgabe diskutiert und gegenübergestellt.

Erarbeitung des Themas (50 Min.)
Dieser Unterrichtsabschnitt beginnt mit der Durchführung von Rollenspielen. Dabei sind Rollen und Situationen festgelegt. Jede Rollenspielgruppe besteht aus vier SchülernInnen. Drei von ihnen spielen die Gruppe, die den vierten mit dem Angebot einer Zigarette bzw. eines Glases Bier „unter Druck" setzt. Es werden in dieser Phase etwa zwei Rollenspiele durchgeführt. Danach erhalten die SchülerInnen ein Arbeitsblatt. Zunächst schreiben sie nun auf, in welchen Situationen mit Gleichaltrigen sie Gruppendruck erlebt haben. Diese Situationen werden im Plenum gesammelt. In einem zweiten Arbeitsschritt sollen die SchülerInnen in Stillarbeit überlegen, was sie gegen Gruppendruck hätten unternehmen können. Wiederum werden die Ideen der SchülerInnen im Plenum gesammelt. Wenn die Lehrkraft möchte, kann sie die von den SchülerInnen vorgetragenen Möglichkeiten, sich dem Gruppendruck zu widersetzen, ergänzen. Dazu werden im Manual eine Reihe von Möglichkeiten vorgegeben. Die „Erarbeitung des Themas" endet mit der nochmaligen Durchführung des Rollenspiels. Jetzt sollen die SchülerInnen jedoch versuchen, die erarbeiteten Möglichkeiten, „nein" zu sagen, im Rollenspiel anzuwenden.

Abschlussübung (10 Min.)
Die Lehrkraft kann zwischen einer Gesprächsrunde, einer Bewegungsübung und einer Entspannungsübung wählen.

Stellen der Hausaufgabe (10 Min.)
Die Schüler erhalten das Arbeitsblatt „Ich über mich". Auf diesem sollen sie ihre Wünsche, Vorlieben, Ängste, Stärken und Hobbys eintragen.

Abbildung 3: *Beispiel einer Unterrichtseinheit des ALF-Programms (Walden et al. 1998)*

dig, um Kombinationen von Maßnahmen aus den beiden Bereichen umzusetzen, da alle Regelungen zur Angebotsreduktion zwar das Ausmaß substanzbezogener Störungen reduzieren, gleichzeitig aber gravierend in den Verhaltensspielraum der Mehrheit der Personen eingreifen, die risikoarme Konsummuster entwickelt haben.

Prüfungsfragen

1. Was bedeutet der Begriff „substanzbezogene Störungen"?
2. Warum haben Maßnahmen zur Prävention substanzbezogener Störungen eine hohe Bedeutung?
3. Warum entwickeln sich problematische Konsummuster überwiegend im Jugendalter?
4. Welche Faktoren spielen bei der Entwicklung substanzbezogener Störungen eine Rolle?
5. Was sind Schutz- und Risikofaktoren; nennen Sie einige Beispiele.
6. Was bedeuten die Begriffe substanzunspezifische, -bezogene und -spezifische Einflussfaktoren; nennen Sie Beispiele.
7. Nennen Sie Beispiele für Verhaltensprävention und Verhältnisprävention im Bereich des Substanzmissbrauchs.
8. Nennen Sie einige inhaltliche und strukturelle Leitlinien für schulische Präventionsprogramme.
9. Beschreiben Sie Stellenwert und Inhalte der „Informationsvermittlung" als präventive Maßnahme in der Vergangenheit und heute.
10. Beschreiben Sie exemplarisch eine Unterrichtseinheit eines schulischen Programms.

Zitierte Literatur

Babor, T./Caetano, R./Casswell, S./Edwards, G./Giesbrecht, N. (2003): Alcohol: No ordinary commodity. Oxford: University Press.

Bandura, A. (1986): Social foundations of thought and action: A social cognitive theory. Englewood Cliffs, NJ: Prentice Hall.

Botvin, G./Griffin, K. (2001): Life Skills Training: Theory, Methods, and Effectiveness of a Drug Abuse Prevention Approach. In E. Wagner und H. Waldron, Innovations in Adolescent Substance Abuse Interventions. Oxford: Elsevier, 31–50.

Bundeszentrale für gesundheitliche Aufklärung (2001): Die Drogenaffinität Jugendlicher in der Bundesrepublik Deutschland. Wiederholungsbefragung 2000/01. Köln: Bundeszentrale für gesundheitliche Aufklärung.

Cuijpers, P. (2002): Effective ingredients of school-based drug prevention programs. A systematic review. Addict Behav., 27 (6), 1009–1023

Dilling, H./Mombour, W./Schmidt, M.H./Schulte-Markwort, E. (2000): ICD-10. Göttingen: Hogrefe und Huber.

Edwards, G. (1997): Alkoholkonsum und Gemeinwohl. Stuttgart: Enke.

Havighurst, R.J. (1972): Developmental tasks and education. New York: Longman.

Jessor, R. (2001): Problem behavior theory. In J. Raithel (Hg.): Risikoverhaltensweisen Jugendlicher. Opladen: Leske + Budrich, 61–78.

Jessor, R./Turbin, M.S./Costa, F.M. (1998): Protective factors in adolescent health behavior. Journal of Personality and Social Psychology, 75, 788–800.

Kraus, L./Augustin, R. (2001): Repräsentativerhebungen zum Gebrauch psychoaktiver Substanzen bei Erwachsenen in Deutschland 2000. Sucht, 47 (Sonderheft 1), 7–86.

Maiwald, E./Reese, A. (2000): Effektivität suchtpräventiver Lebenskompetenzprogramme – Ergebnisse deutscher Evaluationsstudien. Sucht Aktuell, 7, 8–12.

National Institute of Drug Abuse (NIDA) (1997): Preventing drug use among children and adolescents. Washington: NIH.

Petraitis, J./Flay, B./Miller, T./Torpy, E./Greiner, B. (1998): Illicit substance use among adolescents: A matrix of prospective predictors. Substance Use & Misuse, 33, 2651–2604.

Petraitis, J./Flay. B/Miller, T. (1995): Reviewing theories of adolescent substance use: Organizing pieces in the puzzle. Psychological Bulletin, 117, 67–86.

Silbereisen, R.K./Reese, A. (2001): Alkohol und illegale Drogen. In J. Raithel (Hg.): Risikoverhaltensweisen Jugendlicher. Opladen: Leske + Budrich, 131–153.

Tarter, R./Vanyukov, M./Giancola, P./Dawes, M./Blackson, T./Mezzich, A./Clark, D. (1999): Etiology of early onset substance use disorder: A maturational perspective. Development and Psychopathology, 11, 657–683.

Tobler, N./Roona, M./Ochshorn, P./Marshall, D./Streke, A./Stackpole, K. (2000): School-based adolescent drug prevention programs: 1998 meta-analysis. The Journal of Primary Prevention, 20, 275–336.

Walden, K./Kröger, C./Kutza, R./Kirmes, J. (1998): ALF – Allgemeine Lebenskompetenzen und Fertigkeiten. Programm für Schüler und Schülerinnen der 5. Klasse mit

Informationen zu Nikotin und Alkohol. Hohengehren: Schneider.

Wittchen, H.-U./Perkonigg, A./Lachner, G./Nelson, C.B. (1998): Early developmental stages of psychopathology study (EDSP): Objectives and design. European Addiction Research, 4 (1–2), 18–27.

Leseempfehlungen

Leppin, A./Hurrelmann K./Petermann H. (Hg.) (2000): Jugendliche und Alltagsdrogen. Konsum und Perspektiven der Prävention. Berlin: Luchterhand.

Kolip, P. (Hg.) (1998): Programme gegen Sucht. Weinheim: Juventa.

Tobler, N./Roona, M./Ochshorn, P./Marshall, D./Streke, A./Stackpole, K. (2000): School-based adolescent drug prevention programs: 1998 meta-analysis. The Journal of Primary Prevention, 20, 275–336.

4. Fächerspezifische Prävention

4.1 Prävention und Gesundheitsförderung in der Allgemeinmedizin

Jochen Haisch

Allgemeinmedizin stellt die Grundlage aller primärärztlichen Versorgung dar. Ein nicht ausgesuchtes Patientenkollektiv wird bei akuten wie chronischen Krankheiten von der Geburt bis zum Tode begleitet. Anders als beim ambulant oder stationär tätigen Spezialisten werden in der Allgemeinmedizin **Langzeitbeobachtungen und -betreuungen** möglich, Veränderungen beim Patienten werden als Leitsymptome genutzt (Helmich 1993). Die allgemeinärztliche Tätigkeit soll fünf zentrale Funktionen erfüllen (Kruse 1995):

(a) Die primärärztliche Funktion. Damit ist zuallererst die **ärztliche Basisversorgung** der Bevölkerung gemeint. Hierher gehört aber auch die Aussonderung und Überweisung von gefährlichen Krankheitszuständen an Fachärzte oder in stationäre Behandlungen, an Rehabilitationseinrichtungen oder soziale Hilfsdienste.
(b) Die haus- und familienärztliche Funktion. Sie bezeichnet die ärztliche Langzeitbetreuung im häuslichen Milieu. Der Hausarzt kennt das soziale Umfeld des Patienten und damit die über seine körperliche Erkrankung hinausreichenden biografischen und sozialen Probleme (erlebte Anamnese). Die Hausbesuchstätigkeit umfasst die Gesundheitsbetreuung sowie die medizinische Versorgung der Patienten und ihrer Familien.
(c) Die soziale Integrationsfunktion. Sie fasst die sozialmedizinischen Aufgaben des Hausarztes zusammen (Bescheinigung der Arbeitsunfähigkeit, Vermittlung sozialer Dienste, etc.).
(d) Die Gesundheitsbildungsfunktion. Umfassende Vorbeugung und Rehabilitation sind hier gemeint. Präventivmaßnahmen und Gesundheitsberatung im Zusammenhang mit gesundheitlichen Risikofaktoren gehören im Selbstverständnis der Allgemeinmedizin zu ihrer Domäne.
(e) Die Koordinierungsfunktion. Sie umschreibt die Abstimmung aller Behandlungsmaßnahmen und ihre Zumutbarkeit für den Patienten. Sie umfasst die Zusammenarbeit mit Spezialisten und mit Versorgungseinrichtungen und die Koordinierung aller Maßnahmen (Kruse 1995).

Die Gesundheitspolitik setzt bei der Prävention von Krankheit auf die Allgemeinmedizin. Der (allgemeinmedizinische, internistische) Hausarzt scheint ihr als der geeignete Träger präventiver Maßnahmen, weil er mit seinen Patienten das Umfeld teilt und die psychosozialen Hintergründe seiner Patienten besser kennt als es einem Klinikarzt je möglich wäre. Die **psychosozialen Hintergründe** sind für den Erfolg der Prävention genauso entscheidend wie biomedizinische Zusammenhänge und die Allgemeinmedizin scheint der Garant dafür zu sein, dass das **biopsychosoziale**

Modell von Gesundheit und Krankheit systematisch umgesetzt werden kann.

4.1.1 Präventionsprogramme in der Allgemeinpraxis

Etablierte Präventions-Programme

Bezogen auf den Lebenslauf eines Patienten kann zunächst die **Mutterschaftsvorsorge** genannt werden. Sie ist in die ärztliche Schwangerschaftsbetreuung und die Mutterschaftsvorsorge-Untersuchungen gegliedert. Der Mutterpass ist als zentrale Informationsquelle für den Arzt und die Schwangere etabliert. Dieser wird neuerdings durch einen Gesundheitspass für alle Patienten ergänzt.

Untersuchungen im Säuglings- und Kleinkindalter setzen die **Früherkennungsmaßnahmen** mit dem Augenmerk auf Stoffwechselerkrankungen, angeborenen Leiden, Entwicklungs- und Verhaltensstörungen, Auffälligkeiten von Sinnesorganen, Skelett, Nervensystem, Sprachentwicklung und sozialer Entwicklung fort.

Bei der Prävention im Kindes- und Jugendalter wird eine möglichst frühe Intervention angestrebt, die Risikofaktoren beseitigen will, um spätere chronische Krankheiten zu verhindern. Rauchen und Essstörungen stehen dabei im Vordergrund.

Prävention im Alter ist in Allgemeinpraxen vor allen Dingen mit Krankheiten des Kreislaufsystems, des Skeletts, des Endokrinums und der Atmungsorgane, aber auch mit psychischen Störungen befasst.

Etablierte inhaltliche Programme der Prävention sind in der Allgemeinmedizin die Gesundheitsuntersuchung auf Herz-, Kreislauf-, Nieren- und Zuckerkrankheit, sowie die Krebsfrüherkennung. Mit diesen Programmen soll eine **risikobehaftete Bevölkerung** möglichst frühzeitig identifiziert und einer rascheren Behandlung zugeführt werden (Screening).

Man hofft, durch eine rechtzeitige Identifizierung der Risikoträger und eine Vorverlegung der Diagnosezeitpunkte eine frühzeitigere Intervention und damit bessere Behandlungs- und Heilungsresultate zu erzielen (Flatten und Meye 1995). Bei allen etablierten Präventionsprogrammen der Allgemeinmedizin werden **Akzeptanz- und Complianceprobleme** beklagt, mehr Eigenverantwortung des Patienten und mehr patientenzentriertes Vorgehen des Allgemeinarztes gefordert.

Impfen

(siehe dazu Kap. 3.6). Impfen gilt als das probate präventive Mittel der Allgemeinmedizin zur Verhinderung von **Infektionskrankheiten**. Ist auch die krankheitspräventive Wirkung von Impfmaßnahmen vollkommen unstritten, lassen dennoch die Durchimpfungsraten in Deutschland zu wünschen übrig. Die Immunisierungsrate zeigt dementsprechend eine absteigende Folge vom Haustier mit nahezu 100 % über das Kind, die Mutter, den Vater und zu den Großeltern mit weniger als 10 % (von Schrader-Beielstein 2003). Die Akzeptanz des Impfens ist also unbefriedigend, und es ist auch zum Teil bekannt, was die geringe Akzeptanz bedingt: Schon ein Bericht über einzelne Impfschäden in den Printmedien kann die Impfmotivation senken und die Furcht vor Nebenwirkungen erhöhen.

Bekannte epidemiologische Befunde zeigen außerdem, dass die Verbesserung der hygienischen und allgemeinen Lebensbedingungen einen sehr viel deutlicheren Effekt auf infektionsbedingte Todesraten hat als das Impfen (Stroebe und Stroebe 1995). Auf dieser Unsicherheit fußt teilweise wohl auch die unterschiedliche Bereitschaft von (Allgemein-)Ärzten, Patienten systematisch zu impfen.

Die großen Drei allgemeinmedizinischer Prävention und Gesundheitsförderung

Die Gesundheitsberatung

Der kostenlose Gesundheits-Check-Up als Angebot der **Gesundheitsdiagnostik und -beratung** gibt einerseits Hinweise auf die Akzeptanz der Allgemeinmedizin als gesundheitspräventiver Institution durch die Bevölkerung, andererseits auf den möglichen Erfolg gesundheitsberaterischer Ansätze in der Allgemeinmedizin. Insoweit hat der Gesundheits-Check-Up **primärpräventive** (akzeptiert der Gesunde die allgemeinärztliche Beratungskompetenz) und **sekundärpräventive** (Beratungserfolg bei Gesundheitsrisiken) Aspekte.

Bezüglich der Akzeptanz allgemeinmedizinischer Gesundheitsuntersuchung und -beratung sind die bisherigen Ergebnisse wenig ermutigend. Über die Jahre seit Einführung des Check-Ups hinweg liegen die Partizipationsquoten bei etwa 10 % aller Berechtigten, darunter etwas mehr Frauen als Männer. Das bedeutet, dass man nicht zum Hausarzt geht, wenn man sich gesund fühlt. Oder anders ausgedrückt heißt das, der Hausarzt hat nicht das Image in der Bevölkerung, kompetenter Gesundheitsschützer und -förderer zu sein. Es ist seit langem bekannt, dass beim Vorliegen eines gesundheitlichen Problems die Bevölkerung überwiegend zunächst in ihrem sozialen Netzwerk (Bekannte, Freunde, Verwandte) nach Hilfe bei der Beurteilung der Bedeutung des Symptoms nachsucht und ansonsten die Entwicklung des Problems abwartet. Erst wenn ein ernsthaftes Krankheitssymptom präsentiert wird und vom sozialen Netzwerk dazu geraten wird, geht man zum (Haus-)Arzt (Pennebaker 1982). Ähnliches gilt, wenn es um Fragen der Stärkung der eigenen Gesundheit geht.

Bezüglich des Erfolges allgemeinmedizinischer Gesundheitsberatung sind die Befunde ebenfalls wenig vielversprechend (Bengel und Koch 1988). Die im Rahmen eines Gesundheits-Check-Ups diagnostizierten Gesundheitsrisiken verändern sich durch anschließende allgemeinärztliche Gesundheitsberatungen wenig und vor allem wenig dauerhaft.

Die Aufklärung

Der Glaube an ein **„Überzeugungsmodell"**, wonach der Patient über gesundheitliche Risiken aufzuklären ist, daraufhin die Risiken versteht und sich entsprechend weniger gesundheitsriskant verhält, ist in der Allgemeinmedizin weit verbreitet. Dennoch ist dieses „Überzeugungsmodell" falsch (Leppin 2001). Es reicht nämlich keinesfalls aus, den Patienten aufzuklären, damit er sein risikobezogenes Verhalten ändert. **Aufklärungsmaßnahmen**, das zeigen Studien immer wieder, erzielen bestenfalls einen Wissenseffekt, aber kaum einen Verhaltenseffekt. Das heißt, Verhalten ändert sich nach Aufklärung kaum, der erzielte Wissenseffekt ist darüber hinaus nicht sehr zeitstabil. Dieses Ergebnis zeigt sich für Risikoträger genauso wie für chronisch Kranke, für Patienten mit hohem Leidensdruck ebenso wie für kooperative Patienten.

Standardisierte Gruppenschulungen

Standardisierte Gruppenschulungen gewinnen bei der Aufklärung und Versorgung **chronisch Kranker** in der Allgemeinpraxis an Bedeutung. Sie gründen noch häufig in einer arztzentrierten Aufklärung und in Appellen an die teilnehmenden Patienten. Die ambulante Diabetikerschulung ist dabei an erster Stelle zu nennen. Sie ist für den Patienten wenig zeitaufwendig, kostenlos und äußerst informativ. Trotzdem hat die Schulung wenig Einfluss auf den tatsächlichen diabetesbezogenen Wissensstand der Patienten, wenig Einfluss auf das Verhalten der Patienten, aber einen unerwünschten Effekt auf die Lebensqualität der Teilnehmer, denn nach der Schulung sehen diese ihre Lebensqualität stärker beeinträchtigt als zuvor (Haisch und Remmele 2000).

Neue Ansätze allgemeinmedizinischer Prävention und Gesundheitsförderung

Offenkundig ist das Ergebnis allgemeinmedizinischer Prävention und Gesundheitsförderung – vor allen Dingen wenn sie sich auf Gesundheitsuntersuchung, Beratung, Aufklärung und Schulungen oder auf Impfmaßnahmen verlässt – häufig zu wenig befriedigend. Es ist also über neue und ergänzende Maßnahmen der Prävention in der Allgemeinpraxis nachzudenken.

Kooperation mit Psychotherapeuten
(siehe dazu Kap. 4.4). „Die zielgenaue Förderung von Gesundheitsverhalten und die Optimierung von individuellen **Ressourcen zur Krankheitsbewältigung** setzen ebenso wie die **ganzheitliche Behandlung** und Rehabilitation von körperlichen Erkrankungen und psychischen Störungen ärztliches, **psychologisches und pädagogisches Wissen** voraus, das in der klassischen Medizin nicht hinreichend berücksichtigt wird" (gemeinsame Erklärung des Deutschen Hausärzteverbandes und des Deutschen Psychotherapeutenverbandes vom Februar 2003; Scharfenstein 2003).

Insbesondere die in der Erklärung hervorgehobene Optimierung individueller gesundheitlicher Ressourcen eines Patienten kann ein Psychotherapeut in der Zusammenarbeit mit einem Allgemeinarzt erzielen. Aber auch Complianceprobleme, etwa im Zusammenhang mit der Medikamenteneinnahme von chronisch Kranken, können in der Zusammenarbeit mit einem Psychotherapeuten bearbeitet werden. Außerdem leisten Psychotherapeuten einen wesentlichen Beitrag zur Entwicklung und Durchführung von Disease-Management-Programmen (zum Beispiel für Patienten mit Diabetes, Brustkrebs, Asthma, koronarer Herzkrankheit) (Wachendorf 2002). Dabei gilt es stets, den Patienten aktiv in den Gesundungsprozess einzubeziehen und seine **gesundheitliche Eigenverantwortung** zu fördern. Dazu sind vor allen Dingen Wahrnehmungen, Einstellungen und Handlungsfertigkeiten der Patienten zu verändern, damit ihnen eine neue, gesündere Lebensführung überhaupt erst möglich erscheint (Haisch und Hornung 2004). Eine systematisierte Zusammenarbeit von Hausärzten und Psychotherapeuten vor allen Dingen bei der Betreuung chronisch Kranker wird daher angestrebt (Scharfenstein 2003).

Kooperation mit Selbsthilfegruppen und Selbsthilfe
Selbsthilfegruppen gelten als Garanten einer Stabilisierung neuer gesundheitsförderlicher Verhaltensweisen, aber auch als Konkurrenten professionell angeleiteter Gruppen, denn sie erbringen oft für die Betroffenen gleichwertige oder gar bessere Resultate (Davison, Pennebaker und Dickerson 2000).

Allgemeinärzte können die Zusammenarbeit mit Selbsthilfegruppen auf mehreren Ebenen suchen und verbessern. Zunächst können sie zur Entstehung von Selbsthilfegruppen beitragen, indem sie Schulungsgruppen aus eigener Praxis patientenzentriert führen und die Patienten als Experten für die eigene Krankheit behandeln. Dabei ist zentral, dass Patienten krankheitsbezogenes Wissen und das Modell vom Gleichbetroffenen eher akzeptieren als vom Gesunden, auch wenn dieser der Arzt ist. Der entsprechend intensive Austausch unter Patienten kann nach Schulungsende zur Fortführung der Gruppentreffen und zur Stabilisierung der Schulungseffekte beitragen.

Außerdem kann der Hausarzt das Fortbestehen einer Selbsthilfegruppe unterstützen, indem er von Zeit zu Zeit an den Gruppentreffen teilnimmt und über neues Wissen zur Krankheit berichtet. Auf diese Weise ist es beispielsweise gelungen, Koronarsportgruppen über viele Jahre hinweg zu erhalten (Wanek, Schwab und Novak 1997).

Schließlich kann der Hausarzt unter primärpräventivem Blickwinkel **Selbsthilfematerialien** an jene Patienten verteilen, die auf Angebote zur Gesundheitsvorsorge zunächst nicht reagieren. So lässt sich zeigen, dass Selbsthilfematerial für Diabetiker ähnlich gute Resultate für die Qualität der Blutzuckereinstellung und die Lebensqualität erbringt wie systematische ambulante Schulungen unter professioneller Leitung. Und die Bereitschaft der Empfänger von Selbsthilfematerialien zur späteren Teilnahme an einer professionell geleiteten Schulung steigt deutlich an (Haisch 2002).

Kooperation mit Pflegenden
(siehe dazu Kap. 4.6). Die große Mehrheit pflegebedürftiger Menschen wird zu Hause betreut. Die Versorgung durch den Hausarzt umfasst nicht nur den **Pflegebedürftigen**, sondern auch die **pflegenden Angehörigen**. Darüber hinaus organisiert der Hausarzt im Bedarfsfalle die Zusammenarbeit mit häuslichen Pflegediensten (Klimm 1994).

Die familiäre Pflege ist im Krankheitsfalle bei Kindern und Jugendlichen wie bei alten Familienmitgliedern die Regel. Die Familie setzt präventive wie gesundheitsfördernde Maßnahmen des Hausarztes um und regelt Ruhe, Ernährung, Sport, Hygiene, Schutz vor Unfall und Verletzung etc. (Seiffge-Krenke 1997).

Bei der Altenpflege sind Familie und Bekanntschaft oder Nachbarschaft besonders gefordert. Mit steigendem Alter kann die Pflege nicht mehr durch die Lebenspartner erfolgen und vor allen Dingen Töchter und Schwiegertöchter übernehmen die Versorgung des Pflegebedürftigen. Der Erfolg der Pflege hängt von der Stärkung der Ressourcen der Pflegenden wie der Pflegebedürftigen ab. Der Hausarzt kann zu einer **Ressourcenstärkung** beitragen, indem er den Pflegeaufwand für die Familie beschränkt und die Nutzung formeller Hilfsangebote durch ambulante soziale Dienste verbessert, die Pflegenden vor allen Dingen bei Dauerpflege chronisch Kranker entlastet oder vorübergehend auch von der Pflege befreit, die häusliche Pflege organisiert und begleitet.

Kooperation mit Betriebsärzten
Häufige **Arbeitsunfähigkeiten** bei Patienten machen die Klärung arbeitsplatzspezifischer Erkrankungsfaktoren erforderlich. Der Hausarzt bespricht in diesem Fall mit dem Betriebsarzt innerbetriebliche Maßnahmen und die Einleitung von **Rehabilitationsmaßnahmen**. Aber auch akute Notfälle und Erkrankungen machen eine enge Zusammenarbeit von Betriebsarzt und Hausarzt erforderlich. Dazu können Hausarzt und Betriebsarzt gemeinsam den Arbeitsplatz eines Patienten inspizieren, um die spezifischen Belastungen zu bestimmen und zu verändern. Bei durchgeführten Rehabilitationsmaßnahmen sollten Hausarzt und Betriebsarzt klären, wie die erreichten gesundheitlichen Veränderungen auf Dauer zu erhalten sind, wie zum Beispiel Kurerfolge im Alltag zu bewahren und die Ressourcen der Patienten zur Aufrechterhaltung gesundheitsförderlichen Verhaltens zu unterstützen sind (Hartmann und Traue 1997).

Stärkung gesundheitlicher Ressourcen
Ist ein Patient biomedizinisch eher gesund oder krank? Ist er psychosozial eher krank oder gesund?

Auf jeder Dimension des biopsychosozialen Modells von Gesundheit und Krankheit, auf der nicht das absolute Krankheitsextrem erreicht ist, bieten sich Möglichkeiten der Ressourcenstärkung (Hurrelmann und Leppin 2001).

Für die praktische Umsetzung dieses Modells ist für den Allgemeinarzt zunächst zentral, dass ein Patient mit gesundheitlichem Risiko stets gute Gründe dafür hat, das Risiko nicht aufzugeben. Denn er hat einen **Vorteil aus diesem Risiko**, das riskante Verhalten hilft ihm bei der Bewältigung von Stresssituationen, von Einsamkeit, von Misserfolgen, oder das riskante Verhalten macht Spaß und bringt einen Lustgewinn, etc. Darüber hinaus tritt der Nachteil gesundheitsriskanten Verhaltens meistens erst mit großer zeitlicher Verzögerung – wenn überhaupt – ein. So gesehen ist der Patient, der sein gesundheitliches Risikoverhalten nicht aufgibt und weiter raucht, trinkt, sich falsch ernährt etc., durchaus vernünftig und niemals ein widerständiger, unbelehrbarer „Therapeutenkiller" (Perrez und Gebert 1994). Diese neue Sichtweise hilft dem Allgemeinarzt, seine „schwierigen" Patienten besser zu verstehen und mit ihnen auf kooperativer Basis zu arbeiten.

Bei der Stärkung **psychosozialer Ressourcen** ist eine **Zusammenarbeit mit Psychotherapeuten** und psychologischen sowie pädagogischen Gesundheitswissenschaftlern von besonderer Bedeutung, denn es geht oft um die Umsetzung psychologischer Konzepte (Selbstwirksamkeit, Kontrollüberzeugungen, Motivation etc.; siehe Haisch und Hornung 2004) und um Verhaltensänderung (weniger Risikoverhalten). Die Einbindung in ein **soziales Netzwerk** (Familie, Freunde) und die Organisation sozialer Unterstützung beinhaltet die Stärkung einer sozialen Ressource. **Biomedizinische Ressourcen** zu stärken kann bedeuten, gesunde körperliche Elemente zu identifizieren und biomedizinisch (beispielsweise medikamentös, Immunstärkung) zu unterstützen.

Ressourcenstärkung bedeutet für den Patienten selbst häufig einen Perspektivenwechsel, der sich indirekt gesundheitsförderlich auswirkt. Taylor (1989) berichtet Fallbeispiele von Krebspatienten, die zunächst versucht hatten, ihre Ressourcen biomedizinisch zu stärken und sich zur Krankheitsprävention gesund ernährt sowie ausreichend Sport betrieben hatten. Nach der Erkrankung und folgenden Rezidiven erwies es sich für die Patienten als nicht zielführend, noch weiter diese biomedizinischen Ressourcen zu stärken. Stattdessen stärkten sie psychosoziale Ressourcen, gaben beispielsweise einen ungeliebten Beruf zugunsten einer seit langem bevorzugten kreativen Arbeit auf und verbesserten dadurch schließlich Lebenszeit und -qualität erheblich.

Shared Decision Making
Shared Decision Making gilt als vielversprechende Technik beispielsweise des Hausarztes, mehr Patientenbeteiligung und -eigenverantwortung zu erreichen (Scheibler und Pfaff 2003). **Shared Decision Making** soll in einem gleichberechtigten Entscheidungsprozess zwischen Arzt und Patient bezüglich Diagnose und Therapie bestehen und auf beidseitiger umfassender Information zum Entscheidungsproblem fußen. Als Ergebnis sind beide beteiligten Seiten mit der gewählten Behandlung einverstanden und bereit, sie aktiv umzusetzen.

Vor allen Dingen bei schwer zu diagnostizierenden oder bei chronischen Krankheiten wird eine gegenseitige Bereitstellung von Information durch Patient und Arzt und die **gemeinsame Entscheidung** über die Behandlung empfohlen. Erwartet wird, dass sich damit die gesundheitlichen Resultate für den Patienten deutlich verbessern lassen.

Neuere Untersuchungen zeigen den Bedarf an Shared Decision Making, denn in vielen Arzt-Patient-Kontakten wird das gesundheitliche Problem kaum gemeinschaftlich erörtert, ebenso wenig die möglichen therapeutischen Maßnahmen. Vor allen Dingen fehlende Zeit wird vom Arzt dafür verantwortlich gemacht. Dabei verbessert mehr Zeit für ein Patientengespräch die Fähigkeit des Patienten, seine gesundheitlichen Probleme zu verstehen und mit ihnen fertig zu werden. Mittelfristig wird der anfänglich größere Zeitaufwand damit wieder eingespart werden können (Elwyn, Edwards und Kinnersley 2003).

4.1.2 Die besondere Bedeutung der Allgemeinmedizin für Prävention und Gesundheitsförderung

Seine **Steuerungsfunktion im Gesundheitssystem** kann der Hausarzt im Rahmen von Prävention und Gesundheitsförderung nur erfüllen, wenn er mit Gesundheitswissenschaftlern kooperiert. Das gilt vor allem deshalb, weil eine traditionelle Orientierung am Risikofaktorenmodell nicht mehr ausreicht und die Aufklärung über Gesundheitsrisiken und Appelle sowie biomedizinische Maßnahmen zu ihrer Beseitigung sich als zu wenig wirksam erwiesen haben.

Mit der Umorientierung auf ein **Ressourcenmodell** hat der Allgemeinarzt „Zugriff" auf eine zentrale Gesundheitsressource, die Familie und das weitere Umfeld des Patienten (Arbeitsplatz, Umweltbelastungen). Bei neueren Patientenschulungen beispielsweise wird diese Ressource schon ganz selbstverständlich genutzt: Eine Ernährungsumstellung etwa kann auf Dauer nur gelingen, wenn die Familie an der Schulung partizipiert, den Patienten unterstützt und bei der Umstellung des Lebensstils mitmacht (Petermann 1997).

Insgesamt haben sich **Veränderungen des Lebensstils** als vielversprechend bei der Bewältigung bestimmter chronischer Krankheiten und durchaus als erfolgreicher als medikamentöse Maßnahmen erwiesen (Diabetes Prevention Program Research Group 2002). Hierbei ist der Allgemeinarzt mit Recht erste Anlaufstelle, denn er kennt den Lebensstil seiner Patienten und weiß auch um eventuelle Hemmnisse bei Veränderungen des Lebensstils. Aufbauend auf dieses Wissen kann der Allgemeinarzt eine systematische Strategie zur Veränderung eines Lebensstils erarbeiten, radikale Forderungen nach Veränderung des Lebensstils scheitern dagegen zumeist – gerade bei chronisch Kranken.

Für ein erfolgreiches Ressourcenmodell wäre schließlich eine verstärkte Gesundheitsdiagnostik wünschenswert. Durch eine Kooperation mit Psychotherapeuten ist es dem Allgemeinarzt möglich, systematisch psychologische und soziale Determinanten von Gesundheit zu erfassen und gezielt zu verändern.

Eine Verbesserung von Prävention und Gesundheitsförderung in der Allgemeinmedizin setzt eine Verbesserung des **eigenverantwortlichen Handelns der Patienten** voraus (Wachendorf 2002). Dazu benötigt der Allgemeinarzt ein verbessertes Verständnis psychologischer Befunde, wie zum Beispiel zu den individuellen Gründen für schlechte Compliance und zu Techniken der Steigerung von Patientencompliance. Um die einschlägigen Patientenerfahrungen zu erfassen und systematisch zu verändern, bedarf es fundierten psychologischen Wissens und psychologischer Techniken (Haisch und Hornung 2004).

Tabelle 1 (S. 200) verdeutlicht beispielhaft, dass es biopsychosoziale Hemmnisse für eigenverantwortliches Patientenverhalten gibt, denen biopsychosoziale Fördermöglichkeiten gegenüberstehen. Körperliche Krankheitsprozesse können zum Beispiel der Eigenverantwortung entgegenstehen, hier setzen vor allen Dingen gezielte Präventionsmaßnahmen an. Die Beachtung der gesunden Körperanteile kann dagegen die Eigenverantwortung fördern. Gleichermaßen können gesundheitshinderliche Ressourcen, wie beispielsweise ein schwacher Wille, die Vorteile gesundheitsriskanten Verhaltens betonen, Eigenverantwortung hemmen und besondere Maßnahmen der Gesundheitsförderung verlangen. Gesundheitsförderliche Ressourcen, wie etwa die Überzeugung der Steuer- und Kontrollierbarkeit eigenen Gesundheitshandelns, können dagegen die Eigenverantwortung stärken. Und auch das soziale Umfeld kann durch Unterstützung gesundheitsschädlicher Verhaltensweisen Eigenverantwortung schwächen, oder sie durch Unterstützung gesundheitsförderlicher Verhaltensweisen stärken. Der Hausarzt kann auf allen drei Ebenen zu einer gezielten Stärkung des eigenverantwortlichen Patientenverhaltens beitragen, dem Patienten die Perspektive auf eigenes aktives Gesundheitshandeln eröffnen und so seine Compliance verbessern, auch indem er Patienten gezielt an Gesundheitswissenschaftler oder Psychotherapeuten überweist.

Damit der Allgemeinarzt erfolgreich seine Aufgabe als Lotse im Gesundheitssystem erfüllen kann, muss es ihm gelingen, alle beteiligten Behandelnden konsiliarisch zu verknüpfen – und das nicht nur bei chronisch Kranken. Mit diesem Behandlernetz kann es dann

Tabelle 1: *Beispiele für Hemmnisse und Fördermöglichkeiten eigenverantwortlichen Patientenverhaltens*

	Eigenverantwortung		Intervention des Hausarztes
	Hemmnisse (Ansatz Prävention)	Fördermöglichkeiten (Ansatz Gesundheitsförderung)	
BIO	Kranke Körperanteile	Gesunde Körperanteile	▪ Biomedizinische Maßnahmen ▪ Schulungsprogramme ▪ Überweisung
PSYCHO	Krank machende Gesundheitskommunikation, *Ressourcen* (Stress, Einstellungen, Wille, etc.)	Gesunde Gesundheitskommunikation, *Ressourcen* (z.B. Kontrollüberzeugung)	▪ Einübung gesunder Ressourcen, ▪ Überweisung
SOZIAL	Riskanter Lebensstil	Gesunder Lebensstil	▪ Familie, Arbeitsplatz Selbsthilfe ▪ Überweisung

gelingen, Profil als Gesundheitsförderer zu gewinnen und Veränderungen der Lebensführung eines Patienten zu erreichen, also das zentrale Element einer präventiv orientierten Allgemeinmedizin steuernd zu beeinflussen.

Zusammenfassung

Die präventive Orientierung in der Allgemeinmedizin fußt auf einer langen Tradition. Dabei stehen gesundheitliche Risikofaktoren, ihre Diagnostik und Modifikation, im Vordergrund. Eine Bestimmung und Stärkung persönlicher Gesundheitsressourcen des Patienten spielt dagegen in der Hausarztpraxis bislang kaum eine Rolle. Darüber hinaus ist der Hausarzt als Ansprechpartner für gesunde Patienten nur von zweitrangiger Bedeutung. Eine verbesserte Kooperation mit Gesundheitswissenschaftlern, Psychotherapeuten, Betriebsärzten, Pflegenden und Selbsthilfegruppen kann die präventive Kompetenz des Allgemeinarztes stärken.

Prüfungsfragen

1. Wie wirkt Gesundheitsaufklärung in der Allgemeinpraxis?
2. Wie ist die Akzeptanz von Impfmaßnahmen in der Allgemeinpraxis?
3. Wie ist die Compliance bei Gruppenschulungen in der Allgemeinpraxis?
4. Nennen Sie die Bedeutung der Ressourcenförderung für die allgemeinmedizinische Prävention und Gesundheitsförderung.
5. Welche praktische Bedeutung hat das biopsychosoziale Modell für allgemeinmedizinisches Handeln und was ändert sich gegenüber einem biomedizinischen Modell?
6. Nennen Sie wichtige psychosoziale Einflussfaktoren auf das Gesundheitsverhalten.
7. Diskutieren Sie den Arzt als Modell gegenüber dem Mitpatienten als Modellperson.
8. Was ist die Bedeutung von Selbsthilfegruppen, was die Bedeutung von Selbsthilfematerial?
9. Wie wichtig ist der Lebensstil des Patienten bei Prävention und Gesundheitsförderung?
10. Gibt es für Patienten einen Nutzen aus gesundheitlichem Risikoverhalten?

Zitierte Literatur

Bengel, J./Koch, U. (1988): Gesundheitsberatung durch Ärzte. Ergebnisse eines Modellversuchs in Hamburg und der Pfalz. Köln: Deutscher Ärzte-Verlag.

Davison, K.P./Pennebaker, J.W./Dickerson, S.S. (2000): The social psychology of illness support groups. American Psychologist, 55, 205–217.

Diabetes Prevention Program Research Group (2002): Reduction in the incidence of Type 2 Diabetes with lifestyle intervention or metformin. New England Journal of Medicine, 346, 393–403.

Elwyn, G./Edwards, A./Kinnersley, P. (2003): Shared decision-making in der medizinischen Grundversorgung. Die vernachlässigte zweite Hälfte der Beratung. In F. Scheibler/H. Pfaff (Hg.): Shared Decision-Making. Der Patient als Partner im medizinischen Entscheidungsprozess. Weinheim: Juventa, 55–68.

Flatten, G./Meye, M.R. (1995): Prävention von Krankheiten. In W. Kruse/G. Schettler (Hg.): Allgemeinmedizin. Berlin, New York: De Gruyter, 27–32.

Haisch, J. (2002): Selbsthilfebasierte Vor- und Nachbereitung ambulanter Diabetikerschulungen. Praxis Klinische Verhaltensmedizin und Rehabilitation, 60, 309–317.

Haisch, J./Hornung, R. (2004, im Druck): Perceptions, cognitions, and decisions. In J. Kerr/R. Weitkunat/M. Moretti (Eds.): The ABC of behavioural change. Edinburgh: Elsevier.

Haisch, J./Remmele, W. (2000): Effektivität und Effizienz ambulanter Diabetikerschulungen. Deutsche Medizinische Wochenschrift, 125, 171–176.

Hartmann, S.A.L./Traue, H.C. (1997): Gesundheitsförderung und Krankheitsprävention am Arbeitsplatz. In R. Weitkunat/J. Haisch/M. Kessler (Hg.): Public Health und Gesundheitspsychologie. Bern: Huber, 151–157.

Helmich, P. (1993): Der Hausarzt und sein Patient. In P. Helmich (Hg.): Allgemeinmedizin. Grundlagen hausärztlichen Handelns. München, Wien, Baltimore: Urban & Schwarzenberg, 3–4.

Hurrelmann, K./Leppin, A. (2001): Moderne Gesundheitskommunikation – eine Einführung. In K. Hurrelmann/A. Leppin (Hg.): Moderne Gesundheitskommunikation. Bern: Huber, 9–21.

Klimm, H.-D. (1994): Allgemeinmedizin. Stuttgart: Enke.

Kruse, W. (1995): Entwicklung und Grundlagen. In: W. Kruse/G. Schettler (Hg.): Allgemeinmedizin. Berlin, New York: De Gruyter, 5–8.

Leppin, A. (2001): Informationen über persönliche Gefährdungen als Strategie der Gesundheitskommunikation: Verständigung mit Risiken und Nebenwirkungen. In K. Hurrelmann/A. Leppin (Hg.): Moderne Gesundheitskommunikation. Bern: Huber, 107–127.

Perrez, M./Gebert, S. (1994): Veränderung gesundheitsbezogenen Risikoverhaltens: Primäre und sekundäre Prävention. In: P. Schwenkmezger/L.R. Schmidt (Hg.): Lehrbuch der Gesundheitspsychologie. Stuttgart: Enke, 169–187.

Pennebaker, J.W. (1982): Psychology of physical symptoms. New York: Springer.

Petermann, F. (1997): Patientenschulung und Patientenberatung – Ziele, Grundlagen und Perspektiven. In: F. Petermann (Hg.): Patientenschulung und Patientenberatung. Göttingen: Hogrefe, 3–22.

Scharfenstein, A. (2003): Zusammenarbeit von Psychotherapeuten und Hausärzten – Ansichten, Chancen und Risiken. Psychotherapeutische Praxis, 3, 51–57.

Scheibler, F./Pfaff, H. (2003): Shared decision-making. Ein neues Konzept der Professionellen-Patienten-Interaktion. In F. Scheibler/H. Pfaff (Hg.): Shared Decision Making. Der Patient als Partner im medizinischen Entscheidungsprozess. Weinheim: Juventa, 11–22.

Seiffge-Krenke, I. (1997): Gesundheitspsychologie der verschiedenen Lebensalter. In R. Weitkunat/J. Haisch/M. Kessler (Hg.): Public Health und Gesundheitspsychologie. Bern: Huber, 215–224.

Stroebe, W./Stroebe, M.S. (1995): Social psychology and health. Pacific Grove: Brooks/Cole.

Taylor, S.E. (1989): Positive illusions. Creative self-deception and the healthy mind. New York: Basic Books.

von Schrader-Beielstein, A. (2003): Praxisalltag, der Spaß macht. Der Allgemeinarzt, 25, 578–579.

Wachendorf, R. (2002): DMP – Disease Management Programme aus Sicht der Psychotherapeuten. Psychotherapeutische Praxis, 2, 66–74.

Wanek, V./Schwab, H./Novak, P. (1997): Selbsthilfegruppen. Unterstützung im „sozialpolitischen Niemandsland". In R. Weitkunat/J. Haisch/M. Kessler (Hg.): Public Health und Gesundheitspsychologie. Bern: Huber, 179–190.

Leseempfehlungen

Hurrelmann, K./Leppin, A. (Hg.): (2001): Moderne Gesundheitskommunikation. Bern: Huber.

Petermann, F. (Hg.) (1998): Compliance und Selbstmanagement. Göttingen: Hogrefe.

Schüffel, W./Brucks, U./Johnen, R./Köllner, V./Lamprecht, F./Schnyder; U. (Hg.) (1998): Handbuch der Salutogenese. Wiesbaden: Ullstein Medical Verlagsgesellschaft.

4.2 Prävention in der Orthopädie

Wolfhart Puhl und Markus Flören

4.2.1 Stellenwert der präventiven Orthopädie

Definition der Orthopädie und Charakterisierung der wichtigsten Arbeitsschwerpunkte

Die Orthopädie umfasst die Erkennung, Prävention, Behandlung und Rehabilitation von angeborenen und erworbenen Formveränderungen, Funktionsstörungen, Erkrankungen und Verletzungen der Stütz- und Bewegungsorgane.

Die Stütz- und Bewegungsorgane stellen das größte Organsystem des menschlichen Körpers dar, so dass Veränderungen, Funktionsstörung oder Verletzungen der einzelnen Strukturen in hoher Anzahl auftreten können. Diese form- oder schmerzbedingten **Funktionseinschränkungen** führen zu Einschränkungen in der Lebensführung und zur **Verminderung der Lebensqualität**. Darüber hinaus bedingt eine Chronifizierung der Erkrankung hohe Kosten durch Invalidisierung und Berentung.

Ziel der Orthopädie ist ein bestmöglicher Erhalt bzw. die Wiederherstellung von Form und Funktion der Bewegungsorgane. So sind es die wesentlichen Aufgaben der Orthopädie beim Kind und Jugendlichen die Erlangung der möglichen Mobilität zu unterstützen, im weiteren Leben zu erhalten und im Alter gegebenenfalls wieder zu erlangen.

Logik des vorbeugenden Arbeitens in der Orthopädie

Erkrankungen der Haltungs- und Bewegungsorgane sind sehr häufig und ihre Bedeutung für den Einzelnen und die Gesellschaft sehr groß: Sie sind der häufigste Grund für lang anhaltende schwere Schmerzen und körperliche Beeinträchtigungen der Bevölkerung in der EU. Sie beeinflussen auch wesentlich den psychosozialen Zustand des Betroffenen, aber auch den seiner Familie und Umgebung (Woolf 2001). In Europa leiden 20–30 % der Erwachsenen zu jeder Zeit unter **Schmerzen der Haltungs- und Bewegungsorgane**. Allein die Erkrankungen der Haltungs- und Bewegungsorgane, ohne Berücksichtigung der sehr umfangreichen Verletzungsfolgen, sind bereits verantwortlich für 25 % der gesamten **Krankheitskosten** in der EU. In Deutschland sind diese Erkrankungen die zweithäufigste Ursache für den Besuch beim Arzt, jeder dritte Patient in einer Allgemeinmedizinerpraxis hat muskuloskeletale Probleme. Die Erkrankungen und Verletzungen der Haltungs- und Bewegungsorgane sind verantwortlich für **40 % der Arbeitsunfähigkeitszeiten** und der frühzeitigen Berentungen.

In ganz Europa wird die Belastung durch muskuloskeletale Erkrankungen in den nächsten Jahren dramatisch ansteigen. Die Prävalenz der meisten dieser Erkrankungen nimmt mit dem Alter deutlich zu und ist wesentlich durch **Lifestylefaktoren** wie z.B. Übergewicht, Rauchen und Bewegungsmangel beeinflusst. Mit der zunehmenden Anzahl älterer Menschen und der veränderten Lebensführung wird diese Belastung in den nächsten Jahrzehnten enorm zunehmen. Dieses wurde mittlerweile von den Vereinten Nationen (UN) und der Weltgesundheitsorganisation (WHO) erkannt und hat zur Ausrufung des Jahrzehnts der Knochen- und Gelenkerkrankungen (Bone and Joint Decade) geführt (Niethard 1999).

Die Behandlung **degenerativer, entzündlicher und posttraumatischer Veränderungen** stellt eine Hauptaufgabe der Orthopädie dar. Die Prävention dieser Erkrankungen bewirkt nicht nur eine Minderung oder Vermeidung von Leid bei den betroffenen Menschen, sondern hat auch große sozioökonomische Konsequenzen, da eine kostenintensive Therapie und ggf. Berentung oder gar Pflegebedürftigkeit große direkte und indirekte Kosten verursachen.

Die Anwendung der Konzeption primärer, sekundärer und tertiärer Prävention

Die Prävention ist eine tragende Säule der Orthopädie. Die Wichtigkeit dieser Aufgabe wurde schon bei der Namensgebung des Fachgebietes verdeutlicht (orthos = gerade, paidion = Kind).

Primärprävention dient der Vorbeugung von Erkrankungen. Durch Einführung der Vorsorgeuntersuchungen in der Bundesrepublik Deutschland wurden vor allem Hüftgelenkanomalien und andere angeborene Fehlbildungen oder Erkrankungen des Skelettsystems erfasst. Bei Vorhandensein von Risikofaktoren (Hypermobilität, Gelenksfehlstellung, Stoffwechselstörung) führen wiederholte Überlastungen zu einem frühzeitigen Auftreten der **degenerativen Gelenkerkrankungen**. Ziel der Primärprävention ist es, durch **Umstellung der Lebensführung** oder des Berufsfeldes die Belastung der Stütz- und Bewegungsorgane zu verringern und somit die Erkrankungsinzidenz zu reduzieren.

Im Kindesalter und Jugendalter werden auch die Prinzipien der **sekundärpräventiven** Maßnahmen angewandt, indem zum Beispiel Säuglinge mit sonographisch diagnostizierten so genannten **Hüftreifungsstörungen** frühzeitig einer Behandlung zugeführt werden. Durch eine sofortige Therapie lässt sich in den meisten Fällen eine normale Hüftgelenkentwicklung im weiteren Wachstum erreichen.

Maßnahmen der **Tertiärprävention** sollen die Ausprägung der Konsequenzen bei Patienten mit der Erkrankung reduzieren. Hierzu zählt zum Beispiel der operative Eingriff bei ausgeprägten Hüftdysplasien (Umstellungsosteotomie), um einen frühzeitigen Gelenkverschleiß zu vermeiden. Auch bei chronischen Gelenkerkrankungen und Wirbelsäulenerkrankungen kann durch adäquate Unterrichtung und **Schulung der Patienten** die Ausprägung von Krankheitssymptomen reduziert werden.

4.2.2 Bisherige Umsetzung präventiver Ansätze

Es steht eine Vielzahl von Präventivmaßnahmen zur Früherkennung von Erkrankungen und Erkrankungsrisiken auf orthopädischem Fachgebiet zu Verfügung. Im Rahmen der **standardisierten Untersuchungsreihe** (U1–U10) von Säuglingen und Kindern können viele anlagebedingte Veränderungen, Risikofaktoren und Erkrankungen mit hoher Sensitivität erkannt werden. Derzeit werden leider wenige Screeningverfahren nach Erreichen des Jugendalters angewendet. Die U9-Untersuchung im Schuleintrittsalter und die U10-Untersuchung in der Pubertät sind die letzten Routine-Screeningverfahren im Kindes- und Jugendalter. Von besonderer Bedeutung sind neben Entwicklungsstörungen und psychologischen Auffälligkeiten Haltungsfehler, sowie erhebliche **Haltungsschwächen**.

Hüftgelenksanomalien

Der wohl bedeutendste sekundärpräventive Ansatz in der Bundesrepublik Deutschland wurde durch den flächendeckenden Einsatz der **Hüftgelenksonographie** von Säuglingen ermöglicht. Die derzeitige Screeningrate der Neugeborenen in der ersten Lebenswoche liegt bei 26–44 %, innerhalb der ersten drei Lebensmonate konnte eine Rate von 95 % erreicht werden (von Kriest 2003).

Dysplasie (Verknöcherungsstörung des Pfannenerkers) und Luxation des Hüftgelenkes (Dezentrierung) führen ohne Behandlung zu einer ausgeprägten Gelenkfehlform und im Endstadium zu einem schweren Gelenkschaden (sekundäre Arthrose). Schon im Kindes- und frühen Erwachsenenalter werden operative Therapiemaßnahmen bis hin zum endoprothetischen Gelenkersatz notwendig. Die Inzidenz dieser Erkrankungen wird in Deutschland mit 2–5 % angenommen, wobei Mädchen eine wesentlich höhere Erkrankungsrate als Jungen haben (von Kriest und Ihme 2003).

Obligatorisch bei Neugeborenen ist eine **klinische Stabilitätsprüfung beider Hüftgelenke**. Als Standardmethode der bildgebenden Diagnostik in den ersten Lebenstagen und -wochen hat sich die Ultraschalluntersuchung etabliert. Die radiologische Diagnostik ist erst bei fortgeschrittener Ossifikation des Gelenkes einsetzbar (ca. 3. Lebensmonat) und ist aufgrund der Strahlenbelastung als Screeningmethode nicht verwendbar.

Die Behandlung der **Hüftreifungsstörung** ist aufgrund des schnellen Knochenwachstums in den ersten Lebensmonaten konservativ umso aussichtsreicher und kürzer, je früher mit der Therapie begonnen wird. In den meisten Fällen können eine rein konservative Therapie mit Reposition und unterschiedliche Retentionsverfahren (Spreizhose, Pavlik-Bandage, Becken-Bein-Gips) erfolgreich durchgeführt werden (Ihme 2003).

Bei zeitgerechter Screeninguntersuchung wurden operative Therapiemaßnahmen nur noch bei 0,26 pro 1.000 Neugeborene notwendig, zuvor lag die Rate bei 1 von 1.000 Neugeborenen (von Kries 2003).

Angeborener Klumpfuß

Neben den Hüftgelenkanomalien können durch die Säuglingsuntersuchungsreihe weitere kongenitale Fehlbildungen erkannt und frühzeitig einer Therapie zugeführt werden. Der angeborene Klumpfuß stellt die **zweithäufigste Skelettfehlform** dar (1 pro 1.000 Neugeborene) und ist unbehandelt limitierend für Beruf, Sport und alltägliche Belastungen. Fehlstellungen der Gelenke und Fehlformen der Fußknochen können schon in der zweiten Lebensdekade über eine pathologische Belastung zu Arthrosen des unteren und oberen Sprunggelenkes und zu Druckgeschwüren der überbelasteten Haut führen. Eine frühzeitige konservative Therapie, gegebenenfalls auch frühe operative Korrektur, können den Verlauf entscheidend begünstigen (Parsch 1999).

Unterschiedliche ätiologische Faktoren, wie **genetische und embryonale Defekte**, mechanische Störungen der Fußentwicklung und Muskelanomalien, werden diskutiert. Die Diagnose wird nach dem klinischen Bild gestellt, Röntgenaufnahmen sind erst bei fortgeschrittener Verknöcherung der Fußwurzelknochen (ab 3. Lebensmonat) relevant. Eine Initialbehandlung durch manuelle Redression und anschließender Fixierung durch unterschiedliche Verband- und Gipstechniken ist eine wichtige Voraussetzung zur gewünschten **Wachstumslenkung** und Schaffung eines freibeweglichen Fußes mit normaler Stellung und Belastbarkeit vor dem Laufbeginn. Abhängig vom Erfolg der Vorbehandlung, der verbliebenen Fehlstellung und vom Schweregrad des Klumpfußes muss die Notwendigkeit zur operativen Therapie überprüft werden.

Im Allgemeinen ist bei unmittelbar nach der Geburt einsetzender konservativer Therapie und gegebenenfalls frühzeitiger operativer Korrektur ein befriedigendes Ergebnis zu erzielen (Ippolito 2003).

Kindlicher Knick-Senkfuß

Der kindliche Knick-Senkfuß ist zunächst eine meist harmlose Fehlhaltung, die im Verlauf durch Fehlwachstum zu einer Fehlstellung mit verstärkter Valgusstellung des Fersenbeines und Abflachung des medialen Fußgewölbes führen kann. Diagnostisch steht die klinische Untersuchung des Fußes beim Stehen, Gehen und Liegen im Vordergrund. Bedeutsam ist die Unterscheidung zwischen flexiblem und rigidem Knick-Senkfuß. Beim kontrakten schmerzhaften Knick-Senkfuß sollte eine radiologische Diagnostik zusätzlich durchgeführt werden.

Die Prognose der flexiblen Variante ist gut. Durch konservative Maßnahmen, wie Kräftigung der Fußmuskulatur, korrigierende Einlagenversorgung, Kontrolle des Körpergewichtes und Tragen von bequemem, nicht funktionsbehinderndem Schuhwerk, stellt sich eine Korrektur meist im Schulalter ein. Beim rigiden oder schmerzhaften Knick-Senkfuß können korrigierende Einlageversorgungen oder Schuhzurichtungen begleitend mit Physiotherapie angewandt werden. Nur in seltenen Fällen werden operative Maßnahmen mit Sehnenverlängerungen, Korrekturosteotomien oder Arthrodesen notwendig.

Vermeidung von Haltungsfehlern und Haltungsschwächen

Die Form und Haltung der Wirbelsäule wird – abgesehen von anatomischen Begrenzungen durch Knochenbau, Bandapparat, Gelenkform und Körpergröße – durch die Muskulatur und ihre Leistungsfähigkeit bestimmt. Grundsätzlich ist der Mensch bemüht, eine möglichst **ergonomische Körperhaltung** herauszubilden. In der Frontalebene lässt sich der achsgerechte Aufbau der Wirbelsäule mit dem Lot vom Dornfortsatz des Vertebra prominens augenscheinlich überprüfen. In der Sagittalebene bilden sich nicht eindeutig definierbare Krümmungen aus, wobei auch hier das Lot vom inneren Gehörgang auf das Promontorium fallen sollte.

Die sagittale Wirbelsäulenkrümmung wird gerade im Kindes- und Jugendalter durch funktionelle Belastungen geformt, soweit anlagebedingte und nicht angeborene das Wachstum beeinflussende Faktoren ausgeschlossen sind. Einseitige Wirbelsäulenbelastungen und Zwangshaltungen können bei Schulkindern mit einer schwach ausgeprägten Rückenmuskulatur zum **Haltungsfehler** und schließlich zum **Haltungsschaden** führen. Nur durch entsprechendes Training der Rückenmuskulatur, zusätzlichen Sportunterricht, insbesondere aber Sonderturnen und Krankengymnastik, und **Optimierung der Sitzmöbel** lässt sich eine Schädigung bei diesen Kindern vermeiden (Ihme und Straker 2002).

Muskulär bedingte Veränderungen der sagittalen Wirbelsäulenkrümmung sind im Kindes- und Jugendalter oftmals symptomarm. Ihre Folgen machen sich aber meist im späteren Berufsleben bemerkbar, wenn sich durch die Monotonie der beruflichen Tätigkeiten Kreuz-, Rücken- und Nackenschmerzen einstellen.

Skoliose

Grundsätzlich von den Haltungsveränderungen zu unterscheiden ist die Skoliose, eine strukturelle und **nicht vollständig korrigierbare Seitverbiegung** der Wirbelsäule mit Rotation des Achsorgans (Moe 1978). Bei 85 % aller Skoliosen lässt sich **keine ätiologische Ursache** verifizieren. Sie werden als idiopathisch bezeichnet, wenngleich auch hier der Einfluss einer verändert wirkenden Rückenmuskulatur auf das Wirbelsäulenwachstum angenommen wird. Der übrige Anteil der Skoliosen ist auf nachweisbare Ursachen zurückzuführen, wie neurologische Grunderkrankungen, Muskel-

und Systemerkrankungen, sowie kongenitale Fehlbildungen.

Je nach Erkrankungsbeginn werden die idiopathischen Formen in infantile Skoliosen (bis 4 Jahre), juvenile Skoliose (bis 10 Jahre) und adoleszente Skoliosen eingeteilt (Moe 1978). Die Inzidenz der Skoliose wird in der Weltliteratur zwischen 1 % und 13 % angegeben, wobei die große Streuung dieser Angaben auf Definitionsunterschiede zurückzuführen ist.

Oftmals werden geringe Skoliosen aufgrund des initialen klinischen Befundes zufällig festgestellt. Mittelgradige Deformitäten werden zunächst als kosmetisch störend empfunden und führen zu weiteren diagnostischen Maßnahmen. Obligatorisch ist die klinische Untersuchung am entkleideten Patienten. Beim Vorneigetest werden bereits kleinste Niveauunterschiede im Bereich des Rückens deutlich, so dass dieser Test als Screeningmethode angewendet werden kann. Form und Ausmaß der Skoliosen lassen sich hiernach durch großformatige Röntgenaufnahmen der gesamten Wirbelsäule bestimmen.

Eine Therapienotwendigkeit wird durch die Ätiologie, das Ausmaß bzw. ein kurzfristiges Fortschreiten der Deformität, sowie das Alter des Patienten bestimmt. Während des verstärkten Körperlängenwachstums (Pubertät) besteht die stärkste Progression. Unbehandelt können bei hochgradigen Skoliosen **frühzeitige Degenerationen** der betroffenen Segmente bis hin zu neurologischen Defiziten durch eine Myelonkompression resultieren. Durch die Rumpfdeformierung können sich zusätzlich kardio-pulmonale Einschränkungen einstellen.

Bei einer geringen Skoliose (bis 30 Grad nach Cobb) wird eine korrigierende **physiotherapeutische Übungstherapie** zur Kräftigung der Rückenmuskulatur und Wirbelsäulenaufrichtung durchgeführt. Fehlstellungen zwischen 30 und 50 Grad bedürfen einer zusätzlichen korrigierenden Retention durch ein **Korsett**. Bei hochgradigen Deformitäten (> 50 Grad) ist in der Regel die **operative Therapie** angezeigt. Dieser Stufenplan demonstriert die Notwendigkeit des frühzeitigen Erkrankungsnachweises, da zu Beginn Physiotherapie mit ggf. Korsettretention gute Therapiechancen haben (Lonstein 1994; Wiley 2000).

4.2.3 Perspektiven präventivmedizinischer Ansätze in der Orthopädie

Mobilität entwickeln – Bewegungserziehung und Sport im Kindes- und Jugendalter

Gerade in unserer Zeit, die geprägt ist durch Bewegungsmangel, Überernährung, Genussmittelmissbrauch und steigender Reizüberflutung, sollte dem Sport im Kindes- und Jugendalter besondere Aufmerksamkeit gewidmet werden.

Das **Bewegungstraining** stellt die Grundlage für die Körperhaltung, die Bewegungsleistung und die allgemeine Leistungsfähigkeit dar (Tomkinson 2003). Insbesondere durch den direkten Zusammenhang zwischen motorischer und geistiger Entwicklung beeinflussen Spiel und Sport im Kindesalter die maximalen körperlichen und geistigen Möglichkeiten für das weitere Leben. Es ist zweckmäßig, das Bewegungstraining eng an die körperlichen und psychischen Entwicklungsphasen der Kinder und Jugendlichen anzupassen. Dieser präventivmedizinische Ansatz dient nicht nur der Vermeidung von Erkrankungen auf orthopädischem Fachgebiet, sondern trägt durch Training der Herz-Kreislauffunktion zur Vermeidung von kardio-pulmonalen Krankheitsbildern und metabolischen Erkrankungen bei.

Gerade der **Schulung** von Bewegungskoordination, Flexibilität und Gelenkbeweglichkeit kommt eine besondere Bedeutung im Kindesalter (6.–10. Lebensjahr) zu (van Beurden und Cardon 2002). Es gilt, die Grundbewegungsformen zu entwickeln und koordiniert zu verbinden. Mit Erreichen der Pubertät ist die Entwicklung von Schnelligkeit, Ausdauer und Kraft mit in die Bewegungsschulung einzubeziehen. Mit Abschluss der Pubertät ist die Ausformung der Muskulatur mit voller Belastbarkeit, bei noch nicht vollständiger Skelettentwicklung, abgeschlossen. Ein **Auftrainieren** der Rumpf- und Rückenmuskulatur ist in dieser Altersphase wünschenswert zur Haltungskontrolle oder -korrektur, ein übermäßiges Trainieren muss bei weiter bestehendem Missverhältnis zwischen Muskelkraft und Skelettbelastbarkeit vermieden werden.

Eine Sonderstellung nehmen Kinder mit einem **Hypermobilitätssyndrom** ein. Durch eine deutlich vermehrte Überstreckbarkeit der Gelenke können diese Patienten erkannt werden (Engelbert 2003). Präventiv steht bei nachgewiesener generalisierter Hypermobilität der **Gelenkschutz** vor Überlastung und fortwährender Überdehnung und eine Stabilisierung der Muskulatur im Vordergrund.

Durch gezielte sportliche Aktivitäten und Schulung der motorischen Fähigkeiten von Kindern und Jugendlichen kann die Entwicklung ihrer Stütz- und Bewegungsorgane kontrolliert und optimiert werden, verbesserte Voraussetzungen für ihr weiteres Leben geschaffen werden und frühzeitige Gelenkschäden durch Überbelastungen vermieden werden.

Mobilität sinnvoll nutzen – Sport und Belastung im Erwachsenenalter

Die Frage zur Bedeutung von körperlicher Aktivität in der Prävention wie auch die Frage zur Bedeutung von Sport in der Ätiologie der Arthrose können auf Grund fehlender kontrollierter Studien nicht sicher beantwortet werden.

Die Erfahrung spricht dafür, dass eine moderate und regelmäßige körperliche Aktivität das **Arthroserisiko** eher verringert (McAlindon 1999). Die steigende Lebenserwartung bei gleichzeitigem Bewegungsmangel in den westeuropäischen Industrienationen führt zu einem vermehrten Auftreten von Arthrosen der lasttragenden Gelenke.

Um möglichst sinnvoll mit den eigenen Gelenken umzugehen, haben Empfehlungen für die richtige Sportart und die richtige Belastungsintensität für den Patienten mit Risikofaktoren für eine Arthroseentwicklung eine besondere Bedeutung.

Es gilt als gesichert, dass neben natürlichen Alterungsprozessen des Gelenkknorpels weitere Faktoren Einfluss auf den **Arthroseprozess** haben. Nicht beeinflussbare Faktoren stellen dabei Geschlecht und genetische Prädisposition dar. Als beeinflussbare **Risikofaktoren** gelten Übergewicht, hormonelle Einflüsse, Gelenkdeformitäten, -traumata und -überbelastungen. Extreme Beanspruchungen der Kniegelenke, wie das häufige Beugen unter großer Last, sind berufliche Faktoren, die nachweislich eine Gonarthrose fördern können (Günther 2002).

Unter einem **gesunden Lebensstil** verstehen wir heute u.a. eine ausgewogene Ernährung und regelmäßige körperliche Bewegung. Beides trägt zur Erhaltung der Funktionsfähigkeit der Stütz- und Bewegungsorgane bei. Wechselseitige Druck- und Scherbelastungen innerhalb bestimmter Belastungsgrenzen unterstützen den Nährstofftransport (Diffusion) in das Knorpelgewebe (Jordan 2003). Körperliche Belastungen wie Schwimmen, Rad fahren, Skilanglauf, Eislaufen, Wandern und Fitnesstraining führen zu **dynamischen Beanspruchungen der Gelenke**, die als günstig für den Knorpelstoffwechsel angesehen werden (Schmidtbleicher 1997).

Die Entstehung von Übergewicht führt dagegen zu einem Circulus vitiosus, da einerseits das erhöhte Körpergewicht die mechanische Belastung auf den Knorpel erhöht, und im Zuge der Gewichtszunahme regelhaft eine Abnahme der körperlichen Aktivität beobachtet wird. Bei manifester Adipositas konnte eine signifikante relative Risikoreduktion für das

Auftreten einer Kniegelenksarthrose durch eine Gewichtsreduktion ermittelt werden (Felson 1992). Zusätzlich wird durch Kontrolle des Körpergewichts eine wesentliche Risikoreduktion für das Auftreten kardio-vaskulärer Erkrankungen erreicht.

Mobilität erhalten oder wiedererlangen – Sport im Alter

Eine regelmäßige und maßvolle körperliche Belastung wird auch im Alter und bei Arthrosepatienten als sinnvoll angesehen. Die wichtigsten Ziele des Sports sind dabei **Funktionserhaltung** bzw. **Funktionsverbesserung**, sowie **positive psychologische Effekte** durch Ablenkung von Schmerz und Motivation zur Bewegung.

Unter Berücksichtigung der Veränderungen von Gelenkstrukturen mit zunehmendem Alter bestehen generelle Richtlinien für sportliche Betätigungen bei Arthrose, die jeweils individueller Abwandlung bedürfen. Es sollten Sportarten ohne große Impulsbelastung, ohne Extrembewegungen der Gelenke, insbesondere intensive Rotationen, und mit gleichmäßig rhythmischen Bewegungen und geringen Bewegungsenergien ausgewählt werden.

Unter Berücksichtigung des Hauptzieles „Mobilitätsverbesserung" eignen sich generell die klassischen **Ausdauersportarten** wie Schwimmen, Rad fahren (ggf. Ergometer), Dauerlauf und Skilanglauf sowie neue, gelenkschonende Aktivitäten wie Aquajogging und Nordic-Walking. Sport sollte als „Sonderform der aktiven physiotherapeutischen Therapie" verstanden werden (Puhl 1992; Steinau 1997).

Osteoporose ist in Deutschland immer noch eine unterdiagnostizierte und untertherapierte Krankheit. Das Lebenszeitrisiko einer Frau über 50 Jahre für eine osteoporosebedingte Fraktur beträgt 40 %. Innerhalb des ersten Jahres nach einer Schenkelhalsfraktur sterben etwa 20 % der Patienten, weitere 30 % werden pflegebedürftig, die wenigsten erreichen wieder ihre funktionelle Unabhängigkeit. Es wird geschätzt, dass von ca. 7 Millionen Osteoporose-Patienten nur 1,5 Millionen diagnostiziert und nur 1,2 Millionen therapiert werden. **Präventiv beeinflussbare Risiken** sind chronischer Bewegungsmangel, Körpergewicht, Zigarettenrauchen, Alkoholismus, Hormone (frühe Menopause, Hypogonadismus), Fehlernährung, und Medikamente (Glukokortikoide). Durch gezielte Risikominderung, incl. adäquater Ernährung (ausreichende Kalzium- und Vitamin D-Aufnahme) kann das Auftreten einer Osteoporose deutlich reduziert werden. Bei vorliegenden Risikofaktoren könnte durch eine **frühzeitige Diagnosestellung** (Knochendichtemessung) und medikamentöse Therapieeinleitung ein Großteil der osteoporosebedingten Frakturen vermieden werden (Johnell und Woolf 2003). Nach der ersten Fraktur ist das Risiko für weitere Brüche um etwa 4–5 mal erhöht, so dass spätestens zu diesem Zeitpunkt eine therapeutische Intervention im Sinne einer Tertiärprävention erfolgen sollte. Hierzu zählen die Behandlung der Osteoporose, die Sturzvermeidung und die lokalen Schutzmaßnahmen, z.B. Hüftprotektoren (Dreinhöfer 2004).

Die „Gesamtgesundheit des Menschen", die das Funktionieren aller inneren Organe und des zentralen und peripheren Nervensystems, ebenso wie das Funktionieren der Haltungs- und Bewegungsorgane einschließt, ist ohne **Mobilität des Menschen** nicht denkbar. In diesem Sinne ist die Mobilität des Menschen unverzichtbare Grundvoraussetzung für seine Gesamtgesundheit.

Jede Maßnahme, die die Mobilität des Menschen sichert, erhält oder zurückgewinnt, muss zugleich als präventive Maßnahme für die Gesamtgesundheit des Individuums gesehen werden. Dieser Gedanke gilt in gleicher Weise mit inzwischen sehr hoher Bedeutung im Alter, wenn eine drohende Immobilität durch schmerzhafte, zerstörende Gelenkerkrankungen durch Implantation einer Endoprothese abgewendet werden kann.

Prüfungsfragen

1. Welche Risikofaktoren beeinflussen die Entstehung einer Hüft- oder Kniegelenksarthrose?
2. Nennen Sie Präventivmaßnahmen zur Vermeidung degenerativer Gelenkerkrankungen.
3. Welche Risikofaktoren beeinflussen die Entstehung einer Osteoporose?
4. Nennen Sie mögliche Ursachen einer Wirbelsäulendeformität.
5. Warum ist die Pubertät sowohl eine vulnerable, als auch günstige Phase bei der Skoliose?
6. Wann sind Therapiemaßnahmen bei einer Skoliose notwendig?
7. Nennen Sie eine Ursache eines strukturellen Haltungsschadens.
8. Welches ist die häufigste kongenitale Fußdeformität?
9. Beschreiben Sie die Therapieprinzipien der Hüftgelenksdysplasie.
10. Welche präventiven Ansätze sollen durch Bewegungstraining im Kindesalter erreicht werden?

Zitierte Literatur

Cardon, G.M./De Clercq, D.L./De Burdeaudhuij, I.M. (2002): Back education efficacy in elementary schoolchildren: a 1-year follow-up study. Spine, 27 (3), 299–305.

Cobb, J.R. (1948): Outline for the study of scoliosis in instructional course lectures. AAOS, Instr. Course Lectures, Vol. 5.

Dreinhoefer, K.E./Féron, J.M./Hube, R./Johnell, O./Lidgren, L./Miles, K./Panarella, L./Herrera, A./Simpson, H./Wallace, A. (2004): Orthopaedic Surgeons are missing the fracture opportunity – We must change this! Journal of Bone and Join Surgery (in print).

Engelbert, R.H./Bank, R.A./Sakkers, R.J./Uiterwaal, C.S. (2003): Pediatric generalized joint hypermobility with and without musculoskeletal complaints: a localized or systemic disorder? Pediatrics, 111 (3), 248–254.

Felson, D.T./Zhang, Y./Anthony, J.M./Naimark, A./Anderson, J.J. (1992): Weight loss reduces the risk for symptomatic knee osteoarthritis in women. The Framingham Study. Annuals of Internal Medicine 116 (7), 535–539.

Günther, K.P./Puhl, W./Brenner, H./Stürmer, T. (2002): Klinische Epidemiologie von Hüft- und Kniegelenksarthrosen. Zeitschrift für Rheumatologie 61, 244–249.

Ihme, N./Gossen, D./Olszynska, B./Lorani, A./Kochs, A. (2002): Ist die Haltungsschwäche von Kindern und Jugendlichen instrumentell verifizierbar? Zeitschrift für Orthopädie, 140 (4), 415–422.

Ihme, N./Schmidt-Rohlfing, B./Lorani, A./Niethard, F.U. (2003): Die konservative Therapie der angeborenen Hüftdysplasie und -luxation. Orthopäde, 32 (2), 133–138.

Ippolito, E./Farsetti, P./Catterini, R./Tudisco, C. (2003): Long-term comparative results in patients with congenital clubfoot treated with two different protocols. Journal of Bone and Joint Surgery 85A, 1286–1294.

Johnell, O.K.J./Cummings, S.R./Lane, J.M./Bouxsein, M.L. (2004): Recommendations for Care of the Osteoporotic Fracture Patient to Reduce the Risk of Future Fractures. Journal of the American Academy of Orthopedic Surgery (in print).

Jordan, K.M. et al. (2003): Standing Committee for International Clinical Studies Including Therapeutic Trials ESCISIT EULAR Recommendations 2003: an evidence based approach to the management of knee osteoarthritis: Report of a Task Force of the Standing Committee for International Clinical Studies Including Therapeutic Trials (ESCISIT). Annuals of Rheumatic Disorders 62 (12), 1145–1155.

Lonstein, J.E./Winter, R.B. (1994): The Milwaukee brace for the treatment of adolescent idiopathic scoliosis: review of 1020 patients. Journal of Bone and Joint Surgery 76A, 1207.

McAlindon, T.E./Wilson, P.W./Aliabadi, P./Weissman, B./Felson, D.T. (1999): Level of physical activity and the risk of radiographic and symptomatic knee osteoarthritis in the elderly: the Framingham study. American Journal of Medicine, 106 (2), 151–157.

Moe, J.H./Winter, B.R./Bradford, D.S./Lonstein, J.E. (1978): Scoliosis and other spinal deformities. Philadelphia, London, Toronto: W.B. Sanders.

Niethard, F.U./Puhl, W. (1999): Die „Bone and Joint Decade 2000 bis 2010". Zeitschrift für Orthopädie und ihre Grenzgebiete, 137 (1), 1.

Parsch, K. (1999): Die primäre Behandlung des Klumpfußes. Orthopäde, 28-2, 100–109.

Puhl, W./Maier, P./Günther, K.P. (1992): Effects of physical activity on degenerative joint disease, Rheumatology, vol. 16, 129–141.

Schmidtbleicher, D. (1997): Biomechanische Belastungen verschiedener Sportarten – Möglichkeit der präventiven Biomechanik. In L. Zichner (Hg.): Sport bei Arthrose und nach endoprothetischem Gelenkersatz. Wehr: Novartis Pharma Verlag.

Steinau, M./Suchodoll, M. (1997): Sporttherapeutische Konzepte bei Arthrose und nach endoprothetischem Gelenkersatz. In: L. Zichner (Hg.): Sport bei Arthrose und nach endo-prothetischem Gelenkersatz. Wehr: Novartis Pharma Verlag.

Straker, L./Briggs, A./Greig, A. (2002): The effect of individually adjusted workstations on upper quadrant posture and muscle activity in school children. Work, 18 (3), 239–248.

Tomkinson, G.R./Leger, L.A./Olds, T.S./Cazorla, G. (2003): Secular trends in the performance of children and adolescents (1980–2000): an analysis of 55 studies of the 20m shuttle run test in 11 countries. Sports Medicine, 33 (4), 285–300.

Van Beurden, E./Zask, A./Barnett, L.M./Dietrich, U.C. (2002): Fundamental movement skills – how do primary school children perform? The „Move it – Groove it" program in rural Australia. J Sci Med Sport, 5 (3), 244–252.

Von Kries/R./Ihme, N./Oberle, D./Lorani, A./Stark, R./Altenhofen, L./Niethard, F.U. (2003): Universal ultrasound screening programme for developmental dysplasia of the hip in Germany: impact on the rate of first operative procedures. Lancet, 362, 1883.

Wiley, J.W./Thompson J.D./Mitchell, T.M. (2000): The effectiveness of the Boston brace in treatment of large curves in idiopathic scoliosis, Spine, Vol. 8, 846.

Woolf, A.D./Akesson, K. (2001): Understanding the burden of musculoskeletal conditions. The burden is huge and not reflected in national health priorities. British Medical Journal, 322 (7294), 1079–1080.

Woolf, A.D./Akesson, K. (2003): Preventing fractures in elderly people. British Medical Journal, 327 (7406), 89–95.

Leseempfehlungen

Zichner, L./Engelhardt, M./Freiwald, J. (1997): Sport bei Arthrose und nach endoprothetischem Gelenkersatz. Wehr: Novartis Pharma Verlag.

Reichel, H. (2000): Hüftgelenksarthrosen – Prävention, Diagnostik und Therapie. Stuttgart: Thieme.

Hartmann, B. (2000): Prävention arbeitsbedingter Rücken- und Gelenkerkrankungen. Ergonomie und arbeitsmedizinische Praxis. Landsberg: Ecomed.

4.3 Prävention in der Neurologie

Johannes Brettschneider und Albert C. Ludolph

4.3.1 Logik präventiven Arbeitens in der Neurologie

Die Neurologie beinhaltet so verschiedenartige Krankheitsbilder wie zerebrovaskuläre Erkrankungen, Myopathien, Epilepsien, neurodegenerative Erkrankungen oder entzündliche Erkrankungen des Nervensystems.

Die Bedeutung präventiven Handelns in der Neurologie folgt zunächst aus der Tatsache, dass **Nervenzellen** als postmitotische Zellen eo ipso nur **geringe Reparaturkapazität** besitzen. Insbesondere beim älteren Menschen zeigt das Nervensystem nur noch geringe Plastizität. Da das „Substrat", das der Neurologie zur Verfügung steht, somit nicht durch einfache Neubildung regenerierbar ist, kommt dem **Vorbeugen und Bewahren** oberste Priorität zu.

Neben dem Bewusstsein um die fehlende Ersetzbarkeit zugrunde gegangenen Nervengewebes folgt die Bedeutung präventiven Handelns in der Neurologie weiter aus der Tatsache, dass Ausprägung und Intaktheit unserer Persönlichkeit entscheidend abhängig sind vom **Funktionieren des Organs Gehirn**. Hirnfunktionsstörungen wie dementielle Erkrankungen erscheinen als Tiefpunkt von Persönlichkeit und **Lebensqualität**.

Vor dem Hintergrund einer **zunehmenden Lebenserwartung** gewinnen **neurodegenerative Erkrankungen** wie Demenzen schon allein rein epidemiologisch zunehmend an Bedeutung. Mehr als eine Million Deutsche leiden an einer Demenz, davon ca. 60 % an einer Demenz vom Alzheimer-Typ. Die Betreuung dieser Patienten ist mit bedeutenden sozioökonomischen Kosten verbunden und geht häufig mit einer schweren Beeinträchtigung der Lebensqualität auch der Angehörigen einher. Insgesamt sind etwa 50 % der 85-Jährigen abhängig von der Pflege und Hilfe anderer, meist infolge neurologischer Krankheitsbilder.

Im Folgenden soll zunächst ein Überblick über präventive Ansätze bei verschiedenen neurologischen Krankheitsbildern gegeben werden, anschließend an einigen ausgewählten Beispielen konkret Maßnahmen neurologischer Prävention erläutert werden.

4.3.2 Überblick über Prävention in der Neurologie

Die Geschichte der Neurologie zeigt mehrere Beispiele für die Machbarkeit präventiver Ansätze. So kommt die **Poliomyelitis** als virale Ursache einer Myelitis heute praktisch nicht mehr vor. In der BRD wurden bis 1960 etwa 2.000–4.000 Fälle pro Jahr gemeldet. Durch Einführung der Impfung mit lebenden Viren sank die Zahl auf nahezu Null.

Bis Ende der 80er Jahre war das gramnegative Stäbchen **Haemophilus influenzae** der häufigste Erreger bakterieller Meningitiden im Kindesalter. Die breite Durchimpfung ab dem Säuglingsalter (empfohlen ab dem 3. Lebensmonat) hat dies innerhalb weniger Jahre grundlegend geändert; Meningokokken und Pneumokokken haben H. influenzae heute fast völlig verdrängt.

Die Malaria, mit der Trockenlegung vieler Sumpfgebiete aus Europa verschwunden, ist heute eine Geisel überwiegend der Dritten Welt. Die **zerebrale Malaria**, für die Mehrzahl der lebensbedrohlichen Verläufe verantwortlich, ist eine akute fieberhafte diffuse Enzephalopathie infolge einer Infektion mit Plasmodium falciparum. Zur Prävention einer zerebralen Malaria existiert neben einer bestmöglichen Expositionsprophylaxe mit Medikamenten wie Mefloquin, Chloroquin in Kombination mit Proguanil oder auch Doxycyclin eine wirksame Möglichkeit der Chemoprophylaxe. Anzumerken ist, dass diese Medikamente in den betroffenen Gebieten wenig erschwinglich und verbreitet sind. Studien in Tansania und Gambia konnten darüber hinaus den protektiven Effekt des synthetischen Hydropolypeptid-SPf66-Impfstoffs nicht bestätigen.

Gewisse Parallelen zur Malaria existieren im Hinblick auf die Prävention **HIV-assoziierter** neurologischer Krankheitsbilder wie der HIV-Enzephalopathie oder der Toxoplasmen-Enzephalitis. Wenn auch in den entwickelten Ländern keinesfalls besiegt, drohen auch diese Erkrankungen in besonderem Maße zu einer Belastung unterentwickelter Staaten der Dritten Welt zu werden. Gerade im Hinblick auf dort kaum erschwingliche antiretrovirale Medikamente kommt der **Primärprophylaxe** überragende Bedeutung zu. Diese beinhaltet einfache Maßnahmen wie Aufklärung über Ansteckungsmöglichkeiten und geschützte Sexualpraktiken, deren Durchführung allerdings aus politischen und religiös-ideologischen Gründen vielfach behindert wird.

Schädel-Hirn-Traumata, Querschnittssyndrome, Enzephalopathien bei Boxern und andere traumatologische Affektionen des Nervensystems sind vielfach Folge von **Verkehrsunfällen** oder **Risikosportarten** und somit in gewisser Weise der Preis von Mobilität und Lebensstil. Auch in diesem Bereich ist Prävention durch **Verhaltensänderung** zumindest theoretisch machbar.

Dies gilt in ähnlicher Weise für manche toxikologischen Affektionen des Nervensystems, die in enger Weise mit unserem **Lebensstil** verbunden sind, so durch **Abusus von Drogen** wie Alkohol, Kokain, Ecstasy und anderen. Einer erfolgreichen Prävention durch Expositionsprophylaxe stehen hier Lebensstil, politische Philosophie, wirtschaftliches Interesse und vielfach kaum lösbare soziale Problematiken entgegen.

Neben Erkrankungen, bei denen wir Wege der Prävention zumindest theoretisch aufzeigen können, existieren andere, die präventiven Maßnahmen bis jetzt nur schwer zugänglich sind. Dies gilt besonders für Erkrankungen, bei denen von einer multifaktoriellen Genese auszugehen ist, mit Bedeutung genetischer Faktoren, aber auch anderer, derzeit vielfach noch unklarer Einflüsse. Als Beispiel seien die **Multiple Sklerose** oder auch die **Epilepsien** genannt.

4.3.3 Beispiele für präventives Arbeiten in der Neurologie

Prävention des ischämischen Insults

Kardiovaskuläre Risikofaktoren
Wesentliches Element der primären Prävention zerebraler Ischämien ist die Erfassung der kardiovaskulären Risikofaktoren (Tabelle 1).

Der bedeutendste alleinige Risikofaktor für zerebrovaskuläre Erkrankungen ist die **arterielle Hypertonie**. So rechnet man mit einer Verdopplung des Schlaganfallrisikos für jede Zunahme des Blutdruckes um 7,5 mm Hg. Dabei spielt offensichtlich das jeweils verwendete Antihypertensivum nur eine untergeordnete Rolle, da präventive Effekte mit Diure-

Tabelle 1: *Übersicht über die kardiovaskulären Risikofaktoren*

Nicht veränderbare Risikofaktoren	Veränderbare Risikofaktoren und Begleiterkrankungen	Möglicherweise beeinflussbare Risikofaktoren	Bisher nicht in großen Studien untersuchte Risikofaktoren
– Alter – Geschlecht – Ethnische Zugehörigkeit – Genetische Prädisposition	– Hypertonie – Vorhofflimmern – Andere kardiale Emboliequellen – Rauchen – Hyperlipidämie	– Diabetes mellitus – Übergewicht – Bewegungsmangel – Herzfehler – PFO (offenes Foramen ovale)	– Alkoholabhängigkeit – Chronische Infektionen – Drogenmissbrauch – Hyperkoagulabilität – Migräne – Hyperhomocysteinämie – Antiphospholipidantikörpersyndrom – Kontrazeptiva – HRT (postmenopausale Hormonersatztherapie)

In Anlehnung an: Leitlinien der DGN zur primären und sekundären Prävention zerebraler Ischämien.

tika, Betablockern, ACE-Hemmern oder Calciumantagonisten gleichermaßen erreicht werden konnten (Hansson et al. 1999).

Diätetische Maßnahmen im Sinne einer kochsalzarmen Kost und einer Diät mit vielen Früchten, Gemüse, fettarmer Milch, Geflügel, Fisch und Getreide können effizient den Blutdruck senken. Allerdings konnte bisher eine entsprechende primärpräventive Auswirkung auf kardiovaskuläre und zerebrovaskuläre Ereignisse in entsprechenden Studien nicht nachgewiesen werden (Sacks et al. 2001).

Rauchen erhöht das Schlaganfallrisiko um etwa den Faktor zwei. Randomisierte Studien zum Effekt eines Einstellens des Rauchens fehlen derzeit, es konnte allerdings durch Beobachtungsuntersuchungen gezeigt werden, dass Ex-Raucher in fünf Jahren das Schlaganfallrisiko von Nichtrauchern erreichen.

Fettstoffwechselstörungen sind etablierte Risikofaktoren für die Entwicklung von kardialen Ischämien. Bei Patienten mit KHK konnte gezeigt werden, dass Statine eine signifikante Reduktion des Schlaganfallrisikos bewirken (The Long-Term Intervention with Pravastatin in Ischemic Disease (LIPID) Study Group 1998). Die Beziehung zu zerebralen Ischämien dagegen konnte aktuell noch nicht vergleichbar eindeutig demonstriert werden.

Diabetes mellitus und das metabolische Syndrom bedeuten für alle vaskulären Erkrankungen eine erhebliche Risikoerhöhung. Eine strikte Behandlung mit enger Kontrolle der Blutglukose bewirkt eine Reduktion der mikrovaskulären Schäden, und damit verbundenen insbesondere der Retino-, Nephro- u. Polyneuropathien. Leider scheint diese strikte Diabeteskontrolle als alleinige Maßnahme nur marginalen Effekt auf das Schlaganfallrisiko zu haben.

Übergewicht und körperliche Minderaktivität erhöhen das Schlaganfallrisiko um etwa das 1,5-fache (Goldstein et al. 2001).

Migräne ist ein anerkannter Risikofaktor für den Schlaganfall. Allerdings ist das Risiko nur für Frauen erhöht, die unter einer Migräne mit Aura und Hypertonie leiden sowie Rauchen und die Pille nehmen.

Chronischer Alkoholismus führt zu einer Zunahme des Schlaganfallrisikos, während kleinere Alkoholmengen eher protektiv zu wirken scheinen (Berger et al. 1999).

Hyperhomocysteinämie ist ein unabhängiger Schlaganfallrisikofaktor. Bisher ist ungeklärt, ob die Senkung des Homocysteins durch Gabe von Vitaminen der B-Gruppe (B6 und B12) und Folsäure das Schlaganfallrisiko senkt.

Chronische Infektionen stellen einen Risikofaktor für die Entwicklung artherosklerotischer Läsionen dar und sind somit auch als potentieller Risikofaktor für das Auftreten zerebraler Ischämien anzusehen. Inwieweit die Behandlung chronischer Infektionen primärprophylaktisch wirksam sein kann, ist derzeit unbekannt.

Patienten, die an nicht-rheumatischem Vorhofflimmern (VHF) ohne begleitende Klappenfehler leiden, haben ein durchschnittliches jährliches Schlaganfallrisiko von ca. 4,5 %. Mehrere große randomisierte Untersuchungen haben den primärprophylaktischen Effekt der oralen Antikoagulation mit Coumadinen in dieser Patientengruppe gezeigt (Hart et al. 2000). So stellt eine Antikoagulation mit einer INR von 2–3 mit einer 60–70-prozentigen Risikoreduktion eine sehr effektive Primärprophylaxe für Schlaganfälle dar, die höchste bisher dokumentierte Primärpräventionsrate überhaupt (Hart et al. 2000). Eine stärkere Antikoagulation (INR > 4,5) führte zu vermehrten Blutungskomplikationen und eine schwächere INR (<2,0) zu vermehrten ischämischen Insulten. ASS war in einer Dosis von 300 mg mit einer durchschnittlichen relativen Antikoagulation von 20 % der oralen Antikoagulation deutlich unterlegen.

**Primärprävention
bei anderen kardialen Erkrankungen**

Patienten mit angeborenem oder erworbenem Klappenfehler oder mit mechanischen künstlichen Herzklappen haben einen präventiven Effekt durch orale Antikoagulation. Empfohlen wird eine INR von 2,5–3,5, ein empirisch guter Kompromiss zwischen möglichst effektiver Thromboseprophylaxe und Vermeidung von Blutungskomplikationen. Patienten mit Bioklappen in Mitralposition werden für 3 Monate antikoaguliert und danach mit ASS behandelt.

Die Relevanz des **persistierenden Foramen ovale** (PFO) als primärem Risikofaktor ist derzeit noch nicht endgültig geklärt. Ein erhöhtes Schlaganfallrisiko besteht nur bei zusätzlichem Vorhandensein eines septalen Aneurysmas.

Tabelle 2: *Häufigkeit und Einfluss verschiedener Risikofaktoren*

Risikofaktor	Häufigkeit	Einfluss auf Auftreten zerebraler Ischämien
Alter	alle	Verdopplung pro Dekade nach dem 55. LJ
Geschlecht	Männer	24–30 % höher bei Männern
Genet. Prädisposition		1,9-fach höher bei Verwandten ersten Grades
Hypertonie	25–40 % d. Bevölkerung	3–5 (odds ratio)
Vorhofflimmern	1–2 %	5–18 (odds ratio)
Diabetes mellitus	4–20 %	1,6–3,0 (odds ratio)
Dyslipidämie	1–2 (odds ratio)	6–40 %
Rauchen	1,5–2,5 (odds ratio)	20–40 %
Alkoholmissbrauch	1–3 (odds ratio)	5–30 %
Bewegungsmangel	2,7 (odds ratio)	20–40 %

Empfehlungen zur Primärprävention zerebraler Ischämien

- Empfohlen wird ein allgemein „**gesunder Lebensstil**" mit mindestens 30 Minuten sportlicher Betätigung 3–4 mal pro Woche sowie eine obst- und gemüsereiche Ernährung.
- Kardiovaskuläre Risikofaktoren sollten regelmäßig kontrolliert und entsprechend behandelt werden.
- Patienten mit Hypertonie sollten mit Diät (kochsalzarme Kost) und oder Antihypertensiva behandelt werden.
- Raucher sollten mit Nikotinpflastern o.ä. entwöhnt werden.
- Patienten mit KHK, Zustand nach Myokardinfarkt und oder Hypercholesterinämie sollten mit einem Statin behandelt werden.
- Bei Patienten mit Diabetes mellitus sind normoglykämische Werte anzustreben.
- Patienten mit Vorhofflimmern und begleitenden vaskulären Risikofaktoren sollten mit einer oralen Antikoagulation (INR 2,0–3,0) behandelt werden.
- Patienten über 60 Jahren mit mindestens einem kardiovaskulären Risikofaktor profitieren von einer täglichen Gabe von ASS.
- Asymptomatische Karotisstenosen sollten nur bei progredienter Stenose, hochgradiger Stenose (>90 %) oder schweren weiteren Stenosen (A. sublcavia, A. vertebralis etc.) von Operateuren mit nachgewiesen niedriger OP-Komplikationsrate (von unter 5 %) operiert werden.

Rezidivprophylaxe nach zerebralen Ischämien

Einen ersten Schlaganfall überleben ca. 80 % der Patienten. Von diesen Patienten erleiden bis zu 15 % im ersten Jahr ein sogenanntes **Zweitereignis**. Hierbei ist das Risiko in den ersten Wochen nach dem ersten Insult am höchsten. Behandlungsmaßnahmen erfolgen allgemein auf folgenden Ebenen:

- **Behandlung** der vaskulären Risikofaktoren (s.o.)
- **Veränderung** der Gerinnungs- oder Thrombozytenfunktion
- **Revaskularisierung**
- **Verbesserung** der Hirndurchblutung.

Veränderung der Gerinnungs- oder Thrombozytenfunktion

Thrombozytenfunktionshemmer spielen in der Rezidivprophylaxe der zerebralen Ischämie eine wichtige Rolle. So konnte bei Patienten nach TIA (transient ichemic attack) oder Schlaganfall durch Thrombozytenfunktionshemmung das **Risiko** eines nicht-tödlichen Schlaganfalls um 23 % **reduziert** werden (Antithrombotic Trialists Collaboration 2002).

ASS führte bei oraler Gabe in verschiedenen Dosen zu einer signifikanten Erniedrigung der Rate von Rezidiv-Schlaganfällen (International Stroke Trial Collaborative Group 1997). Auch Clopidogrel und Dipyridamol (insbesondere in Kombination mit ASS) führen zu einer signifikanten Reduktion des Risikos, einen Schlaganfall zu erleiden.

Antikoagulation

Die PTT-gesteuerte **Vollheparinisierung** ist eine reine Rezidivprophylaxe und nicht etwa eine Therapie des Schlaganfalls (Indikationen siehe Tabelle 3).

Tabelle 3: *Indikationen für eine PTT-gesteuerte Vollheparinisierung nach zerebraler Ischämie*
- Gesicherte Koagulopathie
- Nachweis eines kardialen Thrombus (z.B. durch TEE)
- Thrombusnachweis in den hirnversorgenden Gefäßen
- Dissektion hirnversorgender Arterien
- Basilarisverschluss
- Rezidivierende TIAs trotz Thrombozytenaggregationshemmung

Durch **orale Antikoagulation** mit Coumadinderivaten (z.B. Marcumar) konnte eine 70-prozentige **Risikoreduktion** gegenüber 15 % unter ASS für einen erneuten Schlaganfall erreicht werden (European Atrial Fibrillation Trial Group 1993).

Karotis-TEA und Stent

Empfohlen wird eine **Karotis-TEA** bei Patienten mit symptomatischer Karotisstenose >70 %. Bei Stenosen zwischen 50 und 69 % ist der Vorteil der Operation gegenüber einer medikamentösen Therapie sehr klein und konnte nur bei Patienten männlichen Geschlechts gezeigt werden.

Offenes PFO

Bei PFO scheint das Schlaganfallrisiko nur dann eindeutig erhöht, wenn zusätzlich ein intraseptales Aneurysma vorliegt. Bei größerem PFO (spontaner Kontrastmittelübertritt in der Echokardiographie) wird eine **orale Antikoagulation** empfohlen. Bei Rezidivereignissen, Kontraindikation für orale Antikoagulation oder PFO mit intraseptalem Aneurysma wird ein operativer **Schirmchenverschluss** empfohlen.

Zur Rehabilitation nach Schlaganfall

Die Rehabilitation ist allgemein eine Maßnahme der tertiären Prävention. Ziele der Rehabilitation sind Restitution, Besserung oder Kompensation der jeweiligen neurologischen Defizite, Herstellung der **Selbsthilfefähigkeit, soziale** und **berufliche Reintegration**. Patienten nach einem Schlaganfall stellen allgemein die größte Gruppe in der neurologischen Rehabilitation. Bei den meisten Patienten stehen **motorische Defizite** im Vordergrund.

Die wenigsten Ausfälle nach einem ischämischen Insult bilden sich vollständig zurück, die meisten aber zumindest teilweise. So werden etwa 75 % aller hemiparetischen Patienten selbstständig oder mit Hilfe wieder gehfähig. Wenn auch der größte Umfang der Rückbildung motorischer Defizite in den ersten 3 Monaten zu erwarten ist, so kann sich die **Rückbildungsphase** in Einzelfällen auch über Jahre hinziehen.

Grundlage der rehabilitativen Behandlung sind in aller Regel verschiedene Techniken der **Physio- und Ergotherapie**. Die am häufigsten angewandte physiotherapeutische Methode in Mitteleuropa ist Methode nach Bobath. Etablierte Therapieverfahren sind außerdem die Technik nach Voitja sowie die PNF (Proprio-zeptive Neuromuskuläre Fazilitierung).

Die Planung der späteren Rehabilitation beginnt bereits auf der Stroke Unit oder der neurologischen Akutstation. Grundsätzlich sollte bei allen Schlaganfallpatienten die Notwendigkeit einer neurologischen Rehabilitation geprüft werden.

Entscheidend für die Wahl der jeweiligen Rehabilitationsform (stationär, teilstationär, geriatrisch oder ambulant) sind medizinische Behandlungsnotwendigkeiten und soziale Faktoren (siehe Tabelle 4, S. 219).

Prävention der intrazerebralen Blutung

Intrazerebrale Blutungen (ICB) machen etwa 15 % aller Schlaganfälle aus. Gegenüber dem ischämischen Insult ist die Prognose der ICB deutlich schlechter. Ähnlich dem ischämischen Insult sind auch für eine primäre (=spontane) ICB bestimmte beeinflussbare und nicht beeinflussbare Risikofaktoren bekannt. Nicht beeinflussbare Risikofaktoren sind Alter und ethnische Zugehörigkeit.

Wichtiger **beeinflussbarer Risikofaktor** ist die arterielle Hypertonie. Sie wird für maximal 70–80 % aller Fälle einer ICB verantwortlich gemacht.

Zigarettenrauchen ist ein potentieller Risikofaktor, je nach Studie wird von 2,5-fach erhöhtem Risiko bis hin zu einem nicht unabhängigen Risikofaktor ausgegangen.

Alkoholismus begünstigt zum einen das Auftreten einer Hypertonie, scheint zum anderen aber auch ein unabhängiger Risikofaktor für eine ICB zu sein.

Tabelle 4: *Entscheidungskriterien für die Wahl der Rehabilitationsform*

Formen rehabilitativer Behandlung nach zerebralen Ischämien

Stationäre Rehabilitation

Kandidaten sind alle Patienten, die eine kontinuierliche medizinische Überwachung oder pflegerische Betreuung benötigen, weiter Patienten mit schwerer Einschränkung der Selbsthilfefähigkeit.

Teilstationäre Rehabilitation

Grundsätzlich gilt im Hinblick auf die Auswahl der Rehabilitationsform aus medizinischen und ökonomischen Gründen das Ziel: „ambulant/teilstationär vor stationär". Kandidaten für eine teilstationäre Rehabilitation sind alle Patienten, die eine multiprofessionelle, teamintegrierte Behandlung benötigen, ansonsten aber keine kontinuierliche medizinische Überwachung.

Geriatrische Rehabilitation

Betrifft vor allem ältere Patienten (meist > 75 J.), bei denen neben dem Funktionsverlust durch den Schlaganfall auch der Verlust an Selbsthilfefähigkeit durch Komorbidität im Vordergrund steht. Die geriatrische Rehabilitation ist außerdem eine bevorzugte Weiterbehandlung bei Patienten mit dementiellen Syndromen.

Ein weiterer Risikofaktor ist Drogenabusus, vor allem im Falle sympathomimetisch wirkender Drogen wie Amphetaminen, Cocain oder Crack.

Risikofaktoren für eine **sekundäre** ICB sind vaskuläre Malformationen (arteriovenöse Angiome, Aneurysmen, Kavernome). Diese werden für bis zu 25 % aller ICB verantwortlich gemacht (Ogilvy et al. 2001).

Ein **iatrogen erhöhtes Risiko**, eine ICB zu erleiden, haben Patienten mit Antikoagulation und antithrombotischer Therapie. Entsprechend ist auch die hereditäre hämorrhagische Diathese (Hämophilia A u. B, von Willebrand-Jürgens Syndrom) mit einem erhöhten Risiko verbunden. Gleiches gilt für erworbene Zustände hämorrhagischer Diathese im Rahmen von Leukämien, Lymphomen, Lebererkrankungen, Verbrauchskoagulopathie oder ähnlichen.

Ein erhöhtes Risiko für das Auftreten einer ICB besteht weiter bei Patienten mit einer zerebralen Amyloidangiopathie. Diese wird für bis zu 20 % aller ICB mitverantwortlich gemacht. In einem Teil der Fälle konnte eine autosomal-dominante Erblichkeit der zerebralen Amyloidangiopathie gezeigt werden.

ICBs können sekundär auftreten im Rahmen der verschiedensten anderen intrazerebralen Erkrankungen (Hirntumoren, Sinusvenenthrombosen, Vaskulitiden, SHT).

Präventive Ansätze bei dementiellen Erkrankungen

Die einzigen bisher gesicherten Risikofaktoren für die **Demenz vom Alzheimertyp** sind Alter, Geschlecht und familiäre Belastung. Keiner von diesen liegt im Einflussbereich medizinischen Bemühens. Es gibt gewisse Hinweise auf eine negative Assoziation von Rauchen und dem Auftreten der Demenz vom Alzheimertyp. Interessanterweise gibt es darüber hinaus bislang wenig verstandene Hinweise auf ein geringeres Erkrankungsrisiko bei Patienten mit höherem Bildungsgrad gegenüber solchen mit niedrigem Bildungsniveau. APOE-Genotypisierung und andere genetische Marker werden bei V.a. M. Alzheimer derzeit nicht empfohlen.

Verglichen mit der zerebralen Ischämie gibt es nur wenige Untersuchungen zu potentiellen Risikofaktoren für eine **vaskuläre Demenz** (VD), wenn auch von einer engen Assoziation beider Krankheitsbilder auszugehen ist. So werden als potentielle Risikofaktoren für eine VD meist **kardiovaskuläre Risikofaktoren** wie zunehmendes Lebensalter, männliches Geschlecht, Hypertonie, Zigarettenrauchen, Diabetes mellitus oder Hypercholesterinämie genannt. Andere kardiovaskuläre Faktoren, deren Einfluss bei der VD weiterer Klärung bedarf, sind ein erhöhter Hämatokritwert, Hämostasestörungen, pAVK und Alkoholabusus. In der Bildgebung sichtbare lakunäre Infarkte und Leukoaraiose sind weniger als Risikofaktoren als als Begleiterscheinungen und Marker einer VD anzusehen (Gorelick et al. 1999).

Insgesamt zeichnen sich alle **neurodegenerativen Erkrankungen** aus durch eine lange präklinische Phase. So konnte in transgenen Tiermodellen für die Amyotrophe Lateralsklerose (ALS) gezeigt werden, dass erste morphologisch fassbare Läsionen lange vor Beginn der klinischen Symptomatik auftreten. Somit besteht zeitlich auf jeden Fall Raum für präventive Maßnahmen.

Eine wichtige Grundvoraussetzung für präventive Maßnahmen scheint dabei eine Entwicklung **biologischer Marker**, die eine Früherkennung und oder Verlaufsbeobachtung der jeweiligen Krankheiten in der präklinischen Phase erlauben. Dies erscheint vergleichsweise einfach bei monogenetisch-dominant vererbten Krankheitsbildern. So lässt sich bei ca. 10–15 % der Patienten mit familiärer ALS eine Mutation im Gen der zytoplasmatischen Form der Kupfer-Zink-Superoxid-Dismutase finden. Bedeutend schwieriger erscheint die Identifikation solcher Biomarker bei Krankheitsbildern und -verlaufsformen mit polygenetischem bzw. multifaktoriellem Erbgang.

4.3.4 Organisatorische Voraussetzungen

Kooperationspartner zur Prävention neurologischer Krankheitsbilder

Ganz allgemein ist zur Durchsetzung präventiver Ansätze in der Medizin eine **enge Kooperation der verschiedenen Fachgebiete** vonnöten. Um es verkürzt mit Blick auf die zerebralen Ischämien zu formulieren, viele der Risikofaktoren, die den Neurologen plagen, betreffen in gleicher Weise den Kardiologen, Diabetologen oder Ophthalmologen. Was der eine an Patienteneinsicht und Vorbeugung durchsetzen kann, wird dem anderen das Leben langfristig erleichtern.

Wichtige Kooperationspartner der Neurologie auf allen Ebenen präventiver Therapie sind daneben die als **Hausärzte** tätigen niedergelassenen Allgemeinmediziner und Internisten, wie wiederum am Beispiel der zerebrovaskulären Ischämien deutlich wird.

Patienten mit zerebralen ischämischen Ereignissen haben in aller Regel erst nach einem Schlaganfall Kontakt zum neurologischen Facharzt. Häufig kann der Neurologe damit nur Rezidivprophylaxe und tertiäre Prävention im Sinne rehabilitativer Maßnahmen beeinflussen. Wenn der Patient einmal auf der Stroke Unit landet, ist es für eine primäre Prävention schon zu spät.

Die gesamte primäre Prävention in Gestalt der Erfassung und Therapie zerebrovaskulärer Risikofaktoren liegt somit meist außerhalb des direkten Einflussbereichs der Neurologie. Sie ist eine wichtige Domäne der hausärztlich tätigen Kollegen.

Evaluation und Qualitätsmanagement präventiver Ansätze

Präventives Handeln in der Neurologie wie in der Medizin insgesamt bedarf einer regelmäßigen Evaluation und eines kompetenten Qualitätsmanagements.

Da es sich beim Qualitätsmanagement um keine spezifisch neurologische Problematik handelt, sollen zu diesem Punkt lediglich Anmerkungen gemacht werden, die dem Autor als besonders wichtig erscheinen.

Unverzichtbare Grundlage der Qualitätssicherung in der Neurologie wie in anderen Fächern ist die Existenz qualitativ hochwertiger, fortgesetzt aktualisierter **fachbezogener Leitlinien**. Diese sollen dem klinisch tätigen Neurologen Entscheidungshilfen zur Gewährleistung einer optimalen medizinischen Versorgung sein. Mit Blick auf eine präventive Medizin sind solche Leitlinien besonders für diejenigen Krankheitsbilder zu fordern, bei denen durch eine wirkungsvolle Primärprävention bedeutende sozioökonomischen Kosten und für den einzelnen Patienten schwere Beeinträchtigungen vermieden werden können. Beispielhaft sei hier auf die von der Arbeitsgemeinschaft der Wissenschaftlichen Medizinischen Fachgesellschaften (AWMF) in Zusammenarbeit mit der Deutschen Gesellschaft für Neurologie (DGN) entwickelten Leitlinien verwiesen, in denen präventive Ansätze eine bedeutende Rolle spielen. Diese unterliegen den von Bundesärztekammer und Kassenärztlicher Bundesvereinigung 1997 in „**Beurteilungskriterien für Leitlinien** in der medizinischen Versorgung" festgelegten Qualitätsanforderungen.

Fazit

Akute zerebrovaskuläre Erkrankungen (Schlaganfälle) bedingen in industrialisierten Ländern von allen chronischen Erkrankungen die höchsten sozialmedizinischen Folgekosten und sind **dritthäufigste Todesursache**. Sie nehmen derzeit einen wichtigen Platz im Spektrum präventiver Ansätze in der Neurologie ein.

So strebt die Deutsche Gesellschaft für Neurologie für die nächsten Jahre nach einer verbesserten Definition klinischer und biochemischer **Prädiktoren** zerebraler Ischämien. Demgegenüber stehen andere neurologische Erkrankungen, insbesondere die große Gruppe der neurodegenerativen Erkrankungen, bei denen präventive Ansätze derzeit noch in den Kinderschuhen stecken. Die Prävention dieser Erkrankungen wie Demenzen, Parkinson-Syndrome oder Motoneuronerkrankungen ist eine wichtige Herausforderung der Zukunft dieses Faches.

Prüfungsfragen

1. Welche neurologischen Erkrankungen bieten in besonderem Maße Ansatzpunkte für Maßnahmen der primären Prävention?
2. Nennen Sie Krankheitsbilder, die als Beispiele für die Machbarkeit präventiver Ansätze in der Neurologie dienen können.
3. Welche wichtigen neurologischen Krankheitsbilder erscheinen präventiven Maßnahmen derzeit nur wenig zugänglich?
4. Geben Sie einen Überblick über die Ihnen bekannten Risikofaktoren für eine zerebrale Ischämie sowie über deren epidemiologische und medizinische Bedeutung.
5. Nennen Sie therapeutische Interventionsmöglichkeiten, die sich aus der Kenntnis dieser Risikofaktoren ergeben.
6. Skizzieren Sie die Maßnahmen der Rezidivprophylaxe nach einem erstmaligen ischämischen Insult.
7. Begründen Sie die besondere Bedeutung tertiärer Prävention in der Neurologie und erläutern Sie diese am Beispiel der zerebrovaskulären Erkrankungen.
8. Nennen Sie Risikofaktoren für eine primäre und sekundäre intrazerebrale Blutung.
9. Geben Sie einen Ausblick auf Maßnahmen der Prävention neurodegenerativer Erkrankungen.
10. Begründen Sie die Notwendigkeit enger fächerübergreifender Kooperation in der Prävention insbesondere kardiovaskulärer Erkrankungen.

Zitierte Literatur

Antithrombotic Trialists Collaboration (2002): Collaborative meta-analysis of randomised trials of antiplatelet therapy for prevention of death, myocardial infarction, and stroke in high risk patients. British Medical Journal; 524: 71–86.

Bergen, D.C. (1998): Preventable neurological diseases worldwide. Neuroepidemiology. 17: 67–73.

Berger, K./Ajani, U.A./Kase, C.S./Graziano, J.M./Nurning, J.E./Glynn. R,J./Hennekens, C.H. (1999): Light-to-moderate alcohol consumption and the risk of stroke among US male physicians. New England Journal of Medicine 341, 1557–1564.

European Atrial Fibrillation Trial Group (1993): Secondary prevention in non-rheumatic atrial fibrillation after transient ischemic attack or minor stroke. The Lancet 342, 1255–1262.

Goldstein, L.B./Adams, R./Becker, K.J./Furberg, C.D./Gorelickm P.B./Hademos, G./Hill, M./Howard, G./Howard, V.J./Jacobs, B./Levine, S.R./Mosca, L./Sacco, R.L./Sherman, D.G./Wolf, P.A./del Zoppo, G.J. (2001): Primary prevention of ischemic stroke: A statement for healthcare professionals from the Stroke Council of the American Heart Association. Stroke 32, 280–299.

Gorelick, P.B./Erkinjuntti, T./Hofman, A./Rocca, W.A./Skoog, I./Winblad, B. (1999): Prevention of vascular dementia. Alzheimer Disease and Associated Disorders 13 Suppl 3, 131–139.

Hanson, L./Lindholm, L.H./Ekbom, T./Dahlöf, B./Lanke, J./Schersten, B./Wester, P.O./Hedner, T. (1999): Randomised trial of old and new antihypertensive drugs in elderly patients: cardiovascular mortality and morbidity – the Swedish Trial in old patients with hypertension – 2 Study. The Lancet 354, 1751–1756.

Hart, R.G./Halperin, J.L./McBride, R./Benavente, O./Man-Sng-Hing, M. (2000): Kronmal, R.A. Aspirin for the primary prevention of stroke and other major vascular events. Meta-analysis and hypotheses. Archives of Neurology 57, 326–332.

International Stroke Trial Collaborative Group (1997): The International Stroke Trial (IST): a randomised trial of aspirin, subcutaneous heparin, both, or neither among 19.435 patients with acute ischemic stroke. The Lancet 349, 1564–1565.

Ogilvy, C.S./Stieg, P.E./Brown, R.D./Kondziolka, D./Rosenwasser, R. (2001): AHA Scientific Statement: Recommodations for the management of intracranial arteriovenous malformations: a statement for healthcare professionals from a special writing group of the Stroke Council, American Stroke Association. Stroke 32 1458–1471.

Rudd, A.G./Wolfe, C.D./Howard, R.S. (1997): Prevention of neurological disease in later life. Journal of Neurology, Neurosurgery and Psychiatry 63, 39–52.

Sacks, F.M./Svetkey, L.P./Vollmer, W.M./Appel, L.J./Bray, G.A./Harsha, D./Obarzanek, E./Conlin, P.R./Miller, E.R./Simmons-Morton, D.G./Karanja, N./Lin, P.H. for the DASH-sodium collaborative research group (2001): Effects on blood pressure of reduced dietary sodium and the dietary approaches to stop hypertension (DASH) diet. New England Journal of Medicine 344, 3–10.

The Long-Term Intervention with Pravastatin in Ischemic Disease (LIPID) Study Group (1998): Prevention of cardiovascular events and death with pravastatin in patients with coronary heart disease and a broad range of initial cholesterol levels. New England Journal of Medicine, 339, 1349–1357.

Leseempfehlungen

Diener, H.C. (2003): Leitlinien für Diagnostik und Therapie in der Neurologie. 2. Auflage, Stuttgart: Georg Thieme.

Brandt, T./Dichgans, J./Diener, H.C. (2003): Therapie und Verlauf neurologischer Erkrankungen. 4. Auflage, Stuttgart: Kohlhammer.

Norris, J.W./Hachinski, V. (Eds.) (2001): Stroke prevention. Oxford: Oxford University press.

4.4 Prävention in der Kinder- und Jugendpsychiatrie/ Psychotherapie

Ulrike M.E. Schulze und Jörg M. Fegert

4.4.1 Bedeutung von Entwicklung und Erziehung

Prävention in der Kinder- und Jugendpsychiatrie/Psychotherapie schließt stets die Patienten und ihre Eltern ein. Psychiatrische Primärprävention ist gleich bedeutend mit dem Einsatz früher (d.h. im Kindes- und Jugendalter) Interventionen. In der Präventionsarbeit müssen kindliche und elterliche Fähigkeiten und Bedürfnisse in konstruktiver und den Grundsatz der Reziprozität berücksichtigenden Art zusammengeführt werden können. Wichtig sind eine Analyse der jeweiligen aktuellen **Ausgangslage**, ein Wissen um den Entwicklungsaspekt möglicherweise gegebener **Risiken** und drohender Störungsbilder sowie die **Freiwilligkeit** der Inanspruchnahme.

Präventives Arbeiten in der Kinder- und Jugendpsychiatrie/Psychotherapie bedeutet **aktive Unterstützung in der Beziehungs- und Erziehungsarbeit**. Es sollte keineswegs ausschließlich auf die Familie selbst ausgerichtet sein. Im Sinne einer größtmöglichen Effektivität sollte sie (im Falle einer entsprechenden Risikokonstellation) frühest möglich einsetzen und eine Erweiterung um weitere soziale Bezugssysteme erfahren. Die Einbeziehung von Erziehern und Lehrern ist anzustreben.

„Jeder junge Mensch hat ein Recht auf Förderung seiner Entwicklung und auf Erziehung zu einer eigenverantwortlichen und gemeinschaftsfähigen Persönlichkeit" (§ 1 KJHG). Sinnvolle Prävention sollte als **interdisziplinäre Aufgabe** zur Förderung des Individuums und auch des Allgemeinwohls verstanden werden. Kinder werden – ausgestattet mit ihren besonderen Stärken, Schwächen, Fähigkeiten – in der überwiegenden Zahl in Familien (mit ebenfalls entsprechend individueller Ausgangslage) hineingeboren. Während am Anfang eines Menschenlebens die Eltern-Kind-Beziehung absolut im Vordergrund steht, gewinnt spätestens mit Beginn der Kindergarten- und Schulzeit das Hineinwachsen in Peergroups, die Interaktion mit Erziehern, Lehrern, schließlich auch Ausbildern und Vertretern von Institutionen (z.B. der Jugendhilfe) zunehmend an Bedeutung.

An diesen Schnittstellen findet sich die Möglichkeit kohärenter Inhalte und divergierender Erfahrungen, von sowohl negativer als auch positiver Beeinflussung. Hier befinden sich jedoch auch Ansatzpunkte für professionelle Interventionen. Diese sollten im Sinne einer „positiven Erziehung" direkt im Erziehungsalltag eingesetzt werden und dem heranwachsenden Menschen im Sinne einer **autoritativen Erziehung** Orientierungs- und Entwicklungsspielräume gewähren.

Prävention in der Psychiatrie des Kindes- und Jugendalters setzt fundierte Kenntnisse hinsichtlich der normalen Entwicklung eines Kindes und Jugendlichen voraus. Einzubeziehen sind hier darüber hinaus der historische Bedeutungswandel des Kind-Seins, mögliche Einfluss- und **Schutzfaktoren** sowie **Risikokonstellationen** und die Bedeutung der Beeinflussungsmöglichkeit gesellschaftspolitischer Entwicklungen.

Prävention sollte den aktuellen Stand der Forschung im Hinblick sowohl auf die Vermittlung von Wissen als auch entwicklungspsychopathologische Erklärungsansätze mit umfassen. Sie erfordert prozesshaftes, flexibles und kreatives Denken, Gestalten und Handeln aller Beteiligten.

4.4.2 Entwicklungspsychopathologische Aspekte

Ätiologie und Pathogenese zahlreicher kinder- und jugendpsychiatrischer Störungsbilder erklären sich aus einem Zusammentreffen von **genetischer Veranlagung**, einer anlagebedingten und entwicklungspsychologisch determinierten **individuellen Vulnerabilität** sowie **bio-psycho-sozialen Einflüssen**. Ein gutes Beispiel für das Ineinandergreifen multipler Entstehungsfaktoren, die starke Beeinflussbarkeit durch Umwelteinflüsse und Effektivität multimodaler Therapieansätze liefert der Symptomkomplex der Aufmerksamkeitsstörung mit bzw. ohne Hyperaktivität / Impulsivität, abgekürzt AD(H)S.

Entwicklungspsychopathologische Sichtweise und Prävention finden in den Ergebnissen epidemiologischer Studien eine handlungsorientierte und richtungsweisende Verbindung. So wurde bei einem Fünftel der untersuchten Kinder und Jugendlichen das Vorhandensein mit deutlichen Gesundheitsbeeinträchtigungen einhergehender psychischer Störungen (Angst, Depression, hyperkinetische Störungen...) belegt. Diese sind wiederum mit einem erhöhten Risiko der Misshandlung durch Eltern oder Geschwister oder aber Lernschwierigkeiten in der Schule vergesellschaftet (Heinrichs et al. 2002).

Hinsichtlich kindlicher **Risikofaktoren** lässt sich eine Differenzierung in biologische (genetisch, erworben, ökologisch), psychologische (Temperamentsmerkmale des Kindes, Persönlichkeitseigenschaften) und psychosoziale Bedingungen vornehmen. Diese erhöhen bei einer Gruppe davon betroffener Individuen die Wahrscheinlichkeit des Auftretens einer spezifischen Störung im Vergleich zu einer unbelasteten Kontrollgruppe (Schmidt und Göpel 2003).

Dennoch impliziert das Vorhandensein von Risikofaktoren nicht zwingend die Entwicklung einer spezifischen Vulnerabilität sowie eines kindes- und jugendpsychiatrischen Störungsbildes. Das Zusammenspiel von **Schutzfaktoren** im Sinne personaler (z.B. positives Temperament, positives Selbstwertgefühl, überdurchschnittliche Intelligenz) und sozialer (z.B. Modelle familiärer Bewältigung, offenes unterstützendes Familienklima, positive Freundschaftsbeziehung) Ressourcen und geglückter individueller Bindungs- und Erfahrungsgeschichte des Kindes (siehe auch Sroufe et al. 1999) kann durchaus in eine positive Selbstbildausformung und damit gesunde Fähigkeit zur Lebens-Bewältigung münden.

Kinder- und jugendpsychiatrisches und damit entwicklungspsychopathologisches Denken bezieht sich grundsätzlich nicht nur auf das kindliche Individuum selbst, sondern jeweils auch auf das (direkte) **soziale Umfeld**. Hierzu zählt in erster Linie das **System Familie**.

Demzufolge muss bei der Bestimmung der jeweiligen Ausgangslage auch ein Grundverständnis für die Erblichkeit psychischer Erkrankungen oder einer Veranlagung hierfür (z.B. Alkoholabhängigkeit, Angststörungen, Essstörungen, Depressive Störungen) Berücksichtigung finden (siehe auch Park et al. 2003; Steiner et al. 2003).

In der **Interaktion** zwischen dem Kind und seinen Eltern liefern zurückliegende Erfahrungen (z.B. hinsichtlich der eigenen Bindungsgeschichte, zurückliegender Misshandlung oder Vernachlässigung der eigenen Person) und ihre Auswirkungen auf **aktuelles Problemlöse- und Erziehungsverhalten**, die eigene Entwicklung jedes direkt an der Erziehung beteiligten Elternteils, wichtige Erklärungsansätze. Darüber hinaus spielt der **Beziehungsstatus** von Mutter und Vater eine nicht unwesentliche Rolle. So können partnerschaftliche Konflikte, das Dasein als Einelternfamilie beim Zusammentreffen mehrerer Risikofaktoren die Wahrscheinlichkeit einer Beeinträchtigung der psychischen Gesundheit der Kinder erhöhen. Die Steigerung der elterlichen Aggressionsbereitschaft oder eine Verminderung wertschätzender Zuwendung dem Kind gegenüber können durch existenzielle Sorgen, wie ein Leben in Armut oder eine unsichere Beschäftigungslage, mit begründet sein.

4.4.3 Interventionen

Insgesamt ist von präventiven Maßnahmen zu fordern, dass diese – tatsächlich als Angebote begriffen – die **Kompetenzen** insbesondere der Eltern stärken. Sie sollten weniger eine Defizitorientierung als vielmehr das Bewusst- und Nutzbarmachen von **Ressourcen**, persönlicher Zuneigung und gegenseitiger Achtung beinhalten. Eltern sollten in ihrer **Reflexionsfähigkeit** unterstützt an ihren Selbstorganisationsprozessen arbeiten, so dass Kinder und Jugendliche zu eigenverantwortlichen und gemeinschaftsfähigen Individuen und Gesellschaftsmitgliedern heranwachsen können. Sie dürfen nicht einfach als „Rezipienten" professioneller Interventionen aufgefasst werden sondern sind vielmehr Mitgestaltende sowohl günstiger als auch ungünstiger Interaktionen. Je jünger das Kind, desto stärker muss die **Eltern-Kind-Beziehung** in den Mittelpunkt der Bemühungen gerichtet werden.

Die Beziehung zwischen Eltern und Kind kann als wechselseitiges Abhängigkeitsverhältnis bezeichnet werden (zunehmende **Kindorientierung** der Eltern). Insbesondere im Hinblick auf hohe Selbst-Ansprüche ist das aktuelle familiale Beziehungs- und Erziehungsgefüge häufig von Erziehungsunsicherheiten und mangelnder elterlicher Konsequenz geprägt. Hieraus resultiert eine beidseitige zunehmende Verunsicherung. Das im Rahmen des „**Verhandlungshaushaltes**" (häufig situationsabhängiges Aushandeln von Regeln, prinzipielle Ergebnisoffenheit) permanent zur Mitbestimmung und -gestaltung aufgerufene und häufig weniger als Kind wahrgenommene Kind stößt auf wenig Widerstand. Dem gegenüberstehenden Elternpart fällt das **Setzen von Grenzen** häufig reichlich schwer (zunehmender Rechtfertigungs- und Verhandlungszwang).

Professionelle Interventionsbemühungen fallen auf den Boden differierender Akzeptanz sowie unterschiedlicher sozialer und kultureller Rahmenbedingungen. So ist elterliches Handeln häufig durch Elemente der zurückliegenden eigenen Erziehung sowie den Einfluss von Zeitgeist, kulturellen Werten und Inhalten mitbestimmt. Auf kindlicher Seite hingegen tritt mit wachsendem Alter der „**Zwang zum Selbstzwang**" mehr in den Vordergrund des Handelns bzw. Reagierens auf ein Gerechtwerden-Wollen gegenüber vermeintlichen Umwelterfordernissen. Diese „Apparatur" ist als durchaus alters- und entwicklungsabhängig störanfällig zu benennen. Der Umgang und das Leben mit ihm bedürfen der (elterlichen) Unterstützung und Beratung.

Präventive Interventionen sollen grundsätzlich der **Optimierung von Elternkompetenzen** sowie der Vorbeugung negativer Entwicklungseffekte bei so genannten Risikokindern bzw. in deren Familien dienen.

Präventive Interventionen können **allgemein-universellen** (Ziel: allgemeine Optimierung), **selektiven** (zu erwartende kindliche negative Entwicklungsverläufe in Risikofamilien) oder gar **indizierten** (Verhaltensauffälligkeiten bereits erkennbar, Symptomreduktion, positive Beeinflussung der weiteren Entwicklung)

Charakters sein. In Überlappung zu tertiären Präventionsmaßnahmen und Abgrenzung zu therapeutischen Interventionen zielen letztere auf die Verringerung bereits manifester Verhaltensstörungen ab.

Präventives Handeln sollte unter der Berücksichtigung der Qualität elterlicher Beziehungs- und Erziehungskompetenzen, sowie kindlicher Temperaments- und Verhaltensunterschiede im Sinne begründeter **Empfehlungen** und des Aufzeigens von **Handlungsalternativen** zum Einsatz gelangen. Auch sollten dem Vorhandensein und der Bedeutung weiterer Entwicklungskontexte Rechnung getragen werden.

Im Hinblick auf eine **Verhinderung kindlicher Erkrankung** steht auf elterlicher Seite im Sinne präventiven kinder- und jugendpsychiatrischen Handelns eine Klärung der eigenen Lebenssituation an erster Stelle. **Entlastungsmöglichkeiten** sollten aufgezeigt und implementiert werden. Eltern sollten in der Organisation ihres Selbsts Unterstützung erfahren. Wichtig ist hier die **Ermutigung** dahingehend, Sicherheit bezüglich der eigenen Person, Emotionen und Meinungen zu erlangen bzw. authentisch zu vertreten. Anzuregen und einzufordern sind eine Vergegenwärtigung und Verbalisierung der jeweiligen **Erziehungsziele**. Zu berücksichtigen gelten an dieser Stelle darüber hinaus die Möglichkeiten der Beeinflussung durch soziale Lernprozesse sowie Veränderbarkeit durch Reflexion (z.B. mit Hilfe der Nutzung wissenschaftlicher Erkenntnisse). Mittels der Elemente der autoritativen Erziehung und mit dem Ziel einer Richtungsvorgabe für das Kind bzw. den Jugendlichen auch bei zunehmender Orientierung nach außen sollten im Einzelnen gefördert werden: die Elemente der **Wertschätzung** (Respekt, Anerkennung, Unterstützung, Freude am Miteinander), die Fähigkeiten des Forderns und Grenzen-Setzens sowie die Gewährung und Förderung von Eigenständigkeit.

4.4.4 Interventionsprogramme, Möglichkeiten und Grenzen

Notwendige Voraussetzungen

Der Wirksamkeit und Anerkennung von Präventionsprogrammen steht folgender „Anspruchskatalog" gegenüber: es sollten ihnen ein **wissenschaftlich fundiertes Konzept** sowie eine Manualisierung und damit Möglichkeit zur Überprüfung der wissenschaftlich begründeten Wirksamkeit zugrunde liegen. Gefordert werden die Stabilität und Effektivität der erzielten Effekte, eine hohe Akzeptanz der Angesprochenen ist wünschenswert. Es sollten die Prinzipien der guten Erreichbarkeit und leichten Zugänglichkeit (**niedrigschwellige Angebote**) gelten (Heinrichs et al. 2002).

Frühintervention und Prävention gelangen zum Einsatz zur Verbesserung der **Rahmenbedingungen** des Familienlebens (Wohnsituation, Lebensstil), der konkreten **elterlichen** (berufliche Eingliederung, emotionale Unterstützung, Erziehungspraktiken) und **kindlichen** Ausgangslage (Förderung der Kognition, sozialen Kompetenz, Kommunikationsfähigkeiten). Es kommen jedoch auch Mischformen (Zwei-Generationen-Programme) zur Anwendung (Scheithauer und Petermann 2000).

Spezifische Interventionen

Im Folgenden seien beispielhaft unterschiedliche Formen von Präventionsmaßnahmen in der Kinder- und Jugendpsychiatrie/Psychotherapie genannt:

Interventionsprogramme für Frühgeborene streben mit dem Ziel einer weitgehenden Risikominderung oder -aufhebung im Hinblick auf biologische Risiken eine Optimierung der kindlichen Entwicklung sowie Förderung des Bindungsprozesses, der Eltern-Kind-Interaktion, eine Verbesserung der elterlichen Bewältigungsvorgänge sowie Schulung der Wahrnehmungsfähigkeit in Bezug auf das Kind an (Kang et al. 1995; Rauh et al. 1990).

Das auf bindungstheoretischen Erkenntnissen basierende Programm „**Steps Toward Effective Enjoyable Parenting**" (STEEP) soll jungen Müttern mit Hilfe z.B. videografierter Interaktionen zu einem besseren Verständnis für die Signale ihres Babys und die Wechselseitigkeit der Beziehung verhelfen (Egeland und Erickson 1985).

Weiterführend ist der Beratungsansatz „**Entwicklungspsychologische Beratung**" zu nennen, welcher durch Zeigenhain et al. (1999) ursprünglich für die Hochrisikogruppe jugendlicher und allein erziehender Mütter und ihrer Säuglinge entwickelt wurde. Mittlerweile wird dieses Interventionsprogramm öffentlich gefördert als Modellprojekt einer Analyse unterzogen. Ziel ist es, durch Weiterentwicklung und praktische Anwendung ein entwicklungspsychologisch fundiertes Curriculum zu implementieren. Dieses soll zur niedrigschwelligen Beratung durch Fachkräfte der Jugendhilfe in unterschiedlichen Praxisfeldern für Eltern mit Säuglingen und Kleinkindern qualifizieren.

Als Beispiel für ein universelles und **elternzentriertes Interventionsprogramm** kann das durch Sanders (1999) in Australien entwickelte TRIPLE P Training („positive parenting program") genannt werden. Ziel ist die Reduktion bzw. Verhinderung von Verhaltensproblemen über die verhaltenstherapeutisch orientierte mehrstufige Vermittlung von Elementen günstigen Erziehungsverhaltens und dadurch entstehende Verbesserung der Eltern-Kind-Beziehung. Auf Grund der Mehrstufigkeit der Interventionsvorgaben kann es nicht direkt einer Unterform präventiver Anleitung (universell, indiziert, selektiv) zugeordnet werden. Vielmehr stellt es eine Kombinationsform derselben dar.

Lösel et al. (2000) erarbeiteten an der Universität Erlangen-Nürnberg das derzeit noch in der Evaluationsphase befindliche Interventionsprogramm Elterntraining zur Förderung der **Erziehungskompetenz** und sozialen Fertigkeiten in der Familie.

Als Beispiel für Prävention mittels moderner Medien dient die durch Schneewind (2003) entwickelte CD-ROM „**Freiheit in Grenzen**". Diese richtet sich an Eltern von Kindern im Alter von 6–12 Jahren und bietet praktische Lösungsstrategien anhand kurzer kommentierter Filmszenen und der Darlegung von erzieherischen Handlungsalternativen.

Des Weiteren wurden **präventive Angebote für Paare in Konfliktsituationen** sowie indizierte Interventionsprogramme für Eltern entwickelt (Webster-Stratton und Hancock 1998). Inhalte sind hier die Vermittlung spezifischer Beziehungsfertigkeiten, Stressbewältigungsstrategien und Erziehungskompetenzen (im Hinblick auf bereits verhaltensauffällige Kinder).

In deutschen Grundschulklassen (erster und zweiter Jahrgang) gelangt im Sinne einer primär universellen Intervention das Curriculum „**Fit und stark fürs Leben**" (Aßhauer und Hahnewinkel 2000) zur Anwendung. Sein Einsatz trägt durch eine Steigerung allgemeiner Kompetenzen (Selbstwahrnehmung, Einfühlungsvermögen, Körperbewusstsein, gesundheitsrelevantes Wissen) zu einer Reduktion expansiven Verhaltens bei. Selektiv und indiziert eingesetzt hingegen wird das „PEP-Präventionsprogramm für expansives Problemverhalten" (Wolff Metternich et al. 2002).

Neben Interventionen zur Abwendung und Reduktion von expansiven Verhaltensauffälligkeiten und Suchtentwicklung liegt ein weiteres Schwergewicht kinder- und jugendpsychiatrischer Forschung, Bemühung und Prävention konkret in Maßnahmen zur Verhütung von Misshandlung, Vernachlässigung, sexuellem (und psychischem) Missbrauch. So konzipierten und evaluierten Eck und Lohaus (1993) ein Präventionsprogramm zur Verhütung sexuellen Missbrauchs bei Kindergartenkindern im Alter von 4–6 Jahren.

Jugendliches Risikoverhalten, z.B. der Konsum von Drogen, kann teilweise im Sinne einer versuchten Selbstmedikation verstanden werden. Diese wird z.B. im Falle prämorbider psychiatrischer Symptome (oder manifester Störungsbilder wie z.B. depressive Störungen, Angststörungen) eingesetzt. Hier ist die Möglichkeit zu kinder- und jugendpsychiatrisch koordiniertem **sekundär präventiven** (und therapeutischem) Handeln gegeben. Das im Jahre 1999 prämierte Rostocker Projekt „Designer-Drogen-Sprechstunde" ist Beispiel für eine geglückte **interdisziplinäre** (Arzt, Psychologe, Sozialarbeiter, Forschungsmitarbeiterin) niedrigschwellige Vorgehensweise. Außerhalb einer Klinik oder Ambulanz aufzusuchen, orientierte es sich als integriertes sozialmedizinisches diagnostisches Angebot an den Bedürfnissen ihrer Adressaten (Kinder, Jugendliche, Heranwachsende und ihre Erziehungs- bzw. Bezugspersonen) (Nordbeck et al. 2000).

Im Hinblick auf die Bedarfsformulierung für den betroffenen Jugendlichen ist die Wichtigkeit der **sozialarbeiterischen Kompetenz** an der Schnittstelle zu den Organen der Jugendhilfe insbesondere zur gelungenen Umsetzung des § 35a des Kinder- und Jugendhilfegesetzes zu betonen. Dies ist selbstverständlich für zahlreiche weitere mögliche Ursachen abzuwendender (drohender) seelischer Behinderung der Fall und im Falle der gegebenen Hilfsbedürftigkeit auch auf weitere Paragraphen der Hilfe zur Erziehung und Eingliederungshilfen auszuweiten (Fegert 1999). In Bezug auf spezifische Problemstellungen, wie z.B. den Drogenkonsum (psychisch kranker) Jugendlicher ist dem gegenwärtigen Angebotsspektrum zufolge eine weitere und praxisorientiertere Verbesserung der **Vernetzung** von Präventionsbemühungen durch Kinder- und Jugendpsychiatrie/Psychotherapie, Drogenberatung und Jugendhilfe von Nöten (Fegert 2001).

Sekundärprävention in der Kinder- und Jugendpsychiatrie/Psychotherapie kann auch der **Motivationsarbeit** dienen. Eingedenk der Langzeitprognose von Essstörungen ist diese Vorgehensweise beispielsweise im Vorfeld einer ambulanten, tagesklinischen oder auch stationären Therapie der Anorexia nervosa dann als sinnvoll zu erachten, wenn trotz deutlich vorhandener Symptome die Behandlungsgrundlage der Krankheitseinsicht unzureichend ist oder gänzlich fehlt. Eingebettet in ein **therapeutisches Gesamtkonzept** ist eine Realisierung in Form klar definierter und zeitlich begrenzter gruppentherapeutischer Angebote möglich (Gerlinghoff und Backmund 2003).

Rechtliche Grundlagen und Zusammenhänge, Ausblick

Durch die Neufassung des § 35 a SGB VIII (Fegert und Wiesner 2002) wurde neben der Anlehnung an das **Partizipationsmodell** (Eingliederung eines Individuums in Lebenssituationen in Abhängigkeit von seinen gesundheitlichen Voraussetzungen, Körperfunktionen, Strukturen, Aktivitäten und Umweltfaktoren) der **Behinderungsbegriff** neu gefasst (§ 1, 2. Abs. 1 SGB IX): „(1) Menschen sind behindert, wenn ihre körperliche Funktion, geistige Fähigkeit oder seelische Gesundheit mit hoher Wahrscheinlichkeit länger als sechs Monate von dem für das Lebensalter typischen Zustandes abweichen und daher die Teilnahme am Leben der Gesellschaft beeinträchtigt ist. Sie sind von Behinderung bedroht, wenn die Beeinträchtigung zu erwarten ist".

Spätestens an dieser Stelle wird offensichtlich, dass die Grenzen zwischen primärer, sekundärer oder gar tertiärer Prävention aus kinder- und jugendpsychiatrischer Sicht bisweilen auch fließend sein müssen. Von Seiten der an ihr beteiligten Berufsgruppen und in sie eingebundenen Institutionen bleibt im Hinblick auf die eingangs definierte Zielvorgabe (§ 1, KJHG) ein jeweils notwendiger „**Blick über den Tellerrand**" zu erwarten und zu fordern.

Abschließend gilt es festzustellen, dass im Hinblick auf Interventionsprogramme als limitierende Faktoren insbesondere der erschwerte differenzierte Nachweis längerfristiger **Effizienz** einzelner Programme oder deren Elemente sowie die zum gegenwärtigen Zeitpunkt noch **unzureichende Ansprechbarkeit** der eigentlichen Zielgruppen (Risikofamilien) einen allzu großen Enthusiasmus derjenigen mindern, die sich mit Präventionsmaßnahmen in der Kinder- und Jugendpsychiatrie auseinanderzusetzen haben oder hierzu bereit sind.

Fachbezogene Erläuterungen

Die im Folgenden vorgestellten Begriffe sollen ein Heranführen an deren fachspezifische Anwendung in der Kinder- und Jugendpsychiatrie/Psychotherapie ermöglichen.

Entwicklungspsychopathologie: Lehre von Entstehung und Verlauf psychischer Störungen. Im Sinne eines möglichst umfassenden Verständnisses für die normale Entwicklung und ihre Abweichungen fließen hier Erkenntnisse der Entwicklungsbiologie und -neurobiologie, Entwicklungspsychiatrie und klinischen Psychologie, der Psychoanalyse, Humangenetik und aus sozialwissenschaftlichen Ansätzen ein (Petermann 1999). Entwicklung wird immer in Beziehung gesetzt: zur eigenen Person, der Zeit (Alter), körperlichen und sozialen Vorgängen und Wechselwirkungen (multifaktorieller Aspekt), zeitgeschichtlichen Umwelteinflüssen sowie dem Verlauf psychischer Störungsbilder (Herpertz-Dahlmann et al. 2003; Remschmidt und Fombonne 1999).

Bindung: Wichtiges Fundament der Entwicklung eines Kindes ist die Qualität der Bindung zu seinen Bezugspersonen. Diese beeinflusst wesentlich die Möglichkeiten der Ausschöpfung und Nutzung eigener Ressourcen sowie Auseinandersetzung mit der Umwelt.
Der Begriff der Bindung ist verknüpft mit der so genannten Bindungstheorie, welche sowohl eine Handlungs- als auch Repräsentationsebene einschließt. Erstere dominiert während des ersten Lebensjahres, Zweitere gewinnt während der weiteren Entwicklung durch die Ausbildung von handlungsmusterbezogenen Repräsentationen (Bindungsmodelle) zunehmend an Bedeutung. Dieser Aufbau mehr oder weniger stabiler Bindungsmuster kann in Bezug sowohl auf die sie überwiegend versorgenden und pflegenden Eltern, als auch hinsichtlich regelmäßig betreuender weiterer Bezugspersonen geschehen (Ziegenhain und Wolf 2000). Wesentliches positives Element im respektvollen Umgang mit dem Kind als autonomer Persönlichkeit ist die (elterliche) Feinfühligkeit im Lesen der und angemessenen Reagieren auf die spezifischen kindlichen Signale. Die Qualität der Bindungsbeziehungen spiegelt diejenige der zurückliegenden Erfahrungen. Experimentell kann sie mit Hilfe der so genannten „fremden Situation" (Ainsworth et al. 1978) hinsichtlich vierer Bindungsmuster unterschieden werden: sicher (Typ B), unsicher vermeidend (Typ A), ambivalent (Typ C), desorientiert (Typ D). Eine gute Eltern-Kind-Beziehung ist u.a. das „Produkt" von Beziehungserfahrungen über einen längeren Zeitraum und der psychologischen Verfügbarkeit der Eltern, insbesondere in Phasen der Unsicherheit (Schlippe et al. 2001).

Risikofaktoren: Petermann (1999) benennt diese explizit im Hinblick auf die kindliche Umgebung. Auf kindlicher Seite hingegen spricht der Autor von einer möglichen erhöhten Vulnerabilität (Verletzlichkeit) gegenüber äußeren (ungünstigen) Einflussfaktoren. Diese kann während des Entwicklungsverlaufes in Phasen erlebter sozialer Übergänge (Transitionen) – wie z.B. auf Grund von Einschulung, körperlicher Reifung, des reifungsbedingten Durchlebens kognitiver Prozesse (Ausbildung eines differenzierten Urteils- und Selbstreflexionsvermögens) – eine wiederholte Steigerung bzw. Anfälligkeit erfahren. Darüber hinaus müssen das Bestehen einer genetischen Disposition (Veranlagung, Erblichkeit), chronischen Erkrankung oder psychosoziale Merkmale genannt werden.

Schutzfaktoren: Der mögliche Rückgriff auf Schutzfaktoren trägt zur Risikomilderung bei und kann im Sinne vorhandener personaler

Ressourcen verstanden werden. Auf Grund einer sich entwickelnden Widerstandsfähigkeit gegenüber extremen Belastungen (Resilienz) ist bei gegebenen Belastungsfaktoren nicht mit der Ausbildung einer Störung zu rechnen. Dies ist zu erwarten bei Kindern, welche über positive Temperamentseigenschaften (z.B. Offenheit, Freundlichkeit) und Problemlösestrategien sowie ein entsprechendes Selbstwertgefühl verfügen. Umgebungsbezogen schließt dies das Vorhandensein sozialer Ressourcen (z.B. emotional sichere Bindung zu wenigstens einer Bezugsperson, offenes Familienklima) ein.

Autoritative Erziehung: Dieser Begriff geht auf eine Formulierung Diana Baumrinds (1971) zurück. Unter Berücksichtigung des Entwicklungsstandes und der Individualität des Kindes sollen dessen Bedürfnisse nach liebevollem und unterstützendem Verhalten beantwortet werden. Gleichzeitig impliziert der Begriff das Setzen von Grenzen für unerwünschtes Verhalten. Durch Elemente des Gewährens und der Förderung von Eigenständigkeit soll der Heranwachsende eigene Erfahrungen in positiver Weise als Konsequenzen eigenen Handelns sammeln können. Somit beinhaltet dieses erzieherische Vorgehen ein Miteinander von zwischenmenschlicher Verbundenheit, Unterstützung und Grenzziehung sowie die Ermöglichung von Autonomie, das Erlernen von Eigenverantwortlichkeit und Gemeinschaftsfähigkeit (Schneewind 2002).

Prüfungsfragen

1. Warum bezieht Prävention in der Kinder- und Jugendpsychiatrie / Psychotherapie die Eltern bzw. primäre Bezugspersonen mit ein?
2. Zu welchem frühesten Zeitpunkt können kinder- und jugendpsychiatrische präventive Interventionen bereits sinnvoll sein und warum?
3. Welche Haupt-Zielvorgaben im Hinblick auf das Kind/den Jugendlichen sollten präventiven Bemühungen zugrunde liegen?
4. Definieren und erläutern Sie die Begriffe „Entwicklungspsychopathologie" und „autoritative Erziehung"!
5. Welche Besonderheiten von Risikofaktoren und Adressaten erschweren die kinder- und jugendpsychiatrische Präventionsarbeit?
6. Welche Institutionen könnten/sollten in präventive kinder- und jugendpsychiatrische Bemühungen aktiv mit einbezogen werden?
7. Was könnte den Dialog zwischen Helfern und Familien erschweren?
8. Welcher Reiz kann in sekundär präventiven Präventionsmaßnahmen liegen?
9. Ab welchem Zeitpunkt ist eine Intervention im Sinne der tertiären kinder- und jugendpsychiatrischen Prävention aufzufassen?
10. Welche Überschneidungen sehen Sie hier zu weiteren Schwerpunkten und Inhalten kinder- und jugendpsychiatrischen Vorgehens?

Zitierte Literatur

Ainsworth, M.D.S./Blehar, M.C./Waters, E./Wall, S. (1978): Patterns of attachment: A psychological study of strange situation. Hillsdale, NJ: Erlbaum.

Aßhauer, M./Hahnewinkel, R. (2000): Lebenskompetenztraining für Erst- und Zweitklässler: Ergebnisse einer Interventionsstudie. Kindheit und Entwicklung, 9, 251–263.

Baumrind, D. (1971): Current patterns of parental authority. Developmental Psychology Monographs, 4, 1–110.

Caplan, G. (1964): Principles of preventive psychiatry. New York: Behavioral Psychiatry.

Eck, M./Lohaus, A. (1993): Entwicklung und Evaluation eines Präventionsprogramms zum sexuellen Missbrauch im Vorschulalter. Praxis der Kinderpsychologie und Kinderpsychiatrie, 42, 285–292.

Egeland, B./Erickson, M.F. (1985): Implications of attachment theory for prevention and intervention. In S. Kramer/H. Parens (Hg.): Prevention in Mental Health. Northvale, N.J.: Jason Aronson, Inc.

Fegert, J.M. (1999): Was ist seelische Behinderung? Anspruchsgrundlage und kooperative Umsetzung von Hilfen nach § 35a KJHG. Münster: Votum.

Fegert, J.M./Wiesner, R. (2002): Nachtrag zu § 35 a. In R. Wiesner/T. Mörsberger/H. Oberloskamp et al. (Hg.): SGB VIII Kinder- und Jugendhilfe, Vol. 2. München: C.H. Beck.

Gerlinghoff, M./Gross, G./Backmund, H. (2003): Eating disorder therapy concepts with a preventive goal. European Child and Adolescent Psychiatry [Suppl. 1], 12, 72–77.

Heinrichs, N./Saßmann, H./Hahlweg, K./Perrez, M. (2002): Prävention kindlicher Verhaltensstörungen. Psychologische Rundschau, 53 (4), 170–183.

Herpertz-Dahlmann, B/Resch, F./Schulte-Markwort, M./Warnke, A. (2003): Entwicklungspsychiatrie. In: B. Herpertz-Dahlmann/F. Resch/M. Schulte-Markwort/A. Warnke (Hg.): Entwicklungspsychiatrie. Biologische Grundlagen und die Entwicklung psychischer Störungen. Stuttgart/New York: Schattauer, 315–357.

Hurrelmann, K./Settertobulte, W. (1999): Prävention und Gesundheitsförderung im Kindes- und Jugendalter. In: F. Petermann (Hg.): Lehrbuch der Klinischen Kinderpsychologie und -psychotherapie. Göttingen: Hogrefe, 132–148.

Lösel, F./Beelmann, A./Jaursch, S./Koglin, U./Stemmler, M. (2000): Zwischenbericht zum Forschungsprojekt „Förderung von Erziehungskompetenzen und sozialen Fertigkeiten in Familien: Eine kombinierte Präventions- und Entwicklungsstudie zu Störungen des Sozialverhaltens". Universität Erlangen-Nürnberg: Institut für Psychologie und Sozialwissenschaftliches Forschungszentrum.

Park, R.J./Senior, R./Stein, A. (2003): The offspring of mothers with eating disorders. European Child and Adolescent Psychiatry [Suppl. 1], 12, 110–119.

Kang, R./Barnard, K./Hammond, M./Oshio, S./Spencer, C./Thibodeaux B./Williams J. (1995): Preterm infant follow-up project: a multi-site field experiment of hospital and home intervention programs for mothers and preterm infants. Public Health Nursery 12 (3): 171–180.

Nordbeck, R./Streibhardt, U./Fegert, J.M. (2000): Präventive und sekundärpräventive Maßnahmen für jugendliche Drogenkonsumenten: Die Rostocker Designerdrogen-Sprechstunde als innovatives kinder- und jugendpsychiatrisches und psychotherapeutisches Angebot. Suchtmedizin in Forschung und Praxis, 2 (3): 147–152.

Rauh, V.A./Nurcombe, B./Achenbach, T./Howell, C. (1990): The Mother-Infant Transaction Program. The content and implications of an intervention for the mothers of low-birthweight infants. Clinical Perinatology, 17 (1), 31–45.

Remschmidt, H./Fombonne, E. (1999): Entwicklungspsychopathologie. Grundlagenwissenschaft für die Kinder- und Jugendpsychiatrie und Psychiatrie. Nervenarzt, 70, 577–586.

Sanders, M.R. (1999): The Triple P-Positive Parenting Program: Towards an empirically validated multi-level parenting and family supporting strategy for the prevention and strategy for the prevention and treatment of child behaviour and emotional problems. Child and Family Psychology Review, 2, 71–90.

Schneewind, K.A. (2003): Freiheit in Grenzen. Eine interaktive CD-ROM zur Stärkung elterlicher Erziehungskompetenzen für Eltern mit Kindern zwischen 6 und 12 Jahren. München: 3c, Creative Communication Concepts GmbH.

Scheithauer, H./Petermann, F. (2000): Frühintervention und -prävention im Säuglings-, Kleinkind- und frühen Kindesalter. In F. Petermann, K. Niebank, H. Scheithauer (Hg.): Risiken in der frühkindlichen Entwicklung. Entwicklungspsychopathologie der ersten Lebensjahre. Göttingen: Hogrefe, 331–356.

Schlippe, A.v./Lösche, G./Hawellek, Ch. (Hg.) (2001): Frühkindliche Lebenswelten und Erziehungsberatung. Die Chancen des Anfangs. Münster: Votum, 13–38.

Schmidt, M.H./Göpel, C. (2003): Risikofaktoren kindlicher Entwicklung und Verlaufsprinzipien kinder- und jugendpsychiatrischer Erkrankungen. In B. Herpertz-Dahlmann/F. Resch/M. Schulte-Markwort/A. Warnke (Hg.): Entwicklungspsychiatrie. Biologische Grundlagen und die Entwicklung psychischer Störungen. Stuttgart/New York: Schattauer, 304–314.

Sroufe, L.A./Carlson, E.A./Levy, A.K./Egeland, B. (1999): Implications of attachment theory for developmental psychopathology. Development and Psychopathology, 11, 1–13.

Steiner, H./Kwan, W./Shaffer, T.G./Walker, S./Miller, S./Sagar, A/Lock, J. (2003): Risk and protective factors for juvenile eating disorders. European Child and Adolescent Psychiatry [Suppl. 1], 12: 38–46.

Wolff Metternich, T./Plück, J./Wieczorrek, E./Freund-Braier, I./Hautmann, C./Brix, G./Döpfner, M. (2002): PEP – ein Präventionsprogramm für drei- bis sechsjährige Kinder mit expansivem Problemverhalten. Kindheit und Entwicklung, 11, 98–106.

Webster-Stratton, C./Hancock, L. (1998): Training for parents of young children with conduct problems: Content, methods and therapeutic processes. In: J.M. Briesmeister/C.E. Schaefer (Eds.), Handbook of parent training. New York: Wiley, 98–152.

Ziegenhain, U./Wijnroks, L./Derksen, B./Dreiskörner, R. (1999): Entwicklungspsychologische Beratung bei jugendlichen Müttern und ihren Säuglingen: Chancen früher Förderung der Resilienz. In G. Opp/M. Fingerle/

A. Freytag (Hg.): Was Kinder stärkt. Erziehung zwischen Risiko und Resilienz. München: Ernst Reinhardt, 142–165.

Leseempfehlungen

Helfer, M.E./Kempe, R.S./Krugman, R.D. (Hg.) (2002): Das misshandelte Kind. Frankfurt am Main: Suhrkamp.

Herpertz-Dahlmann, B./Resch, F./Schulte-Markwort, M./Warnke, A. (Hg.) (2003): Entwicklungspsychiatrie. Biologische Grundlagen und die Entwicklung psychischer Störungen. Stuttgart/New York: Schattauer.

Petermann, F./Niebank, K./Scheithauer H. (Hg.) (2000): Risiken in der frühkindlichen Entwicklung. Entwicklungspsychopathologie der ersten Lebensjahre. Göttingen: Hogrefe.

4.5 Prävention in der Arbeitsmedizin

Hans Joachim Seidel

4.5.1 Vorstellung des Faches und Charakterisierung der wichtigsten Arbeitsschwerpunkte

Arbeitsmedizin ist ein präventives Fach. Die betriebsärztliche Tätigkeit, die im Folgenden im Mittelpunkt stehen soll, ist charakterisiert durch die Aufgabe, für Gesundheit und Wohlbefinden am **Arbeitsplatz** zu sorgen. Die Arbeitnehmerschaft, so wie der Betriebsarzt sie antrifft, ist arbeitsfähig. Die Arbeitsfähigkeit soll erhalten bleiben durch Maßnahmen der Verhältnisprävention, der Verhaltensprävention und der Vorsorge.

Der Unternehmer muss einerseits eine betriebsärztliche Betreuung der Mitarbeiter entsprechend gesetzlichen Regelungen, quantifiziert in der **Unfallverhütungsvorschrift „Betriebsärzte" (UVV)**, garantieren. Für ihn ist dies zunächst ein Kostenfaktor. Andererseits hat er von sich aus ein Interesse an der **Reduktion von Fehlzeiten**; dies ist aus der betriebswirtschaftlichen Sicht ein präventives Ziel. Er wird also eine innerbetriebliche **Fehlzeitenanalyse** durchführen. Wenn sich dabei, jenseits individueller Erkenntnisse zu einzelnen Langzeitkranken, herausstellt, dass – verkürzt – das sog. Betriebsklima eine wesentliche Rolle spielt, ist der Betriebsarzt als Teil des Führungsteams selbstverständlich auch aufgerufen, einen Beitrag zu leisten.

Verhältnisprävention kümmert sich um die Bedingungen des Arbeitsplatzes, die **Ergonomie** und eben auch die **Arbeitsorganisation**. Bei der individuellen **Vorsorge** – und hier geht es um definierte Vorsorgeuntersuchungen, siehe unten – geht es um das Erkennen von Belastungen und Beanspruchungsreaktionen des Arbeitnehmers.

Prävention in einem definierten Umfeld, dem Arbeitsplatz, ist von größtem sozial- und gesundheitspolitischen Interesse. Es ist deswegen kein Wunder, dass sich Wissenschaftler aus anderen Disziplinen als der Arbeitsmedizin – der Arbeitswissenschaft, der Sozialmedizin, der Pädagogik, der Sozialwissenschaften angesprochen fühlen und ihre Beiträge liefern. Diese sind überwiegend analytischer Natur, sie beschreiben ein Desiderat (Brandenburg et al. 2000; Busch, 1996, 1998), immer wieder jedoch auch konkrete Vorhaben (siehe Kap. 5.2).

Das Fach Arbeitsmedizin hat zahlreiche weitere Aufgaben: die Toxikologie, die Diagnostik und Begutachtung der arbeitsbedingten Erkrankungen, die Rehabilitation. Auf diesen Gebieten war das Fach sehr erfolgreich, die Bedeutung dieser Felder in der praktischen arbeitsmedizinischen Tätigkeit als Betriebsarzt hat deswegen abgenommen. **Arbeitsmedizin als Wissenschaft vom arbeitenden Menschen** hat primär dessen Gesunderhaltung zum Ziel.

Im betrieblichen Arbeitsschutz, vertreten durch Arbeitsmediziner/Betriebsarzt als dem Experten für das „Schutzgut menschliche Gesundheit", geht es um

- **Verhältnisprävention**, d.h. die Gestaltung eines gesundheitsförderlichen Umfeldes und eines gesundheitsförderlichen Arbeitsplatzes unter Beachtung der Wissenschaft der Ergonomie.
- **Verhaltensprävention**, d.h. das Verstehen und Umsetzen von Regeln bzw. Verhaltensweisen am Arbeitsplatz, die eine Gefährdung mindern oder gar nicht entstehen lassen.
- die **arbeitsmedizinische Vorsorge**, d.h. die Durchführung von Untersuchungen am Individuum mit der Aufgabe, Aussagen zur Eignung einer Person für eine bestimmte Tätigkeit mit ihren besonderen Anforderungen zu machen, u.U. bestehende Einschränkungen zu erkennen (bereits im Sinne der sekundären Prävention).

Die Logik des vorbeugenden Arbeitens in der Arbeitsmedizin

In der Definition des Gebietes Arbeitsmedizin durch die Fachgesellschaft heißt es: „[…] die Lehre von den Wechselbeziehungen zwischen Arbeiten und Beruf einerseits sowie den Menschen, seiner Gesundheit und seinen Krankheiten anderseits. […] Aufgabe der Arbeitsmedizin ist es, das **Verhältnis zwischen Mensch und Arbeit zu harmonisieren**. Durch präventive und hygienische Maßnahmen sind Schäden an Leben und Gesundheit zu verhüten […]."

Des Weiteren wird formuliert: „[Der Werkarzt] […] ist Berater bei der strategischen Planung von Gesundheitsvorsorge; er ist Manager mit Stabs- und Linienfunktionen im Unternehmen in der operativen Planung und Überwachung arbeitsmedizinischer Leistungen sowie der Durchführung arbeitsmedizinischer Untersuchungen; er ist zunehmend mehr ein verantwortlicher **Projektmanager für die Gesundheit im Unternehmen**. Zentral bedeutsam ist die Erfüllung des gesetzlichen Auftrages in der Beratungs- und Untersuchungsmedizin sowie in der Gesundheitsvorsorge, die Verbesserung der Qualitätssicherung und des Qualitätsmanagements auch durch eine arbeitsmedizinisch relevante informationstechnische Unterstützung des Arztes".

4.5.2 Prävention durch den Staat

Die betriebsärztliche Tätigkeit vollzieht sich in einem Rahmen, der als sog. **duales System** des Arbeitsschutzes in Deutschland charakterisiert werden kann. Es sind zwei Einrichtungen, die rechtlich verbindliche Regelwerke, d.h. Gesetze und Verordnungen, erlassen: a) Der Staat selbst mit seinen Einrichtungen der **Gewerbeaufsicht** und b) die im Rahmen des Sozialgesetzbuches VII tätigen **Unfallversicherungsträger**, die vom Gesetzgeber ermächtigt sind, bindende Vorschriften zu erlassen, die Unfallverhütungsvorschriften. Das Regelwerk ist sehr dicht, es dient durchweg der Prävention von arbeitsbedingten Gesundheitsbeeinträchtigungen.

Staatliche Gesetze sind Jugendarbeitsschutzgesetz, Mutterschutzgesetz, Arbeitssicherheitsgesetz und Arbeitsschutzgesetz. Weitere staatliche Gesetze dienen vor allem der **Verhältnisprävention** (etwa Chemikaliengesetz, Gefahrstoffverordnung, Gerätesicherheitsgesetz, Arbeitszeitgesetz, Druckluftverordnung, Arbeitsstättenverordnung und Biostoffverordnung). Der Gesetzgeber hat im **Arbeitssicherheitsgesetz** in dessen § 3 unter anderem formuliert:

(1) Die Betriebsärzte haben die Aufgabe, den Arbeitgeber beim Arbeitsschutz und bei der Unfallverhütung in allen Fragen des Gesundheitsschutzes zu unterstützen. Sie haben insbesondere
1. den Arbeitgeber und die sonst für den Arbeitsschutz und die Unfallverhütung verantwortlichen Personen zu **beraten**, insbesondere bei
a) der Planung, Ausführung und Unterhaltung von Betriebsanlagen und von sozialen und sanitären Einrichtungen,
b) der Beschaffung von technischen Arbeitsmitteln und der Einführung von Arbeitsverfahren und Arbeitsstoffen,

c) der Auswahl und Erprobung von Körperschutzmitteln,
d) arbeitsphysiologischen, arbeitspsychologischen und sonstigen ergonomischen sowie arbeitshygienischen Fragen, insbesondere des Arbeitsrhythmus, der Arbeitszeit und der Pausenregelung, der Gestaltung der Arbeitsplätze, des Arbeitsablaufs und der Arbeitsumgebung,
e) der Organisation der „Ersten Hilfe" im Betrieb,
f) Fragen des Arbeitsplatzwechsels sowie der Eingliederung und Wiedereingliederung Behinderter in den Arbeitsprozess,
g) der Beurteilung der Arbeitsbedingungen,
2. die Arbeitnehmer zu **untersuchen**, arbeitsmedizinisch zu **beurteilen** und zu beraten sowie die Untersuchungsergebnisse zu erfassen und auszuwerten,
3. die Durchführung des Arbeitsschutzes und der Unfallverhütung zu **beobachten** und im Zusammenhang damit
   a) die Arbeitsstätten in regelmäßigen Abständen zu begehen und festgestellte Mängel dem Arbeitgeber oder der sonst für den Arbeitsschutz und die Unfallverhütung verantwortlichen Person mitzuteilen, Maßnahmen zur Beseitigung dieser Mängel vorzuschlagen und auf deren Durchführung hinzuwirken,
   b) auf die Benutzung der Körperschutzmittel zu achten,
   c) Ursachen von arbeitsbedingten Erkrankungen zu untersuchen, die Untersuchungsergebnisse zu erfassen und auszuwerten und dem Arbeitgeber Maßnahmen zur Verhütung dieser Erkrankungen vorzuschlagen,
4. darauf hinzuwirken, dass sich alle im Betrieb Beschäftigten den Anforderungen des Arbeitsschutzes und der Unfallverhütung entsprechend verhalten, insbesondere sie über die Unfall- und Gesundheitsgefahren, denen sie bei der Arbeit ausgesetzt sind, sowie über die Einrichtungen und Maßnahmen zur Abwendung dieser Gefahren zu belehren und bei der **Einsatzplanung und Schulung** der Helfer in Erster Hilfe und des medizinischen Hilfspersonals mitzuwirken.

(2) Die Betriebsärzte haben auf Wunsch des Arbeitnehmers diesem das Ergebnis arbeitsmedizinischer Untersuchungen mitzuteilen. § 8 Abs. 1 Satz 3 bleibt unberührt.
(3) Zu den Aufgaben der Betriebsärzte gehört es nicht, Krankmeldungen der Arbeitnehmer auf ihre Berechtigung zu überprüfen.

Partner der Arbeitsmediziner im betrieblichen Arbeitsschutz sind die Sicherheitsingenieure und die anderen **Fachkräfte für Arbeitssicherheit**. Mit ihnen, der Unternehmensleitung und dem Personal- bzw. Betriebsrat arbeitet der Arbeitsmediziner eng zusammen.

4.5.3 Prävention durch Unfallversicherungsträger

Unfallversicherungsträger sind die Gewerblichen Berufsgenossenschaften (BG), die Landwirtschaftlichen Berufsgenossenschaften, die Bundesausführungsbehörde für Unfallversicherung und die Gemeindeunfallversicherungen. Sie sind in § 15 des SGB VII ermächtigt, ein Regelwerk zu erstellen. Diese BG-Vorschriften (Unfallverhütungsvorschriften) bestehen aus den Berufsgenossenschaftlichen

Vorschriften für Sicherheit und Gesundheit bei der Arbeit (BGV)
Regeln für Sicherheit und Gesundheit bei der Arbeit (BGR)
Informationen (BGI)
Grundsätzen (BGG).

Hinzu kommt eine große Zahl von Merkblättern, Richtlinien, Regeln und Grundsätzen (BGVR-Verzeichnis). Die präventive Intention wird dadurch besonders deutlich, dass die BGV 1 bis 5 derzeit zu einer BGV A_1 „Grundsätze der Prävention" zusammengefasst werden.

Durch einen ganzheitlichen Ansatz, der sicherheitstechnische, arbeitsmedizinische und organisatorische Maßnahmen einschließt, sollen Sicherheit und Gesundheit bei der Arbeit gewährleistet werden. Die BGen bieten dafür die folgenden Dienstleistungen an: Beratung und Überwachung, Forschung, Aus- und Fortbildung, praxisbezogene Informationen und verschiedene Medien. An einem eigenen **„BG-Netzwerk Prävention"** wird gegenwärtig gearbeitet.

Verhältnis- und Verhaltensprävention

Die Maßnahmen der BGen haben das Ziel der **Bekämpfung der Gefahren an der Quelle**. Sie sollen möglichst zwangsläufig und unabhängig vom Willen einzelner Personen wirken und deshalb die Arbeitsbedingungen an erster Stelle mit technischen und organisatorischen Mitteln verbessern. Es sind dies Maßnahmen
– der Sicherheitstechnik, z.B. durch Maschinenschutz;
– der Arbeitsmedizin, z.B. durch die arbeitsmedizinische Vorsorge;
– der Arbeitshygiene, z.B. durch sicheren Einsatz von Gefahrstoffen;
– der Arbeitswissenschaft (Ergonomie) durch menschengerechte Gestaltung der Arbeitsmittel;
– der Arbeitsorganisation, z.B. durch Regelung der Arbeitsabläufe.

Beispiel: Die Berufsgenossenschaft Bahnen (BG) hat bei der Analyse der Unfallschwerpunkte ihrer Mitgliedsunternehmen erkannt, dass über 40 % des Gesamtunfallgeschehens auf **Stolper-, Rutsch- und Sturzunfällen** (SRS-Unfälle) beruhen. Daraus resultierte eine Beteiligung an dem Präventionsprogramm „Aktion sicherer Auftritt", bestehend aus konsequenter Beseitigung von Stolperfallen auf den Betriebsgeländen und Verbesserungen der Verkehrswege einerseits (Verhältnisprävention), aus Übungen in einem „Stolperparcours" andererseits (Verhaltensprävention), wo eine bewusste Beschäftigung mit der Gefährdung beim Gehen in allen möglichen Geländen erreicht werden sollte. Weitere konkrete Beispiele der Verhältnis- bzw. Verhaltensprävention sind:

– Lichtschranken bzw. Zweihandbedienung bei Pressen und anderen Maschinen mit der Gefahr der Exposition von Händen und Armen,
– Tragen von Sicherheitsschuhen,
– blendfreie und reflexionsarme Positionierung des Bildschirms beim Büroarbeitsplatz,
– doppelte Handschuhe bei verletzungsträchtigen Tätigkeiten im Krankenhaus (von besonderer Bedeutung von Beschäftigten im Gesundheitswesen),
– häufiger Handschuhwechsel,
– Abwurfbehälter beim Gebrauch von Nadeln (Injektionskanülen) und Skalpellen, kein „re-capping" der Nadeln!

Die BGen haben, geregelt durch § 3 der **Berufskrankheitenverordnung**, auch die Aufgabe, schon bei drohendem Auftreten oder bei der Verschlimmerung einer Berufskrankheit geeignete Maßnahmen der Prävention und der Rehabilitation einzuleiten. Dazu gehören die medizinische Heilbehandlung wie auch andere Leistungen der Berufshilfe. Eine rechtzeitige Umsetzung am Arbeitsplatz, eine Umschulung, aber auch geeignete technische Maßnahmen sind dann Prävention.

Die BGen bewerten den Erfolg ihrer Präventionsmaßnahmen anhand naheliegender einfacher Kriterien:

– **Unfallhäufigkeit**; sie sank in den vergangenen 30 Jahren um 60 %,
– **Beitragssätze**; sie liegen seit langem, bezogen auf die Lohnsumme mit 1,5 bis 1,3 % gleich,
– Rückgang der **Zahl der Berufskrankheiten** (Renten-Neuzugänge).

Der Rückgang der Gesamtzahl der Arbeitsunfälle, der Arbeitsunfälle, die auf Grund ihrer Folgen eine Rentenleistung begründen, wie auch die der tödlichen Unfälle, ist zweifellos

Resultat der Summe aller präventiven Anstrengungen.

Als Beispiel für den Erfolg präventiver Maßnahmen, wie sie im Zusammenwirken von Berufsgenossenschaft, staatlicher Gewerbeaufsicht und wissenschaftlichen Einrichtungen erzielt werden können, wird der Rückgang berufsbedingter Hauterkrankungen (anerkannte Berufskrankheiten) im Friseurhandwerk angegeben. Als entscheidend für diese positive Entwicklung wird das Durchsetzen der TRGS (Technische Regel für Gefahrstoffe) 530 (Friseurhandwerk) und der TRGS 531 (Gefährdung der Haut durch Arbeiten im feuchten Milieu – Feuchtarbeiten) angesehen, mit der Elimination des allergenen Gefahrstoffes Glycerinmonothioglykol, sowie intensiven Informationskampagnen im Friseurhandwerk (Dickel et al. 2002). Die entsprechende Vorsorgeuntersuchung (G 24-Hauterkrankung) soll gefährdete Personen erkennen und die individuelle Entwicklung durch regelmäßige Nachuntersuchungen, zu Anfang nach 9–24 Monaten, danach spätestens alle 5 Jahre, verfolgen.

Interdisziplinäre Zusammenarbeit

Der oben dargestellte Beitrag zur Prävention wird überwiegend von den Partnern des Arbeitsmediziners im Betrieb, den Sicherheitsingenieuren und den Betrieben bzw. den Berufsgenossenschaften selbst geleistet. Sie analysieren die Bedingungen der **Unfallentstehung** und betreiben die **Expositionsermittlung** im Berufskrankheitenverfahren. Die präventive Tätigkeit des Arztes, die auf den nur ihm zur Verfügung stehenden fachlichen Kenntnissen beruht, lässt sich, personenbezogen wie folgt zusammenfassen:

- **Vorsorgeuntersuchungen**. Schutzgut: das Individuum. Schutzziel: Gesundbleiben bei der Arbeit.
- **Einstellungsuntersuchung**. Schutzgut: der Betrieb und seine Belegschaft. Schutzziel: keine Überlastung auf Grund einer Minderleistung des neuen Mitarbeiters.
- **Beratung des Unternehmers** durch außerordentliche Untersuchungen, prognostische Aussagen.
- **Betreuung von Gruppen** (Suchtkranke, Schwerbehinderte, Schwangere, Jugendliche). Hier spielt die Arbeit mit Gruppen eine wesentliche Rolle, das Einzelgespräch hat jedoch nach wie vor höchsten Stellenwert.
- **Durchführung von Gesundheitskampagnen** (Impfkampagne für empfohlene Impfungen wie z.B. gegen Grippe; im Gesundheitswesen Impfung gegen Hepatitis B und einige andere Infektionskrankheiten).

4.5.4 Anwendung der Konzeption der primären, sekundären und tertiären Prävention auf die Arbeitsmedizin

Primäre Prävention

Auf den Vorrang der technisch und arbeitsorganisatorisch ausgerichteten Vorsorge, des technischen und arbeitsorganisatorischen Arbeitsschutzes wurde bereits verwiesen. Diese Art der Prävention wird durch ärztliche Untersuchungen ergänzt, die Gesundheitsgefahren für den einzelnen Beschäftigten abwehren sollen durch

- das **Erkennen einer Prädisposition** für das Entstehen von Krankheiten;
- das **Erkennen von Unfallrisiken**;
- die **Früherkennung von Krankheiten** bzw. arbeitsbedingten gesundheitlichen Schäden;
- das **Erkennen der Eignung** für die zu erwartenden besonderen Belastungen (Schichtarbeit, schweres Heben und Tragen u.a.);

– die **Beratung des Beschäftigten**.

Es handelt sich demnach in der Systematik schwerpunktmäßig um primäre Prävention. Rechtlich sind es aus Sicht des Arbeitnehmers entweder verpflichtende oder quasi verpflichtende Untersuchungen – wenn er sie nicht wahrnimmt, bleibt ihm die Tätigkeit verschlossen – oder freiwillig wahrnehmbare Angebote (Bildschirmarbeit). Aus Sicht des Betriebsarztes sind diese **Vorsorgeuntersuchungen**

- mit oder ohne spezifische Ermächtigung möglich;
- vom Staat oder dem Unfallversicherungsträger vorgeschrieben;
- vom Arbeitgeber verlangt;
- auf Wunsch des Arbeitnehmers;
- aus eigenem Ermessen wahrzunehmen.

Aus Sicht des Arbeitgebers ist entscheidend, dass er die vorgeschriebenen Untersuchungen und Untersuchungsangebote ermöglichen muss – organisatorisch wie auch finanziell zu seinen Lasten.

Der **Arbeitgeber ist der Kostenträger** der Prävention am Arbeitsplatz, nicht nur bzgl. der Vorsorgeuntersuchungen.

Die **Kompetenz für die Durchführung der Vorsorgeuntersuchung** erlangt der Arbeitsmediziner nicht automatisch mit dem Fachgespräch (Facharztprüfung). Die Unfallversicherungsträger und auch der Staat selbst verlangen für einige Untersuchungen und die damit verbundenen Funktionstests im Rahmen der Vorsorge den Erwerb einer fachlichen Qualifikation, in der Regel durch die Teilnahme an Kursen – die sog. Ermächtigung. Sie ist erforderlich für Untersuchungen entsprechend der Biostoffverordnung (G 42), entsprechend der Strahlenschutz- und der Röntgenverordnung, Gefahrstoffverordnung, Druckluftverordnung, Gerätesicherheitsverordnung, Gesundheitsbergverordnung, Klimabergverordnung und die Fahrerlaubnisverordnung. Die berufsgenossenschaftlichen Ermächtigungen beziehen sich auf

- Lärm (G 20),
- Kältearbeit (21),
- Säureschäden der Zähne (G 22),
- obstruktive Atemwegserkrankungen (G 23),
- Hauterkrankung (mit Ausnahme von Hautkrebs) (G 24),
- Fahr-, Steuer- und Überwachungstätigkeiten (G 25),
- Atemschutzgeräte (G 26),
- Hitzearbeiten (G 30),
- Arbeitsaufenthalt im Ausland (G 35),
- Bildschirmarbeitsplätze (G 37),
- Schweißrauche (G 39) und
- Arbeiten mit Absturzgefahr (G 41).

Die Zahl dieser Vorsorgeuntersuchungen beträgt pro Jahr mehr als 4 Millionen. Man kann also davon ausgehen, dass etwa $^1/_{10}$ aller Arbeitnehmer in Deutschland einmal pro Jahr berufsbezogen untersucht wird (s. Abb. 1).

Auf Grund dieser Untersuchungen wird dann die **körperliche und geistige Eignung für definierte Arbeitsplätze** beurteilt. Bei ca. 4 % der Untersuchungen besteht die Notwendigkeit einer medizinischen oder beruflichen Konsequenz, sei es eine Änderung am Arbeitsplatz oder auch eine medizinische Heilmaßnahme.

Mit der Vorsorgeuntersuchung verknüpft sind weitere Maßnahmen der Prävention wie z.B. die Impfung. Im Gesundheitswesen selbst, aber auch in anderen Berufen mit Umgang mit potenziell infektiösem Material, greift die BioStoffVO mit einem Untersuchungsprogramm entsprechend dem Berufsgenossenschaftlichen Grundsatz G 42. Sie enthält, als präventive Maßnahme, ein **Impfangebot**, sofern für die jeweilige Gefährdung ein Impfstoff vorhanden ist; der Arbeitgeber muss die Impfung kostenlos anbieten. Infektionsgefährdung Nr. 1 im Gesundheitswesen stellt die Hepatitis B dar. Impfstoff ist verfügbar, die Impfung führt zu einem verlässlichen Infektionsschutz. Hepatitis B im Krankenhaus sollte als berufliche Infektion nicht mehr vorkommen. Tatsächlich geht sie nur langsam zurück – alle Erkrankungsfälle an Hepatitis B,

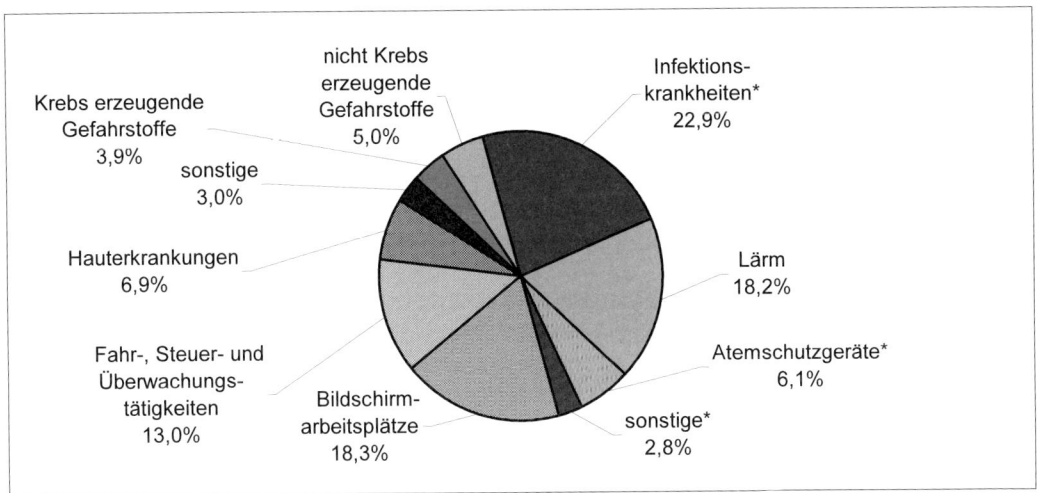

Abbildung 1: *Vorsorgeuntersuchungen im Jahr 1996 nach Gefährdungsgruppen (insgesamt 4,6 Mio. Untersuchungen)*

die intensiv von der Berufsgenossenschaft recherchiert wurden, hatten keine adäquate Impfung erhalten! Der Umkehrschluss sollte erlaubt sein: Die dreimalige Hepatitis B-Impfung stellt einen perfekten Schutz gegenüber dem beruflichen (und auch privaten) Risiko einer Hepatitis B-Infektion dar.

Sekundäre Prävention

Sekundäre Prävention ist die Aufgabe des Arbeitsmediziners bei der **Betreuung Suchtkranker** im Betrieb, bei der Betreuung **chronisch Kranker**, aber deswegen nicht arbeitsunfähiger Mitarbeiter wie Diabetiker, Anfallskranker und Personen mit chronischen Beschwerden des Bewegungsapparates.

Tertiäre Prävention

Ein großer Teil der rehabilitativen Maßnahmen, der medizinischen wie auch selbstverständlich der beruflichen **Rehabilitation**, bezieht sich auf die **Sicherung bzw. Wiederherstellung der Erwerbsfähigkeit** (Maßnahmen der Rentenversicherungsträger, der Unfallversicherungsträger). Die Mitwirkung des Betriebsarztes bei der Beantragung dieser Maßnahmen ist vielfach Realität (Fraisse und Seidel 1993). Von großer Bedeutung ist die Wiedereingliederung in den Betrieb nach einer Heilbehandlung. Der Arzt in der Rehabilitationseinrichtung hat zusammen mit dem Betriebsarzt Kenntnis vom Arbeitsvermögen des Rehabilitanden wie auch von den Bedingungen des Arbeitsplatzes. Der Betriebsarzt „empfängt" den Rehabilitanden mit seinen Befunden und der sozialen und arbeitsmedizinischen Epikrise und wirkt bei dem Arbeitseinsatz im Betrieb mit (Seidcl et al. 1990). Diese Idealvorstellung lässt sich in großen Betrieben verwirklichen. Es fehlt jedoch an systematisch auswertbarer Information hierzu (Haase et al. 2000).

Betriebliche Gesundheitszirkel

Die Einrichtung besonderer **Arbeitskreise zur Förderung der Gesundheit im Betrieb** ist in vielen Modellprojekten erprobt. Sie können bereits vorhandene Strukturen (Arbeitsschutzausschuss!) nutzen und Maßnahmen der Unfallverhütung und Gesundheitsförderung im Betrieb ergänzen, so z.B. die Arbeit eines Arbeitskreises Sucht. Sie können sich begrenzte

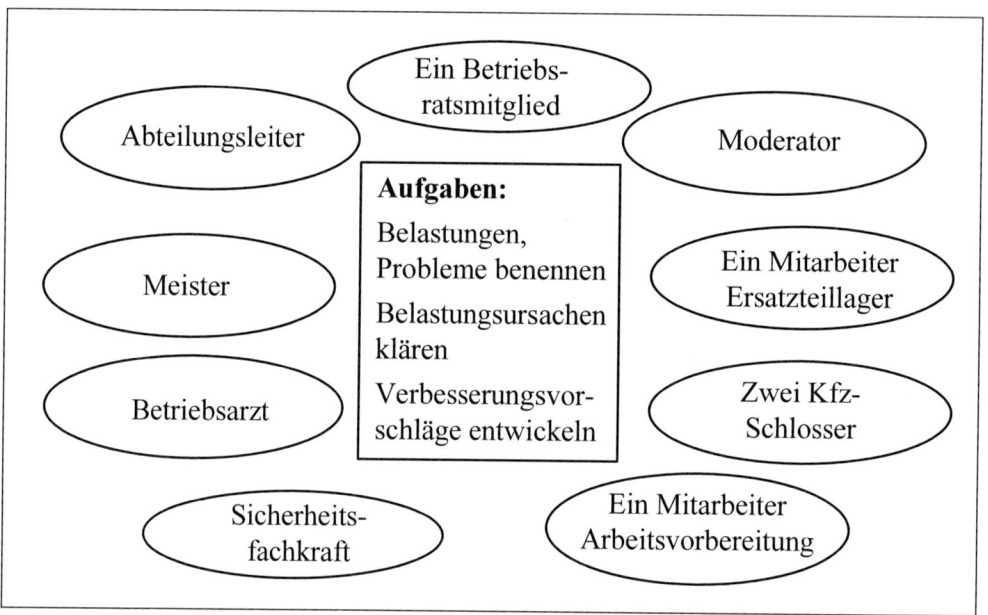

Abbildung 2: *Zusammensetzung eines Gesundheitszirkels, der sich einen konkreten Teilbereich eines Betriebes zum Thema gemacht hat (Pfaff und Slesina 2001)*

Aufgaben für einen bestimmten Zeitraum vornehmen. Über die Arbeit der Gesundheitszirkel ist viel publiziert worden (Pfaff und Slesina 2001). Der Arbeitsmediziner/Betriebsarzt muss ihnen angehören (Abb. 2, S. 240). Er hat jedoch von ihrer Einrichtung unabhängige Aufgaben, die ein essentielles Element eines „gesunden Betriebes" sind, eine Dominanz in einem solchen Gremium muss er nicht anstreben (siehe auch Kap. 5.2).

4.5.5 Eigene Erfahrungen

Unsere Einrichtung betreute in den vergangenen Jahren u.a. einen großen Verkehrsbetrieb und ein Universitätsklinikum. Publizierte Erfahrungsberichte zu präventiven Maßnahmen liegen, mit Ausnahmen (siehe unten), nicht vor. Konkret benennbar sind die Arbeitsschutzausschusssitzungen mit regelmäßig den Themen der Verhältnisprävention – von der Stolperstellenbeseitigung zur Betreuung Suchtkranker –, die Arbeitstagungen der Suchtausschüsse, das Mitwirken bei der Qualifizierung von Führungskräften, Nichtraucherkampagnen u.a.m.

Eine besondere Erfahrung war die Mitwirkung bei der Planung einer Betriebseinrichtung, eine Aufgabe entsprechend § 3 des Arbeitssicherheitsgesetzes, des Neubaus eines Verwaltungsgebäudes für ca. 200 Verwaltungsangestellte. Die **Maßnahmen der Verhältnisprävention** sind umfangreich, entsprechend dem Wissen von Arbeiten in Innenräumen bzw. im Büro. Es sind also festzulegen: die Raumgröße, die Fragen der Klimatisierung, die Farbgestaltung, die Beleuchtung, Fragen der Lärmbelastung, die Möbelausstattung, die Gruppengröße (Fragen zum Großraumbüro). Der Betriebsarzt hat hier die **Arbeitsstättenverordnung** als Vorgabe, und er wird sein umweltmedizinisches Wissen einbringen. Von daher ist ihm das **Sick-Building-Syndrom** vertraut; eine Situation, wie sie vor allem in neuen bzw. neu bezogenen Bürogebäuden oft beschrieben wurde. Die Mitarbeiter klagen über Gerüche, Kopfschmerzen, Nasenjucken, Augenbrennen, Luftzug bzw. sonstige Mängel des Innenraumklimas.

In der Regel werden solche Mängel bzw. Beschwerden vor dem Umzug, am alten vertrauten Arbeitsplatz, wenig geäußert, meist nicht systematisch erhoben. Lässt sich ein Sick-Building-Syndrom durch Prävention vermeiden? Wir glauben ja. Durch kritische Mitwirkung bei der Planung und durch eine, durchaus als Kampagne zu verstehende Begleituntersuchung (Seidel et al. 2002). Diese macht den Mitarbeitern klar, dass man sich um sie kümmert, ein wesentlicher Faktor der Prävention durch den Betriebsarzt.

Prävention ist nicht nur Abwenden von Krankheit im klassischen Sinne. Es geht in der Arbeitsmedizin sehr wohl um „Gesundheit und Wohlbefinden am Arbeitsplatz". Die **Abwehr von Ängsten** gehört hierher, Ängste, wie sie „bei uns" nach einem Großbrand auftraten und aufgefangen werden konnten (Seidel et al. 2000); Ängste vor den Gefährdungen durch den Bildschirmarbeitsplatz. Bei letzteren haben wir bewusst das „Zurechtkommen" (und nicht Mängel) in den Vordergrund gerückt (Seidel und Schochat 2001).

All diese Aktivitäten des Betriebsarztes sollen auch zum Wohlbefinden und damit zur Arbeitszufriedenheit beitragen. Letztere ist ein besonders wichtiger Faktor bei der Analyse von Fehlzeiten. Da Fehlzeiten aus Sicht des Betriebes ein Ärgernis sind, und da auch von Betriebsarzt erwartet wird, dass er zu ihrer Reduzierung beiträgt, ist diese indirekte Mitwirkung am „Betriebsklima" eine wichtige Aufgabe (Wenderlein 2003, Wenderlein und Schochat 2003).

Fazit und Ausblick

Arbeitsmedizin, insbesondere in der Form der Betriebsmedizin, ist die in ihrer zentralen Aufgabe am eindeutigsten auf Prävention ausgerichtete individualmedizinische Fachdisziplin, vergleichbar der präventiven Fürsorge der Kinder- und Jugendmedizin einerseits, der allgemeinen Hygiene in ihrem ursprünglichen Selbstverständnis andererseits. Arbeitsmedizin hat als präventive Disziplin einen Individual- wie auch einen Populationsbezug.

Diesem Selbstverständnis steht die Tatsache gegenüber, dass gegenwärtig in Deutschland, trotz Arbeitssicherheitsgesetz und Arbeitsschutzgesetz – beide mit flächendeckendem Anspruch – doch nur ca. 45 % der Beschäftigten tatsächlich einen Betriebsarzt haben. 55 % der 34,5 Millionen abhängig Beschäftigten in Deutschland arbeiten in Firmen mit weniger als 20 Mitarbeitern; und bei diesen kleinen Betrieben liegt die **betriebsärztliche Betreuung** noch im Argen. Doch keine andere medizinische Disziplin hat einen so hohen Erfassungsgrad arbeitsfähiger Personen.

Die deutsche Arbeitsmedizin hat sich auch mit genetisch definierten und durch entsprechende Untersuchungen identifizierbaren **Risikogruppen** beschäftigt. Es ist selbstverständliches präventives Ziel, Risikogruppen von – hier: beruflichen – Gefährdungen fernzuhalten. Eine solche Risikogruppe sind z.B. die Atopiker mit ihrem hohen Allergisierungsrisiko im Friseur- oder z.B. auch im Bäckerberuf. Übergeordnet ist jedoch das Ziel der Verhältnisprävention. Eine Genomanalyse als Teil der arbeitsmedizinischen Vorsorge findet nicht statt.

Die Intention der Bundesregierung, ein **Präventionsgesetz** zu schaffen, wird von der arbeitsmedizinischen Fachgesellschaft begrüßt. Aus der Sicht des Faches ist es von größter Bedeutung, dadurch die arbeitsmedizinische Betreuung der Beschäftigten mit ihrem Schwerpunkt der Vorsorge, wie sie hier dargestellt wurde und wie sie auf Kleinbetriebe ausgedehnt werden muss, nicht strukturell zu gefährden – die gegenwärtige Trägerschaft mit ihrer überwiegenden Finanzierung durch die Unfallversicherungsträger, also die Betriebe selbst, funktioniert.

Prüfungsfragen

1. Nennen Sie die wichtigsten Aufgaben der Arbeitsmedizin /des Betriebsarztes.
2. Was sind arbeitsmedizinische Vorsorgeuntersuchungen und wer führt sie wann durch?
3. Nennen Sie die wichtigsten Arbeitsschutzgesetze.
4. Nennen Sie die wichtigsten Aufgaben der Unfallversicherungsträger.
5. Wer trägt die Verantwortung für den Arbeitsschutz im Betrieb?
6. Nennen Sie die wichtigsten institutionellen Partner des Betriebsarztes beim Gesundheitsschutz im Betrieb.
7. Nennen Sie die am häufigsten durchgeführten arbeitsmedizinischen Vorsorgeuntersuchungen.
8. Nennen Sie die Beispiele für primäre, sekundäre und tertiäre Prävention in der Arbeitsmedizin.
9. Nennen Sie Beispiele für eine erfolgreiche Prävention durch die Arbeitsmedizin.
10. Nennen Sie eine zukünftige Entwicklungsperspektive der Arbeitsmedizin.

Zitierte Literatur

Brandenburg, U./Nieder, P./Susen, B. (Hg.) (2000): Gesundheitsmanagement im Unternehmen. Grundlage, Konzepte und Evaluation. Weinheim und München: Juventa.

Busch, R. (Hg.) (1998): Betriebliche Gesundheitsförderung in Klein- und Mittelbetrieben. Konzepte und Erfahrungen. Freie Univ. Berlin, Referat Weiterbildung, Band 17. Berlin.

Busch, R. (Hg.) (1996): Vom Fehlzeitenmanagement zur betrieblichen Gesundheitsförderung. Freie Univ. Berlin, Referat Weiterbildung, Band 14. Berlin.

Dickel, H./Kuss, O./Schmidt, A./Diepgen, Th. (2002): Impact of preventive strategies on trend of occupational skin disease in hairdressers: population based register study. British medical Journal 324, 1422–1423.

Fraisse, E./Seidel, H.J. (1993): Rehabilitation vor Rente aus Sicht des Betriebsarztes. Arbeitsmedizin Sozialmedizin Präventivmedizin 28, 47–53.

Haase, I./Riedl, G./Birkholz, L.B./Schaefer, A./Zellner, M. (2000): Verzahnung von medizinischer Rehabilitation und beruflicher Reintegration. Arbeitsmedizin Sozialmedizin Umweltmedizin 35, 104–112.

Hauptverband der gewerblichen Berufsgenossenschaften (2002): U. Winterfeld, Redaktion: Erstes Dresdner Forum Prävention. 14./15. Febr. 2002. HVBG, St. Augustin.

Pfaff, H./Slesina, W. (Hg.) (2001): Effektive betriebliche Gesundheitsförderung. Konzepte und methodische Ansätze zur Evaluation und Qualitätssicherung. Weinheim und München: Juventa.

Schochat, Th./Seidel, H.J. (2002): Gesundheitsstörungen in verschiedenen Gebäudetypen vor einem Umzug. Arbeitsmedizin Sozialmedizin Umweltmedizin 37, 322–329.

Seidel, H.J./Pforr, M./Kolpin, W. (1990): Retrospektive Analyse von 100 stationären medizinischen Rehabilitationsmaßnahmen aus betriebsärztlicher Sicht. Verhandlungen der Deutschen Gesellschaft für Arbeitsmedizin, 411–413.

Seidel, H.J./Hagenmaier, A./Köble, R./Hausbeck, R. (2000): Nach einem Brandschadensfall – Risikokommunikation durch den Betriebsarzt. Arbeitsmedizin Sozialmedizin Umweltmedizin 35, 218–222.

Seidel, H.J./Schochat, Th. (2001): Zurechtkommen der Beschäftigten an Bildschirmarbeitsplätzen in einer betriebsärztlich intensiv betreuten Einrichtung. Arbeitsmedizin Sozialmedizin Umweltmedizin 36, 381–387.

Seidel, H.J./Neuner, R./Schochat, Th. (2003): Betriebsarzt und medizinische Rehabilitation – eine Befragung von Betriebsärzten in Baden-Württemberg. Arbeitsmedizin Sozialmedizin Umweltmedizin 38, 228–234.

Wenderlein, F. (2003): Wenn Mitarbeiter zu oft fehlen. Krankenhaus Umschau 8, 694–696.

Wenderlein, F./Schochat, Th. (2003): Betriebsbedingte Belastungen bei Pflegekräften. Auswirkungen auf Arbeitszufriedenheit und Fehlzeiten. Arbeitsmedizin Sozialmedizin Umweltmedizin 38, 262–269.

Leseempfehlungen

Enderle, G./Seidel, H.J. Arbeitsmedizin. Fort- und Weiterbildung (2002): Kurs A. Urban und Fischer; (2003): Kurs B. Urban und Fischer; (2004) Kurs C. Urban und Fischer.

Meinel, H. (2003): Aufgaben und Pflichten beim betrieblichen Gesundheitsschutz. ecomed-Medizin.

Seidel, H.J./Bittighofer, P.M. (2002): Arbeits- und Betriebsmedizin. Checkliste XXL. Stuttgart: Thieme.

4.6 Prävention und Gesundheitsförderung in der Pflege

Anne Ströbel

4.6.1 Einleitung

Prävention und Gesundheitsförderung in der Pflege ist ein weitläufiges und gleichzeitig schwer fassbares Thema. Weitläufig, weil Prävention und Gesundheitsförderung **integrale Bestandteile pflegerischen Handelns** sind. Schwer fassbar, da bislang die **Präzisierung und Konkretisierung** von Prävention und Gesundheitsförderung als Strategien der Pflege fehlen (Winter und Kuhlmey 2002).

Prävention, Gesundheitsförderung und Pflege werden im deutschen Gesundheitswesen häufig als unterschiedliche, aufeinander folgende Strategien der Gesundheitsarbeit betrachtet. In dieser Vorstellung steht Pflege am Ende der Versorgungskette, sie wird als Alternative zu den Strategien der Gesundheitsarbeit betrachtet und nicht als eine übergeordnete Disziplin wie z.B. die Medizin. Dieser begrenzte Pflegebegriff hat sich im 19. und 20. Jahrhundert entwickelt, in einer Zeit in der die Behandlung akuter Erkrankungen im Mittelpunkt des Gesundheitswesens stand. Doch der Bedarf an Gesundheitsleistungen hat sich verändert. Heute bestimmen neben akuten Erkrankungen, chronische und degenerative das Bild. Hinzu kommen Multimorbidität und eine stetig **steigende Anzahl von pflegebedürftigen Menschen**.

Teilweise unveränderbare oder **mit kurativen Behandlungsmethoden nicht beeinflussbare Beeinträchtigungen** kennzeichnen diese vom Gesundheitswesen zu beantwortenden Lebenssituationen (Schaeffer und Moers 2000).

Präventiven und gesundheitsförderlichen Strategien wird für die Bewältigung dieser Herausforderungen eine große Bedeutung beigemessen. Der **Berufsgruppe der Pflegenden** wird hierbei eine tragende Rolle zugeschrieben (SVG 2003 Bd. II, 2000/2001 Bd. II; WHO 1998).

Im folgenden Beitrag wird zunächst die Domäne pflegerischen Handelns dargelegt. Anschließend werden der Begriff Pflege und die Strategien der Gesundheitsförderung und Prävention im Kontext der Strukturen des deutschen Gesundheitswesens diskutiert. Im nächsten Schritt werden Gesundheitsförderung und Prävention als Strategien der Pflege beschrieben. Zunächst wird in diesem Abschnitt das Ziel präventiven und gesundheitsförderlichen pflegerischen Handelns herausgearbeitet, anschließend werden schwerpunktmäßig Aufgabenfelder beschrieben und deren Komplexität aufgezeigt. Das Kapitel schließt mit Überlegungen zur Umsetzung von Pflegeprävention in unserem Gesundheitswesen.

4.6.2 Die Domäne der Pflege

„Pflege" und „Gepflegt werden" sind **Basisbegriffe menschlicher Gemeinschaft**. Sie sind mit multipler Semantik belegt. So pflegen

Eltern ihre Kinder, Kinder oder Schwiegerkinder ihre Eltern oder Partner sich gegenseitig. Diese Alltagsvorstellung von Pflege und die Alltagsorientierung lässt den beruflichen Gegenstand pflegerischen Handelns diffus und wenig spezifisch erscheinen (Bartholomeyczik 2000). Die Frage nach dem Wesen der Pflege wird daher immer wieder gestellt. Eine einheitliche Definition von Pflege ist weder in der Pflegewissenschaft noch in der berufsgruppenübergreifenden gesundheitswissenschaftlichen Literatur vorhanden.

Pflege wird zunächst übereinstimmend als eine umfassende personenbezogene Dienstleistung verstanden (Bartholomeyczik 2000, SVG 2003; Winter und Kuhlmey 2002). Den Gegenstand dieser Dienstleistung beschreibt die American Nurses Association als: „Diagnose und Behandlung menschlicher Reaktionen auf aktuelle oder potentielle Gesundheitsprobleme" (ANA 1980 zit. n. Bartholomeyczik 2000).

Nach dieser Definition beschäftigt sich Pflege vorrangig mit den Auswirkungen möglicher und vorhandener gesundheitlicher Beeinträchtigungen. Eine Auffassung, die von den Pflegewissenschaftlern der Zukunftswerkstatt „Pflege neu denken" geteilt wird. Sie beschreiben pflegerisches Handeln als alle Tätigkeiten, die notwendig sind „zur Erhaltung oder Wiederherstellung größtmöglicher Selbstständigkeit in der Lebensführung, [zur; A.S.] Integration von Einschränkungen in der Gestaltung des Lebensalltages, mit dem Ziel des Wohlbefindens oder der Aufrechterhaltung einer gewünschten Lebensqualität trotz Pflegebedürftigkeit" (Robert Bosch Stiftung 2000). In dieser Definition wird zudem ein übergeordnetes Ziel pflegerischen Handelns benannt, nämlich **größtmögliche Selbstständigkeit und Lebensqualität in der alltäglichen Lebensführung** zu ermöglichen. Dieses Ziel pflegerischen Handelns ist in der Pflegewissenschaft Konsens (Bartholomeyczik 2000; Deutscher Berufsverband für Pflegeberufe 1997; Winter und Kuhlmey 2002). Auch die Politik hat sich diesem angeschlossen. Sowohl im neuen Krankenpflegegesetz, das zum 01.01.04 in Kraft trat, als auch in der Neufassung des Altenpflegegesetzes vom August 2003, sind Erhaltung und Förderung von Selbstpflegefähigkeiten und Gesundheit als wesentliche Aspekte pflegerischen Handelns benannt (Altenpflegegesetz § 3, Krankenpflegegesetz § 3)[1]. Dabei sind im Blickpunkt der Pflege nicht nur die Pflegeempfänger, sondern auch die Angehörigen.

4.6.3 Pflege, Prävention und Gesundheitsförderung im Kontext des deutschen Gesundheitswesens

Die Strukturen des deutschen Gesundheitswesens sind kurativ ausgerichtet. Sie beruhen auf dem **dichotomen Denkmodell** von Gesundheit und Krankheit. In dieser Sichtweise folgen die Strategien der Gesundheitsarbeit nacheinander und können verschiedenen Gesundheitsstadien zugeordnet werden (Schwartz und Walter 2000).

Dieses Modell liegt laut Sachverständigenrat für die Konzertierte Aktion im Gesundheitswesen (SVR-KAG) unseren Leistungsgesetzen, Versorgungsangeboten und Finanzierungen im Gesundheitswesen zugrunde.

Die Auswirkungen dieser Sichtweise auf das Aufgabenfeld von Prävention und Gesundheitsförderung in der Pflege wird nun beispielhaft an der für die Erbringung von eigenständigen Pflegeleistungen maßgeblichen Sozial-

---

[1] In Deutschland wird in der beruflichen Grundausbildung in Kranken- und Altenpflege differenziert. Altenpflege ist dabei mehr sozial-pflegerisch ausgerichtet, Krankenpflege eher medizinisch-pflegerisch. Die Qualifikationen beider Berufsgruppen nähern sich mit den neuen Ausbildungsgesetzen an. Pflegewissenschaftlich ist die Trennung des Pflegeberufes in Alten- und Krankenpflege nie vollzogen worden (Klie 2003).

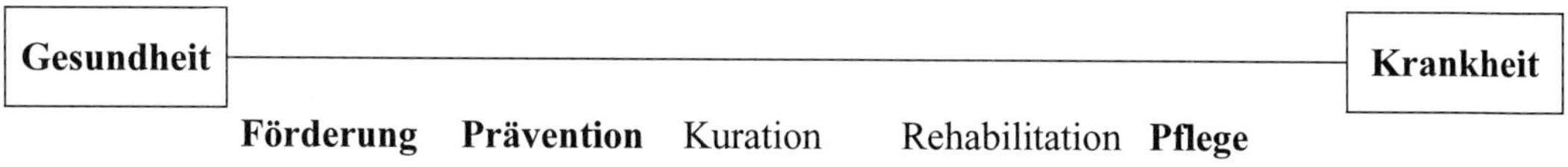

```
Gesundheit ———————————————————————— Krankheit
         Förderung   Prävention   Kuration   Rehabilitation   Pflege
```
Abbildung 1: *Traditionelles Modell der Gesundheitsarbeit*

gesetzgebung, dem **Pflegeversicherungsgesetz** (SGB XI), erläutert.

Ein maßgeblicher Grundsatz des SGB XI lautet: Prävention und Rehabilitation vor Pflege *(§ 5 SGB XI)*. Im Gesetz findet sich die Reihung des sequentiellen Modells der Gesundheitsarbeit wieder, denn **Anspruch auf Pflegeleistungen** besteht nur bei **Krankheit oder Behinderung**. Voraussetzung ist, dass gewöhnliche und regelmäßig wiederkehrende Verrichtungen des täglichen Lebens – Körperpflege, Ernährung, Unterstützung im Bereich der Mobilität und der hauswirtschaftlichen Versorgung – für einen Zeitraum von mindestens 6 Monaten nicht selbstständig durchgeführt werden können (§ 14 SGB XI). Die Gesetzgebung ordnet Pflege, wie dies auch im traditionellen Modell der Gesundheitsarbeit geschieht, dem Ende der Versorgungskette zu. Nach § 28 Abs. 4 SGB XI und § 80 SGB XI sind Pflegende zur Förderung der Selbstversorgungsfähigkeit Pflegebedürftiger verpflichtet. Durch aktivierende Pflege sollen **vorhandene Fähigkeiten erhalten** und, soweit dies möglich ist, **verlorene Fähigkeiten wiederhergestellt** werden (§ 28 Abs. 4 SGB XI). Allerdings werden durch § 5 SGB XI „Prävention und Rehabilitation vor Pflege" gesundheitsförderliche und **präventive Leistungen vom Leistungskatalog der Pflegeversicherung ausgeschlossen**, Ausnahme sind die Beratungsleistungen für pflegende Angehörige (§ 37 SGB XI und § 45 SGB XI). Anders ausgedrückt, das SGB XI bietet für selbstständigkeitserhaltende und -wiederherstellende Pflege weder eine Anspruchsgrundlage für Pflegebedürftige noch eine Vergütungsbasis für beruflich Pflegende. Prävention, Gesundheitsförderung und Rehabilitation werden als Nebenprodukt einer pflegerischen Handlung gesehen und nicht als Ziel derselben (Ströbel und Weidner 2003). Die soziale Pflegeversicherung vermittelt eine **Doppelbotschaft**:

1. Prävention und Pflege schließen sich aus (§ 5 SGB XI);
2. Durch aktivierende Pflege ist es möglich, präventiv und rehabilitativ zu wirken (§ 28 SGB XI).

Ein vereinfachtes Beispiel:

Frau Müller, 80 Jahre, allein lebend, wird nach einem Schlaganfall aus der Rehabilitationsklinik nach Hause entlassen. Sie braucht teilweise Unterstützung bei der Körperpflege und beim Ankleiden. Ärzte, Pflegende und Therapeuten der Klinik gehen davon aus, dass sie durch Hilfsmittel und weiteres Anzieh- und Waschtraining wieder selbstständig werden kann. Wie sieht die Versorgungsrealität in einem Fall wie diesem aus?

Pflege erbringt die Leistungen der „Grundpflege" – also Teilkörperwäsche und Unterstützung beim Ankleiden. Für das Anzieh- und Waschtraining wird Ergo- oder Physiotherapie verordnet.

Warum? Anzieh- und Waschtraining durch die Ergotherapie wird durch die Krankenkasse bezahlt. Pflegende erbringen diese Leistung im Rahmen der aktivierenden Pflege nebenher. Gehen wir davon aus, dass der ambulante Pflegedienst seiner Verpflichtung zur Förderung der Selbstversorgungsfähigkeit nach § 80 nachkommt. Die Pflegenden setzen selbstständigkeitsfördernde Techniken ein, und diese führen zum gewünschten Erfolg. Für den Pflegedienst stellt dies einen doppelten Verlust dar. Denn der Aufwand, der für die aktivierende Pflege notwendig ist, wird nicht vergütet und der Erfolg – vermehrte Selbstständigkeit – bedeutet für den Pflegedienst wiederum eine finanzielle Einbuße.

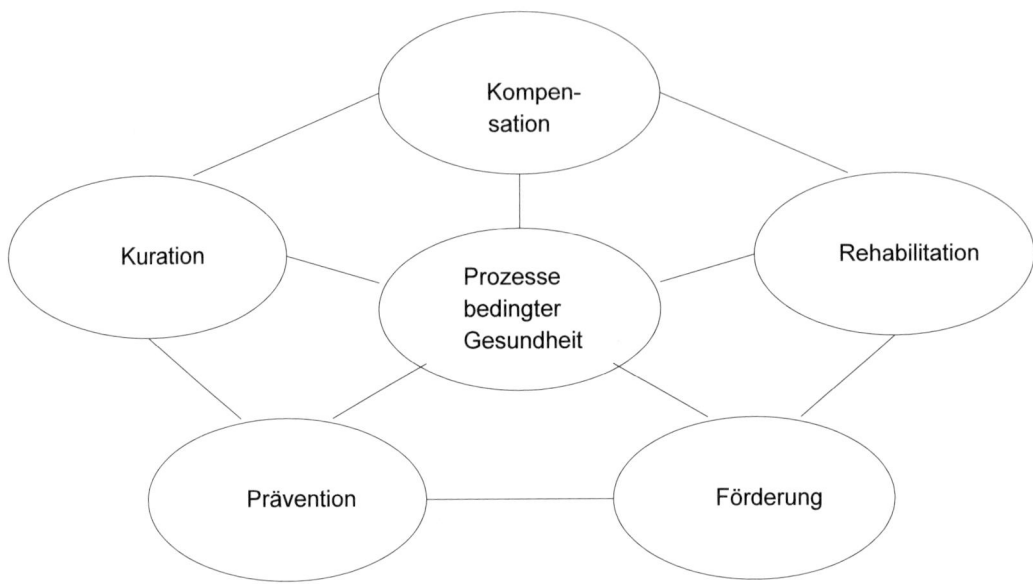

Abbildung 2: *Erweitertes Modell der Gesundheitsarbeit (Ströbel und Weidner 2003)*

Die widersprüchlichen Aussagen innerhalb der Pflegeversicherung spiegeln die Stellung pflegerischen Handelns im gegenwärtigen Gesundheitswesen wider.

Einerseits wird Pflege als Alternative zu den Strategien der Gesundheitsarbeit betrachtet, andererseits als Disziplin mit unterschiedlichen Strategien und eigenständigen Möglichkeiten und Zielen (SVG 2003).

Damit Pflege den ihr zugedachten Beitrag für eine bedarfsgerechte Versorgung von chronisch Erkrankten, Pflegebedürftigen und anderen vulnerablen Gruppen leisten kann, ist ein **Pflegebegriff** notwendig, der alle **Strategien der Gesundheitsarbeit** integriert. Das von Schwartz und Helou (SVG 2000/2001 Bd. III) für die heutigen Anforderungen an das Gesundheitswesen entwickelte Modell der gleichberechtigten und gleichzeitigen Anwendung der Strategien der Gesundheitsarbeit haben Ströbel und Weidner (2003) in diesem Sinne modifiziert. Die Änderung besteht darin, dass „Kompensation" den Begriff „Pflege" ersetzt.

Die Teilaufgabe pflegerischen Handelns – stellvertretende Übernahme von Aktivitäten und Bereichen des täglichen Lebens aufgrund von Krankheit oder Beeinträchtigungen – auf die Pflege bislang häufig reduziert worden ist, wird nun als kompensatorische Pflege bezeichnet. **Pflegerisches Handeln** umfasst dadurch alle bekannten Ansätze der Gesundheitsarbeit – **gesundheitsförderliches**, **präventives**, **kuratives**, **rehabilitatives** und eben auch **kompensatorisches** Handeln (Ströbel und Weidner 2003).

4.6.4 Prävention und Gesundheitsförderung als Strategien der Disziplin Pflege

Ausgehend vom erweiterten Modell der Gesundheitsarbeit, das Pflege als eine den Strategien der Gesundheitsarbeit übergeordnete Disziplin betrachtet, werden nachfolgend präventive und gesundheitsförderliche Auf-

4.6 Prävention und Gesundheitsförderung in der Pflege

gaben der Pflege beschrieben. Zunächst wird jedoch noch einmal eine allgemeine Begriffsbestimmung vorgenommen.

Prävention und Gesundheitsförderung sind Strategien, deren Ziel die Verbesserung und Erhaltung von Gesundheit ist. Dabei sind präventive Maßnahmen auf die Reduzierung und Vermeidung von Gesundheitsrisiken gerichtet (Risikofaktorenmodell). Die **handlungsleitende Frage für präventive Maßnahmen** lautet: Wie kann einer potentiellen Beeinträchtigung vorgebeugt werden oder eine bestehende abgemildert?

Gesundheitsförderliche Maßnahmen zielen hingegen auf die Förderung und Erhaltung von Gesundheitsressourcen (Salutogenesemodell). Die **handlungsleitende Frage für gesundheitsförderliche Maßnahmen** lautet: Wie können Gesundheit, Wohlbefinden und Lebensqualität erhalten werden?

Pflegerisches Handeln ohne vorbeugende und fördernde Elemente ist nicht zielführend. Dies betrifft kompensatorische Pflege, z.B. die Übernahme der Körperpflege, ebenso wie kurative Pflege, z.B. die Behandlung eines Ulcus Cruris. Der Umfang ebenso wie die Art und Weise pflegerischen Handelns werden immer von der **Selbstständigkeit und dem Selbstpflegehandlungsvermögen** der Betroffenen bestimmt.

Ziel präventiver und gesundheitsförderlicher Pflege ist die Erhaltung von Selbstständigkeit und Gesundheit oder eben die Vorbeugung von Pflegebedarf und Krankheit.

Damit dieses Ziel verwirklicht werden kann, sind sowohl Kenntnisse zum Entstehungsprozess von **Gesundheit und Selbstständigkeit** als auch über beeinflussende Faktoren notwendig. Die von der Weltgesundheitsorganisation (WHO) entwickelte Modellvorstellung zu funktionaler Gesundheit ermöglicht hier eine Annäherung.

Funktionale Gesundheit umfasst in diesem Modell Körperfunktionen, Aktivitäten und Partizipation. Die Faktoren (Gesundheitszustand, Umwelt und personenbezogene Faktoren) im Modell stellen Ressourcen, aber auch Risiken dar. Funktionale Gesundheit entsteht aus den positiven Wechselwirkungen der Faktoren, Beeinträchtigungen liegen die negativen Wechselwirkungen derselben zugrunde (Schuntermann 2002).

Hauptaufgabe präventiver und gesundheitsförderlicher Pflege ist, Risikofaktoren zu minimieren und Ressourcen zu fördern, um dadurch größtmögliche Selbstständigkeit und Lebensqualität zu ermöglichen.

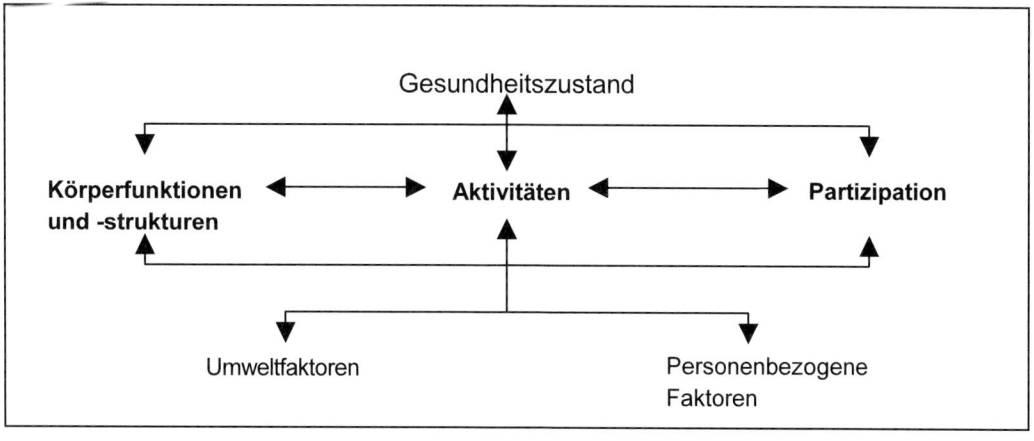

Abbildung 3: *Modellvorstellung zu funktionaler Gesundheit (WHO 2001)*

Diese Zielsetzung nehmen unter anderem auch Medizin und Sozialarbeit für sich in Anspruch. Die **Abgrenzung der Handlungsfelder** und Aufgabenbereiche der Disziplinen ist schwierig. Anhand der Modellvorstellung zu funktionaler Gesundheit wird hier eine denkbare Möglichkeit aufgezeigt[2]. Folgende Abgrenzung wird von der Autorin vorgeschlagen:

- **Pflegerisches Handeln** zielt auf die Erhaltung und Förderung der Aktivitäten des täglichen Lebens.
- **Medizinisches Handeln** setzt den Schwerpunkt eher auf Körperfunktionen und -strukturen.
- **Die Sozialpädagogik** richtet in diesem Modell ihren Blickwinkel auf den Bereich der Partizipation.

Überschneidungen in den Aufgabenfeldern der Disziplinen sind zwangsläufig, da Wechselwirkungen zwischen den einzelnen Faktoren bestehen. Professionelles Handeln im Sinne des Anliegens der Betroffenen setzt voraus, dass die beteiligten Disziplinen ihre Schwerpunkte als anschlussfähige Konzepte verstehen.

Aktivierende Pflege

Die bei jedem Kontakt zwischen Pflegeperson und Gepflegtem mögliche Förderung ist die Grundlage der aktivierenden Pflege. Es handelt sich hierbei um eine **implizite befähigende Haltung**, die in jeder Handlung sichtbar wird und dadurch die Basis situationsgemäßer Förderung darstellt. In der Realität wird die aktivierende Pflege jedoch häufig vernachlässigt. So steht die „**passivierende Pflege**" auf Platz vier der Mängelliste in der stationären Altenpflege des Medizinischen Dienstes der Spitzenverbände der Krankenkassen (SVG 2003). Baltes und Kolleginnen (1995) sehen die von der Pflege geleistete „**Überversorgung**" als eine Folge des medizinischen Modells. Kennzeichnend für dieses ist, dass die Verantwortung für die Lösung eines Problems dem Hilfesuchenden vom Experten abgenommen wird. In der Pflege, schlussfolgern sie, wird dadurch mehr Schutz und Hilfe angeboten als nötig und die vorhandenen **Ressourcen** von Personen **vernachlässigt** (Baltes 1995).

Prophylaxen

Die prophylaktischen Pflegemaßnahmen zur Verhinderung von Dekubiti, Pneumonien, Kontrakturen, Soor, Parotitis und Obstipation sind ein traditionelles präventives Aufgabenfeld der Pflege. Sie dienen der **Vorbeugung von Folgeschäden** bei bereits vorliegenden Beeinträchtigungen oder Erkrankungen (z.B. nach Bauchoperationen die Pneumonieprophylaxe oder bei eingeschränkter selbstständiger Nahrungsaufnahme die Durchführung der Soor- und Parotitisprophylaxe). Die Durchführung dieser Maßnahmen erfolgt durch die Pflege eigenständig und weitgehend routinemäßig. Prophylaxen werden größtenteils für die Betroffenen erbracht, eine Aktivierung erfolgt im Allgemeinen nicht. Erste pflegewissenschaftliche Arbeiten zu prophylaktischem pflegerischen Handeln liegen vor. Am besten erforscht ist dabei die Dekubitusprophylaxe (Bräutigam et al. 2003; DNQO 2000).

Aktuelle Schwerpunkte der Gesundheitsförderung und Prävention durch Pflege

Neuere präventive und gesundheitsförderliche pflegerische Aufgaben unterscheiden sich von den tradierten Feldern – der aktivierenden Pflege und den Prophylaxen – sowohl durch die Methoden der Interventionen als auch durch das Explizite der Maßnahmen. Nachfolgend werden exemplarisch die wichtigsten aktuellen Schwerpunkte benannt.

---

2 Die hier vorgenommene Abgrenzung versteht die Autorin als Diskussionsgrundlage; sie dient als Anregung zum Aufgreifen dieser Schnittstellenproblematik.

Individuelle Anleitung, Beratung und Information von Betroffenen

Die Durchführung individualisierter Programme für Menschen mit Beeinträchtigungen zur **Selbstpflege** sowie zur **Kompetenzerhaltung und -förderung** ist eine Aufgabe, die im Gesundheitswesen für Pflegende immer mehr an Bedeutung gewinnt. Ziel dieser Maßnahmen ist, weitgehende Selbstständigkeit und Lebensqualität in der alltäglichen Lebensführung **trotz bestehender Beeinträchtigungen** zu ermöglichen. Neben einer ursächlichen Herangehensweise (z.B. Kraftaufbau) und dem Erlernen und Nutzen von Strategien zur Eigenkompensation (z.B. Gehstock), ist ein wesentliches Element dieser pflegerischen Maßnahmen die Integration des Erlernten in den **Lebensalltag** (z.B. wann, wo und wie diese durchgeführt werden können). Maßnahmen der Sturzprävention, der (In)kontinenzberatung, des Schmerzmanagements oder der Patientenedukation sind hierfür beispielhaft. Durchgeführt werden diese gegenwärtig allerdings nur modellhaft. Möglichkeiten der Regelfinanzierung bestehen bislang nicht.

Eine regelhaft angebotene Maßnahme in diesem Bereich ist die Schwangeren- und Wöchnerinnenberatung, die von Hebammen bis zu zehn Tage (bei Problemen auch darüber hinaus) nach der Geburt erbracht wird.

Diskutiert wird zudem gegenwärtig als präventive pflegerische Maßnahme die Einführung des **präventiven Hausbesuchs zur Vorbeugung** von Pflegebedürftigkeit bei älteren Menschen (Forum Prävention 2003; Kruse 2002). Es handelt sich hierbei um eine individuelle Beratung im eigenen Heim der Älteren zu Ressourcen und Risiken von Selbstständigkeit und Gesundheit. Ausgangspunkt der Hausbesuche ist die Erfassung der Lebenssituation mittels multidimensionalem Assessment (Gesundheitszustand, personenbezogene Faktoren und Faktoren der Umwelt). Die Ergebnisse der Einschätzung dienen dann als Basis für individuelle Präventionspläne, die von Beratenem und Berater gemeinsam erarbeitet werden (z.B. zweimal die Woche eine halbe Stunde spazieren gehen oder Planung eines schönen Festes zum 80. Geburtstag). Durch Folgebesuche soll die Motivation zur Umsetzung der festgelegten Maßnahmen gesteigert und unter Umständen notwendige Anpassungen ermöglicht werden (Ströbel und Weidner 2003; Stuck et al. 2000).

Vulnerable Gruppen

Vulnerable Gruppen sind eine weitere **Zielgruppe** gesundheitsförderlichen und präventiven pflegerischen Handelns. Im Fokus der pflegerischen Leistungen stehen hier die **direkte Beratung und Unterstützung** bei Gesundheitsproblemen sowie der Zugang für die Betroffenen zum Gesundheitssystem.

Das Land Nordrhein-Westfalen verfolgte dieses Ziel im Rahmen des Landesprogramms „Wohnungslosigkeit vermeiden – dauerhaftes Wohnen sichern" durch ein Projekt der aufsuchenden Krankenpflege bei Obdachlosen. Ziel dieser Maßnahme war es, die ambulante medizinische Versorgung der Obdachlosen zu verbessern. Angeboten wurden Behandlungspflege z.B. bei Hautkrankheiten oder Ulcus Cruris sowie allgemeine Beratungen, z.B. zu Ernährung oder Hygiene. Ein besserer Zugang zum Gesundheitssystem für die Betroffenen wurde durch den Abbau von Hemmschwellen zur Inanspruchnahme von medizinischen Leistungen angestrebt. Des Weiteren wurden Strategien für betroffene Einrichtungen, z.B. Krankenhäuser, entwickelt. Ein schweizerisches Projekt mit ähnlichem Fokus ist die Rucksackpflege (Gogl 2003). Dieses aufsuchende pflegerische Programm, zielt auf Menschen, die Hilfe und Behandlung ablehnen.

Ein weiterer Ansatz, der die oben genannten Ziele verfolgt und momentan projektbezogen umgesetzt wird, ist die Familienhebamme. Auch hier handelt es sich um eine aufsuchende psychosoziale und medizinische Beratung. Im Blickpunkt stehen Familien, die Risikogruppen angehören (z.B. Alkohol- und Drogenabhängige, Alleinerziehende, chronisch Kranke, Minderjährige) (www.familienhebamme.de).

Pflegende Angehörige

Neben Maßnahmen zur Erhaltung und Förderung von Selbstpflegefähigkeiten und Selbstständigkeit von Betroffenen ist die **Beratung und Anleitung** von pflegenden Angehörigen ein Kernbereich der Prävention und Gesundheitsförderung durch Pflege. Ziel ist hier zum einen die **Vermittlung von Wissen** und handwerklichen Fähigkeiten zur Durchführung der notwendigen Pflege, zum anderen die Unterstützung der Angehörigen in ihrer **Selbstpflege**. Durch Information, Schulung und Anleitung werden die Pflegefähigkeiten der Angehörigen erweitert. Die Unterstützung zur Selbstpflege kann durch die Vermittlung in Angehörigenkreise, das Schaffen von „pflegefreien" Zeiten, die Ermutigung zur Wahrnehmung eigener Bedürfnisse sowie zur Inanspruchnahme vorhandener Unterstützungsmöglichkeiten erfolgen. Möglichkeiten, diese Beratungen im Rahmen des SGB XI durchzuführen, bieten § 45 „Pflegekurse für Angehörige und ehrenamtliche Pflegepersonen und der Beratungseinsatz nach 37,3 SGB XI".

Vermittlung und Organisation von Pflegeleistungen

Unter diesen Schlagworten können Leistungen des Care- und Casemanagements zusammengefasst werden. Hierzu zählen neben dem **Entlassungsmanagement** (DNQP 2002) unter anderem die **Vermittlung niedrigschwelliger Betreuungsleistungen** zur Entlastung pflegender Angehöriger, die Aus- und Fortbildung sowie die Begleitung von ehrenamtlich Pflegenden und der Aufbau von Netzwerken zur optimalen Angebotsvermittlung.

Zwischenbilanz

Die genannten pflegerischen Aufgabengebiete sind alle individuumsbezogen. Neben der Wissensvermittlung sind ihre Hauptziele: Vertrauen aufbauen, eine positive Einstellung sowie die Selbstkontrolle fördern, die Stärken der Betroffenen bejahen und die Beeinträchtigungen für diese handhabbar zu gestalten. Deutlich wird auch, dass die aktuellen Schwerpunkte präventiven und gesundheitsförderlichen pflegerischen Handelns auf Dauer angelegte Programme sind, die häufig dem Einüben und Verinnerlichen von „neuem" alltagsrelevanten Verhalten und Handeln dienen.

Die genannten innovativen Handlungsfelder sind komplex. Ziel ist zum einen die Minimierung oder Stabilisierung vorhandener Beeinträchtigungen und das Erlernen eines konstruktiven Umgangs mit diesen, zum anderen die Erhaltung und Stärkung von Potentialen zur **Selbstpflege und Kompetenzerhaltung**. Sie erfordern, wie bereits ausgeführt, sowohl eine defiziterkennende als auch eine ressourcenorientierte Perspektive. **Empowerment** – das wesentliche Element der Gesundheitsförderung – ist Grundlage aller genannten innovativen Projekte. Gestärkt werden in den genannten Maßnahmen z.B. Handlungskapazität und Kontrollüberzeugung der Betroffenen sowie die Aufmerksamkeitsorientierung zur Bewältigung der alltäglichen Aktivitäten des Lebens.

Auffällig ist, dass **primärpräventive Tätigkeiten** wie z.B. Informationsveranstaltungen zur Entstehung von chronischen Erkrankungen, Beratungsbesuche bei sozial schwachen Familien oder älteren Mitbürgern mit geringer Rente in Deutschland kaum vorhanden sind. Ausnahmen bilden hier die vereinzelt noch tätigen kirchlichen **Gemeindeschwestern** (z.B. in einigen evangelischen Gemeinden der Stadt Mönchengladbach), die dieses Aufgabenfeld für sich in Anspruch nehmen.

Pflegerische Konzepte zur Veränderung der Gesundheitsbedingungen stehen in Deutschland noch ganz am Anfang. In der Diskussion sind die Förderung von unterstützenden sozialen Netzwerken, gemeindebezogene Gesundheitsförderung und die Gesundheitsförderung in einzelnen Settings (Brieskorn-Zinke 2003).

Pflegeprävention

Die in den Gesundheitswissenschaften übliche Zuordnung von Maßnahmen zur Gesundheitsförderung oder zu Prävention ist für den gegenwärtigen Aufgabenbereich der Pflege kontraproduktiv (Brieskorn-Zinke 2003). Gegenstand pflegerischen Handelns sind in Deutschland Menschen mit potentiellen und bereits bestehenden Beeinträchtigungen. Zur Erhaltung von Selbstständigkeit und Gesundheit sind hier immer beide Perspektiven notwendig. Auch die Kategorisierung in Primär-, Sekundär- und Tertiärprävention scheint für gesundheitserhaltendes und -wiederherstellendes pflegerisches Handeln wenig relevant. Die Diskussion, ob Sturzprävention- und Inkontinenzberatung eher Sekundär- oder Tertiärprävention sind oder der präventive Hausbesuch ein primär- oder sekundärpräventives Angebot, ist auslegungsabhängig. Am ehesten scheint dies für die Kostenträger von Interesse zu sein.

Die Verbindung von Pflege mit Gesundheitsförderung und Prävention, die, wie die bisherige Darstellung zeigt, notwendig ist, will der Begriff **Pflegeprävention** auf der definitorischen Ebene schaffen. Ströbel und Weidner (2003) verstehen unter dem Begriff Pflegeprävention gesundheitsförderliches, präventives und rehabilitatives pflegerisches Handeln zur Erhaltung von Selbstständigkeit und Gesundheit oder zur Vorbeugung und Abmilderung von Pflegebedarf. Der Begriff fasst **zwei Bedeutungen** zu einem Wort zusammen:

1. Er weist auf ein inhaltliches Ziel hin, nämlich Pflegebedarf vorzubeugen und entgegenzuwirken. Dies geschieht im Vorfeld von Pflegebedürftigkeit zur Erhaltung von Selbstständigkeit und Gesundheit und bei bereits eingetretener Pflegebedürftigkeit zur Verzögerung ihres Fortschreitens.
2. Der Begriff „Pflegeprävention" benennt, wie dieses geschehen soll, nämlich durch pflegerisches Handeln (Ströbel und Weidner 2003).

Weiter beinhaltet dieser sowohl eine **ressourcenorientierte** als auch eine **defiziterkennende** Zugangsweise. Die Abgrenzungen der klassischen Definitionen der Ansätze werden damit überwunden, der Gegenstand des Handelns in den Mittelpunkt gerückt.

Voraussetzung für die Umsetzung von Pflegeprävention

Soll Pflegeprävention Bestandteil pflegerischen Handelns werden, ist sowohl gesellschaftlich als auch in der Berufsgruppe der Pflegenden ein **umfassenderes Pflegeverständnis** notwendig. Beratung, Anleitung und Schulung zur Selbstpflege und Kompetenzerhaltung muss als originärer Aufgabenbereich von Pflege verstanden werden. Dies ist heute noch nicht der Fall. Im Gesundheitswesen wird pflegerisches Handeln, auch vielfach von Pflegenden, immer noch auf kompensatorische Pflege reduziert.

Notwendig zur Etablierung pflegepräventiven Handelns im deutschen Gesundheitswesen ist die Erweiterung des Handlungsspielraums für präventive, gesundheitsförderliche und rehabilitative pflegerische Leistungen in der Sozialgesetzgebung. Die Aufhebung der Schnittstellenproblematik und Konkurrenzsituationen für pflegepräventive Leistungen zwischen den Kostenträgern ist dafür unabdingbar (SVG 2003).

Ein zweiter zentraler Punkt ist, dass Anleitung, Beratung, Schulung zur Erhaltung von Selbstständigkeit und Gesundheit auch in Aus- und Weiterbildung der Pflegenden eine angemessene Berücksichtigung finden müssen. Die heute zur Verfügung stehenden **Qualifikationsmöglichkeiten** sind für dieses anspruchsvolle Tätigkeitsfeld nicht zufriedenstellend. Die voranschreitende Akademisierung und das neue Krankenpflegegesetz setzen hier entscheidende Akzente. Mit der Erweiterung der Berufsbezeichnung im neuen Krankenpflegegesetz von Krankenschwester und Krankenpfleger auf Gesundheits- und Krankenpfleger(in) wird im Gesetz ein eindeutiger Schwerpunkt gesetzt.

Ein dritter wesentlicher Faktor ist, dass **Pflegeforschung** in Deutschland noch am Anfang steht. Dies wirkt sich auch auf den Bereich Pflegeprävention aus. Neben der Entwicklung von Konzepten der Pflegeprävention ist insbesondere der Nachweis der Effektivität pflegepräventiven Handelns notwendig.

Abschließend soll der Frage nachgegangen werden, ob Pflege die in diesem Kapitel formulierte anspruchsvolle Aufgabe bewältigen kann. Soll dies gelingen, ist **interdisziplinäre Zusammenarbeit**, insbesondere bei der Entwicklung pflegepräventiver Konzepte, ein Muss, denn pflegepräventives Handeln erfordert in der Praxis die Zusammenführung von Wissen unterschiedlichster Disziplinen. Damit dies gelingt, ist nach Ansicht der Autorin ein Perspektivenwechsel innerhalb der Professionen des Gesundheitswesens notwendig. Gefragt werden muss: „Welchen Beitrag können andere Disziplinen zur Zielerreichung der Domäne der Pflege leisten?". Sollen die zukünftigen Herausforderungen im Gesundheitswesen bewältigt werden, ist diese Verschiebung des Blickwinkels von den Disziplinen auf den Gegenstand des Interesses der erste notwendige Schritt.

Prüfungsfragen

1. Erläutern Sie die Domäne der Pflege.
2. Diskutieren Sie Pflege, Gesundheitsförderung und Prävention im Kontext des deutschen Gesundheitswesens.
3. Zeigen Sie das Spannungsfeld auf, dem präventives und gesundheitsförderliches pflegerisches Handeln unterliegt.
4. Nennen Sie das Ziel gesundheitsförderlicher und präventiver Pflege.
5. Diskutieren Sie Abgrenzungsmöglichkeiten präventiver und gesundheitsförderlicher Aufgaben der Pflege zu anderen Disziplinen.
6. Diskutieren Sie Überschneidungen präventiver und gesundheitsförderlicher Aufgaben der Pflege mit anderen Disziplinen.
7. Erläutern Sie die Begriffe aktivierende Pflege und Prophylaxen.
8. Benennen Sie drei aktuelle pflegepräventive Schwerpunkte und nennen Sie jeweils ein Beispiel.
9. Diskutieren Sie die Begriffe Gesundheitsförderung, Primär-, Sekundär- und Tertiärprävention anhand pflegerischer Schwerpunkten S. 248ff.
10. Erläutern Sie den Begriff Pflegeprävention.
11. Benennen Sie Voraussetzungen für die Umsetzung von Pflegeprävention.

Zitierte Literatur

Bartholomeyczik, S. (2000): Gegenstand, Entwicklung und Fragestellung pflegewissenschaftlicher Forschung. In B. Rennen-Allhoff/D. Schaeffer (Hg.): Handbuch Pflegewissenschaft. Weinheim: Juventa Verlag, 67–106.

Baltes, M. (1995): Verlust der Selbstständigkeit im Alter: Theoretische Überlegungen und empirische Befunde. Psychologische Rundschau (46), 159–170.

Bräutigam, K./Flemming, A./Halfens, R./Dassen, T. (2003): Dekubitusprävention: Theorie und Praxis. Pflege, 16, 75–82.

Brieskorn-Zinke, M. (2003): Die Rolle der Pflege in Public Health / Gesundheitsförderung. Pflege, 16, 66–74.

Deutscher Berufsverband für Pflegeberufe (1997): DBfK Bundesverband für Pflegeberufe. Berufsbild. Frankfurt am Main.

DNQP (Deutsche Netzwerk für Qualitätssicherung in der Pflege) (2000): Expertenstandard Dekubitusprophylaxe in der Pflege. Sonderdruck. Fachhochschule Osnabrück.

DNQP (Deutsche Netzwerk für Qualitätssicherung in der Pflege) (2002): Arbeitstexte zur 2. Konsensus-Konferenz in der Pflege: Entlassungsmanagement. Fachhochschule Osnabrück.

Forum Prävention (2003): Arbeitsgruppe 3 „Gesund altern". 12.05.2003. Berlin.

Hurrelmann, K. (2000): Gesundheitsförderung – Neue Perspektiven für die Pflege. In B. Rennen-Allhoff,/D. Schaeffer (Hg.): Handbuch Pflegewissenschaft Weinheim: Juventa, 591–607.

Klie, T. (2003): Altenpflege – quo vadis? In T. Klie/H. Brandenburg (Hg.): Gerontologie und Pflege. Hannover: Vincentz, 1–9.

Kruse, A. (2002): Gesund altern. Stand der Prävention und Entwicklung ergänzender Präventionsstrategien. Band 146: Schriftenreihe des Bundesministeriums für Gesundheit. Baden-Baden.

Robert Bosch Stiftung (2000): Pflege neu denken. Zur Zukunft der Pflegeausbildung. Stuttgart: Schattauer.

Schaeffer, D./Moers M. (2000): Bewältigung chronischer Krankheiten – Herausforderungen für die Pflege. In B. Rennen-Allhoff/D. Schaeffer (Hg.): Handbuch Pflegewissenschaft. Weinheim: Juventa Verlag, 447–483.

Schuntermann, M. F. (2002): Behinderung nach ICF und SGB IX – Erläuterungen und Vergleich. www.vdr.de/internet/vdr/reha.nsf.

Schwartz, F.W./Walter, U. (2000): Prävention. Institutionen und Strukturen. In F.W. Schwartz/B. Badura/R. Leidl/H. Raspe/J. Siegrist (Hg.): Das Public Health Buch. Gesundheit und Gesundheitswesen. München: Urban & Fischer, 200–212.

Ströbel, A./Weidner, F. (2003): Ansätze zur Pflegeprävention. Rahmenbedingungen und Analyse von Modellprojekten zur Vorbeugung von Pflegebedürftigkeit. Hannover: Schlüterscher.

Stuck, A. E./Minder, C. E./Peter-Wüest, I./Gillmann, G./Egli, C./Kesselring, A./Leu, R.E./Beck, J. C. (2000): A randomised trial of in-home visits for Disability prevention in community-dwelling older people at low and high risk for nursing home admission. Archives of internal medicine, 160, 977–986.

SVG (Sachverständigengutachten) (2000/2001): Bedarfsgerechtigkeit und Wirtschaftlichkeit. Band II. Qualitätsentwicklung in Medizin und Pflege. Kurzfassung.

SVG (Sachverständigengutachten) (2003): Finanzierung, Nutzerorientierung und Qualität. Band II. Qualität und Versorgungsstrukturen

WHO (2001): International Classification of Functioning, Disability and Health. Final Draft, Full Version. WHO/EIP/GPE/CAS/ICIDH-2 FI/01.1.Geneva.

WHO (1998): GESUNDHEIT 21 – Gesundheit für alle im 21. Jahrhundert. Europäische Schriftenreihe „Gesundheit für alle" Nr. 6. WHO-Regionalbüro für Europa. Kopenhagen

Winter, H.J./Kuhlmey, A. (2002): Prävention und Gesundheitsförderung in der Pflege. In S. Stöckel/U. Walter (Hg.): Prävention im 20. Jahrhundert. Historische Grundlagen und aktuelle Entwicklungen in Deutschland. Weinheim: Juventa, 266–272.

4.7 Prävention in der Zahnmedizin

Harald Strippel

Zahnmedizinische Prävention zielt darauf ab, Fehlbildungen und Schädigungen des Mund-, Kiefer- und Gesichtsbereichs zu verhindern. Zahnmedizinische Public Health sieht als Zielgröße „ein funktionstüchtiges und das Wohlbefinden nicht beeinträchtigendes Kauorgan, das es den Menschen erlaubt, ihre soziale Rolle auszufüllen" (Dolan 1993). Gute **Mundgesundheit** trägt zur **Lebensqualität** bei und ist heute erreichbar, weil deutliche Verbesserungen eingetreten sind. Die WHO-Zielvorgabe von „50 % Kariesfreiheit bei 6-Jährigen" konnte für das Jahr 2020 auf 80 % heraufgesetzt werden (WHO 1999).

4.7.1 Problemlage und Versorgungssystem

Epidemiologie

Die beiden zahnmedizinischen Haupterkrankungen **Karies** und **Parodontitis** (entzündlicher Abbau des Zahnhalteapparats) gehören zu den am weitesten verbreiteten chronisch-degenerativen Krankheiten.

Im Säuglings- und Kleinkindalter leiden nach Regionaldaten 5–15 % der Kinder unter **Nuckelflaschenkaries**. Unter den Schulanfängern haben ein bis zwei Drittel Karies im Milchgebiss. Dabei ist mehr als die Hälfte der kariösen Milchzähne nicht mit Füllungen versorgt. Die 12-Jährigen haben durchschnittlich 1,2 **kariöse, fehlende oder gefüllte Zähne** (**DMFT-Index**) (Pieper und DAJ 2001). Bei den Erwachsenen in der Erwerbsphase beträgt der DMFT 16,1. 65–74-Jährige sind zu 24,8 % zahnlos, wobei Deutschland im internationalen Vergleich im Mittelfeld liegt. Der Versorgungsstatus mit **Zahnersatz** ist hoch. Zahnverlust führt je nach Lokalisation zu Kau- und Artikulationsproblemen, die Schamgefühle und eine Einschränkung der Teilnahme an sozialen Aktivitäten auslösen können.

Weitere Schädigungen sind Fehlbildungen (Lippen-, Kiefer- und Gaumenspalten), Kiefer- und Zahnfehlstellungen, Zahntraumata und Karzinome der Mundschleimhaut.

Soziale Ungleichheit

Es ist eine vielfach belegte Tatsache, dass **Unterschiede** beim Gesundheitszustand in enger Beziehung zum **Sozialstatus** stehen. Das gilt auch für die **Mundgesundheit**. Unter den 8–9-jährigen Kindern von Eltern mit hoher Schulbildung hat nur jedes Fünfte einen unversorgten kariösen Zahn, aber *jedes* von Eltern mit niedriger Schulbildung (Micheelis und Schroeder 1996).

Robke und Buitkamp (2002) schildern, dass in Hannover die Prävalenz von Nuckelflaschenkaries in einigen Kindertagesstätten nahe Null, in anderen bei über 35 % lag. Ein über 20-facher Unterschied beim Mundgesundheitszustand stellt eine drastische und inakzeptable Ungleichverteilung der Gesundheitschancen dar.

Versorgungssystem

Auf jeden der 54.000 Zahnärzte in Deutschland kommt etwa ein Zahntechniker, was weltweit einzigartig ist und illustriert, wie stark die Zahnheilkunde in Deutschland auf „**Ersatz von durch Krankheit verloren gegangenen Gewebes**" ausgerichtet ist. Gleichzeitig gibt es **wenige Prophylaxeassistentinnen** und Dentalhygienikerinnen.

Bezüglich der Ausgaben für zahnmedizinische Versorgung befindet sich Deutschland in der internationalen Spitzengruppe: 9 % der Ausgaben der gesetzlichen Krankenversicherung, etwa 11,5 Mrd. Euro jährlich, werden für das Organsystem Mund aufgewandt. Den **hohen Ausgaben** steht jedoch **kein überragend guter Mundgesundheitszustand** gegenüber. Das zeigt, dass die traditionelle Ausrichtung der Zahnmedizin nicht in der Lage ist, ein Fortschreiten der Krankheiten einzudämmen.

4.7.2 Kariesrückgang – eine Public Health-Erfolgsgeschichte

Immerhin hat sich in Deutschland wie in anderen Industrieländern seit den 1970er Jahren ein **erheblicher Kariesrückgang** vollzogen – 85 % bei den 8–9-Jährigen. Die breite Verwendung fluoridierter Zahnpasten haben den größten Einzelbeitrag dazu geleistet (Richards und Banting 1996). Die gesundheitsförderliche Veränderung des Warenangebots als „Verhältnisprävention durch Angebotsmodifikation" ist eine typische Maßnahme der bevölkerungsweiten Prävention. **Kariesprävention** ist eine der großen Erfolgsgeschichten von Public Health.

Schon im 19. Jahrhundert hatten sich „klassische" Public Health-Maßnahmen stark auf die Gesundheit ausgewirkt. Sauberes Trinkwasser, Abwasser- und Abfallentsorgung und vor allem verbesserte Ernährung führten zu Fortschritten. Diese vom Öffentlichen Gesundheitsdienst angestoßenen und von Ingenieuren, Unternehmern, Gewerkschaften etc. mitgestalteten Maßnahmen waren für 96,8 % des Rückgangs der Lungentuberkulose verantwortlich, wie McKeown (1979) aufzeigte. Die spätere medizinische Behandlung mit Chemotherapeutika hatte nur einen Anteil von 3,2 % (Abb. 1).

Die Verlaufskurve ähnelt auf verblüffende Weise der Verlaufskurve der Karies (Abb. 2). Ein Großteil des Kariesrückgangs hatte sich zu dem Zeitpunkt, ab dem professionelle Maßnahmen angeboten wurden, längst vollzogen. Die Kurve lässt über den ganzen Zeitraum wirkende bevölkerungsweite Präventionseinflüsse erkennen.

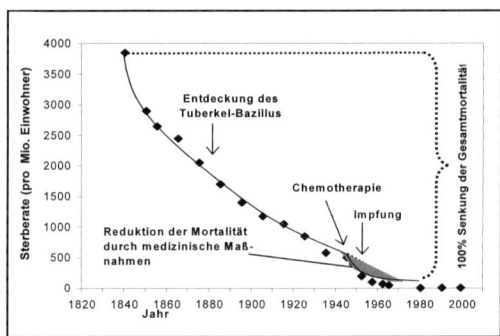

Abbildung 1: *Rückgang der Lungentuberkulose 1849–1999* Quellen: McKeown 1979, ONS 2000.

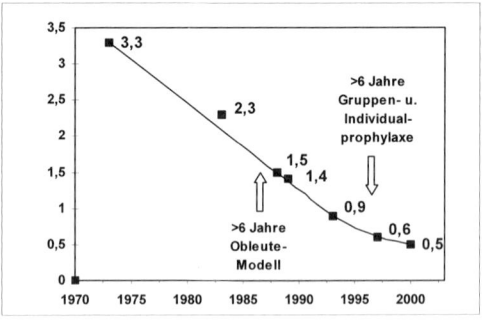

Abbildung 2: *DMFT bei 9-Jährigen im Zeitverlauf. Regionale und repräsentative Studien*

Grund für die überlegene Wirksamkeit bevölkerungsweiter kariesprophylaktischer Maßnahmen ist, dass viele Menschen und auch schwächere Sozialschichten von diesen erreicht werden. Über 90 % benutzen fluoridierte Zahnpaste und 55 % fluoridiertes Jodsalz.

4.7.3 Präventionsansätze

Klassifikation

Auch in der Zahnmedizin werden **Primär-, Sekundär- und Tertiärprävention** unterschieden (s. Kap. 1.3). „Prophylaxe" wird mehr oder weniger synonym verwendet; ein Differenzierungsversuch könnte lauten: Prävention = Prinzip der Vorbeugung, Prophylaxe = praktische Maßnahmen. Füllungen und Zahnersatz sind der Tertiärprävention zuzurechnen.

Die Primärprävention lässt sich nach der Adressatenzahl in bevölkerungsweite, Gruppen- und Individualprophylaxe einteilen. Primärprävention lässt sich jedoch auch methodenbezogen klassifizieren:

– **Gesundheitsförderung = Verhältnisprävention** (z. B. Mundkrebsprävention durch bevölkerungsbezogene Maßnahmen zur Kontrolle des Tabak- und Alkoholkonsums)
– **Gesundheitserziehung = Verhaltensprävention**
– biomedizinische Prävention (z.B. Fissurenversiegelungen).

Gemeinsame Gesundheitsfaktoren

Vielfach resultieren aus der gleichen Problemlage sowohl allgemeine als auch **zahnmedizinische Gesundheitsstörungen**. Effektive Prävention des Rauchens ist die wohl beste Methode zur Vorbeugung nicht nur von Lungenkrebs, sondern auch von Parodontalerkrankungen. Die **Verhinderung des Alkoholmissbrauchs** trägt zur **Prävention von Leberzirrhose**, aber auch von **Karzinomen der Mundhöhle** bei. Unfallprävention im Haushalt, beim Sport und im Straßenverkehr verhindert auch Kieferfrakturen. Sheiham (2001) prägte daher den Begriff eines „Ansatzes der gemeinsamen Risiko-/Gesundheitsfaktoren" (Common risk/health factor approach). Wenn Mundgesundheit gefördert werden soll, kommt man nicht umhin, diese Faktoren zu bearbeiten.

Bevölkerungsstrategie effektiver als Risikostrategie

Ein „Gesundheitsfaktoren-Ansatz" wendet eine **bevölkerungsbezogene Strategie** an („Population strategy"). Das ist ein Unterschied zur Präventivmedizin, die eine **Risikostrategie** (Rose 1992) verfolgt. Ziel der Bevölkerungsstrategie ist es, generell gesundheitsförderliche Bedingungen zu schaffen und **der gesamten Bevölkerung** gesundheitsförderliche Verhaltensweisen zu erleichtern. Sie richtet sich an die Gesamtheit, ungeachtet des individuellen Erkrankungsrisikos. Eine Variante ist die „**zielgerichtete Bevölkerungsstrategie**" (Directed population strategy). Sie tritt an **Teile der Bevölkerung** heran – z.B. einzelne Schultypen, Migranten –, die insgesamt eine höhere Krankheitsgefährdung aufweisen, und macht innerhalb dieser Gemeinschaften keinen Unterschied nach einem individuellen Krankheitsrisiko. Eine **Risikostrategie** dagegen wendet sich an **einzelne Individuen** mit einem hohen individuellen Krankheitsrisiko. Das erfordert individuelle Risikobestimmung.

Hauptargument für die Bevölkerungsstrategie ist, dass sie als einzige epidemiologisch nachweisbare Erfolge erbracht hat.

Eine Bevölkerungsstrategie verschiebt den Mittelwert der Krankheitslast in der Bevölkerung. Das bedeutet, dass der Anteil derjenigen, die gar nicht mehr erkranken, wächst. Gleichzeitig verschiebt sich auch die Krankheitslast in dem Teil der Verteilungskurve, der von Krankheit besonders betroffen ist.

Beispielsweise waren in Baden-Württemberg 1994 68 % der 9-Jährigen kariesfrei, im Jahr 2000 bereits 84 %. Die „Risikogruppe" mit vier oder mehr erkrankten Zähnen nahm um 68 % ab (Pieper, DAJ 1994, 2000). Kleine, für sich genommen unspektakuläre Änderungen, die den „Bevölkerungs-Mittelwert" verschieben, wirken sich stark aus.

Eine **Bevölkerungsstrategie** strebt an, allgemeine **soziale Normen zu verändern**. Individuen fühlen sich in ihrem Verhalten durch die Gesellschaft, an der sie sich orientieren, bestätigt. Die **Risikostrategie** verlangt dagegen, dass sich „Risikoträger" anders verhalten als die Mehrheit der Bevölkerung. Diese Erwartung ausgerechnet an die Gruppe zu richten, die meist über besonders geringe Bildungs-, Finanz- und Zeitressourcen verfügt, erscheint unrealistisch.

Die Kosten für individuelles Kariesscreening mit biomedizinischen Methoden übertreffen die Kosten der Maßnahmen, über deren Anwendung oder Nicht-Anwendung das Screening entscheiden soll.

Überdies führen **Screeningtests** in einem hohen Prozentsatz zu falschen Ergebnissen. Daten von Zimmer et al. (1997) lassen eine Entdeckungsrate (richtig bestimmtes Kariesrisiko) von 40 % und eine Falsch-Positiv-Rate von 23 % erkennen. Also würden 60 % derjenigen mit Kariesrisiko gar nicht identifiziert und 23 % mit aufwändigen Prophylaxemaßnahmen versehen, ohne tatsächlich ein Erkrankungsrisiko aufzuweisen.

Vermeiden von Über-, Unter- und Fehlbehandlung

Ein wesentlicher aber fast nie diskutierter Aspekt zahnmedizinischer Prävention ist das **Vermeiden qualitativ unzulänglicher Behandlungen**. Die Mundgesundheit wird iatrogen geschädigt, wenn der Zahnarzt unnötige oder qualitativ unzureichende Behandlungen vornimmt, die zu Gewebeverlust führen. Umgekehrt kann mangelnde diagnostische Qualität zum Unterlassen notwendiger Behandlungen führen.

Gut dokumentiert ist die extreme Variabilität der Kariesdiagnostik. Sie führt dazu, dass sich bei häufigen Inanspruchnehmern der Zahnarztpraxis **falsch-positive Behandlungsentscheidungen** addieren. Immer größer werdende Restaurationen und nicht beeinflusster Krankheitsfortschritt führen letztlich zur Extraktion des Zahnes. Das Versorgungssystem mit seinem System der **Einzelleistungsvergütung** ist – neben dem Ausbildungssystem – eine Ursache für **Überversorgung**. Die Zahnärzteschaft argumentiert, eine Abkehr von diesem System sei leistungsfeindlich. Es gilt jedoch in der Zukunft, Interventionen auf das Minimum zu beschränken und der Prävention die Gelegenheit zu geben, sich auszuwirken. Das kann nur durch eine geregelte, stärker auf Pauschalen hin orientierte Vergütung gelingen. Die gesetzlich eingeführte Zahlung von Festzuschüssen zur prothetischen Versorgung hat negative Effekte: Bei „Zuzahlungswilligen" resultiert **Überversorgung** – mit allen damit verbunden Risiken –, bei **sozial Schwächeren Unterversorgung**. Mundgesundheit und eine effektive und effiziente Versorgung geraten, setzt sich der Trend zur Privatisierung fort, aus dem Blick. Ein Versorgungssystem mit erheblichen Zuzahlungen des Patienten – wie das in der Schweiz – führt nicht zu besserem Mundgesundheitszustand als in Deutschland (Staehle und Kerschbaum 2003).

4.7.4 Einzelne Schädigungen

Kariesprävention

Karies entsteht, wenn Zucker / verarbeitete Stärke aus der Nahrung von Bakterien in der Zahnplaque verstoffwechselt wird. Dabei entstehen als bakterielles Stoffwechsel-Endprodukt schwache Säuren. Sie demineralisieren die Zahnhartsubstanzen.

Solange De- und Remineralisation im Gleichgewicht stehen besteht keine Kariesgefahr. Fluoride fördern die Remineralisation. **Fluoridierte Zahnpasten** als **der wichtigste Eckpfeiler der Kariesprävention wurden bereits** erwähnt. Es kann noch mehr erreicht werden. **Trinkwasserfluoridierung** hätte sozialkompensatorische Effekte. Alternativ sollte das Bundesministerium für Gesundheit und Soziale Sicherung eine generelle Genehmigung zur Verwendung **fluoridierten Jodsalzes** in der Gemeinschaftsverpflegung und Lebensmittelherstellung erteilen.

Ernährungslenkung ist bei Nuckelflaschenkaries (NFK) ein relativ erfolgversprechender Ansatz. NFK entsteht durch „Selbstbedienung" des Kleinkinds mit Plastik-Nuckelflaschen, die süße Flüssigkeit enthalten, in Einschlaf- oder Aufwachphasen. Nachts ist der Speichelfluss stark eingeschränkt, und der Speichelzutritt zu den oberen Frontzähnen durch den Sauger verlegt. Diese Zähne sind dann betroffen und werden zerstört. Eine klar wirksame **Präventionsstrategie** wäre es, *Plastik*flaschen, die zu Fehlgebrauch einladen, auf EU-Ebene aus dem Verkehr zu ziehen, denn *Glas*flaschen werden den Kindern nicht zur Selbstbedienung überlassen. Ansonsten kann den Müttern nur geraten werden, die Saugerflaschen rasch abzugewöhnen, was im Allgemeinen viel weniger Akzeptanzprobleme beim Kind verursacht, als die Eltern befürchten. Optimierte Mundhygiene hilft zusätzlich. Jedoch hat sich auf Seiten der Eltern die Gewohnheit der nächtlichen Nuckelflaschengabe meist so verfestigt, dass sie änderungsresistent ist.

Mittlerweile gibt es bei Kindern mehr Initialkaries – beginnende Karies – als Dentinkaries. Karies ist also nur – mehr oder weniger – unter Kontrolle gebracht, aber nicht definitiv verhütet. Daraus leitet van Steenkiste (2002) die Folgerungen ab, dass:

- mit einem Aufleben der Krankheit zu rechnen ist, sobald die Prophylaxeanstrengungen nachlassen
- Präventionsprogramme für die gesamte Bevölkerung, nicht nur für kleine Risikogruppen, durchgeführt werden müssen
- im Rahmen einer zielgerichteten Bevölkerungsstrategie auch aktive Fluoridierungsmaßnahmen sinnvoll sind.

Parodontitisprävention

Parodontitis entsteht, wenn subgingivale Plaque den Wirtsorganismus zu genetisch programmierten, destruktiven Abwehrmechanismen veranlasst, was zum Zahnverlust führen kann. **Pathogenese und Progression** der Erkrankung sind bis heute nicht vollständig geklärt. Aus nur wenigen Gingivitiden (Zahnfleischentzündungen) entwickelt sich eine Parodontitis.

Bei fast jedem Erwachsenen finden sich einzelne Attachmentverluste, ohne dass funktionelle Probleme entstünden. Die Prävalenz aggressiver Parodontalerkrankungen nimmt möglicherweise ab. Zahnstein spielt keine wesentliche Rolle in der Entstehung von Parodontalerkrankungen. Nur soziale Gründe rechtfertigen seine Entfernung. Professionelle Zahnreinigung ist weitgehend ineffektiv zur Vorbeugung von Parodontitis (und Karies). Ziel sollte sein, ein hinnehmbares Plaque-Level anzustreben. Gemessen an diesem Ziel bieten die derzeitigen **Maximalkonzepte** nach dem Muster „eine mitteltiefe Zahnfleischtasche bedeutet Behandlungsbedarf für das ganze Gebiss" **Anreize für Übertherapie**. Bei den tatsächlich in relevantem Ausmaß Betroffenen sollte regelmäßig der subgingivale Biofilm von fort- oder weitergebildetem Prophylaxepersonal entfernt werden. Supragingivale Zahnreinigung ist hierfür kein Ersatz!

4.7.5 Organisationsansätze

Zahnmedizinische Public Health und Gesundheitsförderung

Wie oben gezeigt, waren **Public Health-Maßnahmen** die bei weitem effektivsten Präventionsmaßnahmen. Ihr Potenzial ist allerdings noch längst nicht ausgeschöpft.

Zahnmedizinische Public Health fördert Mundgesundheit durch organisierte Anstrengungen verschiedener gesellschaftlicher Bereiche. Ein multisektoraler Ansatz ist verpflichtend: Wirtschafts-, Sozial-, Familien-, Agrar-, Bildungs- und Verkehrspolitik wirken sich vielfach stärker aus als die eigentliche Gesundheitspolitik. Ziel soll sein, gesundheitsbewusstes Leben einfach zu machen, also ein gesundheitsförderliches Umfeld zu schaffen und Barrieren zu senken. Nancy Milio hat den programmatischen Leitspruch auch für zahnmedizinische Public Health geprägt: „Make the healthy choices easy choices".

Gruppenprophylaxe

§ 21 des Fünften Sozialgesetzbuchs (SGB V) verpflichtet die Krankenkassen, Maßnahmen der Erkennung und Verhütung von Zahnerkrankungen für Kinder und Jugendliche zu fördern. In Deutschland bestehen etwa 380 lokale Arbeitsgemeinschaften für Jugendzahnpflege. Sie organisieren die Gruppenprophylaxe-(GP-)Aktivitäten. 430 Zahnärzte des Öffentlichen Gesundheitsdiensts (ÖGD) und – im „**Obleutekonzept**" – 11.000 niedergelassene Zahnärzte führen die Maßnahmen, insbesondere Mundhygieneaufklärung und -übungen, durch. Die Zahnärzte des ÖGD untersuchen als sekundärpräventive Leistung jährlich etwa drei Millionen Kinder. Professionelle Fluoridanwendungen mittels Lack, Gelees und Lösungen erreichen 11 % der betreuten Kinder (DAJ 2003). **Fluoridlackanwendung** ist die direkt wirksamste Präventionsmaßnahme (AG SpiK und MDS 2000). Spezifische Programme für Kinder mit besonders hohem Kariesrisiko erreichten 16.000 Kinder.

Ein GP-Programm, welches alle inhaltlichen Vorgaben des Gesetzgebers effizient umsetzt, kostet 27 Euro pro Jahr und Kind für die 0–12-Jährigen, wovon Kommune und Krankenkassen jeweils etwa die Hälfte tragen (Nechita 1999). Die bundesweiten Ausgaben blieben im Jahr 2002 mit 32 Millionen Euro weit unter diesem Ansatz.

Früherkennung und Individualprophylaxe

Individualprophylaxe (IP) für 6–18-Jährige als Leistung der gesetzlichen Krankenversicherung wird von Prophylaxehelferinnen und Zahnärzten in Zahnarztpraxen durchgeführt. Früherkennungsuntersuchungen (FU) und Kinderuntersuchungen (U) bei 0–6-Jährigen führen Zahnärzte und Kinderärzte durch. IP und FU sollen die Gruppenprophylaxe ergänzen und sind für stark kariesgefährdete Versicherte vorgesehen. Neben **Untersuchung, Mundgesundheitsaufklärung und Lokalfluoridierung** sind Fissurenversiegelungen Teil der IP. Für die IP wurde 2002 mit 360 Millionen Euro insgesamt mehr ausgegeben, als der Gesetzgeber ursprünglich vorgesehen hatte.

4.7.6 Effektivität und Effizienz

Die bevölkerungsbezogene **Effektivität** der professionell angewandten Präventionsmaßnahmen ist geringer als die von bevölkerungsweiten Maßnahmen, weil durch erstere deutlich weniger Probanden erreicht werden. Insbesondere die „**Komm-Struktur**" der Zahnarztpraxis bedeutet mangelhafte Effektivität bei besonders vulnerablen Gruppen. Für diejenigen, die erreicht werden, gilt das Folgende: Von professioneller Fluoridgel-Anwendung sind 18 bis 25 % Karieshemmung zu erwarten (van Rijkom et al. 1998), von **Fissurenversiegelungen** 70 % (Llodra et al. 1993). Mundgesundheitsaufklärung erbringt einen positiven Effekt im Hinblick auf das Kenntnisniveau, einen nur vorübergehenden Effekt bezüglich des Plaquebefalls und keinen Effekt im Hinblick auf den Karieszuwachs (Kay und Locker 1997). Mit Fluoridlack-Applikation lassen sich in der Gruppenprophylaxe 38 % des Karieszuwachses verhindern (Helfenstein und Steiner 1994). Die **Effizienz** professionell angewandter Präventionsmaßnahmen ist wegen der hohen Kosten schlecht (Strippel 2002). Dennoch lässt sich eine Erbringung prophylaktischer Leistungen im Rahmen der erwünschten Umorientierung zahnärztlicher Dienste in Richtung auf Prävention rechtfertigen.

Ausblick

Der Trend zu verbesserter Mundhygiene und vermehrter häuslicher Anwendung von Prophylaxemitteln wird sich fortsetzen. Das **Präventionsbewusstsein** wird zunehmen. Es wird durch kommerzielle und berufsständische Kampagnen gefördert, die weniger die „Krankheitsbekämpfung" als gutes Aussehen und „Wellness" in den Vordergrund stellen. Sofern es gelingt, die Determinanten von Gesundheit und Krankheit durch Public Health-Strategien positiv zu beeinflussen – Stichworte sind gesunde Ernährung, Kontrolle des Genuss- und Verhinderung des Suchtmittelkonsums, Marktregulation durch Angebotsmodifikation – wird sich die Mundgesundheit verbessern.

Mangelnde Finanzierung und **fehlende Organisationsstrukturen** werden jedoch den notwendigen Aufbau von Präventionsprogrammen für Menschen in Behinderten-, Alten- und Pflegeheimen erschweren. Für die Inanspruchnehmer der Zahnarztpraxen wird das Angebot an professionellen Prophylaxeleistungen zunehmen. Die weitaus meisten Leistungen werden dem kosmetischen Bereich zuzuordnen und privat zu finanzieren sein. Angebote mit fraglichem medizinischen Nutzen – von genetischer Dispositionsberatung bis zu paramedizinischen Methoden – sind zu erwarten. **Prophylaxe** wird häufig als **Mittel zur Patientenbindung** und zum Einstieg in den „Verkauf" aufwändiger diagnostischer und therapeutischer Leistungen eingesetzt werden. Präventive Eigeninitiative und Selbstvorsorge sind wünschenswert, werden aber durch die Medikalisierung der Prävention („lebenslange ärztliche Beaufsichtigung", I. Illich) im Bewusstsein der Bevölkerung nach hinten gedrängt. Es wird noch lange dauern, bis in der Bevölkerung wie in der Gesundheitspolitik die Erkenntnis reift, dass effektive **Prävention** auch in der Zahnmedizin nur selten eine in der (Zahn-)Arztpraxis einkaufbare Ware ist, sondern eine vordringlich **gesellschaftliche** und daneben auch **individuelle Aktivität**.

Prüfungsfragen

1. Welche Schädigungen, Fähigkeitsstörungen und Beeinträchtigungen betreffen den Mund- und Kieferbereich?
2. Welche Kenndaten beschreiben das zahnmedizinische Versorgungssystem?
3. Was sind die wesentlichen Bedingungsfaktoren für Mundgesundheit?
4. Welche generellen Ansätze sind bei der zahnmedizinischen Prävention und Gesundheitsförderung abgrenzbar?
5. Wodurch sind Bevölkerungsstrategien effektiver als Risikostrategien?
6. Welche Methoden der Mundgesundheitsförderung sind wie effektiv zur Prävention verschiedener Karies- und Parodontitisformen?
7. Wo liegen Vor- und Nachteile der Ausrichtung der klinischen Zahnmedizin?
8. Auf welche Weise und in welchem Umfang kann die Art der zahnärztlichen Leistungserbringung und des Vergütungssystems einen Beitrag zur Prävention leisten?
9. Welche Parameter kennzeichnen Gruppen- und Individualprophylaxe?
10. Diskutieren Sie Effektivität und Effizienz zahnärztlicher Präventionsmaßnahmen.

Zitierte Literatur

AG SpiK (Arbeitsgemeinschaft der Spitzenverbände der Krankenkassen) und MDS (Medizinischer Dienst der Spitzenverbände der Krankenkassen) (2000): Gruppenprophylaxe 2000. Konzept der Spitzenverbände der Krankenkassen zur Weiterentwicklung der Maßnahmen nach § 21 Abs. 1 SGB V (Weiterentwicklungskonzept Gruppenprophylaxe) vom 20. November 2000. Kassel: Eigenverlag.

DAJ (Deutsche Arbeitsgemeinschaft für Jugendzahnpflege) (2003): Dokumentation der Maßnahmen der Gruppenprophylaxe in Kindergärten und Schulen. DAJ-Jahresauswertung 2001/2002. Bonn: Eigenverlag.

Dolan, T. (1993): Identification of appropriate outcomes for an aging population. Special Care in Dentistry 13, 35–39.

Helfenstein, U./Steiner, M. (1994): Fluoride varnishes (Duraphat): A meta-analysis. Community Dentistry and Oral Epidemiology 22, 1–7.

Kay, E./Locker, D. (1997): Effectiveness of oral health promotion: a review. London: Health Education Authority

Llodra, J.C./Bravo, M./Delgado-Rodriguez, M./Baca, P./ Galvez, R. (1993): Factors influencing the effectiveness of sealants – a meta-analysis. Community Dentistry and Oral Epidemiology 21, 261–268.

McKeown, Th. (1979): The Role of Medicine. Oxford: Basil Blackwell.

Micheelis, W./Schroeder, E. (1996): Risikogruppenprofile bei Karies und Parodontitis. Köln: Deutscher Ärzte Verlag.

Nechita, U. (1999): Modellprojekte nach dem Konzept der Spitzenverbände der KK zur Gruppenprophylaxe. Zahnärztlicher Gesundheitsdienst 29, 1, 8–10.

Pieper, K. DAJ (Hg.) (1995): Epidemiologische Begleituntersuchungen zur Gruppenprophylaxe 1994. Bonn: Eigenverlag.

Pieper, K. DAJ (Hg.) (2001): Epidemiologische Begleituntersuchungen zur Gruppenprophylaxe 2000. Bonn: Eigenverlag.

Richards, A./Banting, D.W. (1996): Fluoride toothpastes. In O. Fejerskov/J. Ekstrand/B. Burt (Eds.): Fluoride in Dentistry. 2nd ed. Copenhagen: Munksgaard, 328–346.

Robke, F.J./Buitkamp, M. (2002): Häufigkeit der Nuckelflaschenkaries bei Vorschulkindern in einer westdeutschen Großstadt. Oralprophylaxe 24, 59–65.

Rose, G. (1992): The Strategy Of Preventive Medicine. Oxford: Oxford University Press.

Sheiham, A. (2001): Public Health Approaches to Promoting Dental Health. Zeitschrift für Gesundheitswissenschaften 9, 100–111.

Staehle, H.J./Kerschbaum, T. (2003): Mythos Schweiz – Meinungen und Fakten zur Mundgesundheit in der Schweiz im Vergleich zu Deutschland. Deutsche Zahnärztliche Zeitschrift 58, 325–330.

Strippel, H. (2002): Gesundheitsökonomie der Prävention – Beispiel Kariesprophylaxe. Die BKK 90, 477–481.

van Rijkom, H.M./Truin, G.J./van't Hof, M.A. (1998): A Meta-Analysis of Clinical Studies on the Caries-Inhibiting Effect of Fluoride Gel Treatment. Caries Research 32, 83–92.

van Steenkiste, M. (2002): Kariespräventive Strategien im Hinblick auf den aktuellen Kariesrückgang. Oralprophylaxe 24, 103–109.

WHO (World Health Organization Regional Office for Europe) (1999): Health 21. The Health for All Policy

Framework for the WHO European Region. European Health for All Series No. 6. WHO, Copenhagen.

Zimmer, S./Dosch, S./Hopfenmüller W. (1997): Kariesrisikobestimmung durch Speicheltests. Deutsche Zahnärztliche Zeitschrift 50, 806–808.

Leseempfehlungen

Burt, B.A./Eklund, S.A (1999): Dentistry, Dental Practice and the Community. Philadelphia: W.B. Saunders.

Daly, B./Watt, R./Batchelor, P./Treasure, E.T. (2002): Essential Dental Public Health. Oxford: Oxford University Press.

Roulet, J.-F./Zimmer, S./Rateitschak, K.H./Wolf, H.F. (2003): Prophylaxe und Präventivzahnmedizin. Farbatlanten der Zahnmedizin, Bd. 16, Stuttgart.

4.8 Prävention durch die Humangenetik

Stefan Aretz und Peter Propping

Die Humangenetik beschäftigt sich mit der **Variabilität des menschlichen Genoms und deren Konsequenzen für die Entstehung menschlicher Krankheiten**. Als interdisziplinäres medizinisches Fach bewegt sie sich zwischen klinischer Versorgung einerseits und biologischer Grundlagenforschung andererseits.

An der Entstehung der meisten Erkrankungen sind genetische Faktoren beteiligt, allerdings in ganz unterschiedlichem Ausmaß. **Monogen** erbliche Krankheiten beruhen ganz überwiegend auf Veränderungen (Mutationen) in jeweils einer einzelnen Erbanlage (Gen), sie sind in der Regel selten und folgen den Mendelschen Erbgängen (autosomal-dominant, autosomal-rezessiv, X-chromosomal). **Multifaktorielle** (genetisch komplexe) Erkrankungen wie Bluthochdruck, Adipositas, Diabetes mellitus oder Osteoporose treten sehr viel häufiger auf und sind hinsichtlich der ursächlich beteiligten Faktoren vielschichtiger: zur Manifestation tragen sowohl einzelne oder mehrere additiv wirkende genetische Veränderungen wie auch im Einzelnen meist nicht exakt benennbare Umwelteinflüsse bei. Die rasch voranschreitende funktionelle Entschlüsselung des menschlichen Genoms und die darauf basierende biomedizinische Forschung schaffen die Voraussetzungen für eine weitere Aufklärung der zu Grunde liegenden genetischen Varianten und damit für ein zunehmend besseres Verständnis multifaktorieller Erkrankungen.

Derzeit sind die genetischen Grundlagen von etwa 1.500 – meist monogenen – menschlichen Krankheiten bekannt; nur einige wenige hiervon eignen sich allerdings auf Grund von Manifestationsart und -zeitpunkt für eine gezielte Vorsorge (Tab. 1, S. 266f.).

4.8.1 Bedeutung der Humangenetik in der Prävention

Die Identifizierung der an der Krankheitsentstehung beteiligten erblichen Faktoren ist eine wichtige medizinische Aufgabe: durch die Kenntnis **angeborener Krankheitsdispositionen** lassen sich einzelne Personen oder Gruppen mit erhöhten Morbiditätsrisiken ermitteln und einer gezielten Vorsorge zuführen. Ist die praktische Durchführung der eigentlichen vorbeugenden diagnostischen und therapeutischen Verfahren hauptsächlich eine klinische Aufgabe, sei es im stationären oder ambulanten Bereich (Internisten, Chirurgen, Gynäkologen), besteht eine der humangenetischen Kernaufgaben in der Charakterisierung von Zielgruppen krankheitsspezifischer Vorsorgemaßnahmen. Humangenetische Präventionsansätze lassen sich deshalb meist nur innerhalb eines interdisziplinären Konzeptes realisieren.

Hinsichtlich präventivmedizinischer Zielsetzungen nimmt die humangenetische Beratung neben der molekulargenetischen Diagnostik eine herausragende Rolle ein: sie trägt durch die

Tabelle 1: *Für präventive Ansätze relevante genetisch bedingte Erkrankungen und die derzeit empfohlenen Vorsorgemaßnahmen.*

Krankheitsgruppe/Erkrankung	Erbgang	Vorsorgekonzept / Procedere
MONOGEN		
erbliche Tumordispositionen / Gen		Früherkennung – Entfernung prämaligner oder maligner Veränderungen
Mamma- u. Ovarialkarzinom (BRCA1+2)	AD	Tastuntersuchung Brust, Ultraschall Brust und Ovarien, Mammographie, MRT
HNPCC (MLH1, MSH2)	AD	Darmspiegelungen, gynäkologische Vorsorge
Familiäre adenomatöse Polyposis (APC)	AD	Darmspiegelungen, Magen-Dünndarmspiegelung
Multiple endokrine Neoplasie Typ 2 (RET)	AD	Schilddrüsenentfernung im Kleinkindesalter
Retinoblastom (RB1)	AD	Augenspiegelung alle 3 Wochen bis 5. LJ, Laserkoagulation neoplastischer Veränderungen
Neurofibromatose TYP 1 (NF1)	AD	keine einheitlichen Empfehlungen zur Früherkennung bösartiger Tumoren
Tuberöse Sklerose (TSC1, 2)	AD	Ultraschall Niere und kraniales CT/MRT alle 1–3 Jahre, Echokardiographie
Von-Hippel-Lindau-Syndrom (VHL)	AD	Augenuntersuchungen (Beginn möglichst vor dem 5. LJ), Abdomen-Ultraschall und Blutdruckmessung jährlich
familiäres Melanom (CDKN2A/P16)	AD	Selbstuntersuchung, dermatologische Überwachung, Überwachung Pankreas
familiärer Wilms-Tumor (WT1)	AD	Ultraschall Niere
Stoffwechselerkrankungen /Gen		Expositionsprophylaxe – Diät – Substitution
G-6-PD-Mangel (G6PD)	AR	Vermeidung auslösender Medikamente/Nahrungsmittel (Medikamentenlisten)
Porphyrie (zahlreiche Gene)	AR/AD/X	Meidung von porphyrinogenen Medikamenten, Alkohol, extremer Belastung
Phenylketonurie (PAH)	AR	phenylalanin-arme Diät (besonders in Kindes- und Jugendalter und bei Schwangeren)
Adrenogenitales Syndrom (CYP21)	AR	Cortisol-Substitution in der Schwangerschaft
Hämochromatose (HFE)	AR	Aderlässe (Phlebotomien)
alpha-1-Antitrypsin-Mangel (PiZZ)	AR	absolute Nikotinabstinenz
hämatologisches System/andere / Gen		Substitution – Gerinnungshemmung
Thalassämie	AR	Bluttransfusionen
MTHFR-Polymorphismus (MTHFR)	AD/AR	Thromboseprophylaxe ?
Gerinnungsfaktoren (F5, F2 u.a.)	AD/AR	Thromboseprophylaxe bei entsprechender Symptomatik / Anamnese / Familienanamnese
familiäres Mittelmeerfieber (MEFV)	AR	Colchizin-Gabe zur Verhinderung Niereninsuffizienz, z.T. abhängig von Mutation

Tabelle 1 *(Forts.)*

Krankheitsgruppe/Erkrankung	Erbgang	Vorsorgekonzept / Procedere
MULTIFAKTORIELL/KOMPLEX		Ermittlung von Risikoprofilen – Reduktion von Risikofaktoren
kardiovaskuläres Risikoprofil (GNB3, ACE)	multifaktoriell	bisher keine risikoprofil-spezifischen Empfehlungen
Osteoporose Risikoprofil (COL1A1)	multifaktoriell	bisher keine risikoprofil-spezifischen Empfehlungen
psychiatrische Erkrankungen	multifaktoriell	in Zukunft z.T. spezifische Risikoprofile + medikamentöse Prophylaxe ?
Medikamentenunverträglichkeit	multifaktoriell	Ermittlung pharmakogenetischer Risikoprofile /Expositionsprophylaxe
PRÄNATALDIAGNOSTIK		Diagnostik – Schwangerschaftsabbruch – pränatale (prophylaktische) Therapie
Fehlbildungen	multifaktoriell	Ultraschall
Chromosomenstörungen	sporadisch/AD	Chromosomenanalyse nach Amniocentese, Ersttrimester-Screening*
monogen erbliche Krankheiten	AR/AD	molekulargenetische Testung nach Amniocetese oder Chorionzottenbiopsie (CVS)

AD = autosomal-dominant; AR = autosomal-rezessiv; X = geschlechtsgebunden; * Risikoberechnung aus der Dicke der fetalen „Nackenfalte" (Ultraschall) und zwei Parametern des mütterlichen Blutes (hCG, PAPP-A).

Stammbaumanalyse zur Identifizierung von Risikopersonen bei und hilft den Rat suchenden und ihren Familien bei der individuellen Einschätzung des Erkrankungsrisikos. Durch umfangreiche Informationen verbessert sie die Aufklärung über entsprechende Krankheitsbilder sowie deren genetische Grundlagen und fördert damit die Akzeptanz risikoadaptierter vorbeugender Untersuchungen (Jungck und Propping 2001). Die humangenetischen Präventionsbemühungen sind eng mit den klinischen Disziplinen verzahnt; gerade im Bereich der Krebsfrüherkennung ist das Fach oft auch logistisch in die Patientenbetreuung mit einbezogen.

4.8.2 Molekulargenetische Diagnostik

Voraussetzung für die molekulargenetische Diagnostik einer monogen erblichen Krankheit ist die Aufklärung ihrer genetischen Grundlage und die Identifizierung eindeutig pathogener Keimbahnmutationen. Der Nachweis einer pathogenen Mutation bei einem Betroffenen kann dann die klinische Diagnose bestätigen oder bei der differenzialdiagnostischen Abgrenzung von Krankheitsbildern helfen. Bei autosomal-rezessiven Erkrankungen, die sich in der Regel nur bei homozygoten (reinerbigen) Mutationsträgern manifestieren, dient der Nachweis eines heterozygoten (mischerbigen) Anlageträgerstatus („Heterozygotentest") bei einer Person der Einschätzung des **Wiederholungsrisikos** der Erkrankung bei den Nachkommen: sind beide Partner heterozygot, ergibt sich für gemeinsame Kinder ein 25-prozentiges Erkrankungsrisiko. In diesen Fällen kann bei schweren, schlecht therapierbaren Leiden eine vorgeburtliche (pränatale) molekulargenetische Diagnostik gewünscht werden.

Bei genetisch aufgeklärten, spätmanifesten Erkrankungen mit monogenem Erbgang hat die **prädiktive (vorhersagende) Diagnostik** eine neue medizinische Dimension erschlossen: Unter prädiktiver Testung versteht man die Untersuchung eines gesunden Menschen auf Anlagen, die zu Erkrankungen im weiteren Leben disponieren. Die molekulargenetische prädiktive Diagnostik ermöglicht damit die Vorhersage der Wahrscheinlichkeit des Auftretens einer genetischen Erkrankung lange vor ihrem Ausbruch. Die Kenntnis einer erblichen Belastung – und damit das Wissen um ein möglicherweise deutlich erhöhtes Erkrankungsrisiko – kann für den Einzelnen und die Familie mit z.T. erheblichen psychosozialen Belastungen verbunden sein. Die vorhersagende Diagnostik ist deshalb an strikte Vorgaben gebunden und sollte – bis auf wenige Ausnahmen – nur bei volljährigen Personen nach humangenetischer Beratung und auf freiwilliger Basis durchgeführt werden (Bundesärztekammer 1998a, 2003). Bei präventiv behandelbaren Krankheiten wie den erblichen Tumorsyndromen bietet die prädiktive Diagnostik die Möglichkeit, Risikopersonen rechtzeitig zu identifizieren und einer spezifischen Früherkennung bzw. Vorsorge zuzuführen. Für neuropsychiatrische Leiden wie die Huntingtonsche Erkrankung besteht derzeit – abgesehen von ersten Versuchen einer medikamentösen Prophylaxe im Rahmen wissenschaftlicher Studien – kein wirkungsvoller therapeutischer Ansatz; der schicksalhaft schwere Krankheitsverlauf erfordert hier einen besonders sensiblen Umgang mit der prädiktiven Diagnostik.

Ein Charakteristikum vorhersagender Diagnostik besteht darin, dass eine krankheitsverursachende Genmutation zwar oft sicher identifiziert werden kann, Aussagen über die Wahrscheinlichkeit des Krankheitseintrittes, das Erkrankungsalter oder die Schwere der Erkrankung aber nur in begrenztem Umfang möglich sind und allein als statistische Größen angegeben werden können. Die prädiktive Testung weist somit nicht eine Erkrankung, sondern das Vorliegen einer genetisch bedingten Krankheitsdisposition nach, die sich mit einer krankheitsspezifischen Wahrscheinlichkeit im späteren Leben manifestieren kann. Eine schlechte oder allenfalls grobe Beziehung zwischen genetischen Veränderungen einerseits und der klinischen Ausprägung andererseits (Genotyp-Phänotyp-Korrelation) ist das

Tabelle 2: *Manifestationswahrscheinlichkeit (Penetranz) und Manifestationsalter verschiedener monogener Erkrankungen*

Erkrankung/ Disposition	Allel/Gen	Erbgang	Zustand	Erkrankungsrisiko/ Penetranz (%)	klinische Manifestation (LJ)	prädiktiver Wert
Morbus Alzheimer	APOE4	AD	heterozygot	6–13	50–70	schwach/ unsicher
Hämochromatose	HFE	AR	homozygot	1–50 (w<m)	30–60	mäßig/ schwach
erblicher Eierstockkrebs	BRCA1/ BRCA2	AD	heterozygot	20–60	>25	wahrscheinlich
erblicher Brustkrebs	BRCA1/ BRCA2	AD	heterozygot	40–90	>25	wahrscheinlich
FAP	APC	AD	heterozygot	100	>10	sehr hoch
Retinoblastom	RB1	AD	heterozygot	90	1–5	hoch
Huntingtonsche Erkrankung	HD	AD	heterozygot	100	40–50	sehr hoch
Faktor V (venöse Thrombosen)	F5	AD	heterozygot	4–8-fach erhöht	jedes Alter	schwach/ unsicher
Faktor V (venöse Thrombosen)	F5	AR	homozygot	40–80-fach erhöht	jedes Alter	hoch
tuberöse Sklerose	TSC1, TSC2	AD	heterozygot	100	ab Kindheit	sehr hoch

Auf Grund der niedrigen Penetranz ist der Vorhersagewert (prädiktiver Wert) einer identifizierten Keimbahnmutation häufig gering.

4.8 Präventionsansätze durch die Humangenetik

Kennzeichen vieler genetisch (mit-)bedingter Erkrankungen. Tabelle 2 veranschaulicht die z.T. extrem unterschiedliche Manifestationswahrscheinlichkeit (Penetranz) verschiedener Erkrankungen bei nachgewiesener pathogener Keimbahnmutation und dem daraus resultierenden prädiktiven Wert (Vorhersagewert) der molekulargenetischen Diagnostik.

4.8.3 Effektive Prävention am Beispiel hereditärer Tumordispositionserkrankungen

Innerhalb der Humangenetik nehmen Präventionskonzepte bei **autosomal-dominant erblichen Tumordispositionserkrankungen** heute eine qualitativ und quantitativ herausragende Stellung ein (Tab. 1, S. 266f.).

Etwa 10 % aller Krebserkrankungen entstehen auf der Grundlage einer vererbten genetischen Prädisposition. Ursache autosomal-dominant erblicher Tumorsyndrome sind Mutationen in jeweils einem für die Erkrankung verantwortlichen Gen, die dann über die Keimbahn mit einer 50-prozentigen Wahrscheinlichkeit an nachfolgende Generationen weitergegeben werden können.

Charakteristisch für autosomal-dominant erbliche Tumorsyndrome ist ein im Vergleich zur Allgemeinbevölkerung junges Erkrankungsalter, das Auftreten mehrerer Karzinome bei einer Person und die familiäre Häufung von Krebserkrankungen eines syndromspezifischen Tumorspektrums (Abb. 1, Tab. 3). Durch die Stammbaumanalyse und Beurteilung klinischer

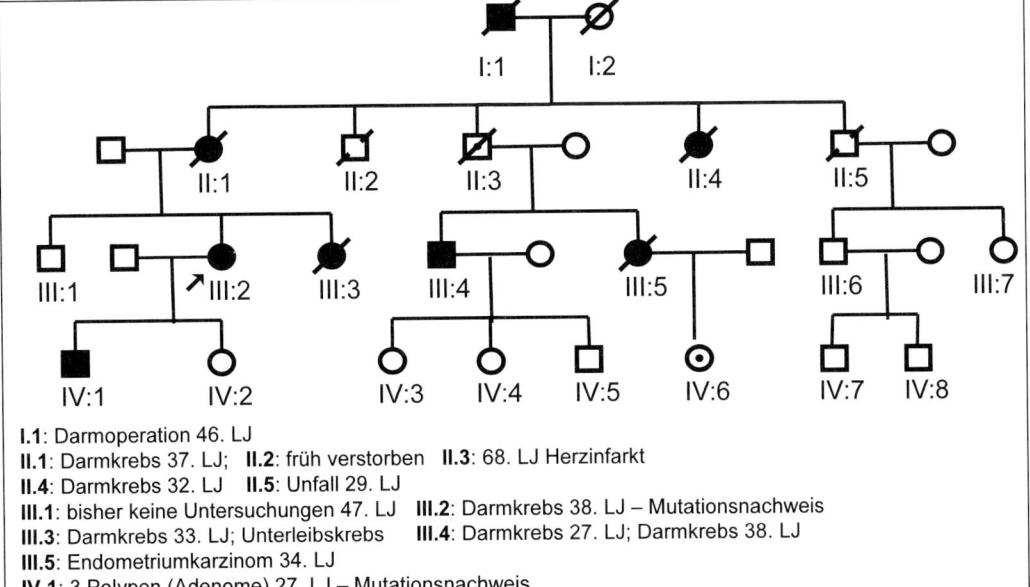

I.1: Darmoperation 46. LJ
II.1: Darmkrebs 37. LJ; **II.2**: früh verstorben **II.3**: 68. LJ Herzinfarkt
II.4: Darmkrebs 32. LJ **II.5**: Unfall 29. LJ
III.1: bisher keine Untersuchungen 47. LJ **III.2**: Darmkrebs 38. LJ – Mutationsnachweis
III.3: Darmkrebs 33. LJ; Unterleibskrebs **III.4**: Darmkrebs 27. LJ; Darmkrebs 38. LJ
III.5: Endometriumkarzinom 34. LJ
IV.1: 3 Polypen (Adenome) 27. LJ – Mutationsnachweis
IV.2: Mutation ausgeschlossen **IV.3-IV.5**: Risikopersonen – bisher keine Untersuchungen
IV.6: prädiktive Diagnostik – Mutationsträgerin **IV.7-IV.8**: Mutation ausgeschlossen – kein erhöhtes Risiko

Abbildung 1: *Auf Grund der familiären Häufung eines bestimmten Tumorspektrums (kolorektale Karzinome, Endometriumkarzinome) besteht in der Familie klinisch V.a. HNPCC. Alle erstgradig verwandten Personen eines Erkrankten sind Risikopersonen und sollten in ein intensiviertes Früherkennungs-Programm aufgenommen werden. Bei einer Person konnte die verantwortliche Keimbahnmutation im MLH1-Gen identifiziert werden (III:2, Pfeil). Daraufhin haben sich einige Risikopersonen prädiktiv testen lassen: bei fünf Personen konnte die Mutation dadurch ausgeschlossen werden (N), sie können aus dem Früherkennungsprogramm entlassen werden. Bei IV:6 konnte die Anlageträgerschaft bestätigt werden.*

Tabelle 3: *Etablierte Früherkennungsprogramme hereditärer Tumorsyndrome.*

	Brustkrebs	HNPCC	FAP
Tumor-spektrum	Brustkrebs, Eierstockkrebs	kolorektales Karzinom, Endometriumkarzinom, Ovarialkarzinom, Urothelkarzinom, Duodenalkarzinom, Magenkarzinom, Hauttumoren, Hirntumore	kolorektales Karzinom, Duodenalkarzinom, Desmoide, Osteome, Epidermoidzysten, Hirntumoren
Vorsorge-beginn	> 25. LJ bzw. 5 Jahre vor frühestem Erstmanifestationsalter in Familie	> 25. LJ bzw. 5 Jahre vor frühestem Erstmanifestationsalter in Familie	ab dem 10. LJ
Untersuchung (Frequenz/Jahr)	Selbstuntersuchung Brust monatl. Tastuntersuchung Frauenarzt 0,5 Brust-Ultraschall 1 Mammographie 1 Kernspintomographie 1	körperliche Untersuchung 1 Abdomensonographie 1 komplette Koloskopie 1 Gynäkologische Untersuchung auf Endometrium-/Ovarialkarzinom 1 Urinzytologie 1 Ösophago-Gastro-Duodenoskopie (bei familiärer Häufung von Magenkarzinomen) 1	körperliche Untersuchung 1 Abdomensonographie 1 Rektoskopie (bei Polypen oder attenuierter Form komplette Koloskopie) 1 Ösophago-Gastro-Duodenoskopie (ab 30. LJ oder vor Kolektomie, Intensität abhängig vom Befund) 1-3
prophylaktische Therapie	Mastektomie, Ovarektomie	Polypektomien, Kolonresektion, Hysterektomie	Polypektomien, Kolektomie, Medikamente (Sulindac)

Informationen wird die Wahrscheinlichkeit des Vorliegens eines erblichen Tumorsyndroms in der humangenetischen Beratung eingeschätzt. In vielen Fällen stellt sich die Sorge als unbegründet heraus. Sind in einer Familie die klinischen diagnostischen Kriterien eines speziellen Tumorsyndroms erfüllt, besteht für erstgradig verwandte Personen (Risikopersonen) eines Betroffenen ein lebenslang deutlich erhöhtes Erkrankungsrisiko (Tab. 2, S. 268).

Auf Grund der hohen Erkrankungswahrscheinlichkeit einerseits und der meist guten Heilungschancen vieler Tumoren bei frühzei-

4.8 Präventionsansätze durch die Humangenetik

tiger Erkennung andererseits sind präventive Maßnahmen bei bestimmten, diagnostischen Maßnahmen gut zugänglichen Tumorsyndromen sehr effektiv und sollten allen Betroffenen und ihren Angehörigen angeboten werden (Bundesärztekammer 1998a; Clericuzio 1999; Friedl et al. 1999; Järvinen 1992; Schmiegel et al. 2000).

Für den erblichen Darmkrebs ohne Polyposis (HNPCC), die familiäre adenomatöse Polyposis (FAP), das erbliche Mamma- und Ovarialkarzinom, die multiple endokrine Neoplasie Typ 2 (MEN2) oder das Retinoblastom wurden inzwischen spezifische Früherkennungsprogramme etabliert, die zum Teil Bestandteil der klinischen Routineversorgung sind, zum Teil noch im Rahmen überregionaler interdisziplinärer Verbundprojekte durchgeführt werden (Tab. 3). Durch engmaschige Früherkennungsuntersuchungen können hierbei prämaligne Veränderungen (z.B. Dickdarmpolypen) oder maligne Frühstadien (z.B. Brustkrebs) erkannt und entfernt bzw. prophylaktische Maßnahmen (z.B. Schilddrüsenentfernung bei Anlageträgern für MEN2, Kolektomie bei FAP-Patienten) angeboten werden (Übersicht in: Mangold und Pagenstecher 2002). Zahlreiche Studien belegen die hierdurch erzielte deutliche Prognoseverbesserung bei Betroffenen (Järvinen et al. 1995). Für viele seltene Tumorsyndrome und für seltene Manifestationen häufigerer Syndrome existieren derzeit allerdings (noch) keine speziellen Vorsorgeempfehlungen.

Die innerhalb der letzen 10–15 Jahre erfolgte molekulare Aufklärung der genetischen Grundlagen zahlreicher erblicher Tumorformen hat nicht nur zu einer verbesserten differenzialdiagnostischen Abgrenzung einzelner Syndrome beigetragen, sondern durch die Möglichkeit der prädiktiven Untersuchung auch eine neue Dimension der Krebsprävention eröffnet. Ziel der prädiktiven Diagnostik ist die weitere Eingrenzung der individuellen Erkrankungswahrscheinlichkeit von Risikopersonen, um die intensivierten Früherkennungsuntersuchungen auf die tatsächlichen Anlageträger zu begrenzen (Jungck et al. 1999). Voraussetzung einer prädiktiven Testung ist die molekulargenetische Identifizierung der in einer Familie vererbten Keimbahnmutation bei einer betroffenen Person. Die Mutationsdetektionsraten schwanken je nach Erkrankung und Untersuchungsart von unter 30 bis über 90 %. Ist die pathogene Mutation bekannt, können alle Risikopersonen einer Familie mittels einer Blutentnahme prädiktiv auf ihren Anlageträgerstatus hin untersucht werden (Abb. 1, S. 269). Wird die Keimbahnmutation ausgeschlossen, besteht im Vergleich zur Allgemeinbevölkerung kein erhöhtes Erkrankungsrisiko und damit keine Notwendigkeit einer spezifischen Vorsorge. Mutationsträger haben – abhängig von der Penetranz – eine Erkrankungswahrscheinlichkeit zwischen 20 und 100 % (Tab. 2, S. 268). Bei entsprechender Aufklärung und Beratung besteht bei den meisten Mutationsträgern eine hohe Bereitschaft, die empfohlenen Früherkennungsmaßnahmen regelmäßig wahrzunehmen. Eine Aussage über den Manifestationszeitpunkt und den Verlauf der Erkrankung ist durch die molekulargenetische Diagnostik in der Regel nicht möglich. Kann in einer Familie keine pathogene Keimbahnmutation nachgewiesen werden oder wird eine entsprechende Diagnostik abgelehnt, erfolgt die Risikoeinschätzung und Empfehlung spezifischer Vorsorgemaßnahmen allein auf Grund der Stammbaumanalyse, sofern ausreichend informative klinische Befunde vorliegen.

Ohne risikoadaptierte Vorsorgemaßnahmen sterben in den von autosomal-dominant erblichen Tumordispositionskrankheiten betroffenen Familien zahlreiche Personen in jungem Alter. Durch die gezielte Inanspruchnahme engmaschiger Früherkennungsuntersuchungen könnte die Mortalität bei allen Risikopersonen mit positiver Familienanamnese theoretisch deutlich reduziert werden. Trotz großer Erfolge in den letzen Jahren ist dieses Ideal und damit das präventive Potenzial in der Praxis aber bei weitem noch nicht erreicht.

Entscheidend für den Erfolg präventiver Konzepte bei erblichen Tumordispositionen ist die

Identifizierung möglicher Risikofamilien durch die an der Basisversorgung beteiligten Ärzte (Familienanamnese!), die Bereitstellung einer interdisziplinären Infrastruktur und klinischen Versorgung sowie eine adäquate Information und genetische Beratung, die wesentliche Bedingung für eine ausreichende Compliance bei den Betroffenen sind.

4.8.4 Präventive Erfolge bei Stoffwechselerkrankungen

Metabolisch-endokrine Erkrankungen entstehen in der Regel durch autosomal-rezessiv vererbte Mutationen in Genen, die für Enzyme eines Stoffwechselweges kodieren. Folge der verminderten oder fehlenden Enzymaktivität ist das Fehlen des natürlichen Reaktionsproduktes und die Ansammlung einer nicht mehr metabolisierten Substanz im Körper. Durch die Aufklärung der zu Grunde liegenden Pathobiochemie konnten für viele Stoffwechselerkrankungen effektive präventive Maßnahmen entwickelt werden (Tab. 1, S. 266f.).

Eines der erfolgreichsten Beispiele ist das Neugeborenen-Screening auf **Phenylketonurie** („Guthrie-Test"). Der in Deutschland mit einer Inzidenz von etwa 1:8.000 auftretende Funktionsverlust der Phenylalanin-Hydroxylase führt unbehandelt zu einer meist schweren geistigen Retardierung. Durch die mittels Reihenuntersuchung mögliche systematische Erfassung einer behandlungsbedürftigen Hyperphenylalaninämie können betroffene Säuglinge sofort postnatal mit einer phenylalaninarmen Diät versorgt werden und entwickeln sich dann nahezu normal.

Auf Grund des autosomal-rezessiven Erbgangs ist das Wiederholungsrisiko einer Phenylketonurie bei den Kindern Betroffener zwar gering, zu hohe Phenylalaninspiegel bei schwangeren Patientinnen können allerdings ein typisches Fehlbildungssyndrom (Embryofetopathie) induzieren. Prophylaktische diätetische Maßnahmen sind deshalb bei betroffenen Frauen mit Kinderwunsch dringend indiziert.

Der X-chromosomal-rezessiv vererbte **Glukose-6-Phosphat-Dehydrogenase-(G-6-PD)-Mangel** zählt zu den weltweit häufigsten genetisch bedingten Erkrankungen. Die Einnahme von „oxidativen Stress" erzeugenden Substanzen – insbesondere von Nahrungsmitteln wie den Favabohnen (daher der Name Favismus) und bestimmter Medikamente – kann bei hemizygoten Männern und homozygoten Frauen zu einer mitunter schweren hämolytischen Anämie führen. Vermutlich schützt die Anlageträgerschaft vor Malaria (positive Selektion), deshalb ist der G-6-PD-Mangel in Gebieten, in denen früher die Malaria grassierte, verbreitet. Die Kenntnis des genetischen Status bei Betroffenen und ihren Angehörigen ist wichtig, denn durch eine strenge Expositionsprophylaxe gegenüber allen Hämolyse auslösenden Noxen (Medikamentenlisten, Ausstellung eines entsprechenden Ausweises) kann der Manifestation sehr wirksam vorgebeugt werden. In vielen Ländern wurde deshalb ein entsprechendes Neugeborenen-Screening etabliert.

Beim **Adrenogenitalen Syndrom** (AGS) besteht eine blockierte Cortisol-Biosynthese in der Nebennierenrinde. Am häufigsten (Inzidenz 1:12.000) handelt es sich um Homozygotie für Mutationen im 21-Hydroxylase-Gen. Die verminderte Cortisolproduktion führt über den hypothalamisch-hypophysären Regelkreis bei betroffenen Feten bereits ab der 6. Gestationswoche zu einer gesteigerten Androgenbildung. Diese bewirkt bei weiblichen Feten Virilisierungserscheinungen bis hin zum Pseudohermaphroditismus femininus und beim AGS mit Salzverlust bei beiden Geschlechtern eine mitunter lebensbedrohliche postnatale Elektrolytstörung. Sind die der Erkrankung zu Grunde liegenden Mutationen bei einem Indexpatienten identifiziert, kann die Anlageträgerschaft anderer Familienmitglieder getestet werden. Bei Heterozygotie beider Eltern sollte in einer Schwangerschft aus präventiver Indikation eine molekulargenetische Pränataldiagnostik erfolgen: durch die bereits in der 6. Schwangerschaftswoche blind begonnene

Dexamethasontherapie wird der Virilisierung weiblicher Feten effektiv entgegengewirkt; lässt sich dann vorgeburtlich ein homozygoter Mutationsstatus des Feten ausschließen, kann die Behandlung beendet werden.

4.8.5 Hereditäre Thrombophilie

Thromboembolische Ereignisse führen in Deutschland jährlich zu etwa 100.000 Todesfällen (Witt 1998); bei etwa der Hälfte aller Phlebothrombosen lässt sich eine genetisch bedingte Thromboseneigung nachweisen. Eine überzufällige Häufung venöser thromboembolischer Ereignisse bei einer einzelnen Person oder innerhalb einer Familie ist der wichtigste klinische Hinweis auf das mögliche Vorliegen einer hereditären Thrombophilie.

Mutationen in zahlreichen Genen, die für die verschiedenen Gerinnungsfaktoren kodieren, können zu einer Störung des hämostaseologischen Gleichgewichts führen und das Thromboembolierisiko z.T. deutlich erhöhen (Tab. 2, S. 268). So steigt das Phlebothromboserisiko (insbesondere die tiefe Beinvenenthrombose) bei Homozygotie für Mutationen im Gen des Gerinnungsfaktors V („Faktor V Leiden", APC-Resistenz) um das bis zu 80-fache. Die Erkennung einer hereditären Thrombophilie kann über eine entsprechende Prophylaxe (z.B. orale Antikoagulation mit Phenprocoumon [Marcumar]) zu einer effektiven Prävention thromboembolischer Ereignisse und ihrer Komplikationen (Lungenembolie, cerebrale Hypoxie etc.) beitragen.

Allerdings ist die klinische Manifestation einer thrombophilen Veranlagung sehr variabel und wird zudem durch koexistierende genetische Varianten im Gerinnungssystem sowie exogene Faktoren (Rauchen, Schwangerschaft, „Pille") stark moduliert; ein Teil der Personen mit Homozygotie für Faktor-V-Mutation entwickelt niemals eine Thrombose. Die prognostische und damit präventive Bedeutung thrombophiler Mutationen bei asymptomatischen Personen ist daher umstritten und problematisch insbesondere bei der Erhebung von Zufallsbefunden bzw. unkritischer molekulargenetischer Routine-Diagnostik. Ein Thrombophilie-Screening vor Einnahme oraler Kontrazeptiva wird derzeit nicht mehr befürwortet. Die möglichen und z.T. schwer wiegenden Komplikationen einer antithrombotischen Therapie (spontane Blutungen) müssen gegen das potenzielle Risiko einer Thromboembolie abgewogen werden. Diesem Umstand tragen neuere Empfehlungen zur oralen Antikoagulation bei Faktor-V-Mutationsträgern Rechnung, nach denen sich präventive Maßnahmen differenziert an der klinischen Ausprägung beim Patienten und seinem Mutationsstatus orientieren (Tab. 4). Besonders kritisch muss die Durchführung einer potenten antithrombotischen Therapie bei molekulargenetischen Befunden mit derzeit noch nicht eindeutig geklärter thrombophiler Relevanz – wie dem häufig untersuchten Polymorphismus C667T im MTHFR-Gen – hinterfragt werden.

Tabelle 4: *Präventive Empfehlungen bei Faktor-V-Mutation (Witt 1998)*

Thromboseereignis	Dauer der oralen Antikoagulation	
	heterozygote Mutation	homozygote Mutation
keine Thrombose	keine Antikoagulation	
Risikosituationen (Immobilisation, Operation)	ggf. temporär	
Erste Beinvenenthrombose	bis zu 1 Jahr	auf Dauer
Bein-/Beckenvenenthrombose Thrombose mit Lungenembolie	bis zu 5 Jahren	auf Dauer
Zweittrombose	auf Dauer	

4.8.6 Präventive Ansätze von Screeningprogrammen hereditärer Erkrankungen

Unter **Screening** versteht man die Reihenuntersuchung bestimmter Personengruppen mit dem Ziel, präventive Maßnahmen bei den identifizierten, noch asymptomatischen Betroffenen bzw. heterozygoten Anlageträgern einer Erkrankung einzuleiten. Für Screeningprogramme eignen sich bei erblich bedingten Erkrankungen insbesondere monogene, autosomal-rezessive Formen, die durch eine hohe Heterozygotenfrequenz in einer Bevölkerungsgruppe und einen schweren Krankheitsverlauf gekennzeichnet sind (Tab. 5).

Voraussetzung ist die Verfügbarkeit eines einfachen, preiswerten und zuverlässigen Testverfahrens sowie die Berücksichtigung psychosozialer und ethischer Gesichtspunkte (Berufsverband Medizinische Genetik 1990; ESHG 2003). Die Diagnostik basiert dabei immer auf der gezielten Untersuchung eines bestimmten Genotyps; eine allgemeine Untersuchung aller denkbaren Erbanlagen („gläserner Mensch") ist prinzipiell unmöglich.

Wenn beide Partner eines Paares heterozygote Anlageträger für eine schwere, nicht oder nur schlecht behandelbare autosomal-rezessive Erkrankung sind, kann eine **Pränataldiagnostik** angeboten werden. Auf diese Weise möchte man der Geburt erkrankter Nachkommen vorbeugen, noch bevor ein erstes betroffenes Kind die Heterozygotie der Eltern hat offensichtlich werden lassen. Der Begriff Prävention wird hier in einer extremen Auslegung als Vermeidung Betroffener verstanden. In manchen Ländern des Mittelmeerraums wird ein Screening auf Anlageträgerschaft für die Thalassämie allen Paaren mit Kinderwunsch empfohlen, da die hohe Heterozygotenfrequenz in der Bevölkerung zu einer großen Anzahl Betroffener führte, deren adäquate Therapie (Bluttransfusionen) die finanziellen und logistischen Möglichkeiten überforderte (Cao et al. 2002). In Israel werden Screening-Untersuchungen auf mehrere schwere, nicht-behandelbare, angeborene Stoffwechselstörungen durchgeführt (Tay-Sachs, Morbus Gaucher), da diese bei Ashkenazi-Juden eine hohe Inzidenz aufweisen (Gason et al. 2003). In gleicher Absicht wird Paaren mit Kinderwunsch in den USA derzeit ein Heterozygotentest bezüglich der Zystischen Fibrose (Mukoviszidose) angeboten.

Tabelle 5: *Übersicht ausgewählter Screeningprogramme*

Erkrankung	Erbgang	Land	Zielgruppe	Heterozygotenfrequenz	Häufigkeit d. manifesten Krankheit	Zielsetzung
Thalassämie	AR	Mittelmeerraum u.a.	Eltern mit Kinderwunsch**		bis 1:7	weniger Betroffene
Tay-Sachs	AR	Israel (Ashkenazi Juden)	Eltern mit Kinderwunsch**	1:30	1:3.600	weniger Betroffene
Mukoviszidose	AR	USA	Eltern mit Kinderwunsch**	1:25	1:2.500	weniger Betroffene
Sichelzellanämie	AR	USA (Afro-Amerikaner)	Neugeborene***	bis 1:7	bis 1:250	Vorsorge/ Therapie
Phenylketonurie	AR	Deutschland u.a.	Neugeborene***	1:50	1:10.000	Vorsorge (Diät)
Hämochromatose	AR	Deutschland*	Erwachsene***	1:10	selten	Vorsorge (Art?)

*Pilotprojekt in Hannover; **Untersuchung des Heterozygotenstatus;
***homozygot Betroffene in der Gesamtbevölkerung.

Ein anderer Ansatz des Bevölkerungsscreenings ist die rechtzeitige Identifizierung noch **asymptomatischer Betroffener**, um durch vorbeugende Maßnahmen den Krankheitsverlauf günstig zu beeinflussen. Die mögliche Vermeidung der Krankheitsmanifestation rechtfertigt Maßnahmen wie das schon erwähnte Neugeborenen-Screening bezüglich der Phenylketonurie, daneben existieren beispielsweise Screening-Programme für die Sichelzellanämie und die Galaktosämie (Vichinsky et al. 1988).

Die Problematik präventiver molekulargenetischer Diagnostik soll am Beispiel der **hereditären Hämochromatose** – einer angeborenen Eisenspeicherkrankheit – erläutert werden. Bei über 90 % der Betroffenen lässt sich im HFE-Gen die Mutation C282Y in homozygotem Zustand nachweisen, etwa jede 400. Person ist homozygoter oder compound-heterozygoter Mutationsträger. Durch eine zunehmende Eisenspeicherung entwickeln sich bei der klinisch manifesten Form im Laufe des vierten bis sechsten Lebensjahrzehnts schwere Organschäden (Leberzirrhose, Diabetes mellitus, Herzerkrankungen), die unbehandelt die Lebenserwartung deutlich senken. Bei einer rechtzeitig begonnenen, billigen und nebenwirkungsfreien prophylaktischen Therapie (Aderlässe) hat die Hämochromatose eine sehr gute Prognose, klinische Symptome treten nicht auf. Ein Mutationsscreening zur gezielten Einleitung präventiver Aderlässe bei asymptomatischen homozygoten Anlageträgern erscheint somit vielversprechend und wurde immer wieder in Erwägung gezogen bzw. in Modellprojekten realisiert (Meyer 2001), ist aber wegen der vermutlich niedrigen Penetranz der Mutationen umstritten: die Angaben zum Erkrankungsrisiko bei homozygoten Anlageträgern schwanken in der Literatur zwischen 1 und 70 % (Beutler 2003). Das heißt, Mutationen im HFE-Gen sind zwar sehr häufig, viele, wenn nicht die meisten homozygoten Anlageträger werden aber niemals erkranken (Tab. 2, S. 268). Da keine prognostischen Kriterien zur Vorhersage der Krankheitsmanifestation bei Homozygoten bekannt sind, wird ein Bevölkerungsscreening derzeit nicht empfohlen (National Center for Chronic Disease Prevention and Health Promotion, USA).

Angesichts der besonderen Natur genetischer Screeningverfahren und der mit ihnen einhergehenden Probleme (versicherungsrechtliche Fragen, psychosoziale Auswirkungen, unterschiedliche Penetranz, mangelnde humangenetische Beratungskapazität) hat sich die Bundesärztekammer in Deutschland bisher gegen prädiktive molekulargenetische Reihenuntersuchungen ausgesprochen (Bundesärztekammer 2003).

4.8.7 Präventive Aspekte der Pränatalmedizin

Der vorgeburtlichen Diagnostik steht heute ein differenziertes Spektrum nicht-invasiver (z.B. Ultraschall) und invasiver (z.B. Fruchtwasseruntersuchung = Amniozentese, Chorionzottenbiopsie) Verfahren zur Verfügung. Sie orientiert sich an den Richtlinien zur pränatalen Diagnostik der Bundesärztekammer (Bundesärztekammer 1998b). Die zunehmende Inanspruchnahme der **Pränataldiagnostik** (invasive Methoden erfolgen bei ca. jeder zehnten Schwangerschaft) hat eine veränderte Wahrnehmung des werdenden Kindes zur Folge und verlangt den Eltern heute in zunehmendem Maß Entscheidungen über den Umfang diagnostischer Bemühungen und die Konsequenzen auffälliger Befunde ab.

Bei der auf Grund der bestehenden Rechtsunsicherheit derzeit in Deutschland (noch) nicht praktizierten **Präimplantationsdiagnostik** (PID) erfolgt die Untersuchung des durch extrakorporale Befruchtung gezeugten Embryos auf bestimmte genetische Veränderungen (zahlenmäßige Chromosomenstörungen, einzelne monogene Erkrankungen) und die Auswahl nicht betroffener Embryonen vor der Implantation in den Uterus.

Für nur wenige Erkrankungen existieren derzeit vorgeburtliche (präventive) Behandlungsmöglichkeiten (wie z.B. AGS, Bluttransfusionen oder die Behebung einer Urethralstenose zur Prophylaxe einer Hydronephrose). Pränataldiagnostische Maßnahmen haben deshalb bei Erhebung pathogener Befunde meist einen Schwangerschaftsabbruch – also die Vermeidung betroffener Kinder – zur Folge. Rechtliche Grundlage hierfür ist die medizinische Indikation des § 218a Abs. 2 StGB, der auf die aktuelle oder zu befürchtende körperliche oder seelische Gesundheitsbelastung der Schwangeren abstellt.

Der häufigste Grund für die Inanspruchnahme einer **Amniozentese** ist das sog. „Altersrisiko" bei Spätgebärenden: mit zunehmendem Alter der Frau steigt das Risiko für das Auftreten einer zahlenmäßigen Chromosomenstörung – insbesondere einer Trisomie – bei ihren zukünftigen Kindern (Abb. 2). Da die meisten numerischen Chromosomenaberrationen mit dem Leben nicht vereinbar sind, spielt die **Trisomie 21** (Down-Syndrom, „Mongolismus") praktisch die größte Rolle. Die pränatale Diagnose eines Down-Syndroms führt in etwa 90 % der Fälle zum Abbruch der Schwangerschaft. Bei einer steigenden Zahl monogen erblicher Krankheiten ist die genetische Ursache geklärt und damit eine sichere Pränataldiagnostik in betroffenen Familien möglich, soweit die zu Grunde liegenden Mutationen bei den Eltern oder betroffenen Geschwistern identifiziert werden.

Die kausale Beteiligung und quantitative Bedeutung genetischer Faktoren an angeborenen Störungen sowie die Aussagekraft vorgeburtlicher Untersuchungen werden häufig überschätzt. Sonographisch lassen sich ausschließlich morphologische Veränderungen ab einem gewissen Schweregrad darstellen. Zahlreiche Fehlbildungen und Verhaltensauffälligkeiten haben darüber hinaus exogene multifaktorielle bzw. unbekannte Ursachen und entziehen sich damit jeder gezielten genetischen Diagnostik. Die humangenetische Schwangeren- bzw. Paarberatung kann in vielen Fällen unbegründete Befürchtungen hinsichtlich ge-

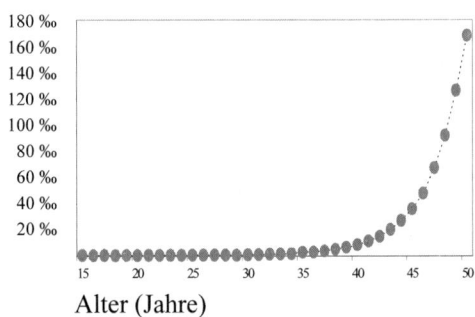

Abbildung 2: *Häufigkeit der Trisomie 21 in Abhängigkeit vom Alter der Mutter zum Zeitpunkt der Geburt des Kindes („Altersrisiko") (nach Cuckle et al. 1987)*

netischer Risiken (z.B. teratogene oder fetotoxische Auswirkungen nach diagnostischer Strahlenbelastung bzw. Medikamenteneinnahme) beseitigen und zu einer Fortsetzung der Schwangerschaft ermutigen. Daneben beeinflusst sie in von erblich bedingten Krankheiten betroffenen Familien den Kinderwunsch durch eine realistische Einschätzung des Wiederholungsrisikos und das Aufzeigen möglicher pränataler Untersuchungen. Die umfassende Information über Ausprägung und Verlauf genetisch (mit-)bedingter Erkrankungen bzw. Syndrome kann sich auf das Austragen einer Schwangerschaft und weiteren Kinderwunsch positiv auswirken. Die gezielte Steuerung des reproduktiven Verhaltens im Sinne einer eugenischen Zielsetzung hat heute in der Medizin keine Bedeutung mehr.

4.8.8 Multifaktorielle Erkrankungen / SNP-basierte Risikoprofile

Die häufigen Erkrankungen des Menschen („**Volkskrankheiten**") in den modernen, industrialisierten Ländern wie Diabetes mellitus, arterieller Hypertonus, Adipositas oder Morbus Alzheimer sind keine erblichen Krankheiten im engeren Sinne (monogen), sondern **multifaktoriell bedingt**. Auf Grund ihrer Verbreitung, hohen Morbidität und aufwändigen Behandlung stehen sie im Mittelpunkt präventiver Überlegungen.

Die neuere Forschung hat Veränderungen in bestimmten Genen (**Suszeptibilitätsgene**) mit einer erhöhten Disposition für Krankheiten oder Krankheitsgruppen aus dem multifaktoriellen Spektrum kausal in Verbindung gebracht (Tab. 1, S. 266f.). Es handelt sich hier meist um Missense-Varianten bzw. Polymorphismen – d.h. einen Basenaustausch oder Single Nucleotide Polymorphism (SNP) – in einzelnen bzw. pathophysiologisch miteinander verknüpften Gengruppen, die allein nur eine geringe oder keine pathogene Bedeutung haben, beim Zusammenspiel aber möglicherweise zu einer spezifischen Risikoerhöhung für bestimmte Erkrankungen führen oder die Wirkung von Medikamenten spezifisch beeinflussen (Pharmakogenetik). Durch die Ermittlung krankheitsspezifischer molekularer Muster (SNP-basierter Risikoprofile) erhofft man sich eine Vorhersage individueller Krankheitsrisiken, einhergehend mit der Empfehlung gezielter präventiver Maßnahmen.

Die Aufklärung einiger verantwortlicher Gene und moderne molekulargenetische Ansätze (z.B. Chip-Technologie) ermöglichen die zunehmend einfachere Untersuchung zahlreicher Genvarianten. Im Zuge der Kommerzialisierung auf dem Gebiet krankheitsbezogener Gentests wird inzwischen von privaten Labors – z.T. auch über das Internet – die Untersuchung SNP-basierter Risikokonstellationen (z.B. für Osteoporose, kardiovaskuläre Erkrankungen und Morbus Alzheimer bis hin zu „Anti-Aging", Alkohol- und Drogenabhängigkeit oder „Gen Check gesamt") zur Abschätzung individueller Krankheitsrisiken häufig unkritisch angeboten (unter dem Motto: „Nur wer sein Risiko kennt, kann vorbeugen"). Das Wissen um Dispositionsallele und deren Konsequenzen ist heute allerdings noch sehr begrenzt und beruht meist auf bestimmten Assoziationen in großen Kollektiven. Die molekulargenetisch fundierte individuelle Risikoeinschätzung bezüglich häufiger Volkskrankheiten stellt somit möglicherweise einen Erfolg versprechenden zukünftigen präventiven Ansatz dar; beim gegenwärtigen Wissensstand lassen sich aus den erhobenen Befunden in der Regel allerdings keine spezifischen Konsequenzen hinsichtlich therapeutischer bzw. präventiver Optionen ableiten, sodass eine Routinediagnostik gegenwärtig nicht gerechtfertigt ist (Stephens und Humphries 2003). Screening-Untersuchungen im Hinblick auf SNP-basierte Risikokonstellationen sollten nur durchgeführt werden, wenn klare Genotyp-Phänotyp-Zusammenhänge bestehen und eine effektive sowie risikolose Prävention verfügbar ist. Indikationen hierzu sollten durch Fachgremien, z.B. die Bundesärztekammer, untermauert sein.

Prüfungsfragen

1. Was ist der Unterschied zwischen monogenen und multifaktoriellen Erkrankungen?
2. Was versteht man unter einer erblichen Krebsdisposition?
3. Was versteht man unter dem Begriff der prädiktiven (präsymptomatischen) Diagnostik und an welche Voraussetzungen ist sie gebunden?
4. Warum sind intensivierte präventive Maßnahmen bei bestimmten erblichen Tumordispositionserkrankungen sinnvoll?
5. Was versteht man unter den Begriffen Penetranz und Heterozygotentest?
6. Worin bestehen präventives Potential und präventive Risiken bei den hereditären Thrombophilien?
7. Erläutern Sie an einigen Beispielen Präventionsstrategien bei metabolischen Erkrankungen.
8. Was versteht man unter einem SNP-basierten Risikoprofil und welcher Stellenwert kommt ihm in der aktuellen molekulargenetischen Routinediagnostik zu?
9. Beschreiben Sie den präventiven Charakter der vorgeburtlichen Diagnostik, nennen Sie häufige Gründe für die Inanspruchnahme einer invasiven Pränataldiagnostik.
10. Welchen Beitrag leistet die Humangenetik hinsichtlich präventivmedizinischer Zielsetzungen?

Zitierte Literatur

Berufsverband Medizinische Genetik e.V. (1990): Stellungnahme zu einem möglichen Heterozygoten-Screening bei zystischer Fibrose. medgen 2, 6.

Beutler, E. (2003): The HFE Cys282Tyr mutation as a necessary but not sufficient cause of clinical hereditary hemochromatosis. Blood 101, 3347–3350.

Bundesärztekammer (1998a): Richtlinien zur Diagnostik der genetischen Disposition für Krebserkrankungen. Deutsches Ärzteblatt 95, A1396–A1403.

Bundesärztekammer (1998b): Richtlinien zur pränatalen Diagnostik von Krankheiten und Krankheitsdispositionen. Deutsches Ärzteblatt 95, A3236–A3242.

Bundesärztekammer (2003): Richtlinien zur prädiktiven genetischen Diagnostik. Deutsches Ärzteblatt 100, A1297–A1305.

Cao, A./Rosatelli, M. C./Monni, G./Galanello, R. (2002): Screening for thalassemia: a model of success. Obstet Gynecol Clin North Am 29, 305–28, vi–vii.

Clericuzio, C.L. (1999): Recognition and management of childhood cancer syndromes: a systems approach. American Journal of Medical Genetics 89, 81–90.

ESHG (2003): Population genetic screening programmes: technical, social and ethical issues. European Journal of Human Genetics.

Friedl, W./Kruse, R./Jungck, M./Back, W./Loff, S./Propping, P./Jenne, D.E. (1999): Hamartomatöse Polyposis-Syndrome. Deutsches Ärzteblatt 96, A2285–A2291.

Gason, A.A./Sheffield, E./Bankier, A./Aitken, M.A./Metcalfe, S./Barlow Stewart, K./Delatycki, M.B. (2003): Evaluation of a Tay-Sachs disease screening program. Clinical Genetics 63, 386–392.

Järvinen, H.J. (1992): Epidemiology of familial adenomatous polyposis in Finland: impact of family screening on the colorectal cancer rate and survival. Gut 33, 357–360.

Järvinen, H.J./Mecklin, J.P./Sistonen, P. (1995): Screening reduces colorectal cancer rate in families with hereditary nonpolyposis colorectal cancer. Gastroenterology 108, 1405–1411.

Jungck, M./Propping, P. (2001): Humangenetische Beratung bei erblichen Tumordispositionserkrankungen. In D. Ganten,/K. Ruckpaul: Molekularmedizinische Grundlagen von hereditären Tumorerkrankungen. Heidelberg, Berlin: Springer.

Jungck, M./Propping, P. (1999): Die genetischen Grundlagen erblicher Tumorerkrankungen des Menschen. Onkologe 5, 855–866.

Mangold, E./Pagenstecher, C. (2002): Krankheiten mit erblicher Krebsdisposition. Deutsches Ärzteblatt 99.

Meyer, R. (2001): Hämochromatose: Ist ein Screening mittels Gentest sinnvoll? Deutsches Ärzteblatt 98, A672–A673.

Schmiegel, W./Adler, G./Fölsch, U./Layer, P./Pox, C./Sauerbruch, T. (2000): Kolorektales Karzinom, Prävention und Früherkennung in der asymptomatischen Bevölkerung – Vorsorge bei Risikogruppen. Deutsches Ärzteblatt 97, A 2234–A 2240.

Stephens, J.W./Humphries, S.E. (2003): The molecular genetics of cardiovascular disease: clinical implications. Journal of Internal Medicine 253, 120–127.

Vichinsky, E./Hurst, D./Earles, A./Kleman, K./Lubin, B. (1988): Newborn screening for sickle cell disease: effect on mortality. Pediatrics 81, 749–755.

Witt, I. (1998): APC-Resistenz (Faktor-V-Mutation). Deutsches Ärzteblatt 95, A2316–A2323.

Leseempfehlungen

Ganten, D./Ruckpaul, K. (Hg.) (2001): Molekularmedizinische Grundlagen von hereditären Tumorerkrankungen. Heidelberg, Berlin: Springer.

Vogel, F./Motulsky, A. (1997): Human Genetics. Problems and Approaches, Third Edition. Heidelberg, Berlin: Springer.

King, R./Rotter, J./Motulsky A. (Hg.) (2002): The Genetic Basis of Common Diseases. Second Edition, Oxford University Press.

5. Zielgruppen und Settings für Prävention und Gesundheitsförderung

5.1 Gesundheitsförderung in Familien und Schulen

Peter-Ernst Schnabel

5.1.1 Menschen und Settings sind keine „Inseln" – zur Einführung

Viele Gesundheitsförderungsakteure weltweit versuchen, ihre Interventionsziele getreu dem **Setting-Ansatz** der Weltgesundheitsorganisation (WHO), allein durch die Bearbeitung einzelner Einrichtungen wie z.B. Schulen, Betriebe, großstädtische Kommunen, Krankenhäuser zu erreichen. Dabei machen sie oft die Erfahrung, dass ihren Bemühungen durchgreifender und länger anhaltender Erfolg versagt bleibt, wenn es nicht gelingt, neben mehreren Settings der gleichen auch Settings **verschiedener Art** und darüber hinaus auch noch deren regionales **Umfeld** (vgl. Kap. 5.3) in ihre Vorhaben mit einzubeziehen. U.a. haben davon die Experten berichtet, die vor nicht allzu langer Zeit auf Einladung der WHO in Jakarta zusammenkamen, um die seit den 80er-Jahren in vielen Ländern der Welt geleistete Gesundheitsförderungsarbeit zu evaluieren (WHO 1997).

Dass dem so ist, hat vermutlich nicht nur damit zu tun, dass sich – wie wir es mit der Ottawa-Charta der WHO (1986) gelernt haben sollten – die Lage der weltweit sozial und gesundheitlich benachteiligten Menschen nicht ohne die Umgestaltung ihrer oft ungesunden Lebens- und **Arbeitsbedingungen** verbessern lässt (Deppe 1991). Außerdem ist es sehr wahrscheinlich, wenngleich im Einzelnen noch überprüfungsbedürftig, dass sich das zentrale Anliegen von Public Health: Menschen zum eigenverantwortlichen Umgang mit ihrer Gesundheit zu befähigen, weder **gegen die Betroffenen** selbst (Perres und Gebert 1994) noch gegen den Widerstand derjenigen Instanzen und Einrichtungen erreichen lässt, die das Leben der Menschen gleichzeitig oder nacheinander im Lebenslauf organisieren (Schnabel 2001).

Sich im Interesse einer nachhaltig wirkenden Gesundheitsförderung für **Kinder und Jugendliche** nicht nur auf das Setting der Familie oder das der Schule zu konzentrieren, sondern auf beide und sich darüber hinaus auch noch um die Mitwirkung anderer gleichzeitig aktiver Instanzen, wie z.B. Kindergärten, Freundschaftsgruppen, Freizeitvereine usw. zu kümmern, ist v.a. aus drei Gründen wichtig:

1. Sie wirken an der Gestaltung derjenigen **Erfahrungsverarbeitungs-(Sozialisations-) Prozesse** mit, die zur Persönlichkeitsentwicklung der Heranwachsenden und damit zur Ausprägung all ihrer Einstellungen und Fähigkeiten beitragen. Als solche sind sie – nach aktuellem Stand der gesundheitswissenschaftlichen Forschung (Hurrelmann 2000) – natürlich auch an der

Herstellung von Einstellungs- und Verhaltensweisen gegenüber Gesundheit und Krankheit im Jugend-, aber auch im Erwachsenenalter ganz wesentlich beteiligt.
2. Bei Familie und Schule handelt es sich um gesellschaftlich fest etablierte **soziale Systeme**, die vor allem im Kinder- und Jugendalter viel miteinander zu tun haben. Sie, die darüber hinaus bei der Erfüllung ihrer Aufgaben stark aufeinander angewiesen sind, können die kindlichen bzw. jugendlichen Grenzgänger gesundheitlich sowohl be- als auch entlasten (Priebe, Hurrelmann und Israel 1993), je nachdem, ob Eltern und Lehrer zusammenarbeiten oder in ihrem Erziehungsverhalten gegensätzliche Wege gehen.
3. Schule, Familie und das weitere Lebensumfeld entfalten ihre größten Wirkungen in einer Zeit, in der der kindliche und jugendliche Organismus durch eine hohe körperliche und psychosoziale Plastizität (Mitscherlich 1974) gekennzeichnet ist. Deshalb ist es hochwahrscheinlich, dass im Rahmen einer **Frühförderung**, die wenigstens diese beiden Settings einschließt, viel effektiver und mit dem Einsatz erheblich geringerer Ressourcen bewerkstelligt werden kann, was durch Präventionspolitik im Erwachsenenalter nur teurer und mit höheren Scheiternsrisiken (Rosenbrock, Kühn und Köhler 1994) zu haben ist.

Damit die Nutzung derartiger **Synergie-(Ergänzungs-)Effekte** gelingt, sind besondere Maßnahmen vonnöten; Maßnahmen die sich nicht nur mit der Beeinflussung des Verhaltens einzelner Menschen begnügen, sondern darüber hinaus auch in der Lage sind, Familie, Kindergarten, Schule usw. zum Voneinander-Lernen und zu strategischer Zusammenarbeit zu bewegen (Trojan 2002). Dafür ist es unverzichtbar, genau zu verstehen, wie diese einzelnen Organisationen, insbesondere die Familie und die Schule für sich **funktionieren**, wie sie im Verein mit anderen das Lernen und Verhalten ihrer Mitglieder **beeinflussen** und in welchem **Wechselwirkungsverhältnis** sie zueinander stehen.

5.1.2 Die Familie als Interventionsfeld der Gesundheitsförderung

In Deutschland hat es historische, mit den Erfahrungen des Nationalsozialismus zusammenhängende, aber auch verfassungsrechtliche und traditionelle sozialpolitische Gründe, weshalb die **familiäre Privatsphäre** besonderen Schutz genießt. Deshalb hat sie v.a. im Zustand vorhersehbarer oder manifester Krisen zwar schon häufiger als Interventionsfeld für Familientherapie, Sozialmedizin und Pflege gedient (vgl. Kap. 4.6). Zum Medium und/oder Gegenstand **gesundheitsfördernder** Maßnahmen ist sie im Unterschied zu Schulen, Betrieben, Kommunen u.a. Settings jedoch recht selten gemacht worden (Schnabel 2003).

Aus dem Blickwinkel der primär mit der Herstellung und Aufrechterhaltung von Gesundheit und weniger mit der Verhinderung von Krankheit beschäftigten Sozialisationsforschung, ist das nur schwer zu verstehen. Denn die häufiger schon für tot erklärte, immer wieder schwerer Funktionsversäumnisse beschuldigte Familie ist wegen der vielen unverzichtbaren, teilweise sogar immer wichtiger werdenden Aufgaben, die sie gegenwärtig erfüllt, aus dem gesellschaftlich organisierten Herstellungs- und Aufrechterhaltungsgeschehen von Überlebensfähigkeit und Gesundheit gar nicht wegzudenken. Zu diesen Aufgaben gehören

– die **Sozialisation** (Aufzucht, Persönlichkeitsentwicklung, soziale Kontrolle, Statuszuweisung usw.) des Nachwuchses,
– die körperliche, seelische und soziale **Regeneration** der Familienmitglieder, aber auch
– die weitgehend unentgeltliche **Betreuung** und **Pflege** des überwiegenden Teils der

Behinderten, chronisch Kranken und alten Menschen.

Die Familie als Sozialisationsagentur und System besonderer Art

Soziale Systeme wie der Betrieb, die Schule, das Krankenhaus, das großstädtische Gemeinwesen u.v.a.m. unterscheiden sich vor allem dadurch voneinander, dass ihre Mitglieder auf eine Art miteinander reden und umgehen (kommunizieren), die nur ihnen wirklich verständlich ist und dabei jedem seine besonderen Rollen und Aufgaben zuweist. Wenn diese Beobachtung der **systemanalytischen Sozialforschung** (Luhmann 1984) zutreffend ist, dann gilt das für die Familie in ihrer Doppelfunktion als **biologische** Reproduktions- und **psycho-soziale** Versorgungseinheit in besonderer Weise (Textor 1991).

Kein anderes System entfaltet seine Wirkungen so **früh im Lebenslauf** von Menschen und ist auf einem so **komplexen Gemisch** aus emotionalen, expressiven und zweckrationalen Bedürfnissen und Verhaltensweisen gegründet. Keines kann aber auch für die Durchsetzung seiner Aufrechterhaltungsinteressen und die Erfüllung seiner gesellschaftlich definierten Aufgaben (etwa durch das Setzen und Überwachen von Regeln) über ein psycho-emotional so tiefgreifendes und die Persönlichkeitsentwicklung des Nachwuchses derart **prägendes Repertoire** an Belohnungen und Strafen verfügen.

Wie die Eltern welche ihrer hochwirksamen **Sanktionsmittel** einsetzen und wann sie dies tun, entscheidet nicht nur darüber, wie frei, selbstbewusst, kreativ und zufrieden sich Kinder bzw. Jugendliche innerhalb der Familie bewegen und entwickeln können. **Emotionale Zufriedenheit und kreative Selbstverwirklichung**, die ebenso wichtige Konstruktionselemente körperlicher und seelischer Gesundheit darstellen wie **Wissen** und **Bildung**, können sich um so nachhaltiger entfalten, je mehr Einfühlungsvermögen Eltern besitzen (Kolip 1998). Darüber hinaus müssen sie in der Lage sein, das **Grenzgängertum** ihrer Kinder (zwischen Familie, Kindergarten, Schule, Freundesgruppen, Berufswelt usw.) bedarfsgerecht zu organisieren und mit dem Erreichen des Erwachsenenstatus dem ebenso schwierigen wie notwendigen Abnabelungsprozess vom Elternhaus ein harmonisches, von gegenseitigen Beschädigungen möglichst freies Ende zu setzen.

Die Sozialisationsforschung hat festgestellt, dass der Vollzug dieses Entwicklungs- resp. Zurichtungsgeschehens sowohl für die Gesellschaftsfähigkeit einzelner Menschen, als auch für die Aufrechterhaltung der Familien und die Funktionsfähigkeit der Gesellschaft von entscheidender Bedeutung ist. Sie hat außerdem aufzeigen können, dass er von Eltern und Kindern große kommunikative Fähigkeiten und den Einsatz hoher, heutzutage keineswegs selbstverständlicher Opfer (insbesondere an Geld und Zeit) verlangt, wenn er auf allseits befriedigende und gesundheitsstiftende Weise vonstatten gehen soll (Schnabel 2001).

Bis zum Eintritt in das Erwachsenenalter muss der Nachwuchs folgende, qualitativ aufeinander aufbauende **Entwicklungsstufen** absolvieren:

– In der **Säuglingsphase** (0 bis 1 Jahr) müssen Urvertrauen, Fähigkeiten der Selbst- und Umweltdifferenzierung, Mechanismen des Angstmanagements, die Wahrnehmung des körperlichen Selbst (**Körper-Identität**) und zwar hpts. mit den Mitteln der nichtsprachlichen (nonverbalen) Kommunikation erworben und fortentwickelt werden. Diese gelingt um so störungsfreier, je besser Eltern ihre emotionalen Beziehungen gegenüber Nachwuchs und Partnern zu organisieren vermögen, je mehr Betreuungskompetenz sie mitbringen. Dazu sollte auch die

Fähigkeit gehören, die mit der Pflege von Säuglingen verbundenen Änderungen des Verhaltens und Zeitmanagements gegen eine nicht eben kinderfreundlich eingestellte Lebens- und Arbeitswelt durchzusetzen.
- Aufbauend auf den obigen Fähigkeiten kommt es in der **Kleinkindphase** (2 bis ca. 5 Jahre) darauf an, Selbstwertgefühl, eine primäre Geschlechtsrollenidentität und Gehorsams-(Überich-)Strukturen mit den Mitteln eines noch relativ beschränkten kommunikativen Repertoires zu entwickeln. Hierbei handelt es sich um Bestandteile einer aufkeimenden **Ich-Identität**, die es insgesamt ermöglichen, kindliche Bedürfnisse innerhalb der Familie durchzusetzen und den weitgehenden angstfreien Aufbruch in außerfamiliäre Lebenswelten zu wagen. Dazu müssen Eltern nicht nur in der Lage sein, selbstwertstärkende Erziehungsstile einzusetzen und anregende Spiel- und Lernumwelten zu schaffen. Sie müssen dabei auch auf Infrastrukturen zurückgreifen können, die es ihnen erlauben, Berufs- und Familienleben miteinander zu verbinden. In dieser Phase kann der Kindergarten mit entsprechend qualifizierten und motivierten Erziehungspersonen eine für die Vermittlung beider Lebenswelten bedeutsame Rolle spielen.
- Mit dem Eintritt in die Schule und dem Beginn der **Kindheitsphase** (6 bis ca. 13 Jahre) müssen Wahrnehmungs- und Ausdrucksvermögen vervollständigt, der Erfahrungshorizont ausgeweitet, ein außerhalb der Familie verwendbares Rollenrepertoire aufbaut, insgesamt also die Ich-Identität (Persönlichkeit) vervollkommnet und erste Ansätze einer **sozialen Identität** entwickelt werden. Fördern tun dies Eltern, die ihren Kindern helfen, ihre Sozial- und Lernkontakte auszuweiten und die ihnen Freiräume bieten, in denen Rollenspiele sowie Verhaltensweisen der Erwachsenenwelt geübt werden können, ohne dabei Strafen wie Liebesentzug und entwürdigende Disziplinierungen zu riskieren. Hierbei wird die Schule als Institution sowie die Beschaffenheit und das Ausmaß an Kommunikation und Kooperation zwischen Elternhaus und Schule zusehends wichtig.
- Die **Jugendphase** (ca. 13 bis 18 Jahre) wird von den Heranwachsenden als besonders irritierend erlebt, weil entscheidende Merkmale des kindlichen Selbst verloren gehen und neue Bestandteile einer vom Einfluss außerfamiliärer Ansprüche und Erwartungen außerordentlich abhängigen, geschlechtsrollendifferenten sozialen Identität von **Erwachsenen** erst noch erarbeitet werden müssen. Sie bewältigt um so besser, wer Eltern hat, die befriedigende Geschlechts- und Geschlechterbeziehungen authentisch vorleben können, das Erfahrungsmanagement des Nachwuchses mit Verständnis und kritischer Toleranz begleiten und in der Lage sind, die für den Eintritt in das Berufsleben benötigte ideelle und materielle Hilfestellung zu gewähren.
- Im **jungen Erwachsenenalter** (ab ca. 19 Jahren) müssen Ich-Identität und soziale Identität in einer Weise zusammengeführt werden, die von den Heranwachsenden als persönlicher Gewinn empfunden wird und ihnen ermöglicht, im Privat- und Arbeitsleben gut zu funktionieren. Was nun noch fehlt, ist die für das erfolgreiche Durchleben der Erwachsenenphase erforderliche **transitorische Identität**. Wer sie besitzt, kann Sozialisationsangebote aus den unterschiedlichsten Lebens- und Arbeitsumwelten bestmöglich nutzen, sich auf jede Situation in angemessener Weise einstellen und besitzt im Bedarfsfall sogar die Fähigkeit, gestalterisch auf diese Umwelt einzuwirken. All dieses fördert, wer jungen Erwachsenen bei der Aneignung und Verbesserung kommunikativer Fähigkeiten behilflich und darauf eingestellt ist, beim Übergang in Selbstständigkeit und Berufsleben die erforderliche Unterstützung vorbehaltlos zu gewähren.

Bedingungen und Möglichkeiten familiärer Gesundheitsförderung

Die auf Kinder und Jugendliche abhebende Gesundheitsforschung konnte zeigen, dass ein an **Selbstverwirklichungschancen** reiches und deshalb **subjektiv befriedigendes** Aufwachsen junger Menschen nachgewiesenermaßen mit einem belastungsarmen und als **gesund** empfundenen Leben positiv korreliert (Hurrelmann 2000). Daher ist es im Interesse einer effizienten, vor allem die elterlichen, aber auch andere Erziehungspersonen mit einbeziehenden Gesundheitsförderung höchst sinnvoll, über die Aufrechterhaltung und Verbesserung der **Sozialisationsfähigkeit** von Familien nachzudenken.

Dies sollte auch unter besonderer Berücksichtigung der **Belastungs- und Entlastungsphasen** geschehen, die für das Durchlaufen des familiären Lebenszyklus in unseren entwickelten Gesellschaften typisch sind. Denn sie entscheiden ganz wesentlich darüber mit, ob, und in welchem Ausmaß Familien dazu bereit sind, sich mit dem Gesundheitsthema zu beschäftigen und in Maßnahmen der Gesundheitsförderung zu investieren (Engfer und Grunow 1987).

Allen der oben erörterten Aspekte eingedenk, sollte eine auf die **Stärkung von Gesundheitsressourcen** abhebende Förderstrategie mindestens fünf getrennt einsetzbare, zusammen aber erst ihre Hauptwirkung erzielenden Interventionseinheiten (Module) umfassen (Schnabel 2001):

Vorbereitung auf das Zusammenleben in der Familie

Das Modul soll bereits in der späten Kindheits-, besonders aber in der Jugendphase ansetzen. Da hier die entscheidenden Weichen für den Umgang von Männern mit Frauen gestellt werden, zielt es hauptsächlich darauf ab, Schülerinnen und Schüler unter Einsatz familiärer und schulischer Mittel auf das Zusammenleben vorzubereiten und sie später zu einer für beide Seiten **befriedigenden innerfamiliären Arbeitsteilung** zu **befähigen**. Außer der Herkunftsfamilie und der Schule sollten hierbei auch Freundes- und Freizeitgruppen (Peers) und im Bedarfsfall auch soziale Hilfsdienste einer Region für die Zusammenarbeit gewonnen werden.

Kompetenzbildung in und mit jungen Familien

Das Modul soll Hilfestellung bei der **Bewältigung der schwerwiegenden Veränderungen** leisten, die der Familie, insbesondere dem Geschlechterverhältnis durch die Geburt des ersten Kindes widerfahren. Hierbei sollten junge Familien im Rahmen von Selbsthilfegruppen mit Institutionen der Familien- und Erwachsenenbildung sowie kommunalen Hilfs-, Beratungs- und Kriseninterventionsagenturen zusammenarbeiten.

Stärkung der Bewältigungskompetenzen von Risikofamilien

Mit Risikofamilien sind Einelternfamilien, Patchwork- oder Stieffamilien, Familien mit mehr als 2 Kindern, arme Familien, Migrantenfamilien und Familien mit Problemkindern gemeint. Sie sollten in einer Entwicklungsphase, in der sich weniger belastete Familien von selbst konsolidieren, mit dem speziellen Ziel der Verbesserung resp. **Aufrechterhaltung ihrer Sozialisationsfähigkeit** gefördert werden. Die in dieser Hinsicht effektivste Arbeit ist von einer durch geeignete Gesundheitsberichterstattung beratenen und in ihren Planungen unterstützen Kommunalpolitik, in Kooperation mit regionalen Fortbildungsanbietern und Einrichtungen der Sozialhilfe und Gesundheitsversorgung zu erwarten.

Gesundheitsförderung als Reorganisationshilfe für „Rest"-Familien

Hier soll den häufig registrierten **Familienzusammenbrüchen** und **Alterserkrankungen** nach dem Weggang der Kinder und/oder dem mehr oder weniger abrupten Ende von Erwerbsbiografien vorgebeugt werden. Dazu muss die Arbeitswelt, etwa durch Schaffung altersgerechter Arbeitsplätze zu einem klügeren Umgang mit älteren Menschen veranlasst, systematische Hilfen bei der Reorganisation des Alltages gegeben und die Realisierungsbedingungen für ein ehrenamtliches soziales Engagement älterer Menschen verbessert werden. Als Hauptträger derartiger Bemühungen kommen engagierte und veränderungsbereite Betriebe einer Region sowie die Betroffenen unter Einbeziehung von Verwandten, Bekanntenkreis, Selbsthilfegruppen und kommunalen Leistungsanbietern in Frage.

Förderung älterer Paare und „Singles"
Zentrales Anliegen dieses Moduls ist es, älteren Ehepaaren und verwitweten älteren Menschen zur **Vorbeugung gegen psychische und psychosomatische Alterserkrankungen** und **Hospitalisierung** eine wohnortnahe Versorgung außerhalb von Krankenhäusern und Pflegeheim, unter Einbeziehung nachbarschaftlicher Strukturen zu ermöglichen. Dies ist am ehesten durch die Vernetzung kommunaler Dienste, eine wohnortnahe Betreuung älterer Menschen unter Einbindung von Familien, ambulanten und teilstationären Diensten sowie eine aufsuchende hausärztliche Betreuung zu erreichen.

Im Rahmen eines sechsten, die anderen oben erwähnten Aktivitäten ergänzenden Moduls sollten darüber hinaus auf kommunaler, Bundes- und Länderebene **politische**, insbesondere **gesetzgeberischen** Maßnahmen getroffen werden. Sie zielen darauf ab, die Idee der Gesundheitsförderung und -pflege stärker als bisher in der **Familienpolitik**, den Bemühungen der Schulen, im Personal- und Gesundheitsmanagement der Betriebe, im Aufgabenspektrum öffentlicher Gesundheitsdienste sowie der kommunalen und überregionalen Sozial- und Gesundheitspolitik fester und selbstverständlicher zu verankern als bisher.

5.1.3 Schule, Gesundheit und schulische Gesundheitsförderung

Von der Gesellschaft eigens dafür entwickelt, hat die Schule die vordringliche Aufgabe, Schüler unter Anleitung speziell ausgebildeter Experten auf die **berufliche Arbeit** oder die Weiterqualifikation durch gesellschaftlich dafür ausersehene Institutionen vorzubereiten. Darüber hinaus sind ihr im Zuge verlängerter Ausbildungszeiten, immer mehr Aufgaben in der **psycho-sozialen Führung** von jungen Menschen zugewachsen, die sie ohne enge Zusammenarbeit mit den Elternhäusern und ausschließlich gestützt auf die traditionellen Prinzipien rein kognitiver Wissensvermittlung nicht länger bewältigen kann (Barkholz und Paulus 1998).

Die Schule als Ort des Aufeinandertreffens verschiedener Welten

Die Fragen nach den gesundheitsdienlichen resp. -gefährdenden Auswirkungen der Schule und nach den geeigneten Ansatzpunkten schulischer Gesundheitsförderung vermag nur zu beantworten, wer versteht, wie die **Schule als soziales System** funktioniert.

Hierbei ist nicht nur davon auszugehen, dass in der Schule auf eine Weise miteinander umgegangen wird, die nicht primär auf das Glück, die Zufriedenheit oder die Gesundheit von Schülern oder Lehrern sondern auf die Erfüllung gesellschaftlich definierter Aufgaben und die Selbsterhaltung der Schule als Organisation gerichtet ist (Schnabel 1988). Zu berücksichtigen ist außerdem, dass im schulischen Alltag verschiedene Systeme – um nicht zu sagen „Welten" – aufeinander treffen, die ebenfalls ihrem eigenen Selbsterhaltungsimperativ verpflichtet sind.

5.1 Gesundheitsförderung in Familien und Schulen

Als Folge dessen neigen sie dazu, den Repräsentanten der jeweils anderen Systeme (die Lehrer den Schülern, die Schüler den Lehrern und die Schulverwaltung den Lehrern und Schülern) mit Verhaltenserwartungen entgegenzutreten, die nur schwer oder gar nicht zu erfüllen sind (Hurrelmann 1993), weil sie zu wenig aufeinander abgestimmt werden und sich gelegentlich sogar widersprechen.

Die erste dieser nicht immer aber häufig rivalisierenden Systemwelten umfasst dasjenige, was mit der **Schüler-** und der **Lehrer-Persönlichkeit** umschrieben werden kann. Beide stellen veränderliche Produkte unterschiedlicher Lebensgeschichten dar. Sie müssen wenigstens in Ansätzen bekannt sein, wenn man nicht nur die verschiedenen Interessen, Erwartungen und Verhaltensweisen, sondern auch die besondere Dynamik oder Härte verstehen will, mit der sie im Schulalltag aufeinander treffen. Schülerinnen und Schüler sind vor allem am Aufbau ihrer sozialen Identität, insbesondere an der **Perfektionierung des Rollenspiels** als Mitglieder außerfamiliärer Kontexte, als Geschlechtspartner und angehende Erwachsene interessiert. Die Aneignung von Wissen halten sie oft nur insofern für wichtig, als es ihnen bei der Organisation ihres Alltagslebens und der Lösung der damit verbundenen Probleme behilflich ist (Leppin 1995). Lehrer, die diese Phase selbst, meist auch die Erinnerung an sie, längst hinter sich gelassen haben, sind demgegenüber v.a. an der **Erfüllung von Lehrplänen** interessiert und streben danach, in ihrem professionellen Handeln nicht nur als Erzieher und Wissensvermittler, sondern oft auch in höchst frustrationsgefährdeter Weise als Wohltäter ihrer Schüler anerkannt zu werden.

Hier scheinen unzureichende Ausbildung, fehlende personelle und zeitliche Ressourcen, mangelnde kommunikative Kompetenz, gepaart mit unterentwickeltem Einfühlungsvermögen und übergroßen Altersunterschieden zu krankheitswertigen Anpassungsbesonderheiten (chronischen Spannungen, körperlichen Regulationsstörungen, Verschleißzuständen, Frühpensionierung, schulischen Misserfolgen usw.) von besorgniserregenden Ausmaßen zu führen. Sie können, wie die gesundheitswissenschaftliche Schulforschung zeigt (Hurrelmann 2000), von einer wachsenden Anzahl von Lehrern und Schülern ohne fremde Hilfe (z.B. von Vertrauenslehrern, Schulpsychologen, Supervisoren) und ohne Veränderung der organisatorischen Rahmenbedingungen nicht mehr anders bewältigt werden.

Die **Schulklasse** stellt ein weiteres in ihrer Wirkung immer noch unterschätztes System dar, ohne welches der Unterrichtsalltag offensichtlich nicht sinnvoll zu organisieren ist. Dies gilt auch bis in die Oberstufen moderner Gymnasien hinein, die deshalb Kurs- und Klassenstrukturen miteinander kombinieren. Dennoch nehmen Lehrer und Schulverwaltungen viel zu wenig darauf Rücksicht, dass sich hier, ausgehend von ganz unterschiedlich interessierten und motivierten Schülerpersönlichkeiten, spontane Reaktionen, aber auch dauerhafte Bewältigungsmuster herausbilden können, die erfolgreichem Schulunterricht und einem dafür erforderlichen Klima der Toleranz, des gegenseitigen Respekts und der Solidarität abträglich sind.

Mit ihnen geht auf belastungsminimierende Weise um, wer erkennt, wie diese oft unlogisch, selbstzerstörerisch oder schulfremd erscheinenden Orientierungs- und Verhaltensweisen von Schülern, mit deren Lebensgeschichte, ihren Kontakten außerhalb der Schule, mit der Bewältigung unverstandener Akte behördlichen Eingreifhandelns, mit den Partizipations- und Kommunikationszwänge in der Klasse zusammenhängen. Darüber hinaus sollten Lehrer über kommunikative Fähigkeiten, wie z.B. Rollendistanz, Ambiguitätstoleranz, Konfliktlösungskompetenz (Krappmann 1975) verfügen, um sich mit den Reaktionen des Klassenverbandes als Ganzem und mit dem Verhalten der dort sozial ganz unterschiedlich positionierten Schüler konstruktiv und so wenig fremd- oder selbstanklagend wie möglich auseinander zu setzen.

Die Schule als **umfassende**, stets in einer bestimmten politischen und ökologisch-sozialen Umwelt verankerte **Organisation**, stellt die dritte derjenigen weitgehend abgeschotteten Systemwelten dar, unter deren Einfluss sich schulisches Miteinanderleben und -arbeiten vollzieht. Lehrern und Schülern tritt sie in Gestalt nicht hinterfrag- und beeinflussbarer, weil rechtlich fixierter **Verhaltenserwartungen**, Unterrichtspläne, **Abhängigkeits- und Weisungs-Verhältnisse**, aber auch in Form aufgezwungener architektonischer Strukturen entgegen. Aus der Gesundheitsförderungsforschung wissen wir, dass nicht nur das Lernverhalten der Schüler durch zahlreiche, allen Veränderungsversuchen hartnäckig widerstehende Traditionalismen und rituelle Besonderheiten der Schule als Organisation und durch die didaktisch unangemessene Gestaltung des Unterrichts ungünstig beeinflusst wird (Naidoo und Wills 2003).

Darüber hinaus sind das unkollegiale und/oder diskriminierende Verhalten von Lehrern und Mitschülern, der vom Elternhaus im Einvernehmen mit der Schule ausgeübte Leistungsdruck, die zeitlichen und räumlichen Zwangsverhältnisse während des Unterrichts sowie das Schulhaus selbst (Gebäude, Pausenhof, Klassenräume, Sitzmöbel usw.) als Stressoren identifiziert worden. Als solche sind sie an der Entstehung chronischer Unzufriedenheits- und Angstzustände beteiligt und entscheiden so darüber mit, ob und inwieweit physische, psychische und psychosomatische Beschwerden der unterschiedlichsten Art entstehen oder ob Gesundheit aufrecht erhalten werden kann (Barkholz und Paulus 1998).

Gesundheitsförderung in und mit Schulen

In Übereinstimmung mit den oben erwähnten Erkenntnissen konzentriert sich die Gesundheitsförderung in Schulen schon lange nicht mehr auf die im Unterricht vermittelte **Gesundheitserziehung** allein (Hurrelmann 2000). Entsprechend motivierte Lehrer haben mit programmatischer Unterstützung eigens dafür eingerichteter Agenturen auf Bundes- und Länderebene und in Zusammenarbeit mit Kindergärten, niedergelassenen Ärzten, Krankenkassen, Sportvereinen usw. erfolgreich damit begonnen, sich um Probleme wie die Zahnprophylaxe, die körperliche Fitness und die Ernährungsgewohnheiten von Jugendlichen zu kümmern. Darüber hinaus hat sich eine Förderungspolitik, welcher die **Stärkung** von **Gesundheitsressourcen** besonders am Herzen liegt, einer Reihe von Problemen angenommen, die in jüngeren Studien als Schwerpunkte schulischer Belastungs- und Krankheitsentstehung herausgearbeitet worden sind. Dazu gehören das Lehrer-Schüler-, das Schüler-Schüler-, das Schüler-Lehrer-Eltern-Verhältnis ebenso, wie das mangelnde Gesundheitswissen aller Beteiligten, die fehlende Entspannung und unvorteilhafte Ernährung zwischen den Stunden oder der Zustand von Klassenräumen, Schulhof und Schulgebäude. Neuerdings sieht es sogar danach aus, als wenn die sachfremde Ausbildung der Lehrer, der Unterrichtsstoff, die Lehrpläne und die Organisationsformen schulischen Unterrichts zum Gegenstand der Gesundheitsförderung werden könnten (Barkholz und Paulus 1998).

Hierbei haben sich Arbeitskreise, Gesundheits- und Qualitätszirkel, allesamt mit **Schülerbeteiligung**, Projektunterricht, Wettbewerbe, schriftlich niedergelegte Schulvereinbarungen und die Durchführung von Gesundheitstagen mit regionaler Beteiligung bewährt (Paulus 2002).

Viel zu oft wird aber leider – wie bei den Gesundheitsförderungsaktivitäten in anderen Settings auch – die Erfahrung gemacht, dass zwar manches in Gang gesetzt werden kann, solange sich die Maßnahmen allein auf die Schüler, allenfalls noch den motivierteren Teil der Eltern konzentrieren. Wenig indes konnte bislang bewegt werden, wenn das Verhalten der Lehrer, wenn Lehrpläne und Unterrichtsweisen oder gar die Schule als **Organisationsform** sozialen Lernens ins „Fadenkreuz" schulischer Maßnahmen und Programme gerieten (Quentin und Kobusch 1997).

5.1.4 Plädoyer für eine integrierte Frühförderung

Die Erkenntnisse der Gesundheitsforschung legen es nahe, davon auszugehen, dass sich die in Kindheit und Jugend nur mäßige, mit zunehmendem Alter aber immer stärker ansteigende Wahrscheinlichkeit, zu erkranken, aus den Wechselwirkungen mehrerer Entwicklungslinien ergibt. Dazu gehören die im Lebenslauf ansteigende **Gesamtbelastung**, die parallel dazu abnehmenden **Gesundheitspotenziale** und die gleichfalls, wenn auch tendenziell langsamer abnehmenden **Kompensationschancen**, welche die Gesellschaft ihren Mitgliedern in Form unterschiedlicher Zuwendungen gewährt. Wenn dieses Resümee auch nur im Ansatz stimmt, dann ist es völlig unverständlich, warum heute die überwiegende Mehrheit von Gesundheitsförderungsmaßnahmen im Erwachsenenalter, d.h. in einer Lebensphase ansetzt, in der von hohen Belastungswirkungen, abnehmenden Gesundheitspotenzialen und geringeren Kompensationsmöglichkeiten und damit von zahlreichen Widerständen und Scheiternsrisiken auszugehen ist.

Demgegenüber wäre es sowohl aus ökonomischen als auch aus beeinflussungsstrategischen Gründen sinnvoll, wenn sich die Gesundheitspolitik und die z.Zt. in der Gesundheitsförderung engagierten Institutionen noch stärker und unter Aufbringung erheblich größerer Mittel als bisher, um geeignete Maßnahmen im Kindes- und Jugendalter bemühen würden.

Diese Phase ist durch vergleichsweise hohe **Gesundheitspotenziale**, vielfältige Kompensationsmöglichkeiten und eine relativ geringe wenngleich vorhandene und in jüngster Zeit sogar steigende Gesamtbelastung (Raithel 2001) aber auch durch ein höheres Maß an psychosozialer **Anpassungsfähigkeit** und spontaner **Lernbereitschaft** gekennzeichnet. Deshalb müssten diese Maßnahmen gegenüber potenziellen Geldgebern nicht nur anders **begründet** und durchführungsstrategisch anders **geplant** werden als die Gesundheitsförderung für Erwachsene. Als zentrale Interventionsfelder (Aktionskerne) kämen hier wegen ihrer speziellen und wohlfeilen Einwirkungschancen v.a. die Familie, aber auch die Schule in Frage. Letztere kann der Gesundheitsförderung im Unterschied zu der nach dem Freiwilligkeitsprinzip kooperierenden Familie, einen eher flächendeckenden, systematischen und nach Altersgruppen differenzierten Zugriff auf die Heranwachsenden und ihre Bezugspersonen ermöglichen.

Noch zu wenige, dafür aber gut evaluierte nationale (z.B. Quentin und Kobusch 1997, Barkholz und Paulus 1998) und internationale (Havard Family Research Project 1995) Projekte legen es außerdem nahe, im Interesse von Erfolg und Nachhaltigkeit vermehrt auf **integrierte Programme** zu setzen. Sie zeichnen sich dadurch aus, dass in ihnen nicht nur Elternhäuser und Schulen in inhaltlich und pädagogisch abgestimmter Weise kooperieren, sondern dass man sich je nach Problemlage auch der Zusammenarbeit von Kindergärten, Sportvereinen, Zahnärzten u.a. einschlägigen Dienstanbietern in den unterschiedlichen Kommunen/ Regionen versichert. Wie die Erfahrungen zeigen, gelingt es durch die kombinierte Nutzung von familiärer Intensität und schulischer Systematik, das **Wirkungspotenzial** solcher Maßnahmen erheblich zu steigern. Gesundheitsförderung, zu deren Zielen es mit der Ottawa Charta der WHO (1986) gehört, einzelne Menschen kompetenter und durchsetzungsfähiger zu machen und sie außerdem noch durch die Umgestaltung institutioneller und politischer **Rahmenbedingungen** bei der Durchsetzung ihrer Gesundheitsziele zu unterstützen (WHO 1986), kann so ihre volle Durchschlagskraft entfalten. Oft macht sie – unverhofft zwar, aber nachgewiesenermaßen (Havard Family Research Project 1995) – sogar den Weg frei, um durch gezielte Eingriffe in und mit Schulen an sozial und gesundheitlich **benachteiligte Familien**, insbesondere deren erwachsene Mitglieder heran zu kommen, die bisher durch familienorientierte Maßnahmen allein für unerreichbar galten.

Prüfungsfragen

1. Stellen Sie bitte im Rahmen einer zweispaltigen Tabelle dar, welche Fähigkeiten Eltern jeweils aufbringen müssen (linke Spalte) um ihren Säuglingen, Kleinkindern, Kindern, Jugendlichen die wichtigsten persönlichkeitsbildenden Entwicklungsschritte (rechte Spalte) zu ermöglichen.
2. Welche Gründe gibt es, die dafür sprechen, möglichst früh im Leben von Menschen mit der Förderung der Gesundheit zu beginnen?
3. Was macht die Familie neben vielen anderen Organisationen Institutionen, die unseren Sozialisationsprozess organisieren, zu einem System besonderer Art?
4. Rekapitulieren Sie bitte die im Text erwähnten Interventionsmaßnahmen zur Familienförderung und bewerten Sie diese unter dem Gesichtspunkt ihrer Durchführbarkeit.
5. Welche Funktionen/Aufgaben sind es, die die Schule nach einer im Text vertretenen These nicht ohne die Familie erledigen kann?
6. Was würden Sie tun bzw. unterlassen, wenn Sie als Lehrer vorhätten, mit den Erkenntnissen über die Wirkungen, die die Klasse als sozialem System im schulischen Alltag entfaltet, auf eine für Sie entlastende Weise zu umzugehen?
7. Lassen Sie sich bitte wenigstens drei gute Gründe einfallen, warum man familien- und schulbezogene Maßnahmen der Gesundheitsförderung miteinander kombinieren sollte.

Zitierte Literatur

Barkholz, U./Paulus, P. (1998): Gesundheitsfördernde Schulen. Konzept. Projektergebnisse – Möglichkeiten der Beteiligung. Gamburg: Verlag für Gesundheitsförderung G. Konrad.

Deppe, H.-U. (1991): Krankheit ist ohne Politik nicht heilbar. Frankfurt a. M.: Suhrkamp.

Havard Family Research Project (1995): Raising our future. Families, schools and communities joining together. Cambridge/Ma.: Havard Graduate School of Education.

Hurrelmann, K. (1993): Familienstress, Schulstress, Freizeitstress. Gesundheitsförderung für Kinder und Jugendliche. Weinheim Basel: Beltz.

Hurrelmann, K. (2000): Gesundheitssoziologie. Eine Einführung in sozialwissenschaftliche Theorien von Krankheitsprävention und Gesundheitsförderung. Weinheim und München: Juventa.

Kolip, P. (1998): Familie und Gesundheit. In: K. Hurrelmann/U. Laaser (Hg.): Handbuch Gesundheitswissenschaften. Weinheim und München: Juventa, 497–518.

Leppin, A. (1995): Gesundheitsförderung in der Schule. In: P. Kolip/K. Hurrelmann/P.-E. Schnabel (Hg.): Jugend und Gesundheit. München und Weinheim: Juventa, 235–250.

Luhmann, N. (1984): Soziale Systeme. Frankfurt a.M.: Suhrkamp.

Mitscherlich, A. (1974): Krankheit und Konflikt. Frankfurt a.M.: Suhrkamp.

Naidoo, J./Wills, J. (2003): Lehrbuch der Gesundheitsförderung. Köln: Bundeszentrale für gesundheitliche Aufklärung.

Paulus, P. (2000): Schulische Gesundheitsförderung. In Bundeszentrale für gesundheitliche Aufklärung (Hg.): Leitbegriffe der Gesundheitsförderung. Schwabenheim a.d. Selz: Fachverlag Peter Sabo, 200–202.

Perres, M./Gebert, S. (1994): Veränderung gesundheitsbezogenen Risikoverhaltens. Primäre und sekundäre Prävention. In: P. Schwenkmezger/L.R. Schmidt (Hg.): Lehrbuch der Gesundheitspsychologie. Stuttgart: Enke, 169–187.

Quentin, G./Kobusch, B. (1997): Wege zur Gesundheitsfördernden Schule. Ein lokales Netzwerkprojekt setzt Impulse. Bielefeld: Umweltzentrum.

Raithel, J. (Hg.) (2001): Risikoverhaltensweisen Jugendlicher. Formen, Erklärungen und Prävention Opladen: Leske + Budrich: Opladen.

Schnabel, P.-E. (1988): Krankheit und Sozialisation. Vergesellschaftung als pathogener Prozess. Opladen: Westdeutscher Verlag.

Schnabel, P.-E. (2001): Familie und Gesundheit. Bedingungen, Möglichkeiten und Konzepte der Gesundheitsförderung. Weinheim und München: Juventa.

Schnabel, P.-E. (2003): Familie, Gesundheit und öffentliches Interesse. In: Bundesvereinigung für Gesundheit (Hg.): Gesundheit, Strukturen und Handlungsfelder, Loseblattsammlung Kap. VI/7. Neuwied: Luchterhand, 1–23.

Textor, M.R. (1991): Familien-Soziologie, Psychologie. Eine Einführung für soziale Berufe. Freiburg i.B.: Lambertus.

Weltgesundheitsorganisation (WHO) (1986): Ottawa Charta for Health Promotion. Ottawa/Ontario/Can.

Weltgesundheitsorganisation (WHO) (1997): The Jakarta Declaration on Health Promotion into the 21st Century. Jakarta/Indonesia.

Leseempfehlungen

Barkholz, U./Paulus, P. (1998): Gesundheitsfördernde Schulen. Konzept, Projektergebnisse, Möglichkeiten der Beteiligung. Gamburg: Verlag für Gesundheitsförderung G. Konrad.

Naidoo, J./Wills, J. (2003): Lehrbuch der Gesundheitsförderung. Köln: Bundeszentrale für gesundheitliche Aufklärung.

Schnabel, P.-E. (2001): Familie und Gesundheit. Bedingungen, Möglichkeiten und Konzepte der Gesundheitsförderung. Weinheim und München: Juventa.

5.2 Prävention und Gesundheitsförderung in Betrieben und Behörden

Uwe Lenhardt und Rolf Rosenbrock

5.2.1 Die Bedeutung der Arbeitswelt als Handlungsfeld von Prävention und Gesundheitsförderung

Im Jahre 2002 waren in Deutschland rund 39 Millionen Personen erwerbstätig, davon fast 90 % in abhängiger Stellung. Im Durchschnitt arbeitet jeder dieser Menschen wöchentlich ca. 39 Stunden und verbringt damit an normalen Werktagen etwa 40 % seiner wachen Zeit „auf Arbeit". Während dieser Zeit unterliegt die Gesundheit der Arbeitenden vielfältigen Einflüssen, die in erheblichem Umfang zu Beeinträchtigungen der physischen und psychischen Integrität führen: Etwa ein Drittel der Arbeitsunfähigkeitsfälle ist als arbeitsbedingt einzustufen, die hierdurch verursachten volkswirtschaftlichen Kosten sind jährlich in zweistelliger Milliardenhöhe zu veranschlagen (Bödecker et al. 2002).

Arbeit ist aber keineswegs nur unter dem Gesichtspunkt negativer Auswirkungen auf die Gesundheit zu betrachten. Empirische Hinweise auf gesundheitsbeeinträchtigende Effekte von Arbeitslosigkeit (Elkeles 2001) sprechen schon dafür, dass in der Ausübung einer Erwerbsarbeit auch **gesundheitlich stabilisierende Momente** wirksam sein können. Inwieweit nun Arbeit der Gesundheit ab- oder zuträglich ist, hängt vom konkreten **Zusammenspiel dreier Faktorenbündel** ab (Pröll und Gude 2003, 20ff.):

– den aus dem komplexen Sach- und Leistungsbezug von Arbeit erwachsenden gesundheitlichen **Belastungen** (ungünstige Umgebungseinflüsse wie z.B. Lärm, schweres Heben und Tragen, Zwangshaltungen, ungünstige Arbeitszeiten, hohes Arbeitspensum, Zeitdruck, Monotonie u.a.m.);

– den – gesund erhaltenden – **personalen und organisationalen/sozialen Ressourcen**, auf die das arbeitende Individuum „zugreifen" kann (Handlungs- und Entscheidungsspielräume bei der Arbeit, formelle und informelle Strukturen sozialer Unterstützung und Anerkennung durch Vorgesetzte/Kollegen, Partizipationschancen, Zeitsouveränität, Statussicherheit und Entwicklungsmöglichkeiten, individuelle Kompetenzen und Überzeugungssysteme u.a.m.);

– den Mustern anforderungsbezogener Eigenaktivität des Subjekts im Sinne emotionalen und kognitiven sowie praktischen **Bewältigungshandelns** (Kontrollambitionen, Leistungsorientierung, Verausgabungsbereitschaft, Distanzierungs- und Erholungs[un]fähigkeit u.a.m.).

5.2.2 Kriterien und Maßnahmefelder gesundheitsgerechter und -förderlicher Gestaltung von Arbeit

In Zusammenfassung der wissenschaftlichen Befundlage zu arbeitsassoziierten Belastungen und Ressourcen sowie deren gesundheitlichen Effekten (Luczak 1998; Richter und Hacker 1998; Siegrist 1996) kann eine Arbeitssituation dann als gesundheitsgerecht und -förderlich betrachtet werden,

– wenn **Arbeitsplatz, Arbeitsmittel und Arbeitsumgebung** so gestaltet sind, dass die mit dem Arbeitsvollzug verbundenen Kraftaufwände, Bewegungsabläufe, Körperhaltungen und physikalisch-stofflichen Einwirkungen weder kurz- noch langfristig zu Schädigungen des Organismus führen;
– wenn die **Arbeitsaufgabe** anregend, abwechslungsreich und zugleich konsistent ist, d.h. planende, ausführende und kontrollierende Elemente beinhaltet, ohne widersprüchliche oder insgesamt überhöhte inhaltliche Anforderungen zu stellen;
– wenn die materiellen und organisatorischen **Ausführungsbedingungen** es erlauben, die Arbeitsaufgabe störungsfrei und ohne Behinderung zu erfüllen;
– wenn der Beschäftigte (bzw. die Gruppe, in der er arbeitet) über tätigkeitsbezogene **Entscheidungs- und Handlungsspielräume** verfügt, die eine weitgehend selbstständige Strukturierung des Arbeitsablaufs ermöglichen;
– wenn **Art, Ausmaß und Rhythmus der Leistungsabforderung** dem Entspannungs- und Regenerationsbedarf des arbeitenden Individuums nicht zuwiderlaufen;
– wenn dem Bedürfnis nach **beruflicher Statussicherheit** sowie nach persönlichen und beruflichen **Entwicklungsperspektiven** Rechnung getragen wird;
– wenn für die Mitarbeiter **Transparenz** und **Einflussmöglichkeiten** hinsichtlich betrieblicher Entscheidungen und Abläufe gegeben sind;
– wenn **Führung, Kommunikation und Kooperation** nach Regeln praktiziert werden, die durch menschlichen Respekt geprägt sind und eine die Beschäftigten **motivierende und unterstützende Wirkung** haben.

Inwieweit die Arbeitsrealität den genannten Kriterien der Gesundheitsgerechtigkeit und -förderlichkeit entspricht, entscheidet sich auf einer Vielzahl von betrieblichen Gestaltungsfeldern, die letztlich **drei Kategorien** zugeordnet werden können:

Technikgestaltung
Hierzu sind alle technisch-stofflichen Aspekte des Arbeitsprozesses zu zählen wie etwa maschinelle Ausstattung, Art der Arbeitsmittel und Arbeitsmaterialien, räumliche Verhältnisse.

Organisatorische Gestaltung
Hierunter fallen u.a. die funktionale Gliederung des Betriebs, Form und Tiefe der Arbeitsteilung und -kooperation, Arbeitszeitregimes, Aufgabengestaltung, Leistungspolitik, Entlohnungsformen, Planung und Steuerung der Arbeitsabläufe.

Betriebliche Personal- und Sozialpolitik
Dies betrifft alles, was unter den Begriff „Human Resources Management" gefasst wird, wie z.B. Personalplanung und -rekrutierung, Beschäftigungspolitik einschl. Gestaltung der Beschäftigungsverhältnisse (Teilzeit- und Leiharbeit, befristete Verträge, Instrumente des Personalabbaus), Personalentwicklung (Weiterbildungsmaßnahmen, Aufstiegsplanung), Führung und Kommunikation, monetäre und nichtmonetäre betriebliche Sozialleistungen.

Grundsätzlich ist zu bedenken, dass betriebliches Entscheiden und Handeln auf diesen Feldern in erster Linie nicht von gesundheitlichen Kriterien, sondern von anderen – vor allem ökonomischen – Interessen und Erwägungen bestimmt wird. Dies bedeutet keineswegs, dass ökonomische und gesundheitliche Zielsetzungen generell in einem unversöhnlichen Gegensatz zueinander stehen. Prävention und Gesundheitsförderung können durchaus einen **wirtschaftlichen Nutzen** für den Betrieb haben, etwa durch Reduzierung der mit Arbeitsunfähigkeit verbundenen **Ausfallkosten** oder durch Produktivitäts- und Qualitätssteigerung aufgrund weniger gestörter Abläufe und motivierterer Mitarbeiter (Marstedt und Mergner 1995a).

Solche positiven Effekte zeigen sich in der Regel allerdings eher längerfristig und sind zudem nicht unbedingt monetär darstellbar. Die verschärfte Konkurrenz auf zunehmend globalisierten Märkten drängt dagegen viele Betriebe in eine kurzfristige Kosten- und Ertragsperspektive, die den Zusammenhang von **gesundheitlicher und wirtschaftlicher Nachhaltigkeit** leicht aus dem Blick geraten lässt (Marstedt und Mergner 1995a).

Der Stellenwert, den der Schutz und die Förderung der Mitarbeitergesundheit in der konkreten betrieblichen Praxis einnimmt, leitet sich indessen nicht ausschließlich von einem rein betriebswirtschaftlichen Kalkül her, sondern wird vom Zusammenwirken einer Vielzahl weiterer Faktoren beeinflusst – wie den außerökonomischen Wert- und Handlungsorientierungen des Managements, den Beziehungs- und Machtkonstellationen der verschiedenen Betriebsakteure, den entsprechenden betrieblichen Kompromissstrukturen, der gewachsenen Organisationskultur mit ihren geschriebenen und ungeschrieben Regeln u.a.m. (Marstedt und Mergner 1995b, 129ff.).

5.2.3 Strukturwandel der Arbeitswelt – veränderte Anforderungen an das Präventionshandeln

Aufgrund tiefgreifender ökonomischer und sozialer Umbruchprozesse sind die Problemstellungen und Interventionsbedingungen im Handlungsfeld „Arbeit und Gesundheit" langfristig starken Veränderungen unterworfen. Folgende Entwicklungen sind in diesem Zusammenhang besonders hervorzuheben:

– die zunehmende **Globalisierung von Wirtschaftsprozessen**, die mit beschleunigten Marktveränderungen und verschärften Konkurrenzverhältnissen einhergeht, welche wiederum die Unternehmen zu immer schnellerem, flexiblerem Reagieren zwingen;
– säkulare **Verschiebungen innerhalb der Wirtschafts- und Beschäftigungsstruktur** wie: Ausweitung des tertiären Sektors, Bedeutungszuwachs wissens- und kommunikationsintensiver Tätigkeiten in Dienstleistung und Produktion, zunehmendes Gewicht von Klein- und Kleinstbetrieben (Wieland und Scherrer 2000);
– **Deregulierung und Entstandardisierung von Beschäftigungs- und Leistungsbedingungen**, dementsprechendes Vordringen flexibler Arbeitsformen (kunden- und nachfragegesteuerte Arbeitszeiten, temporäre Arbeit, Formen neuer Selbstständigkeit, Gruppen- und Projektarbeit u.a.m.), in denen sich z.T. hohe Selbstregulierungsanforderungen mit wachsenden Unsicherheitserfahrungen und einem Trend zur Intensivierung und „Entgrenzung" der Leistungsverausgabung verbinden (Pröll und Gude 2003);
– **Schwerpunktverlagerungen im Belastungsgeschehen**, v.a. in Richtung auf psychische Stressbelastungen (bereits heute schon geben 50% der Erwerbstätigen an, praktisch immer oder häufig unter Termin-

und Leistungsdruck zu arbeiten) (Badura et al. 2000);
- die **demografische Alterung des Erwerbstätigenpotenzials**, die erhöhte Anforderungen an eine – den längeren Verbleib im Erwerbsleben ermöglichende – alter(n)sgerechte Arbeitsgestaltung mit sich bringt (Badura et al. 2003).

Komplexität und Veränderungsdynamik des Interventionsfeldes „Arbeit und Gesundheit" erfordern einen Typus präventiver Praxis, der sich von den Schwerpunktsetzungen und Handlungslogiken einer hierarchisch-regulativen, technikzentrierten und expertenorientierten Prävention traditioneller Prägung v.a. durch einen erweiterten inhaltlichen Problembezug sowie durch differenziertere, flexiblere Kooperationsmuster deutlich abhebt.

Wesentliche Facetten dieses Wandels sind in Tabelle 1 zusammengefasst (Lenhardt und Rosenbrock 1999).

Die Frage, inwieweit die Strukturen **arbeitsweltbezogener Prävention** den geschilderten Anforderungen an eine moderne Praxis gerecht werden, soll im Folgenden anhand einer knappen Darstellung des rechtlich regulierten Arbeitsschutzes und der kassengetragenen betrieblichen Gesundheitsförderung erörtert werden. Dabei ist zu bedenken, dass die eigentlichen institutionellen Aufgabenträger in diesen Bereichen alleine kaum in der Lage sind, die existierenden Handlungsanforderungen zu bewältigen. Dies kann nur über eine stärkere **Vernetzung** mit organisierten Akteuren gelingen, die formell zwar keine Präventionsaufgaben besitzen, diesbezüglich aber wichtige Unterstützungs- und **Multiplikatorenfunktionen** erfüllen können (für den Bereich des kleinbetrieblichen Arbeitsschutzes beispielhaft zu nennen: Handwerkskammern und -innungen). Auf einigen gesundheitlich hoch relevanten Handlungsfeldern, etwa der betrieblichen Leistungs-, Qualifizierungs- und Beschäftigungspolitik, sind die Präventionsinstanzen i.e.S. – wenn überhaupt – auch „nur äußerst schwach mandatiert und praktisch instrumentiert" (Pröll und Gude 2003, 157), so dass hier in erster Linie ohnehin ganz andere Akteure (z.B. die Tarifvertrags- und Betriebsparteien) gefordert sind.

Tabelle 1: *Wandel arbeitsweltbezogener Prävention: Perspektiverweiterungen und neue Akzentsetzungen*

Veränderungsdimension	von ...	nach ...
Zielorientierung	Abwehr von körperlichen Schädigungen (z.B. durch Unfälle)	Verminderung psychischer (Fehl-)Belastungen; Stärkung gesundheitlicher Ressourcen; Realisierbarkeit geistiger, emotionaler und sozialer Bedürfnisse bei der Arbeit
Problemfokus	isolierte (überwiegend technisch-stoffliche) Belastungsfaktoren mit eindeutiger Wirkung auf die Gesundheit	organisatorisches und soziales Bedingungsgefüge des Betriebs mit komplexen gesundheitlichen Wirkungen
Typ der Problembearbeitung	Handlungsmuster: Vorschrift – Vollzug – Kontrolle; „institutionelle Zuständigkeit"; Delegation an medizinische und technische Experten	diskursive/kooperative Problembewertung und Maßnahmenentwicklung; flexible Vernetzung von Akteuren; Partizipation der Beschäftigten; Integration in betriebliche Entscheidungsstrukturen/ -abläufe; über-/außerbetriebliche Institutionen: Verstärkung der Beratungsfunktion
dominierende Maßnahmen	medizinische Untersuchung; Sicherheitsüberwachung; Belehrung	Arbeitsgestaltung; Organisationsentwicklung; Kompetenzentwicklung

5.2.4 Der institutionalisierte Arbeitsschutz

Rechtlich-institutionelle Struktur

Der **Staat** repräsentiert eine der beiden „Säulen" des für Deutschland typischen „**dualen Arbeitsschutzsystems**". Hierbei obliegt dem Bund die Rechtsetzung, während die einzelnen Bundesländer mit ihren Aufsichtsbehörden für den Vollzug des staatlichen Arbeitsschutzrechts in den Betrieben (Überwachung und ggf. Anordnung) zuständig sind.

Die Personalkapazitäten der Landes-Arbeitsschutzverwaltungen reichen jedoch immer weniger aus, um die Einhaltung des Gesamtbestandes an Vorschriften flächendeckend zu kontrollieren. Unter dem Druck der öffentlichen Haushaltskrise haben sie sich deshalb inzwischen auch explizit von diesem Anspruch gelöst. Stattdessen konzentrieren sie sich darauf, im Rahmen einer sogenannten „**Programmarbeit**" als besonders dringlich angesehene Arbeitsschutzprobleme mittels gezielter Schwerpunktaktionen zu bearbeiten. Eine größere Effizienz des staatlichen Aufsichtshandelns erwartet man sich darüber hinaus auch vom Übergang zu einer **betrieblichen** „**Systemkontrolle**", welche primär nach der generellen Funktionsfähigkeit der im Betrieb vorhandenen Arbeitsschutzorganisation fragt und eine an Einzelvorschriften orientierte „Detailkontrolle" weitenteils entbehrlich machen soll (Gerlinger 2000, 349ff.).

Die zweite Säule des dualen Arbeitsschutzsystems wird von den insgesamt 81 **Trägern der Gesetzlichen Unfallversicherung** (darunter 35 gewerbliche Berufsgenossenschaften) gebildet. Diese sind selbstverwaltete Körperschaften öffentlichen Rechts, deren Organe paritätisch aus Arbeitgeber- und Versichertenvertretern zusammengesetzt sind. Finanziert werden sie ausschließlich aus Arbeitgeberbeiträgen.

Die im **Sozialgesetzbuch (SGB) VII** geregelten Präventionsaufgaben der Unfallversicherungsträger (UVT) umfassen die Verhütung von Arbeitsunfällen, Berufskrankheiten und (seit 1996) arbeitsbedingten Gesundheitsgefahren. Zu diesem Zweck haben die Unfallversicherungsträger die Befugnis, eigene Arbeitsschutzvorschriften zu erlassen und deren Umsetzung in den Betrieben zu überwachen, die Unternehmen in Fragen des Arbeitsschutzes zu beraten und für die Aus- und Fortbildung der auf betrieblicher Ebene mit dem Arbeitsschutz betrauten Personen zu sorgen.

Traditionell war die Präventionsarbeit der UVT stark **vorschriften- und technikzentriert** und dabei weitgehend auf Sicherheitsmängel sowie spezifische physikalisch-stoffliche Einwirkungen am Arbeitsplatz bezogen. Der tendenzielle Verlust klassischer Regelungsdomänen (z.B. Beschaffenheitsanforderungen an Arbeitsmittel) auf der einen, die Erweiterung des gesetzlichen Präventionsauftrags auf die Verhütung arbeitsbedingter Gesundheitsgefahren auf der anderen Seite haben jedoch dazu geführt, dass bei den UVT ein Prozess der organisatorischen und inhaltlichen Neuausrichtung in Gang gekommen ist. Ausdruck dessen ist u.a. eine stärkere Gewichtung der **Beratungs- und Unterstützungsfunktion** für die Betriebe, insbesondere auf dem Gebiet der Arbeitsschutzorganisation und -planung. Zu beobachten ist auch eine allmähliche thematische Verbreiterung der Beratungspraxis und der Qualifizierungsangebote in Richtung auf Belastungs- und Gestaltungsdimensionen, die jenseits der klassischen Präventionsschwerpunkte liegen (Lenhardt 2003a).

Das deutsche Arbeitsschutzrecht wird seit Ende der achtziger Jahre zunehmend von verbindlichen Richtlinien der Europäischen Union bestimmt (Gerlinger 2000, 45ff.; 281ff.). Ein Ergebnis dieser Entwicklung ist das 1996 in Kraft getretene **Arbeitsschutzgesetz** (ArbSchG). Die Bedeutung dieser für den betrieblichen Arbeitsschutz grundlegenden Rechtsnorm liegt vor allem in folgenden Punkten (Lenhardt und Rosenbrock 1998, 91ff.):

- **Weitgefasstes und dynamisches Verständnis von Arbeitsschutz** (Verhütung arbeitsbedingter Gesundheitsgefahren einschließlich der „menschengerechten Gestaltung der Arbeit" als Aufgabe des Arbeitsschutzes [§ 2,1]; Verpflichtung des Arbeitgebers, eine „Verbesserung" des Gesundheitsschutzes anzustreben [§ 3,1]).
- **Erhöhte Anforderungen an die Planmäßigkeit und den Integrationsgrad von Maßnahmen des Arbeitsschutzes** (Beachtung des Arbeits- und Gesundheitsschutzes „bei allen Tätigkeiten und eingebunden in die betrieblichen Führungsstrukturen" [§ 3,2]; sachgerechte Verknüpfung von „Technik, Arbeitsorganisation, sonstigen Arbeitsbedingungen, sozialen Beziehungen und Einfluss der Umwelt auf den Arbeitsplatz" bei der Maßnahmeplanung [§ 4]).
- **Pflicht zur Durchführung von Gefährdungsbeurteilungen** als Grundlage einer systematischen Vorgehensweise im Arbeits- und Gesundheitsschutz (umfassende Ermittlung und Beurteilung von Gefährdungen, Ableitung von Schutzmaßnahmen, Überprüfung der Maßnahmewirksamkeit, Dokumentation des Gesamtprozesses [§§ 5 u. 6]).
- **Auf aktive Mitwirkung abzielende Pflichten und Rechte der Beschäftigten** im Arbeits- und Gesundheitsschutz (u.a. Vorschlagsrecht in allen Fragen des Gesundheitsschutzes [§§ 15–17]).

Das ArbSchG hat den **Charakter einer Rahmenvorschrift** mit allgemein formulierten Schutzzielen und Handlungsverpflichtungen, die dem Arbeitgeber relativ großen Gestaltungsspielraum bei der konkreten Umsetzung lässt. Ergänzt wird das ArbSchG durch eine ganze Reihe von (ebenfalls auf EU-Richtlinien basierenden) staatlichen Verordnungen, in denen spezielle Bereiche des Arbeitsschutzes geregelt sind (Arbeitsstätten, Gefahrstoffe, Bildschirmarbeit, Lastenhandhabung u.a.m.). Darüber hinaus existieren noch einige Gesetze, die sich auf den sog. **„sozialen Arbeitsschutz"** (z.B. Arbeitszeitgesetz, Jugendarbeitsschutzgesetz) sowie auf die sicherheitstechnische und betriebsärztliche Betreuung der Betriebe (Arbeitssicherheitsgesetz) beziehen.

Parallel zum staatlichen Arbeitsschutzrecht hat sich ein umfangreiches Vorschriftenwerk der UVT entwickelt, das vielfältige branchenbezogene Bestimmungen zur betrieblichen Arbeitsschutzorganisation, zu spezifischen physikalisch-stofflichen Einwirkungen sowie zu verschiedensten Betriebsarten, Tätigkeiten und Arbeitsplätzen/Arbeitsverfahren enthält. Als Folge dieser Entwicklung ist das **UVT-Vorschriftenwerk** sehr **unübersichtlich** geworden und durch **Überschneidungen** mit staatlichen Gesetzen und Verordnungen gekennzeichnet.

Aufgrund der Tatsache, dass immer mehr arbeitsschutzrelevante Sachverhalte auf EU-Ebene bzw. im nationalen staatlichen Recht geregelt werden (Beschaffenheitsanforderungen an Arbeitsmittel, Bereitstellungs- und Benutzungsvorschriften u.a.m.), hat sich die Notwendigkeit einer Straffung und Neuordnung des autonomen Vorschriftenwerks immens verstärkt.

Wie am Beispiel der gewerblichen Berufsgenossenschaften (BG) gezeigt werden kann, geht der Trend dahin, sich auf eine zentrale Basisvorschrift zu stützen, diese durch eine überschaubare Zahl weiterer Vorschriften (für im staatlichen Recht nicht oder konkretisierungsbedürftig geregelte Bereiche) zu ergänzen und Detailfragen der Umsetzung möglichst weitgehend in nicht rechtsverbindlichen BG-Regeln abzuhandeln. Um Doppelregelungen zu vermeiden und den UVT dennoch eine umfassende Aufsichtsbefugnis zu sichern, wird in den nunmehr knapper und allgemeiner gehaltenen Vorschriften auf einschlägige staatliche Arbeitsschutzgesetze und -verordnungen verwiesen und deren Einhaltung als Voraussetzung für die Erfüllung auch des autonomen Satzungsrechts definiert (Lenhardt 2003a).

Umsetzung auf der betrieblichen Ebene

Die Verantwortung für die Durchführung des Arbeitsschutzes liegt grundsätzlich beim einzelnen **Arbeitgeber**. Dieser kann konkrete arbeitsschutzbezogene Pflichten an entsprechend sachkundige **Führungskräfte** übertragen. Beraten und unterstützt wird der Arbeitgeber zudem durch **professionelle Arbeitsschutzexperten** (Fachkräfte für Arbeitssicherheit und Betriebsärzte), die er in einem festgelegten Mindestumfang (je nach Beschäftigtenzahl und Branche variierend) zu bestellen hat. Wichtige Präventionsakteure sind ferner **Betriebs- und Personalräte**, die sowohl im Arbeitsschutz als auch auf anderen gesundheitsrelevanten Handlungsfeldern (Arbeitszeit- und Pausenregelung, Leistungspolitik, Arbeitsorganisation u.a.m.) über umfangreiche Informations-, Mitwirkungs- und Mitbestimmungsrechte verfügen. Eine zentrale Rolle im betrieblichen Präventionsgeschehen kommt schließlich den **Beschäftigten** selbst zu, ohne deren Unterstützung und Engagement ein effektiver Arbeitsschutz kaum realisierbar erscheint.

Von der Qualität des Zusammenwirkens dieser Akteure hängt maßgeblich ab, auf welchem Niveau sich der Arbeitsschutz im Betrieb bewegt. Den Stand der **Arbeitsschutzpraxis in deutschen Betrieben** differenziert einzuschätzen ist jedoch mangels einer systematischen Berichterstattung auf diesem Gebiet schwierig. Folgende Befunde mögen diesbezüglich als punktuelle Hinweise dienen:

- **Verbesserungsfähige betriebliche Arbeitsschutzorganisation:** Die strukturellen und prozeduralen Voraussetzungen effektiven Präventionshandelns sind sehr ungleichmäßig entwickelt. Eine 2001 durchgeführte Überprüfung kleinerer Metall- und Elektrobetriebe in Sachsen-Anhalt ergab, dass etwas mehr als die Hälfte dieser Betriebe über eine Arbeitsschutzorganisation verfügen, die den behördlichen Anforderungen vollständig oder weitgehend entspricht, wohingegen 42 % eine mehr oder weniger lückenhafte – darunter 13 % eine bestenfalls rudimentäre – Arbeitsschutzorganistion aufweisen (Jahresbericht der Gewerbeaufsicht Sachsen-Anhalt 2001, 70ff.).
- **Mangelnde Umsetzung der obligatorischen Gefährdungsbeurteilung:** Nach Angaben der hessischen Arbeitsschutzverwaltung hatte im Jahre 2001 nur ein Drittel der Betriebe mit mehr als 10 Beschäftigten seine diesbezüglichen Pflichten vollständig oder überwiegend erfüllt. Andere Untersuchungen kommen teilweise zu günstigeren Zahlen, verweisen aber stets auf den Umstand, dass Gefährdungsbeurteilungen häufig nicht als Praxisinstrument zur kontinuierlichen Verbesserung des Gesundheitsschutzes genutzt werden (Gerlinger, Lenhardt und Stegmüller 2001, 183ff.).
- **Funktionsdefizite der professionellen Arbeitsschutzexperten:** Gesetzlich definiertes Aufgabenspektrum und reales Tätigkeitsprofil insbesondere der Betriebsärzte fallen aktuellen Untersuchungen zufolge immer noch deutlich auseinander. Während alle Betriebsärzte arbeitsmedizinische Vorsorgeuntersuchungen durchführen und hierauf auch einen großen Teil ihrer Arbeitszeit verwenden, spielt z.B. das Vorschlagen von bzw. die Mitwirkung bei konkreten Schutz- und Gestaltungsmaßnahmen für viele Betriebsärzte überhaupt keine, und wenn, dann zumeist eine zeitlich nur marginale Rolle (Kliemt und Voullaire 2003).
- **Partizipationsdefizit:** Obwohl die essentielle Bedeutung der Mitarbeiterbeteiligung für einen modernen Arbeitsschutz inzwischen allgemein anerkannt wird, ist sie in der Praxis noch keineswegs die Regel. So sind nach einer Untersuchung der nordrhein-westfälischen Arbeitsschutzverwaltung aus dem Jahr 2000 bei vier Fünfteln der durchgeführten Gefährdungsbeurteilungen die Beschäftigten überhaupt nicht oder bestenfalls partiell einbezogen gewesen.

5.2.5 Betriebliche Gesundheitsförderung

Rechtliche und konzeptionelle Grundlagen

Inhaltlich ist betriebliche Gesundheitsförderung (BGF) kaum präzise von modernen Arbeitsschutzstrategien zu unterscheiden, deren Gestaltungshorizont sich inzwischen z.B. auch auf die Dimension gesundheitlicher Ressourcen in der Arbeit erstreckt. Dennoch hat sich die BGF ab den achtziger Jahren zunächst relativ unabhängig vom – damals konzeptionell und praktisch noch stark verengten – Arbeitsschutz entwickelt. Dabei sind die **Krankenkassen** recht bald zu den wichtigsten organisatorischen Trägern der BGF geworden. Grundlage hierfür war die 1989 erfolgte Verankerung der Gesundheitsförderung in **§ 20 SGB V**, der in seiner aktuellen Fassung besagt, dass Krankenkassen „den Arbeitsschutz ergänzende Maßnahmen der betrieblichen Gesundheitsförderung" als Satzungsleistungen vorsehen können. Neuerdings haben Kassen auch die Möglichkeit, bei Durchführung von BGF-Maßnahmen dem betreffenden Arbeitgeber und den im Betrieb beschäftigten Versicherten einen Beitragsbonus als finanziellen Anreiz zu gewähren (§ 65a, 3 SGB V) (Lenhardt 2003d).

Im Krankenkassenvergleich bewegte sich die BGF quantitativ und qualitativ stets auf recht **unterschiedlichem Niveau**, über einige Jahre blieb sie weitgehend auf **verhaltenspräventiv** ausgerichtete Angebote beschränkt. Ein Teil der Krankenversicherungsträger praktizierte aber schon früh auch anspruchsvollere **Handlungskonzepte**, die – bei allen Unterschieden im Einzelnen – durch folgende Grundmerkmale gekennzeichnet sind (Lenhardt 2003d, 39):

– auf Analysen gestütztes, datenbasiertes Handeln (**Gesundheitsberichte**);
– kooperative Planung und Steuerung der Aktivitäten unter Einschluss des Managements (v.a. Geschäftsleitung), des Betriebs-/Personalrates und der betrieblichen Arbeitsschutzexperten (**Arbeitskreis Gesundheit o.ä.**);
– partizipative, auf die Beschäftigten gestützte Problemidentifizierung und Maßnahmenentwicklung (**moderierte Gesundheitszirkel**);
– Verknüpfung verhaltens- und verhältnispräventiver Maßnahmen unter Berücksichtigung der aus dem betrieblichen Organisations- und Kommunikationsgefüge resultierenden Einflüsse auf die Gesundheit einschließlich psychosozialer Faktoren (**umfassende Belastungs- und Ressourcenorientierung**),
– Förderung und strukturelle Verankerung betrieblicher Eigenkompetenz zur kooperativen Problemerkennung und Problemlösung (**Organisationsentwicklung**).

Seit Beginn der Kassenaktivitäten in diesem Bereich sind eine deutliche Verbreiterung und Ausdifferenzierung des BGF-Instrumentariums sowie eine Professionalisierung diesbezüglicher Angebots- und Umsetzungsstrategien zu verzeichnen. Hervorzuheben sind dabei Bemühungen, BGF zu einem in die betrieblichen Strukturen und Abläufe integrierten Gesundheitsmanagement weiterzuentwickeln und auf diesem Wege das oftmals beklagte „Nischendasein" der BGF und deren Verstetigungsprobleme zu überwinden. Auch die Entwicklung von BGF-Konzepten, die den besonderen Bedingungen in kleineren Betrieben angepasst sind, ist in diesem Zusammenhang zu nennen (Lenhardt 2003d, 42ff.).

Stand der Praxis

Im Unterschied zum Arbeitsschutz trägt die BGF gänzlich **freiwilligen Charakter**. Dies hat im Falle des Zustandekommens solcher Aktivitäten gewiss einige Vorteile hinsichtlich Motivation und Engagement der Beteiligten. Es bedeutet aber eben auch: Weder sind Maßnahmen, zu denen die betrieblichen Entscheider nicht „aus freien Stücken" bereit sind, irgendwie erzwingbar noch können Betriebe überhaupt zur Beteiligung an kassengetragener BGF verpflichtet werden.

Letzteres ist sicherlich mit ein Grund dafür, dass die Verbreitung der BGF bis heute recht begrenzt geblieben ist. Nur etwa 15 % der mittleren und größeren Betriebe verfügen nach neueren empirischen Studien über Erfahrungen mit BGF (Gröben und Bös 1999); bei Berücksichtigung der Kleinbetriebe unter 50 Beschäftigten läge dieser Wert noch um einiges niedriger, denn BGF ist dort bislang nicht mehr als ein vereinzelt anzutreffendes Phänomen. Auch nach Wirtschaftszweigen sind Aktivitäten der BGF immer noch deutlich disproportional verteilt (starke Überrepräsentanz im verarbeitenden Gewerbe).

Im Jahre 2003 haben die Spitzenverbände der Krankenkassen einen Bericht vorgelegt, der den Entwicklungsstand der BGF auf Basis einer umfassenden und einheitlichen Leistungsdokumentation einzuschätzen erlaubt (Lenhardt 2003b). Ein Ergebnis des Berichts ist, dass der Durchführung von BGF-Maßnahmen mittlerweile in den allermeisten Fällen irgendeine Form der Problemanalyse vorausgeht, wobei die Auswertung von Krankenkassen-Routinedaten zur Arbeitsunfähigkeit ganz im Vordergrund steht – recht häufig (knapp 48 % der Fälle) aber auch in Kombination mit anderen Instrumenten wie Arbeitsplatzbegehungen und Mitarbeiterbefragungen.

Mindestens ebenso wichtig für Qualität und Erfolg von BGF ist das Vorhandensein einer innerbetrieblichen Entscheidungs- und Kooperationsstruktur, die die Verankerung, Steuerung und verbindliche Umsetzung der Aktivitäten gewährleistet. Hierfür haben die Krankenkassen Instrumente und Verfahrensstandards entwickelt, die dem Präventionsbericht zufolge zwar nicht durchgängig, aber anscheinend doch konsequenter als in früheren Jahren angewandt werden. So wurde in der überwiegenden Zahl der gemeldeten Fälle (66,1 %) angegeben, dass ein BGF-Steuerungsgremium existiert, dem mehrere betriebliche Entscheidungs- und Funktionsträger angehören. Deutlich unterentwickelt erscheint demgegenüber die Zusammenarbeit mit weiteren außerbetrieblichen Partnern, insbesondere den Unfallversicherungsträgern, die – trotz bestehender gesetzlicher Kooperationsverpflichtung für Kassen und UVT auf dem Gebiet der Verhütung arbeitsbedingter Gesundheitsgefahren – nur bei 15,3 % der dokumentierten BGF-Aktivitäten genannt wurden.

Die Tatsache, dass in rund 45 % der dokumentierten Fälle von BGF verhältnispräventive Maßnahmen (meist in Verbindung mit Angeboten zur Verhaltensprävention) ergriffen wurden, markiert einen klaren Fortschritt in der Praxis der BGF, auch wenn rein verhaltensorientierte Maßnahmen (Rückenschulen, Stressbewältigungstraining etc.) im Jahre 2001 immer noch fast 28 % der Aktivitäten ausmachten. Den Schwerpunkt bei der Verhältnisprävention bilden allerdings technisch-räumliche Modifikationen von Arbeitsmitteln und Arbeitsplätzen; die Arbeitsorganisation betreffende Gestaltungsbemühungen – besonders bedeutsam für die Beeinflussung psychischer Belastungen – kommen im Vergleich dazu deutlich seltener vor.

Die Bestandsaufnahme der BGF zeigt darüber hinaus, dass Partizipation in der Praxis bei weitem noch nicht den Stellenwert als zentrales Ziel- und Prozesskriterium der Gesundheitsförderung besitzt, der ihr seit der Ottawa-Charta programmatisch zugewiesen wird: Eine direkte Beteiligung „einfacher" Mitarbeiter an BGF-Steuerungsgremien erfolgte nur in 24 % der Fälle, Gesundheitszirkel wurden nur in einem guten Viertel der dokumentierten BGF-Projekte eingerichtet.

Erhebliche Defizite gibt es nach wie vor auch in Bezug auf die Evaluation von BGF-Maßnahmen: Nur bei 40,1 % der durch die Kassen gemeldeten Aktivitäten ist überhaupt eine Erfolgskontrolle durchgeführt worden, und dies häufig auch nur anhand relativ oberflächlicher Indikatoren (Zufriedenheit mit der Intervention o.ä.). Trotz des in quantitativer und qualitativer Hinsicht insgesamt eher niedrigen Evaluationsniveaus gibt es inzwischen eine ganze Reihe von Hinweisen darauf, dass eine systematisch angelegte BGF durchaus wirksam sein kann, etwa im Hinblick auf die Entwicklung und Umsetzung belastungsmindernder technischer und organisatorischer Gestaltungslösungen, auf die Verbesserung des Betriebsklimas und der Mitarbeiterzufriedenheit, auf die Verringerung gesundheitlicher Beschwerden oder auf die Reduktion krankheitsbedingter Fehlzeiten (Lenhardt 2003c; Pfaff und Slesina 2002).

Prüfungsfragen

1. Nennen Sie wichtige gesundheitliche Einflussfaktoren aus der Arbeitswelt. Berücksichtigen Sie dabei sowohl die Belastungs- als auch die Ressourcendimension.
2. Geben Sie die zentralen Kriterien einer gesundheitsgerechten und gesundheitsförderlichen Arbeitssituation an.
3. Welche betrieblichen Maßnahmenfelder sind im Hinblick auf die gesundheitskritische bzw. gesundheitsförderliche Gestaltung der Arbeitsbedingungen von Bedeutung?
4. Welcher wirtschaftliche Nutzen kann Betrieben durch Prävention und Gesundheitsförderung erwachsen? Welche Faktoren können einem betrieblichen Engagement auf diesem Gebiet entgegen stehen?
5. Welche grundlegenden wirtschaftlichen und gesellschaftlichen Entwicklungstrends werden künftig das Anforderungsprofil betrieblicher Prävention wesentlich prägen?
6. Was kennzeichnet eine moderne arbeitsweltbezogene Präventionspraxis? Wodurch hebt diese sich von traditionellen Vorgehensweisen ab?
7. Erläutern Sie die Zuständigkeiten und Aufgaben von staatlichen Instanzen sowie von Unfallversicherungsträgern innerhalb des dualen Arbeitsschutzsystems.
8. Welches sind die zentralen Charakteristika des Arbeitsschutzgesetzes?
9. Nennen Sie die wichtigsten Präventionsakteure auf betrieblicher Ebene sowie deren Aufgaben und beschreiben sie zentrale Umsetzungsdefizite des betrieblichen Arbeitsschutzes.
10. Schildern Sie die konzeptionellen Kernelemente der betrieblichen Gesundheitsförderung sowie die hauptsächlichen Probleme und Mängel bei ihrer praktischen Umsetzung.

Zitierte Literatur

Badura, B./Litsch, M./Vetter, C. (2000): Fehlzeitenreport 1999. Psychische Belastung am Arbeitsplatz. Berlin, Heidelberg, New York: Springer.

Badura, B./Vetter, C./Schellschmidt, H. (2003): Fehlzeitenreport 2002. Demographischer Wandel: Herausforderung für die betriebliche Personal- und Gesundheitspolitik. Berlin, Heidelberg, New York: Springer.

Bödecker, W./Friedel, H./Röttger, C./Schröer, A. (2002): Kosten arbeitsbedingter Erkrankungen in Deutschland. Bremerhaven: Wirtschaftsverlag NW.

Elkeles, T. (2001): Arbeitslosigkeit und Gesundheitszustand. In A. Mielck/K. Bloomfield (Hg.): Sozial-Epidemiologie. Einführung in die Grundlagen, Ergebnisse und Umsetzungsmöglichkeiten. Weinheim und München: Juventa, 71–82.

Gerlinger, T. (2000): Arbeitsschutz und europäische Integration. Europäische Arbeitsschutzrichtlinien und nationalstaatliche Arbeitsschutzpolitik in Großbritannien und Deutschland. Opladen: Leske + Budrich.

Gerlinger, T./Lenhardt, U./Stegmüller, K. (2001): Arbeit und Gesundheit zwischen supranationaler und betrieblicher Regulierung. In H.-J. Bieling/K. Dörre/J. Steinhilber/H.-J. Urban (Hg.): Flexibler Kapitalismus. Analysen – Kritik – Politische Praxis. Hamburg: VSA, 177–192.

Gröben, F./Bös, K. (1999): Praxis betrieblicher Gesundheitsförderung. Maßnahmen und Erfahrungen – ein Querschnitt. Berlin: Edition Sigma.

Kliemt, G./Voullaire, E. (2003): Tätigkeitsspektrum und Rollenverständnis von Betriebsärzten in Deutschland –

Ergebnis einer bundesweiten Befragung. Bremerhaven: Wirtschaftsverlag NW.

Lenhardt, U. (2003a): Prävention durch Unfallversicherungsträger – Modernisierung des öffentlich-rechtlichen Arbeitsschutzes? In Jahrbuch für Kritische Medizin 39: Arbeit und Gesundheit. Hamburg: Argument, 89–107.

Lenhardt, U. (2003b): Präventionsbericht zeigt Stärken und Schwächen der betrieblichen Gesundheitsförderung. Arbeit & Ökologie-Briefe 7/2003, 17–19.

Lenhardt, U. (2003c): Bewertung der Wirksamkeit betrieblicher Gesundheitsförderung. Zeitschrift für Gesundheitswissenschaften 11, 18–37.

Lenhardt, U. (2003d): Der Beitrag von der Trägern der gesetzlichen Unfallversicherung und der gesetzlichen Krankenversicherung zur Entwicklung einer zeitgemäßen betrieblichen Gesundheitspolitik – Probleme und Entwicklungspotenziale. Bericht für die Expertenkommission „Zukunft der betrieblichen Gesundheitspolitik" im Auftrag der Bertelsmann Stiftung und der Hans-Böckler-Stiftung. http://www.boeckler.de/pdf/fof_versicherer.pdf.

Lenhardt, U./Rosenbrock, R. (1999): Modernisierungstrends betrieblicher Gesundheitspolitik? Konjunkturen arbeitsweltbezogener Prävention 1973–1998. In N. Schmacke (Hg.): Gesundheit und Demokratie. Von der Utopie der sozialen Medizin. Frankfurt a.M.: Verlag für Akademische Schriften, 87–100.

Luczak, H. (1998): Arbeitswissenschaft. 2. vollst. Überarb. Aufl. Berlin und Heidelberg: Springer.

Marstedt, G./Mergner, U. (1995a): Gesundheit als produktives Potential. Arbeitsschutz und Gesundheitsförderung im gesellschaftlichen und betrieblichen Strukturwandel. Berlin: Edition Sigma.

Marstedt, G./Mergner, U. (1995b): Soziale Dimensionen des Arbeitsschutzes. Ein Handbuch für die staatliche Arbeitsschutzaufsicht. Bremerhaven: Wirtschaftsverlag NW.

Pfaff, H./Slesina, W. (Hg.) (2002): Effektive betriebliche Gesundheitsförderung. Konzepte und methodische Ansätze zur Evaluation und Qualitätssicherung. Weinheim und München: Juventa.

Pröll, U./Gude, D. (2003): Gesundheitliche Auswirkungen flexibler Arbeitsformen – Risikoabschätzung und Gestaltungsanforderungen. Bremerhaven: Wirtschaftsverlag NW.

Richter, P./Hacker, W. (1998): Belastung und Beanspruchung. Stress, Ermüdung und Burnout im Arbeitsleben. Heidelberg: Asanger.

Siegrist, J. (1996): Soziale Krisen und Gesundheit. Eine Theorie der Gesundheitsförderung am Beispiel der Herz-Kreislauf-Risiken im Erwerbsleben. Göttingen: Hogrefe.

Wieland, R./Scherrer, K. (Hg.) (2000): Arbeitswelten von morgen. Neue Technologien und Organisationsformen, Gesundheit und Arbeitsschutz, flexible Arbeitszeit- und Beschäftigungsmodelle. Wiesbaden: Westdeutscher Verlag.

Leseempfehlungen

Bamberg, E./Ducki, A./Metz, A.-M. (Hg.) (1998): Handbuch betriebliche Gesundheitsförderung. Arbeits- und organisationspsychologische Methoden und Konzepte. Göttingen: Verlag für Angewandte Psychologie.

Müller, R./Rosenbrock, R. (Hg.) (1998): Betriebliches Gesundheitsmanagement, Arbeitsschutz und Gesundheitsförderung – Bilanz und Perspektiven. St. Augustin: Asgard.

Teske, U./Witte, B. (Hg.) (2000): Prävention arbeitsbedingter Erkrankungen. 3 Bände (Bd. 1: Arbeitsbedingungen, -belastungen und Gesundheitsrisiken, Bd. 2: Gesundheitliche Auswirkungen und Erkrankungsschwerpunkte, Bd. 3: Menschengerechte Arbeitsgestaltung – Bedingungen und Chancen). Hamburg: VSA.

5.3 Prävention und Gesundheitsförderung in Städten und Gemeinden

Alf Trojan

„Gesundheit wird von Menschen in ihrer alltäglichen Umwelt geschaffen und gelebt: dort, wo sie spielen, lernen, arbeiten und lieben."

Mit diesem Satz ist in einer für jeden Laien verständlichen Weise die grundlegende „Philosophie" der Prävention und Gesundheitsförderung in Städten und Gemeinden auf den Punkt gebracht.

Anders als im Medizin-Bereich spielt die Unterscheidung in primäre, sekundäre und tertiäre Prävention kaum eine Rolle. Gesundheitsfördernde Verbesserungen der Lebens-, Wohn- und Arbeitsbedingungen in Städten und Gemeinden kommen sowohl Gesunden als auch latent oder chronisch Kranken zugute.

Die Prävention in Städten und Gemeinden ist in doppelter Weise „die Mutter aller Setting-Ansätze": Einerseits ist sie als Prinzip schon lange vor dem Aufkommen des Setting-Ansatzes eine insbesondere seit den Zeiten der Industrialisierung und dem Wachstum der Städte gut etablierte, natürlich gewachsene, **auf Lebensbedingungen orientierte** Handlungsstrategie; andererseits ist die Gemeinde bzw. ein unterschiedlich groß definierter **Sozialraum** der Rahmen für Ansätze in spezifischeren Settings, die in diesem Raum angesiedelt sind, z.B. Schulen, Betriebe und Krankenhäuser (zu den Settings Schule und Kindergarten siehe Kap. 1.4).

5.3.1 Gemeindeorientierung und Gemeinde-Begriff

Grundlage ist ein **sozialökologisches Modell** von Gesundheit. In der örtlichen Umgebung eines Menschen sind seine wesentlichen Belastungs- aber auch die wichtigsten Unterstützungsfaktoren zu finden. Dieses Prinzip wird als Gemeindeorientierung bezeichnet, in der Krankenbetreuung vor allem als „**gemeindenahe Versorgung**". Die Wiederentdeckung der Gemeindeorientierung fand im Medizinbereich zuerst in der Psychiatrie (gemeindenahe Psychiatrie, Sozialpsychiatrie) statt. Aber auch in anderen Disziplinen wurde die neue Orientierung vollzogen, z.B. in Form der „Gemeinwesenarbeit" als Methode der Sozialarbeit. In der Gemeindpsychologie charakterisiert der Begriff eine Ergänzung der klinischen Psychologie und eine „Beschäftigung mit lebensweltlichen Kontexten, mit ökologischen und politischen Rahmenbedingungen" (Röhrle und Sommer 1995).

Diese Entwicklungen stammen aus dem anglo-amerikanischen Sprachraum. Der Community-Begriff ist jedoch nicht eins zu eins ins Deutsche zu übersetzen. Ein Gemeinwesen bzw. eine „Community" bezieht sich auf Menschen, die eine **gemeinsame soziale Identität** haben und sich diesem Gemeinwesen sozial zugehörig fühlen. Die Faktoren, aus denen dieses Zugehörigkeitsgefühl resultiert, können jedoch unterschiedlicher Art sein (Naidoo und Wills 2003):

Geografische Nähe
Städte und Gemeinden sind exemplarische Bezeichnungen für alle Formen „gebiets"- bzw. „**sozialraum**"-**bezogener Ansätze**. Je nach Größe des Bezugsgebiets orientieren sich diese Ansätze auf „Nachbarschaften", „Quartiere", Kommunen, Stadtteile oder Städte. „Gemeinde" oder „Gemeinwesen" sind unscharfe Sammelbegriffe hierfür.

Politische Zusammengehörigkeit
Der Ausdruck Kommune bezeichnet in Deutschland die unterste Ebene der politischen Strukturen. Ansätze der Prävention, denen diese unterste politische Strukturebene zugrunde liegt, werden deswegen auch häufig als „**kommunale Prävention**" oder „kommunale Gesundheitsförderung" bezeichnet.

Ethnische Kultur
Bei uns wie auch in vielen anderen Ländern wird von ethnischen Communities gesprochen, wenn die Zugehörigkeit zu einem bestimmten Herkunftsland oder einer bestimmten Religion maßgeblich ist. Dies ist bei vielen Migrantinnen und Migranten der Fall. Oft, aber nicht immer, sammeln sich solche kulturellen Communities in bestimmten Stadtvierteln. Gesundheitsförderer erreichen diese Gruppen einerseits durch den sozialräumlichen Zugang, andererseits aber auch durch den Zielgruppenansatz, der sich an alle Mitglieder dieser Community, unabhängig von ihrem Wohnort, richtet.

Subkultur
Communities können auch durch bestimmte andere Merkmale zusammengeschweißt werden, beispielsweise durch eine ideologische Ausrichtung oder eine bestimmte sexuelle Orientierung. Das für die Gesundheitsförderung relevanteste Beispiel dieser Art sind die „Gay Communities" und die Subkulturen von Drogenabhängigen. Ihnen gelten vielfältige gemein-deorientierte Interventionen der Gesundheitsförderer.

5.3.2 Logik des Arbeitens in Gemeinden

In einem kürzlich erschienenen Editorial über „**community-based interventions**" (McLeroy et al. 2003) wurde versucht, eine Typologie der gemeindebezogenen Ansätze aufzustellen. Bei der folgenden Einteilung stütze ich mich auf diese Typologie, verändere sie aber für die Zielsetzung dieses Beitrages und den deutschen Kontext.

Gemeinde als geografisches Zielgebiet für individuelle Verhaltensveränderungen

Bei diesem Verständnis von Gemeinde spielt die bessere Zugangsmöglichkeit für Maßnahmen der Prävention und Gesundheitsförderung die herausragende Rolle. Gemeinde als Zugangsraum war eine wichtige erste Entwicklungsstufe in großen Gemeinde-Interventionsstudien gegen Herzinfarkt. Ihre theoretische Grundlage ist das biomedizinische **Risikofaktorenmodell**, bei dem Verhaltens- und manchmal auch Verhältnisfaktoren schon eine Rolle zu spielen beginnen.

Gemeinde als Sozialraum und Ressource

In dem **sozialökologischen Modell von Gesundheit** (Badura 1983) sind einerseits Belastungen und andererseits Ressourcen die entscheidenden Globalvariablen, von denen der Gesundheitszustand einer Gemeinde abhängt. Dabei sollen die sozialen Ressourcen, deren Infrastruktur soziale **Netzwerke** sind, gestärkt werden.

Als **Netzwerkförderung** wird die Gesamtheit aller Aktivitäten bezeichnet, die
- der Erhaltung, Befähigung und Weiterentwicklung vorhandener Aufgaben bezogener gesundheitsrelevanter Netzwerke in Arbeit und Lebenswelt dienen,
- der Anregung neuer aufgabenbezogener, gesundheitsrelevanter Netzwerke in Arbeits- und Lebenswelt dienen,
- der Entlastung und „Pflege", Erweiterung, Aktivierung, Stärkung und Qualifizierung persönlicher Netzwerke (z.B. Familie, Nachbarschaft, Freunde) dienen.

Als „aufgabenbezogene" (oder auch „sekundäre") Netzwerke werden vor allem selbstorganisierte soziale Gebilde im eigenen Lebensraum, aber auch höhergradig organisierte Vereinigungen und Verbände bezeichnet (im Gegensatz zu primären Netzwerken einer einzelnen Person).

Netzwerkförderung hat auch die **Bürger als Akteure** im Blickfeld. Bürgerinitiativen und Selbsthilfegruppen sind Beteiligte am „Prozess, allen Menschen ein höheres Maß an Selbstbestimmung über ihre Lebensumstände und ihre Umwelt zu ermöglichen und sie damit zur Stärkung ihrer Gesundheit zu befähigen" (WHO 1986).

Die Sichtweise der Bürger und ihrer selbst organisierten Zusammenschlüsse als Akteure der Gesundheitsförderung wird (zu Recht) als etwas „romantisierend" kritisiert (Merzel und D'Afflitti 2003). Dies gilt am stärksten dort, wo Gesundheitsförderung am wichtigsten ist, nämlich in sozialen Brennpunkten. Wenn in der Ottawa-Charta „strengthening community action" als eines der fünf Prinzipien der Gesundheitsförderung genannt wird, dann ist damit gemeint, die Gemeinde als Sozialraum und Akteur „selbstbestimmter Gesundheit" zu fördern und weiter zu entwickeln.

Gemeinde als politischer Raum und Ziel systemischen Wandels

In diesem Ansatz ist die „Gebietskörperschaft" (Kommune) das eigentliche Ziel der Gesundheitsförderungsaktivitäten. Es geht um die Prinzipien der Ottawa-Charta „gesundheitsfördernde Umwelten" zu schaffen, noch mehr aber um „**gesundheitsfördernde Gesamtpolitik** (Healthy Public Policy)".

Das Ziel sind weitreichende **systemische Veränderungen** in der kommunalen Politik und in kommunalen Institutionen, die nicht Projektcharakter haben, also zeitlich begrenzt sind, sondern zu nachhaltigen Verbesserungen der Gesundheitschancen in einer Kommune oder in kleineren Untereinheiten, z.B. benachteiligten Quartieren, führen sollen (Trojan et al. 1999, 2001).

Mit diesem ehrgeizigen Ziel nachhaltigen systemischen Wandels trifft sich der Ansatz (und überlappt sich) mit anderen sog. „integrierten Programmen". Dies sind insbesondere das weltweite Nachhaltigkeitsprojekt der (lokalen) Agenda 21, weiterhin spezifische Programme zum Thema Umwelt und Gesundheit (von der WHO initiiert) sowie Programme aus der Armutsbekämpfung und sozialen Stadtentwicklung. All diesen Programmen ist gemeinsam, dass sie sich auf Probleme richten, die nicht sektoral begrenzt bearbeitet werden können, sondern intersektorale Politik erfordern. Dies bedeutet gemeinsames Planen und arbeitsteiliges Handeln im Blick auf gemeinsame Ziele, die mit unterschiedlichen Akzenten und Begründungen doch immer eine höhere Lebensqualität für die Bürger beinhalten.

Handlungsleitend dabei ist ein in vielen Bereichen gültiges Modell rationaler Planung, das in unserem Kontext **„gesundheitspolitischer Regelkreis oder Aktionszyklus** (Health Policy Action Cycle)" genannt wird. Die allgemeinste Form dieses Zyklus beinhaltet zunächst die Diagnose der Situation, Beschlüsse über prioritäre Maßnahmen, die Umsetzung der Maßnahmen und schließlich ihre Evaluation. Die Evaluation ist gleichzeitig eine neue Situationsanalyse auf der Basis (hoffentlich positiv) veränderter Strukturen und Prozesse in einem Gemeinwesen (oder einem anderen Kontext).

Gesundheitsbezogene Gemeinwesenarbeit

Angewendet wird dieses Prinzip in besonderen Problemgebieten wie z.B. Obdachlosenquartieren, Sanierungs- und Neubausiedlungen, sog. „sozialen Brennpunkten".

Grundprinzipien der Gemeinwesenarbeit sind Koordination und Vernetzung von Institutionen und selbstorganisierten Netzwerken, Mobilisieren von Selbsthilfe und Aktivierung von Betroffenen durch aktivierende Befragungen, Veranstaltungen oder Gruppengründungen, Vermittlung zwischen Makro- und Mikroebenen (z.B. Wohnungsgesellschaften und Mietern), befähigende und aktivierende Interventionen, z.B. indem Bewohnergruppen bei der Durchsetzung gegenüber Behörden unterstützt werden.

Die **Beseitigung sozialer Chancenungleichheit** steht im Vordergrund (Mielck et al. 2002). In diesem Typ wird besonders deutlich, dass Gesundheitsförderung primär keine Aufgabe von Ärzten und medizinischem Versorgungssystem ist, sondern ein soziales, auf den Lebensraum Gemeinwesen und seine besonders kritischen Teilgebiete gerichtetes „soziales Projekt".

Typen-Einteilung und Realität

Schon ein Vergleich der eigenen Einteilung mit der amerikanischen Einteilung von McLeroy et al. (2003) zeigt, dass diese Typen nicht trennscharf sind. Fast alle Projekte und größeren Programme vereinigen verschiedene Elemente der eben charakterisierten Typen.

Im Folgenden werde ich meine Aufmerksamkeit auf die der Ottawa-Charta und dem Setting-Ansatz verpflichteten Gesundheitsförderung richten. Eine Bewertung folgt im Abschnitt Evaluation (S. 311ff.).

5.3.3 Kooperationspartner

Die Kooperationspartner in gemeinwesenbezogenen Ansätzen sind die **Basis jeden Programms**. Ein entscheidender Meilenstein hierfür war die Entschließung der 50. Gesundheitsminister-Konferenz (GMK) in Berlin 1982. In dieser Entschließung zu „Gesundheitserziehung und Öffentlichem Gesundheitsdienst" lautet der entscheidende Abschnitt, der die breite Vielfalt von Kooperationspartnern in der Gesundheitsförderung und Prävention auf Gemeindeebene gut charakterisiert:

„Die GMK hält folgende im Wesentlichen kostenneutralen Maßnahmen für vordringlich: Ausbau bestehender und Einrichtung neuer örtlicher und **regionaler Arbeitsgemeinschaften**, die durch den ÖGD angeregt und koordiniert werden unter besonderer Berücksichtigung des Schwerpunktbereichs Erziehung und Bildung, Arbeit und Umwelt sowie Selbsthilfe. In diesen Arbeitsgemeinschaften sollen alle in Betracht kommenden Träger mitarbeiten. Dazu gehören insbesondere Wohlfahrtsverbände, Selbsthilfegruppen und andere freie Initiativen, Kirchen, Schul- und Sozialämter, Jugend- und Sportämter, Gewerkschaften und Arbeitgeber, Politiker, Parlamentarier, örtliche Verbraucherverbände, Institutionen der Erwachsenenbildung, Sportvereine, Krankenkassen, Sozialversicherungsträger, niedergelassene Ärzte, Zahnärzte, Apotheker, Elternvertreter, (Sozial-)Pädagogen, Psychologen, Sozialarbeiter, etc." (Franzkowiak und Sabo 1993).

Auch in der Deutschen Herz-Kreislauf-Präventionsstudie (DHP) gab es die große Betonung der Kooperation. Es entstanden zwei miteinander konkurrierende Kooperationsstrukturen:

– Im Modell der „**gemeindebezogenen Verhaltensmedizin**" (vorher auch fälschlicherweise kommunale Prävention genannt) wur-

de vor allem die örtliche Ärzteschaft als Träger der Information und Aktionen zur Senkung von Risikofaktoren angesehen.
- Im Modell der „**kooperativen Prävention**" wurde vorrangig die Vernetzung einer Vielfalt unterschiedlicher Akteure, Organisationen und Gruppierungen aus den jeweiligen Gemeinden angestrebt.

Mit zunehmender Entfernungen der Gemeindeinterventionsstudien vom engen Risikofaktormodell wuchs der Bedarf nach kompetenten Akteuren und Kooperationspartnern jenseits der Ärzteschaft. Die größere Pluralität dieses zweiten Ansatzes als Kooperationsstruktur hat sich daher in Deutschland eindeutig durchgesetzt.

Neben der DHP (Forschungsverbund DHP 1998) haben zu dieser Entwicklung beigetragen die Organisation von „regionalen Arbeitsgemeinschaften" für Gesundheitserziehung (später umbenannt in Gesundheitsförderung) und das von der WHO initiierte Projekt Healthy Cities. Dieses Projekt hat seit 1986 einen ständigen Zulauf an Städten gehabt; das deutsche Netzwerk Gesunde Städte umfasst zur Zeit ca. 60 verschiedene Kommunen und Städte völlig unterschiedlicher Größe (bewertende Informationen zu den genannten Projekten folgen im Abschnitt über Evaluation).

Wie sieht die heutige Situation aus? – Auf der kommunalen Ebene gibt es allein in Nordrhein-Westfalen eine sehr klare Rechtssetzung für die Kooperationsstrukturen, die dort **„Gesundheitskonferenzen"** genannt werden. Der Auftrag der Gesundheitskonferenzen und die präzisierende Durchführungsverordnung orientiert sich für die Gestaltung der kommunalen Gesundheitspolitik am Idealbild des gesundheitspolitischen Regelkreises. In 10 weiteren Bundesländern gibt es ebenfalls einen Auftrag für Kooperationsstrukturen, die sich allerdings auf Gesundheitsförderung und Prävention konzentrieren und deutlich unbestimmter gehalten sind. Im Prinzip müssten diese Gremien „Gesundheitsförderungs-Konferenzen" heißen; faktisch sind aber Ausdrücke wie regionale Arbeitsgemeinschaft für Gesundheitsförderung oder Ähnliches weiter verbreitet.

In einer Befragung entsprechender Landesgremien der Kooperation für Gesundheitsförderung waren ca. 70 solcher kommunalen Kooperationsgremien bekannt (ohne Bayern und NRW); die wirkliche Zahl dürfte allerdings noch etwas höher liegen.

Die Sekundäranalyse von einzelnen Befragungen kommunaler Kooperationsstrukturen zeigte als zentrale Voraussetzungen für das Gelingen vor allem folgende Punkte:

- eine Geschäftsstelle/Infrastruktur bzw. ein engagiertes Gesundheitsamt,
- ein politischer Wille und definierter Auftrag mit möglichst präziser Aufgaben- bzw. Prioritätenfestlegung,
- personelle und materielle Ressourcen sowie
- Fähigkeiten zur Gesundheitsberichterstattung, neutraler Moderation sowie Public Health-Grundlagenwissen.

Sinnvollerweise sollten in einem **Präventionsgesetz** solche Kooperationsgremien als gesetzliche Verpflichtung vorgesehen werden, um die Verwendung von Präventionsmitteln der Sozialversicherungsträger und deren Koppelung mit Maßnahmen der Länder und Gemeinden sicherzustellen. Prioritäten und Durchführung von „lebensweltorientierten Maßnahmen" sollten in solchen Gremien zwischen allen Präventionsakteuren auf Gemeindeebene koordiniert werden.

5.3.4 Umsetzung

Einen ausgezeichneten Überblick über Gemeindeinterventionsprogramme in den USA gibt der Überblick von Merzel und D'Afflitti (2003). In dem Überblick wird für die gesichteten Projekte und Programme jeweils unterschieden zwischen der individuellen, der Gruppen- und der Community-Ebene von Interventionen. Weiterhin sind die besprochenen Studien geordnet nach Diagnose-Bereichen. Dabei handelt es sich um Studien zu kardiovaskulären Erkrankungen, Krebs, Suchtmittelmissbrauch, speziell auch Prävention des Rauchens, HIV und Aids und einigen anderen unspezifischeren Gesundheitsthemen. In der DHP waren die Zielebenen: verbesserte epidemiologische Befunde bzgl. Risikofaktoren und Herz-Kreislauf-Mortalität, Verbesserung präventiver Kenntnisse, Einstellungen und Verhaltensweisen der Zielpopulationen sowie verbesserte Vernetzung und Ausdifferenzierung der Strukturen und der präventiven Dienstleistungen und Angebote. Aktivitäten dienten diesen drei Zielbereichen, denen eine chronologisch gegliederte Wirkungskette zugrunde liegt: gute Strukturen führen zu mehr präventiven Kenntnissen und schließlich zur Reduktion von Risikofaktoren und Todesfällen.

Für die gesundheitsfördernde Gestaltung von Lebenswelten (so auch voraussichtlich die Übersetzung von „Settings" in einem kommenden Präventionsgesetz) gilt: „**Gesundheitsfördernde Gesamtpolitik** ist gekennzeichnet durch eine ausdrückliche Sorge um Gesundheit und Gerechtigkeit in allen Politikbereichen und durch eine Verantwortlichkeit für ihre Gesundheitsverträglichkeit" (Nutbeam 1998).

Dieses Prinzip ist inzwischen auch auf allen politischen Ebenen rechtlich oder programmatisch verankert. Trotzdem muss man feststellen, dass die faktische Schwäche des Gesundheitsressorts gegenüber anderen Politikressorts zu großen Umsetzungsdefiziten in diesem Bereich führt.

Ein Gesundheitsförderer, der beispielsweise in einem bestimmten Setting für die Entwicklung und Durchführung von Prävention und Gesundheitsförderung auf Gemeindeebene verantwortlich ist, muss bestimmte Ansätze und Methoden beherrschen, die zu großen Teilen in den Handlungsprinzipien der Ottawa-Charta „Interessen vertreten, befähigen und ermöglichen, vermitteln und vernetzen" verdichtet zusammengefasst sind. Im Kern handelt es sich um folgende Aufgabenbereiche (Trojan und Legewie 2001):
– Befähigen, Kompetenzentwicklung und Empowerment (Hurrelmann 2003),
– Organisationsentwicklung und Netzwerkbildung (Grossmann und Scala 1996),
– Kommunikation und Dialoge (Klebert, Schrader und Straub 1987),
– Mediation, Kooperations- und Konfliktmanagement (Böhm, Janssen und Legewie 1999),
– Bürgerbeteiligung (Trojan, Stumm und Süß 1999a),
– Gemeinwesenentwicklung (Minkler 1997),
– Selbsthilfe- und Netzwerk-Förderung (BzgA 2003; Hurrelmann 2003).

Die Komplexität von Gesundheitsförderung und Prävention in diesem Sinne hat aber nicht unerhebliche Probleme. Dabei spielt eine große Rolle, dass Gesundheit ein Ziel mit beschränkter Durchsetzungskraft ist, das vor allem dann zur Geltung kommt, wenn es mit anderen (politisch höherrangigen) Zielen verknüpft werden kann. Als Hauptprobleme der Umsetzung gelten allgemein

– Fehlen eines Gesamtkonzepts (inkl. definierter Gesundheitsziele und –pläne),
– mangelhafte vertikale Kooperation zwischen der kommunalen und anderen politischen Ebenen,
– erhebliche Probleme der horizontalen Kooperation, die sich insbesondere bei der nur schwer zu realisierenden Zusammenarbeit mit anderen Politiksektoren zeigen,
– restriktive und teilweise unklare Finanzierungsregelungen sowohl für öffentliche (Steuer-)Mittel wie auch für Beitragsmittel aus verschiedenen Zweigen der Sozialversicherung,
– mangelnde Förderung der wichtigen innovativen Impulse aus Selbsthilfezusammenschlüssen, Gesundheitsberufen, Bildungssystemen und Forschung und schließlich
– die Existenz paralleler und häufig kontraproduktiver Programme für Gesundheitsförderung, derzeit insbesondere die „Kon-

solidierung der öffentlichen Haushalte" und der Wettbewerb zwischen den einzelnen Krankenkassen, was einem Kooperationsprogramm natürlich diametral entgegengesetzt ist.

Die Bilanzierung dieser Probleme resultiert großenteils aus eigenem Engagement (und Vorstandsmitgliedschaft) in der Hamburgischen Arbeitsgemeinschaft für Gesundheitsförderung e.V., dem Kooperationsgremium des Stadtstaates Hamburg. Die langjährige Mitarbeit hat aber auch gezeigt, dass die Handlungslogik des gesundheitspolitischen Regelkreises möglich ist: Insbesondere im Bereich der Förderung der Gesundheit von Kindern und Jugendlichen gab es in Hamburg systematische Berichterstattung mit anschließender Prioritätensetzung, der Umsetzung von Maßnahmen und einer Evaluation im Rahmen eines zweiten Berichts (BAGS 2001).

5.3.5 Evaluation und Qualitätsmanagement

Qualitätsmanagement und Evaluation hängen eng miteinander zusammen: Die vorausgehende Evaluation (Strukturen, Prozesse und Ergebnisse) bilden in der Regel den Ausgangspunkt für die Qualitätsentwicklung von Projekten und Programmen.

Primärprävention, die als gesundheitsförderliche und belastungsreduzierende Gestaltung von Lebens- und Umweltbedingungen verstanden wird, erfordert **Programme großer Komplexität**, d.h. Aktions- bzw. Politikprogramme (statt Angebotsprogrammen), unspezifische Adressaten (die Öffentlichkeit, die Medien, die Bevölkerung), eine Mischung von Akteuren aus verschiedenen gesellschaftlichen (Staat, Bürgergruppen, Marktsektor) und politischen Bereichen (z.B. Umwelt, Soziales, Stadtentwicklung, Bildung) sowie eine Mischung unterschiedlicher Interventionsansätze und Projekte. Plakativ könnte man sagen, es geht darum, die Strukturen, Prozesse und Ergebnisse sozialen Wandels im Sinne nachhaltiger Gesundheitsförderung und Entwicklung zu gestalten (Trojan et al. 2001). Bei der Evaluation und Qualitätssicherung komplexer Programme können natürlich zahlreiche – ineinander verschachtelte – Ansätze vorkommen bzw. erforderlich sein.

Eine **systematische Evaluierung** der Gesundheitsverträglichkeit von Maßnahmen in Kommunalpolitik und -verwaltung gibt es bisher kaum (Trojan 2001). Bewertende Aussagen zu einigen wichtigen Ansätzen sollen im Folgenden kurz resümiert werden.

Merzel und D'Afflitti (2003) haben 32 amerikanische gemeindeorientierte (Community-based) Präventionsprogramme einer systematischen Prüfung im Sinne einer Meta-Analyse unterzogen. Mit Ausnahme einiger HIV-Präventionsprogramme konnte nur begrenzte Wirkung (modest impact) der z.T. sehr aufwändigen Programme festgestellt werden. In dem Beitrag wird eine Vielfalt von Gründen hierfür diskutiert: Methodologische Probleme des Studiendesigns und der Evaluation, konkurrierende säkulare Trends, Begrenztheit der benutzten Theorien, aber auch Begrenzungen der tatsächlichen Interventionen in Gemeinden. Viele Studien waren also zwar erfolgreich, jedoch längst nicht in dem erwarteten Maße. Dabei ist keine generelle Aussage möglich, inwieweit es sich um Mängel des gesamten Ansatzes (Theorie, Konzept, etc.) oder um Mängel der Umsetzung (knappe Ressourcen, Fehler bei der Kommunikation und Kooperation, etc.) handelt.

Besondere Aufmerksamkeit wird dem Aspekt der **Bürgerbeteiligung** (Community Participation) gewidmet. Dabei wird festgestellt, dass insbesondere in den Studien zu kardiovaskulärer Prävention das Konzept zu eingeengt verstanden wurde (meist wurden Ausschüsse des Gemeinwesens eingesetzt, die aber kaum tatsächlich mitbestimmen konnten, sondern vielmehr als Mediatoren für aus dem Risikofaktorenmodell abgeleitete Botschaften benutzt wurden). Als falsch erweist sich die Annahme, dass man mit beschränkten Instrumenten der Bürgerbeteiligung tatsächlich Einflüsse auf die vielfältigen sozialen und politischen Faktoren, die als Rahmenbedingungen für Gesundheitsförderung eine Rolle spielen, in den Griff bekommt.

Ausführlich wird der Frage nachgegangen, was die Gründe für größere Erfolge in HIV-Interventionsprogrammen waren. Dazu gehören:

- die Natur des Risikos und der „Communities", nämlich kleiner und homogener zu sein als die geografisch definierten Communities in den anderen Studien,
- der Einsatz „formativer Forschung", d.h. die sorgfältige, qualitative Situationsanalyse im Interventionsfeld und auf dieser Basis, d.h. unter Beteiligung der Betroffenen, maßgeschneiderte Programme der Intervention,
- Betonung der Veränderung sozialer Normen, wobei freiwillige Helfer aus den Zielgruppen die Hauptrolle spielten.

Die Bilanz dieses systematischen Überblicks über amerikanische Studien korrespondiert mit deutschen Erfahrungen: Der Erfolg der **Deutschen Herz-Kreislauf-Präventionsstudie** wird ebenfalls als begrenzt eingeschätzt. Die deutsche **Aids-Prävention** hingegen als eindeutiger Erfolg: „Über 70 % der Menschen aus den hauptsächlich betroffenen Gruppen haben ihr Verhalten zeitstabil auf Risikomeidung umgestellt" (Rosenbrock 2000).

Die erste Herz-Kreislauf-Interventionsstudie auf Gemeindeebene war das 1972 gestartete finnische **Nord-Karelia-Projekt** (JUHPE 1999). Für dieses Projekt lassen sich nach über 25 Jahren deutliche Erfolge zeigen, sowohl hinsichtlich der Senkung einzelner Risikofaktoren, der Veränderung von Verhaltensweisen wie auch einer deutlichen Senkung der Herz-Kreislauf-Mortalität. Nach Ausbreitung des Projektes auf das ganze Land wird diese mit einer Senkung von 65 % für die arbeitsfähige Bevölkerung angegeben. Der Rückgang der Mortalität wird zurückgeführt auf die Veränderungen der Risikofaktoren auf Bevölkerungsebene. Als wichtigste Determinante hat sich in den Analysen das allgemein verbesserte Ernährungsverhalten gezeigt. Die Veränderung entsprechender Normen hat nicht nur bei der Bevölkerung stattgefunden: Auch für die Werbung der Nahrungsmittelindustrie ist die Herzgesundheit inzwischen ein wichtiges Argument geworden.

Das deutsche **Gesunde Städte-Netzwerk** mit seinen zum Zeitpunkt der Befragung 52 Mitgliedsstädten wurde mit einem Fragebogen von insgesamt 128 Fragen zu verschiedenen Aspekten von Strukturen und Prozessen in den jeweiligen Projekten befragt. Darunter waren auch 27 Fragen, die eine persönliche Selbstbewertung durch die Koordinatoren darstellen. Die Rücklaufquote betrug 90 %. Trotz der großen Einschränkungen, die man hinsichtlich einer Selbstbewertung mit Fragebögen machen muss, war die Studie aufschlussreich. Sie ergab klare Hinweise auf Schwachpunkte. Dieses waren:

- Die Basisausstattung hinsichtlich der Kommunikationsmittel und Erreichbarkeit, aber auch der personellen und sachlichen Ressourcen, wies in überraschend vielen Städten gravierende Mängel auf.
- Selbstverpflichtung ist das wichtigste Steuerungsinstrument; die Selbstbindungen an Mindeststandards und eine gemeinsame Erklärung zur Bekämpfung gesundheitlicher Ungleichheit werden jedoch nur zu sehr kleinen Teilen ernst genommen und umgesetzt.
- Die konzeptuellen Grundlagen der Gesunde Städte-Arbeit sind zu einem Großteil verbesserungswürdig (Berichterstattung, Planung, Ziele, Evaluation).
- Der Grad der Integration der einzelnen Städte in das bundesweite Gesunde Städte-Netzwerk, aber auch in das politisch-administrative System vor Ort ist deutlich weniger ausgeprägt, als es programmatisch angestrebt wird.
- Ein einheitliches Profil besteht bisher nicht.

Als Konsequenz aus der Befragung wird ein **„Gesunde Städte-Barometer"** vorgeschlagen, mit dem anhand einzelner Indikator-Fragen Struktur-, Prozess- und Ergebnis-Qualität kontinuierlich gemessen und verbessert werden könnten (Plümer et al. 2003).

Die Evaluation des Gesetzes über den öffentlichen Gesundheitsdienst ÖGDG des Landes Nordrhein-Westfalen (Bearingpoint/FOGS im Auftrag des MFJFG NRW 2003) ist in doppelter Hinsicht interessant: Die Evaluation von Gesetzen ist eher eine Seltenheit. In diesem Fall war die Evaluation nach 5 Jahren sogar Teil der gesetzlichen Vorschriften. Zudem enthält das Gesetz neue Aufgaben, die als Grundlage koordinierter Prävention und Gesundheitsförderung auf kommunaler Ebene angesehen werden können. Im Zentrum stehen dabei die kommunale Gesundheitsberichterstattung und die kommunalen Gesundheitskonferenzen. An der Breitenevaluation nahmen noch in der 3. Befragungswelle 50 von insgesamt 54 Gesundheitsämtern (bzw. „unteren Gesundheitsbehörden", wie es in NRW heißt) teil.

Von 41 Gesundheitsämtern wurden in dem Zeitraum von Anfang 1998 bis Mitte 2002 insgesamt 158 kommunale **Gesundheitsberichte** erstellt. Davon waren 11 Basisberichte und 147 themenspezifische Berichte. Spezialberichte gab es vor allem in den Bereichen „Kinder- und Jugendgesundheit" (28), „Sucht/Drogen" (27), „Psychiatrie allgemein" (15) und „Zahngesundheit" (10). Eine eindeutige Trennung in präventions- und versorgungsbezogene Gesundheitsberichte ist grundsätzlich nicht möglich. Jeder Form von Gesundheitsberichterstattung wohnt im Kern ein Präventionsprojekt inne.

Die Evaluation zeigt, dass diese Berichte Eingang finden in die **kommunalen Gesundheitskonferenzen** und deren Empfehlungen und auch in die politischen kommunalen Gremien. Dies gelingt dort besser, wo genügend Ressourcen sind und wo in Modellprojekten oder durch universitäre Unterstützung zusätzliche Kompetenzen und Ressourcen in die Entwicklung einflossen. Bezüglich der kommunalen Gesundheitsförderungskonferenzen, die in NRW inzwischen flächendeckend entstanden sind, werden vielfältige positive Entwicklungen (im Sinne des „Capacity Building") registriert.

5.3.6 Perspektiven

Prävention und Gesundheitsförderung mit sozialräumlichem Bezug haben viele Facetten. Einerseits stellt der Sozialraum häufig den politischen, kulturellen und organisatorischen Rahmen dar, in dem ineinander verschachtelte und miteinander verknüpfte Programme der Prävention und Gesundheitsförderung stattfinden. Diese können sich auf Zielgruppen in der Gemeinde oder auf bestimmte Themen (z.B. Umwelt und Gesundheit) richten.

Nimmt man jedoch die Gemeinde selbst als Ziel ins Blickfeld im Sinne der „gesundheitsfördernden Gesamtpolitik", kommt es insbesondere darauf an, die politischen und sozialen Strukturen in einem bestimmten Gebiet so zu verändern, dass ein kontinuierlicher Prozess der nachhaltigen Gesundheitsförderung und Entwicklung angestoßen wird.

Eine zentrale Rolle dabei nehmen die **Koordinations- und Kooperationsgremien** der **lokalen Gesundheitsförderung** ein. Neben den Haupt-Akteuren, wie ÖGD, Krankenkassen, Bürgervertretern und Gesundheitsberufen sollten in ihnen unbedingt auch Mitglieder der lokalen Parlamente vertreten sein. Dies ist in den Gesundheitskonferenzen in NRW schon der Fall.

Sie könnten einerseits als Träger für verschiedene Ansätze und Programme innerhalb des Gemeinwesens fungieren, sich andererseits auch als Akteure und Lobbyisten in der **örtlichen Gesundheitspolitik** zu Wort melden, um das Ziel Gesundheit und die Gesundheitsverträglichkeitsprüfung aller Maßnahmen in einem Gemeinwesen zu implementieren. Dazu sind sie bisher jedoch organisatorisch und formalrechtlich noch zu wenig durchsetzungsfähig. Wenn sie neben Koordinationsaufgaben auch weiterreichende Ziele der Steuerung örtlicher Gesundheitsförderungs- und Präventionspolitik erreichen sollen, wären zu fordern:

- ein Mandat, dem lokalen Parlament Entwicklungspläne und Prioritäten in der Prävention und Gesundheitsförderung vorzuschlagen,
- zu Gesetzesvorhaben und Programmen bzgl. ihrer Gesundheits-, Sozial- und Umweltverträglichkeit Stellung zu nehmen,
- gemeinschaftlich über einen Fonds zu bestimmen, aus dem Gemeinschaftsaufgaben finanziert werden,
- innovative Ansätze der Gesundheitsförderung materiell und politisch zu unterstützen,
- Anreize für einzelne Akteure und deren Aktivitäten zu geben, z.B. durch Preise, Gütesiegel, Zertifizierungen oder anteilige Finanzierungen für die Übernahme von „Patenschaften" (= Verantwortlichkeiten) einzelner Träger in der Durchführung gemeinschaftlicher Schwerpunktprogramme.

Ein Schwerpunkt sollte insbesondere bei der Verringerung sozialer und gesundheitlicher Ungleichheit liegen.

In England wurden dazu in einem landesweiten Programm sog. **„Health Action Zones"** eingerichtet. Dieses seit 1998 laufende Programm könnte in vielen Aspekten Vorbild sein.

Auch in Deutschland sollten in einem **Präventionsgesetz** die notwendigen Voraussetzungen für gemeindeorientierte Gesundheitsförderung und Prävention geschaffen werden, um die Möglichkeiten kommunaler Gesundheitsförderung und Prävention zu verbessern.

Prüfungsfragen

1. Welche Medizin-Entwicklungen und -Modelle haben die Hauptrolle gespielt für die Wiederentdeckung von Prävention in Städten und Gemeinden?
2. Welche Faktoren und Kriterien können begründen, dass man von einer „Community" spricht?
3. Welche Gesundheitsmodelle spielen eine Rolle bei verschiedenen Ansätzen gemeindeorientierter Prävention und Gesundheitsförderung?
4. Was heißt „gesundheitsfördernde Gesamtpolitik" (Healthy Public Policy) und welche Rolle spielt sie für die Gesundheitsförderung in Städten und Gemeinden?
5. Welche Grundprinzipien der gesundheitsbezogenen Gemeinwesenarbeit kennen Sie?
6. Wie sehen die Kooperationsmodelle aus, die eine Rolle für Gesundheitsförderung in Städten und Gemeinden spielen?
7. Welche Voraussetzungen brauchen erfolgreiche Kooperationsgremien auf kommunaler Ebene?
8. Welche für gesundheitsfördernde Gesamtpolitik günstigen rechtlichen Regelungen kennen Sie?
9. Welche Erkenntnisse gibt es über die Erfolge von Projekten und Programmen gemeindebezogener Gesundheitsförderung und Prävention?
10. Für welche Voraussetzungen besteht Entwicklungsbedarf, um Gesundheitsförderungs- und Präventionspolitik auf kommunaler Ebene effektiver zu machen?

Zitierte Literatur

Badura, B. (1983): Sozialepidemiologie in Theorie und Praxis. In Europäische Monographien zur Gesundheitserziehung. Bd. 5, 29–48.

BAGS (Behörde für Arbeit Gesundheit und Soziales Hamburg) (Hg.) (2001): Stadtdiagnose 2. Zweiter Gesundheitsbericht für Hamburg, Eigenverlag buero@hag-gesundheit.de 29.10.2003.

Bearingpoint/FOGS im Auftrag des MfJFG des Landes NRW (April 2003): Evaluation des Gesetzes über den öffentlichen Gesundheitsdienst ÖGDG des Landes NRW. Entwurf des Schlussberichts.

Böhm, B./Janßen, N./Legewie, H. (1999): Zusammenarbeit professionell gestalten. Praxis-Leitfaden für Gesundheitsförderung, Sozialarbeit und Umweltschutz. Freiburg: Lambertus.

BZgA (Bundeszentrale für gesundheitliche Aufklärung) (Hg.) (2003): Leitbegriffe der Gesundheitsförderung. Glossar zu Konzepten, Strategien und Methoden in der Gesundheitsförderung. Schwabenheim a.d. Selz: Peter Sabo.

Forschungsverbund DHP (Hg.) (1998): Die deutsche Herz-Kreislauf-Präventionsstudie. Design und Ergebnisse. Bern: Huber.

Franzkowiak, P./Sabo, P. (Hg.) (1993): Dokumente der Gesundheitsförderung. Mainz: Peter Sabo.

Grossmann, R./Scala, K. (1996): Gesundheit durch Projekte fördern. Ein Konzept zur Gesundheitsförderung durch Organisationsentwicklung und Projektmanagement. Weinheim: Juventa.

Hurrelmann, K. (2003): Gesundheitssoziologie. Weinheim: Juventa.

IUHPE-International Union for Health Promotion and Education (Ed.) (1999): The Evidence of Health Promotion Effectiveness. Shaping Public Health in a New Europe. A Report for the European Commission (Part 2). Brüssel: ECSE-EC-EAEC.

Klebert, K. et al. (1998): Moderationsmethode. Hamburg: Windmühle.

McLeroy, K.R. (2003): Community-based Interventions (Editorial). American Journal of Public Health 93, 529–533.

Merzel, C./D'Afflitti, J. (2003): Reconsidering community-based Health Promotion: Promise, Performance and Potential. American Journal of Public Health 93, 557–574.

Mielck, A. et al. (Hg.) (2002): Städte und Gesundheit. Projekte zur Chancengleichheit. Lage: Hans Jacobs.

Minkler, M. (1997): Community Organizing and Community Building for Health. New Brunswick: Rutgers University Press.

Naidoo, J./Wills, J. (2003): Lehrbuch der Gesundheitsförderung. Herausgegeben von der BZgA. Gamburg: Verlag für Gesundheitsförderung.

Nutbeam, D. (1998): Glossar Gesundheitsförderung. Gamburg: Verlag für Gesundheitsförderung.

Plümer K.D./Trojan A./Bocter N. (2003): Bilanz und Empfehlungen aus der Befragung der Koordinator/innen des Gesunde Städte-Netzwerks. Manuskript. Auszugsweise In Gesunde Städte Nachrichten Nr. 1, 6–9.

Röhrle, B./Sommer, G. (Hg.) (1995): Gemeindepsychologie: Bestandsaufnahmen und Perspektiven. Tübingen: dgvt.

Rosenbrock, R. (2000): Primäre Prävention als Ziel öffentlicher Gesundheitspolitik. In GesundheitsAkademie e.V. (Hg.): Salutive. Beiträge zur Gesundheitsförderung und zum Gesundheitstag 2000. Frankfurt a.M.: Mabuse, 41–50.

Trojan, A. (2001): Qualitätsentwicklung in der Gesundheitsförderung. In M.L. Dierks et al. (Hg.): Qualitätsmanagement in Gesundheitsförderung und Prävention. Bundeszentrale für gesundheitliche Aufklärung (BZgA), Köln, 51–72.

Trojan, A./Stumm, B./Süß, W. (1999): Zur Situation und Bedeutung von Gesundheitsförderung und Bürgerbeteiligung in der Stadtentwicklung. In Deutsche Gesellschaft für Public Health (Hg.): Public Health Forschung in Deutschland. Bern: Huber, 226–231.

Trojan, A./Stumm, B./Süß, W. (2001): Gesundheitsförderung als Gesamtpolitik. In M. Alisch (Hg.): Sozial Gesund Nachhaltig. Vom Leitbild zu verträglichen Entscheidungen in der Stadt des 21. Jahrhunderts. Opladen: Leske + Budrich, 47–70.

Trojan, A./Stumm, B./Süß/W./Zimmermann, I. (1999): Stadtentwicklung und Gesundheit. In B. Dietz/D. Eißel/D. Naumann (Hg.): Handbuch der kommunalen Sozialpolitik. Opladen: Leske + Budrich, 359–372.

Weltgesundheitsorganisation (1986): Ottawa-Charta. Genf: WHO.

Leseempfehlungen

Baric, L./Konrad, G. (1999): Gesundheitsförderung in Settings. Konzept, Methodik und Rechenschaftspflichtigkeit zur praktischen Anwendung des Setting-Ansatzes der Gesundheitsförderung. Gamburg: Verlag für Gesundheitsförderung.

Geene, R. et al. (Hg.) (2002): Gesundheit – Umwelt – Stadtentwicklung. Netzwerke für Lebensqualität. Materialien zur Gesundheitsförderung, Bd. 9. Berlin: b_books.

Trojan, A./Legewie, H. (Hg.) (2000): Nachhaltige Gesundheit und Entwicklung. Leitbilder, Politik und Praxis der Gestaltung gesundheitsförderlicher Umwelt- und Lebensbedingungen. Frankfurt a.M.: VAS.

5.4 Prävention und Gesundheitsförderung bei Männern und Frauen

Martin Merbach und Elmar Brähler

Geschlechtsspezifische Aspekte finden in Programmen zur Förderung der Gesundheit oder Vermeidung der Krankheit nur wenig Berücksichtigung. Während das Alter in Präventionsprogrammen noch eine Rolle spielt – es gibt zum Beispiel unterschiedliche Interventionen für jugendliche und erwachsene Raucher – existieren keine spezifischen Raucherinnenentwöhnungsprogramme. Dabei gibt es **Geschlechterunterschiede** im Rauchverhalten – um bei diesem Beispiel zu bleiben.

Im Folgenden werden die geschlechtsspezifischen Aspekte vorgestellt, die für die Prävention und Gesundheitsförderung von Bedeutung sind. Es soll also den Fragen nachgegangen werden, ob es Unterschiede in gesundheitsbezogenen Kognitionen, Erleben und Verhalten gibt. Zum Abschluss wird auf die Bedeutung dieser Unterschiede auf Gesundheitsförderungsprogramme eingegangen.

5.4.1 Geschlechtsspezifische Erkrankungen

Männer haben in allen Lebensaltern eine deutlich geringere **Lebenserwartung** als Frauen. Mit zunehmendem Alter nehmen die Unterschiede in der Lebenserwartung von Männern im Vergleich zu den Frauen kontinuierlich ab. Die 2001 um 5,8 Jahre geringere Lebenserwartung von Männern zum Zeitpunkt der Geburt lässt sich durch eine hohe Sterberate bei männlichen Neugeborenen erklären, die u.a. auch mit einer biologisch bedingten erhöhten **Erkrankungsvulnerabilität** in Verbindung gebracht wird (siehe unten).

Neben dem Geschlechtereinfluss sind noch die Auswirkungen **sozioökonomischer Faktoren** auf die Lebenserwartung zu diskutieren, was anschaulich der Ost-West-Vergleich zeigt: Die Lebenserwartung im Jahr 2001 ist für Frauen in den neuen Ländern etwa 0,5 Jahre und für Männer je nach Altersgruppe um ungefähr ein Jahr geringer als im früheren Bundesgebiet. Vor fünf Jahren betrug der Ost-West-Unterschied noch ein Jahr bei den Frauen und zwei Jahre bei den Männern. Als Ursachen für die Verringerung dieser Differenz werden das Angleichen des Lebensstandards und der medizinischen Versorgung in beiden Teilen Deutschlands diskutiert. Auch der internationale Vergleich ist ein Indiz für die Abhängigkeit der Lebenserwartung von bestimmten **gesellschaftlichen Bedingungen**. So sank beispielsweise in Russland die Lebenserwartung nach dem Zerfall der Sowjetunion um fast fünf Jahre und die Differenz zwischen den Geschlechtern stieg. Die Lebenserwartung der Männer betrug dort 1995 58,3 Jahre und lag 13,4 Jahre unter der der Frauen (Bundesinstitut für Bevölkerungsforschung 2000).

Dass es aufgrund bestimmter **anatomischer Merkmale** bestimmte geschlechtsspezifische

Erkrankungen wie Gebärmutterhals- oder Prostatakrebs gibt, ist logisch und hinreichend bekannt. Geschlechterunterschiede treten aber auch bei beide Geschlechter betreffenden Erkrankungen auf. Da die meisten Krankheiten nicht meldepflichtig sind, liegen Daten über Erkrankungshäufigkeiten nur für bestimmte Regionen vor, die dann auf das gesamte Bundesgebiet hochgerechnet werden. Tabelle 1 zeigt dazu die Inzidenz und Letalität am akuten Myokardinfarkt.

Die **Erkrankungsrate** beim akuten Herzinfarkt liegt bei den Männern in allen dargestellten Altersgruppen höher als bei den Frauen. Bei den bis zu 45-Jährigen haben die Frauen merklich geringere Heilungschancen, die Letalität an dieser Erkrankung liegt bei ihnen bei über 75 %. Bei der Betrachtung der Schlaganfallraten fällt auf, dass diese Erkrankung erst im höheren Lebensalter auftritt, wobei zwischen 35 und 74 Jahren auch überwiegend Männer erkranken. Erst bei den über 74-Jährigen ist der Frauenanteil mit 68,1 % an den Gesamterkrankten größer als der Männeranteil (Statistisches Bundesamt 1998).

Erkrankungshäufigkeiten lassen sich auch indirekt in der **Todesursachenstatistik** ablesen. Dazu sind in Tabelle 2 die Mortalitätsraten der an bestimmten Erkrankungen Gestorbenen in Abhängigkeit des Alters dargestellt. Die meisten Menschen sterben in Deutschland an **Erkrankungen des Herz-Kreislauf-Systems** und an **Krebs**. Generell ist zu sehen, dass die Frauen in der Gesamtsterbeziffer und bei den Krankheiten des Kreislaufsystems führen. Das liegt aber durch den hohen Anteil alter Frauen begründet. In der Altersgruppe der 15–65-Jährigen liegt die Sterbeziffer der Männer in allen diesen Erkrankungen vorn. Exemplarisch wurde dazu in Tabelle 2 die Altersgruppe der 45–65-Jährigen dargestellt. Auffallend sind die großen Unterschiede bei Verletzungen und Vergiftungen, Krankheiten der Leber und Unfällen.

Während die **Mortalität** bei den unter 15-jährigen und den über 65-jährigen Männern im Vergleich zu der Sterberate der Frauen nur moderat erhöht ist, übertrifft sie im Lebensalter von 15–65 Jahren die der Frauen um mehr als das Doppelte.

Tabelle 1: *Inzidenz und Letalität von akutem Myokardinfarkt 1991 für die Region Augsburg (MONICA-Projekt Augsburg 1990/92 in Gesundheitsberichterstattung des Bundes 1998)*

Alters-gruppe	Inzidenz		Letalität	
	Männer	Frauen	Männer	Frauen
	je 100.000 Einwohner		in %	
25–34	10,5	1,4	50	100
35–44	82,5	13,2	40	74
45–54	283,0	61,2	43	42
55–64	720,3	220,0	55	56
65–74	1.691,4	693,9	68	70

Tabelle 2: *Sterbeziffern bei ausgewählten Todesursachen (gesamt und 45–50-jährige Männer und Frauen für 2001 [Gesundheitsberichterstattung des Bundes 2003])*

Altersgruppe	Gesamt		45–50-Jährige	
	Männer	Frauen	Männer	Frauen
Gesamt	954,6	1.055,6	387,6	201,2
Krankheiten des Kreislaufsystems	398,7	549,3	97,7	35,1
davon: zerebrovaskuläre Krankheiten	71,2	118,8	11,4	
davon: ischämische Herz-Krankheiten	193,6	207,0	52,5	10,9
Bösartige Neubildungen	275,2	243,1	103,2	95,2
Krankheiten der Atmungsorgane	63,2	54,8	8,7	5,2
Krankheiten des Verdauungssystems	51,6	47,9	48,7	20,2
davon: Krankheit der Leber	29,8	20,0	38,9	16,2
Verletzungen und Vergiftungen	53,5	30,1	58,3	16,9
Unfälle	28,8	20,0	24,8	7,1

Bei den Krankheiten des Kreislaufsystems ist die Mortalitätsrate der Männer für die 15–65-Jährigen höher als die der Frauen. Bei den über 65-Jährigen sterben immer noch mehr Männer an Krebs und an einem Herzinfarkt, aber weniger Männer als Frauen an einem Schlaganfall und an Diabetes.

Weiterhin liefern noch **Verkehrsunfälle** einen wesentlichen Beitrag zur erhöhten Mortalität der Männer, wobei insgesamt Männer durchschnittlich zwei- bis dreimal häufiger als Frauen in Folge eines Unfalls sterben. Davon sind besonders jüngere männliche Personen im Alter von 15–25 Jahren betroffen (33,1 vs. 11,0 bei 100.000 Einwohnern in Deutschland) (BMG 2001). Hier ist eindeutig der Einfluss des Geschlechts auf einen Aspekt des Gesundheitsverhaltens zu sehen.

Ein relativ starker Geschlechterunterschied ist auch in den **Selbstmordraten** zu finden. Hierbei ist aber die insgesamt geringe Sterbeziffer zu beachten: 1999 starben insgesamt 11.157 Menschen an einem Suizid (BMG 2001), davon waren 8.080 Männer und 3.077 Frauen. Dabei ist die Anzahl der Suizide der Männer in allen Altersgruppen weit um das Doppelte höher als bei den Frauen. Bei den Suizidversuchen kommen nach Schätzungen bei den Männern hingegen drei **Suizidversuche** auf einen vollzogenen Suizid, bei den Frauen sind es zwölf Suizidversuche (Statistisches Bundesamt 1998). Ein starker Anstieg der Suizide ist vor allem bei Männern und Frauen ab 75 Jahren zu verzeichnen. Zudem ist die Selbstmordquote aber auch regionsabhängig, in Deutschland ist sie beispielsweise für Frauen und Männer der neuen Länder höher als im früheren Bundesgebiet, vor allem bei den über 75-Jährigen (Statistisches Bundesamt 1998).

Interessant ist auch, dass die Geschlechterdifferenzen bei den Mortalitätsraten tendenziell im Osten höher sind als im Westen. Als Ursache werden sozioökonomische Einflussfaktoren diskutiert wie die höhere Arbeitslosigkeit im Osten oder das geringere Einkommen in den neuen Bundesländern.

Männer und Frauen **werden unterschiedlich alt, erkranken und sterben an unterschiedlichen Krankheiten**. Bei einigen Erkrankungen (Leber) und Verkehrsunfällen sowie Selbstmorden ist der Geschlechterunterschied in allen Altersgruppen zu finden. Bei anderen Erkrankungen (wie Herz-Kreislauf-Erkrankungen) gibt es einen Alterseffekt. Männer bis 65 sterben häufiger und Männer über 65 seltener an einem Herzinfarkt als Frauen.

5.4.2 Geschlecht und gesundheitsbezogene Kognitionen

Subjektive Vorstellungen von Gesundheit und Krankheit

Bereits im Health-Belief-Modell wurde der Einfluss von subjektivem Wissen auf das Gesundheitsverhalten postuliert und nachgewiesen. Seitdem gibt es viele Studien, die den Einfluss **subjektiver Konzepte** auf das Krankheits- bzw. Gesundheitsverhalten beschreiben (Amann und Wipplinger 1998).

Frauen tendieren zu differenzierterer Wahrnehmung gesundheitsbezogener Themen, fühlen sich davon stärker betroffen und setzen sich intensiver mit der Gesundheitsproblematik auseinander als Männer (Christeiner 1999). Sie verstehen Gesundheit eher auf einer psychischen Ebene, Männer hingegen auf der Ebene von Leistungsfähigkeit und Abwesenheit von Krankheit (Faltermaier 1998). Männer räumen körperlicher Arbeit und Sport, Frauen gesunder Ernährung und psychischen Faktoren einen Einfluss auf die Gesundheit ein (Frank 2001). Viele Studien bestätigen die psychosoziale Ursachenattribution bei Frauen. So fand z.B. Christeiner (1999) heraus, dass Frauen **psychosozial und selbstbezogen** attribuieren. Männer hingegen nennen eher **Risikofaktoren als Auslöser** für Erkrankungen, betonen ihr bisheriges Gesundheitsverhalten und beziehen eher ihre eigene Verantwortlichkeit mit ein (Christeiner 1999; Frank 2001).

Andere Studien betonen hingegen, dass keine Geschlechtsunterschiede auftreten, wenn Frauen und Männer mit vergleichbarem sozialen Kontext und ähnlichen Lebens- und Arbeitsbedingungen untersucht werden (Frank 2001). So kommt eine Studie von Kohlmann und Kolip (1998) zu dem Schluss, das Geschlecht kein eindeutiger Prädiktor für Gesundheitsvorstellungen ist.

Auch ist Gesundheit für beide Geschlechter unterschiedlich wichtig (vgl. Abb. 1). Es ist zu sehen, dass Gesundheit für beide Geschlechter eine große Wichtigkeit besitzt, Frauen aber der Gesundheit signifikant mehr Wichtigkeit beimessen als Männer.

Gesundheitsrelevante Persönlichkeitsmerkmale

Die in der Gesundheitspsychologie häufig gestellten Fragen „Wer bleibt gesund?" oder „Wer erholt sich schneller von einer Erkrankung?" lassen die Bedeutung gesundheitsrelevanter Persönlichkeitsmerkmale anklingen. Diese Merkmale oder Verhaltensstile lassen sich in zwei Arten einteilen (Kohlmann 2003).

Emotionsbezogene Persönlichkeitsmerkmale sind zum Beispiel Feindseligkeit oder emotionale Expressivität und **kontrollorientierte Merkmale** sind Kontrollüberzeugungen, Selbstwirksamkeit und Optimismus. Zusammenhänge zwischen Persönlichkeit und Entstehung von Krankheit ließen sich bisher kaum nachweisen. Persönlichkeit wirkt eher bei dem Umgang mit Gesundheit und Krankheit. External attribuierende Menschen werden vielleicht eher den Arzt aufsuchen. Zur **Geschlechterabhängigkeit** von diesen Persönlichkeitsmerkmalen gibt es je nach Merkmal unterschiedliche Befunde.

Ein in den letzten Jahren zunehmend an Bedeutung gewonnenes **Persönlichkeitsmodell** ist das der fünf großen Persönlichkeitsdimensionen (Big Five), wie Neurotizismus, Extraversion, Verträglichkeit, Offenheit und Gewissenhaftigkeit. Dabei wurde festgestellt, dass das Persönlichkeitsmerkmal **Gewissenhaftigkeit** mit hoher Compliance nach Herzinfarkt und gesundheitsbezogenem Verhalten einhergeht. Geschlechterunterschiede ließen sich bei diesem Merkmal jedoch nicht finden. Bei den **Kontrollüberzeugungen** können Geschlechterdifferenzen nachgewiesen wer-

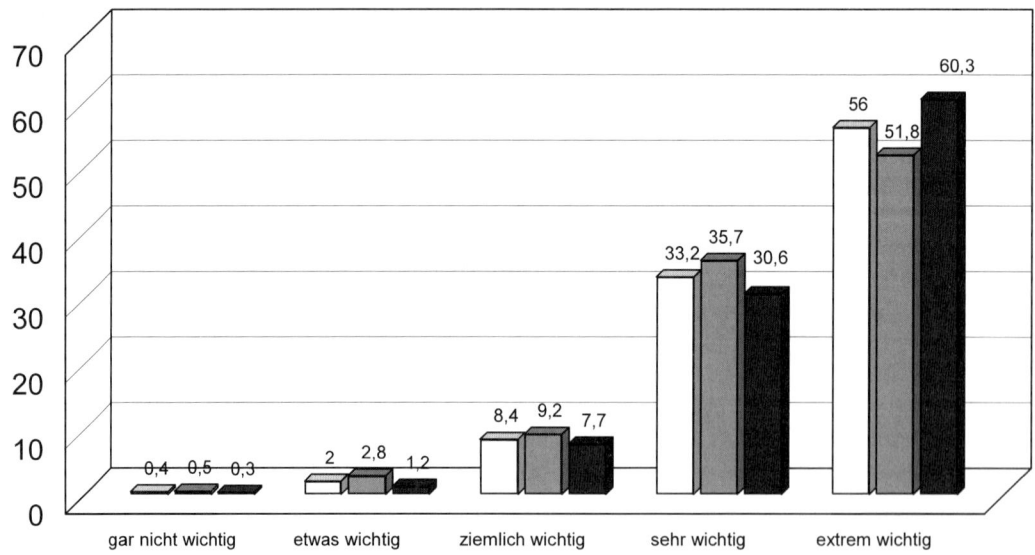

Abbildung 1: *Wichtigkeit der Gesundheit bei 18–50-Jährigen (weiß – gesamt, grau – Männer, schwarz – Frauen) (eigene Berechnungen)*

den. So attribuieren Männer beispielsweise stärker internal, sehen sich also selbst in der Verantwortung für ihre Gesundheit. Frauen hingegen sehen eher den Arzt verantwortlich für ihre Gesundung und Gesundheit (Muthny et al. 1994).

Ein drittes in letzter Zeit sehr häufig diskutiertes Persönlichkeitsmerkmal ist das **Kohärenzgefühl** (Sense of Coherence, Antonovsky 1987). Es wird als dispositionelle Bewältigungsressource betrachtet, die Menschen widerstandsfähiger gegenüber Stressoren macht und damit zur Aufrechterhaltung und Förderung der Gesundheit beiträgt. In einer repräsentativen Untersuchung (Schumacher et al. 2000) zeigten Frauen ein geringeres Kohärenzgefühl als Männer.

Hinsichtlich **geschlechtsspezifischer gesundheitsbezogener Vorstellungen** sind die Befunde widersprüchlich. Insgesamt scheinen für Männer eher körperliche Aspekte bei ihrer Gesundheit bedeutsam, sie messen der Gesundheit weniger Bedeutung bei und sind dadurch für Präventionsstrategien weniger erreichbar. Frauen zeigen eher ein allumfassendes Gesundheitsverständnis, messen der Gesundheit mehr Bedeutung zu und könnten demzufolge für Präventionsstrategien leichter erreichbar sein. Generell ist aber immer der soziale Kontext zu beachten: Geschlecht stellt somit nur eine Einflussgröße auf Gesundheitsverhalten dar.

5.4.3 Wahrnehmung des eigenen Gesundheitszustands

Einen wichtigen **Einfluss auf das Gesundheitsverhalten** hat die Wahrnehmung des eigenen Gesundheitszustandes. In den Industrienationen geben die Männer einen besseren Gesundheitszustand als Frauen an.

Außerdem beschreiben sie sich weniger anfällig gegenüber Krankheiten und sehen sich bei der Erfüllung alltäglicher Aufgaben nicht durch ihren Gesundheitszustand beeinträchtigt. Allerdings achten Männer wiederum weniger auf ihre Gesundheit. Bei den Körperbeschwerden klagen Männer weniger als Frauen.

Eine Möglichkeit zur Erhebung **subjektiver Beschwerden** ist der Gießener Beschwerdebogen (GBB; Brähler und Scheer 1995). Aufgrund einer Vielzahl von empirischen Untersuchungen mit diesem Verfahren ist es möglich, die alten und neuen Bundesländer miteinander zu vergleichen, sowie zu untersuchen, ob sich die Geschlechts- und Altersdifferenzen bei den Körperbeschwerden in den letzten zwei Jahrzehnten geändert haben (Brähler et al. 1999).

Abbildung 2 zeigt die Körperbeschwerden der Westdeutschen aus der Untersuchung von 2001 im Vergleich mit den zeitgleich erhobenen GBB-Daten der Ostdeutschen (Schumacher et al. eingereicht; eigene Berechnungen).

Die Körperbeschwerden der Männer sind sowohl im Osten als auch im Westen deutlich geringer als die der Frauen. Da der **Beschwerdedruck** im Osten auf einem generell höheren Niveau liegt, ist zu beobachten, dass ostdeutsche Männer fast genau so stark wie westdeutsche Frauen klagen. Zu Beginn der 90er Jahre hatten die Ostdeutschen noch ein niedriges Beschwerdeausmaß gezeigt als 2001 (Brähler et al. 1999; Hoffmeister und Bellach 1995; eigene Berechnungen), wobei Frauen eine höhere Beschwerdehäufigkeit angaben.

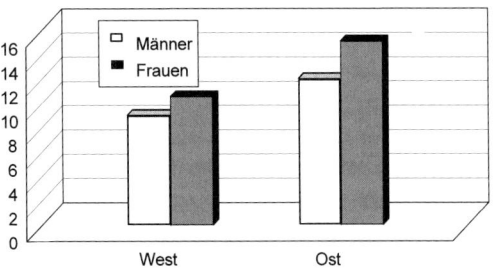

Abbildung 2: *GBB-Skala Beschwerdedruck 18–60-Jähriger in Ost– und Westdeutschland (eigene Berechnungen)*

Die Änderung des Beschwerdedrucks in den letzten 25 Jahren in Westdeutschland ist in Abbildung 3 zu sehen. Es wird deutlich, dass sich der Geschlechtsunterschied im Beschwerdedruck von 1975 zu 2001 deutlich vermindert hat (Differenz 1975 = 5,32 / Differenz 2001 = 2,31), was vor allem durch eine Abnahme der Beschwerdeäußerung der Frauen begründet ist. All diese Befunde deuten darauf hin, dass das Ausmaß der subjektiven Beschwerden auf **Sozialisationseinflüsse** zurückgehen und epochenspezifisch sein kann.

In der **subjektiven Gesundheit** sind Geschlechterdifferenzen sichtbar. Männer fühlen sich gesünder. Dabei sind auch gesellschaftliche Einflüsse zu beobachten, so sinkt die Geschlechterdifferenz in der Beschwerdeäußerung. Es ist anzunehmen, dass Männer aufgrund ihrer geringeren subjektiven Beschwerden für eine Gesundheitsförderung weniger zugänglich sind.

5.4.4 Geschlecht und Gesundheitsverhalten

Gesundheitsverhalten oder im negativen Sinn **Risikoverhalten** wie Rauch-, Trink- und Essgewohnheiten sind erheblich an der Entstehung lebensbedrohlicher Erkrankungen, wie z.B. dem akuten Myokardinfarkt, chronischer Lebererkrankungen und zerebrovaskulärer Erkrankungen beteiligt. In einigen Fällen, wie beim riskanten Verhalten im Straßenverkehr ist es sogar tödlich. Zum anderen kann eine adäquate Inanspruchnahme von **Früherkennungsuntersuchungen** die Zahl der letal verlaufenden Krankheiten eindämmen. Welche Unterschiede gibt es hier zwischen den Geschlechtern?

Trinkgewohnheiten

Männer trinken mehr als Frauen. Vor allem bei hohem Alkoholkonsum pro Tag ist der Männeranteil mehrfach größer als der Frauenanteil. In den neuen Ländern ist diese Relation noch ausgeprägter (BMG 1999). Besonders deutlich wird dies auch aus der Aufschlüsselung der Vieltrinker, also derjenigen, die mehr als 40 g reinen Alkohol pro Tag trinken nach Altersgruppen in der Tabelle 3.

Es ist zu sehen, dass sowohl im Osten als auch im Westen die geringste Geschlechterdifferenz bei den 40–49-Jährigen liegt. Den größten Unterschied zeigen die 50–59-Jährigen im Osten, wo ein Viertel der männlichen Bevölkerung mehr als 40 g Alkohol pro Tag zu sich nehmen.

Rauchgewohnheiten

Zigarettenrauch wird ein erheblicher Anteil an der Entstehung von Krankheiten des Kreislaufsystems und anderer schwerer Erkrankungen wie z.B. Lungenkrebs zugeschrieben. Neben

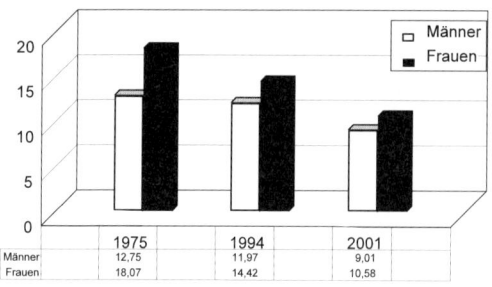

Abbildung 3: *Beschwerdedruck (GBB–Gesamtwert) 18–60-jähriger Westdeutscher 1975, 1994, 2001 (Brähler et al. 1999, eigene Berechnungen)*

Tabelle 3: *Alkoholkonsum > 40 g/Tag nach Altersgruppen 1997 (BMG 1999)*

Altersgruppe	West		Ost	
	Männer	Frauen	Männer	Frauen
18–20	4,7	0,6	15,8	0,0
21–24	12,6	0,3	14,8	0,3
25–29	10,3	0,5	17,7	0,0
30–39	12,1	1,7	11,2	0,6
40–49	16,7	3,3	11,9	4,2
50–59	17,4	2,1	26,2	0,8

der **Dauer** des Rauchens hat die **Höhe** des täglichen Konsums Auswirkungen auf das Erkrankungsrisiko. Unter den Männern gibt es viel mehr Raucher und Exraucher. 55,7 % der Frauen gegenüber 26,6 % der Männer haben zum Beispiel in Deutschland nie geraucht. Bei den Geschlechtern findet eine Konvergenz bei den Jüngeren statt, während Männer zunehmend überhaupt nicht rauchen, steigt bei den Frauen die Zahl der Raucherinnen dramatisch an. Jedoch konsumieren die Raucherinnen durchschnittlich weniger Zigaretten als die Männer (BMG 1999).

Ernährung

Ernährung gilt auch als wichtiger die Gesundheit beeinflussender Faktor. Die Verteilung des Body-Mass-Index (BMI) nach Geschlecht, Alter und Ost/West-Zugehörigkeit ist in Tabelle 4 dargestellt.

Bei Betrachtung der Mittelwerte des BMI liegen die Männer bis zum Alter von 60 Jahren etwas vor den Frauen, wobei der BMI mit dem Alter anwächst. Unter Berücksichtigung des BMI > 25 kg/m² als **Kriterium für Übergewicht** liegen die Männer in den Häufigkeiten vor den Frauen. Allerdings sind weniger von ihnen adipös (BMI > 30 kg/m²) (Bergmann und Meusink 1999).

In Deutschland sind je nach Definition **10–20 % aller Schulkinder und Jugendlichen als übergewichtig bzw. adipös** einzustufen. Der größere Anteil unter ihnen sind Mädchen, wobei aber der Anteil der Jungen deutlicher ansteigt (Gesundheitsberichterstattung des Bundes 2003).

Auf der anderen Seite leiden 2,4 % der Bevölkerung, besonders bis 25-jährige Mädchen an Anorexia nervosa oder Bulimia nervosa (Statistisches Bundesamt 1998).

Zur Ernährung ist noch anzumerken, dass in den letzten Jahren auch der Gebrauch von Nahrungsmittelzusätzen (Vitaminen) gestiegen ist, wobei sich auch eine Geschlechtsdifferenz aufzeigen lässt. Männer nehmen diese Stoffe weniger zu sich als Frauen (Bellach 1999).

Inanspruchnahme von Präventionsangeboten

Zu Geschlechterunterschieden in der Inanspruchnahme von Angeboten der Gesundheitsförderung und Primärprävention liegen wenig und wenig aussagekräftige Daten vor. Gut erforscht ist hingegen die Inanspruchnahme der **gesetzlichen Leistungen zur Früherkennung** von Krankheiten, einer Maßnahme der Sekundärprävention, wo es große Differenzen sowohl zwischen Männern und Frauen als auch zwischen Ost und West gibt (Tabelle 5). Immer mehr Frauen in Ost- und Westdeutsch-

Tabelle 4: *Body-Mass-Index-Klassen nach Geschlecht und Ost/West-Zugehörigkeit (kg/m²) 1998/9 (Bergmann und Meusink 1999)*

BMI (kg/m²)	Männer		Frauen	
	West	Ost	West	Ost
≤ 20	1,9	2,8	6,8	5,7
20 < 25	31,3	31,1	41,1	37,4
25 < 30	48,7	45,1	31,1	32,4
30 < 40	17,6	20,5	19,3	23,1
≥ 40	0,7	0,4	1,8	1,4

Tabelle 5: *Inanspruchnahme der gesetzlichen Leistungen zur Früherkennung von Krankheiten (Gesetzliche Krankenversicherung insgesamt, Mitglieder ohne Rentner) (BMG 1999)*

	Prozent der Berechtigten			
	Männer		Frauen	
	West	Ost	West	Ost
1991	14,9	3,4	43,1	22,8
1992	15,6	9,5	45,8	39,5
1993	16,3	11,1	49,8	45,7
1994	13,8	9,9	55,3	51,5
1995	14,4	9,4	61,7	56,3
1996	16,3	11,3	62,9	61,6
1997	16,7	11,4	63,2	63,6

land nehmen Vorsorgeuntersuchungen in Anspruch, der Anstieg ist im Osten noch deutlich stärker, so dass hier die Zahlen konvergieren (BMG 1999).

Bei den Männern ist es nur eine kleine Minderheit, die Vorsorgeuntersuchungen in Anspruch nimmt. Im Westen stagniert die Zahl: Nur jeder Siebte nimmt daran teil, im Osten ist es noch nicht einmal jeder Zehnte. Hier gab es von 1991 zu 1992 einen deutlichen Anstieg, doch dieser setzte sich in den folgenden Jahren nicht fort (BMG 1999).

Diesen Befund bestätigt auch die repräsentative Untersuchung, wo gefragt wurde, bei welchen Symptomen die Befragten den Arzt aufsuchten (Laubach und Brähler 2001). Es zeigte sich, dass die **Männer** bei den meisten Symptomen **seltener zum Arzt** gehen würden als die Frauen, vor allem bei Schmerzen im Unterleib, andauernder Traurigkeit, Engegefühl oder Schmerzen in der Brust, fortgesetztem Husten, Blut im Stuhl und Angstzuständen. Für die Primärprävention und die Gesundheitsförderung ist ein ähnliches Verhalten zu vermuten.

Im Gesundheitsverhalten sind große Geschlechterunterschiede zu beobachten. **Männer** zeigen **riskantere Verhaltensweisen**. In den jüngeren Jahrgängen nehmen die Unterschiede jedoch ab. Auch die Differenzen innerhalb Deutschlands spielen eine Rolle, was für soziokulturelle Einflüsse spricht.

5.4.5 Zusammenfassung: Auswirkungen der Geschlechterunterschiede auf Präventionsprogramme

Wie sind die vorgestellten Geschlechterdifferenzen zu erklären? Je nach Erklärungsansatz lassen sich unterschiedliche biologische oder soziale Faktoren heranziehen und gewichten.

Aus **biologischer Sicht** sind bestimmte Eigenschaften an das anatomische Geschlecht gekoppelt. Aggression, Konkurrenzstreben, Kontrollbedürfnis etc. sind demnach die natürlichen Attribute von Männern (Edley und Wetherell 1995), Emotionalität, Expressivität, Liebesfähigkeit etc. die von Frauen. Begründet wird dies zum einen mit den geschlechtsspezifischen Unterschieden in einer Vielzahl von Gehirnbereichen, die möglicherweise mit geschlechtsspezifischem Verhalten korrelieren (Gouchie und Kimura 1991; Shaywitz et al. 1995; Witelson 1991). Auch wird die Wirkung von **geschlechtsspezifischen Hormonen** diskutiert. So kann Testosteron einen Anteil an dem höheren aggressiven Verhalten der Männer haben oder können Östrogene die Frauen vor kardiovaskulären Erkrankungen schützen. Dabei ist aber zu beachten, dass bisher sehr wenig direkte Zusammenhänge beobachtet worden sind (Eickenberg und Hurrelmann 1997). Einzig die **Genforschung** stellte einen Geschlechterunterschied bei bestimmten auf dem X-Chromosom rezessiv vererbten Krankheiten her, wobei Jungen eine höhere Anfälligkeit für diese Erkrankungen besitzen. Über genetisch bedingte geschlechtsspezifische Alterungsprozesse sowie eine an Chromosomen gebundene, je nach Geschlecht unterschiedliche Krebsanfälligkeit lässt sich bisher nur spekulieren. Der biologischen Verursachungsthese folgend wären die Unterschiede in den vorgestellten Daten geschlechtsimmanent. Extrem dargestellt hieße das, Männer würden aufgrund ihres anatomischen Geschlechts eher an Herz-Kreislauf-Erkrankungen erkranken oder Frauen weniger gesundheitsriskante Verhaltensweisen zeigen.

Die gefundenen Ost-West-Unterschiede wie z.B. die gleiche Beschwerdehäufigkeit bei West-Frauen und Ost-Männern (Brähler et al. 1999), die steigenden Zahlen der trinkenden Frauen oder der Raucherinnen in bestimmten Altersgruppen, eine ähnlich hohe Rate an Herz-Kreislauf-Erkrankungen bei sogenannten Karrierefrauen und Karrieremännern sowie ein Vergleich des Geschlechterverhältnisses bei Herz-Kreislauf-Erkrankungen in verschiedenen Staaten (Weidner 2000) sprechen gegen ein **rein biologisches Erklärungsmodell**.

Sozialwissenschaftliche Diskussionen über Gender und Gesundheit versuchen, die Unterschiede zwischen Männern und Frauen mit Geschlechterrollen und -stereotypen zu beschreiben (Alfermann 1996; Courtenay 2000).

Die **männliche Rolle** wird dabei treffend durch folgende vier Bestrebungen definiert (Sabo und Gordon 1995): 1. „No Sissy Stuff" (die unbedingte **Abgrenzung** von Frauen und deren Verhalten), 2. „The Big Wheel" (das Gefühl der **Überlegenheit** gegenüber anderen), 3. „The Sturdy Oak" (die Demonstration der **Unabhängigkeit**) und schließlich 4. „Give 'Em Hell" (das Sich-**Durchsetzen** auch mit gewaltvollen Mitteln). Mit dem Bestreben des Mannes, seine Geschlechterrolle zu erfüllen, ließen sich auch die höheren Mortalitätsraten in den vorgestellten Daten der Männer begründen (Waldron 1995).

Die **Frauenrolle** ist in diesen klassischen Ansätzen komplementär zur männlichen angelegt und beinhaltet zum Beispiel Wärme, Einfühlsamkeit, Emotionalität und die Sorge um andere. Die höhere Klagsamkeit und die größere Inanspruchnahme des medizinischen Systems durch Frauen wird häufig mit diesen Rollenattributen in Verbindung gebracht. Frauen dürfen aufgrund ihrer Emotionalität Beschwerden freier äußern, und das Aufsuchen des Arztes ist nicht mit Autoritätsverlust verbunden (Felder und Brähler 1999). Zusätzlich kommt der Frau noch die Aufgabe der alltäglichen Gesundheitsarbeit zu, sie trägt die **Verantwortung für die Herstellung und Bewahrung der häuslichen Bedingungen** für die Gesunderhaltung der Familie, vermittelt Einstellungen und Verhaltensweisen über Gesundheit und knüpft den Kontakt zum Gesundheitssystem (Graham 1985). Die höhere Klagsamkeit könnte somit eine Folge einer höheren Sensibilisierung für diese Themen sein.

Moderne feministische Theorien kritisieren diese Rollentheorien als zu statisch und beschreiben des Entstehen von Rollen in einem Interaktionsprozess sowohl innerhalb der Gruppe der Männer als auch zwischen Männern und Frauen. Demzufolge fordern sie eine detailliertere Untersuchung der Unterschiede zwischen den Männern (Courtenay 2000) und zwischen den Frauen (Machewsky-Schneider 2000). Die festgestellte Abhängigkeit der Gesundheit von sozialer Schicht, **Alter** oder **ethnischer Zugehörigkeit** sind dafür Belege. Bisherige Untersuchungen werten allerdings soziodemographische Variablen nur teilweise aus. Auch die hier vorgelegten Daten weisen dieses Manko auf und lassen nur bedingt Vermutungen über Unterschiede innerhalb der Geschlechter zu. Jüngere Männer scheinen zum Beispiel eher ihre maskuline Rolle im Straßenverkehr auszuleben als ältere Männer, was die erhöhte Zahl der Verkehrstoten zeigt.

Beim Vergleich dieser Ansätze zur Erklärung geschlechtsspezifischer Differenzen in Bezug auf Gesundheit und Krankheit fällt auf, dass sie aufgrund ihrer teilweisen einseitigen Sichtweise nicht zu überzeugenden theoretischen Interpretationen kommen. Notwendig ist daher die Betrachtung der Geschlechtsunterschiede aus einer **biopsychosozialen Perspektive**, wobei genetische Disposition, physiologische und hormonelle Regulation, psychische Belastungsverarbeitung, berufliche und familiäre Rollen, soziale Unterstützung, Interaktion und Körperbewusstsein berücksichtigt werden sollen. An dieser Stelle muss in Zukunft Prävention und Gesundheitsförderung ansetzen.

Präventionsprogramme müssen sowohl den Faktor biologisches Geschlecht (Sex) als auch den Faktor soziales Geschlecht (Gender) neben den spezifischen Lebenssituationen einbeziehen. Bei Interventionen zur Förderung des risikoarmen Verhaltens im Straßenverkehr sind daher eher junge Männer über ihre Leistungsaspekte anzusprechen. In schulischen Suchtpräventionsprogrammen müsste der Aspekt männlicher und weiblicher Sozialisation stärker an Bedeutung gewinnen. Generell gilt es, die vorhandenen Strategien unter dem Geschlechteraspekt zu prüfen.

Prüfungsfragen

1. Welche Unterschiede zwischen den Geschlechtern gibt es bei den Erkrankungshäufigkeiten?
2. Welche Geschlechterunterschiede gibt es im Gesundheitsverhalten?
3. Gibt es Geschlechterunterschiede in den gesundheitsbezogenen Kognitionen?
4. Welche Ursachen hat der höhere Alkoholkonsum der Männer?
5. Worin liegen die höheren subjektiven Beschwerden der Frauen begründet?
6. Wie sieht die zukünftige Entwicklung der Geschlechterunterschiede beim Rauchen aus?
7. Welche Ursachentheorien bezüglich Geschlechterunterschiede sollte einem Präventionsprogramm zu Grunde gelegt werden?
8. Welches der beiden Geschlechter ist für Präventionsprogramme leichter zu erreichen?
9. Ist es sinnvoll, Geschlechterunterschiede bei der Konzeption von Gesundheitsförderungsprogrammen zu berücksichtigen?
10. Entwickeln Sie kurz ein geschlechtssensitives Programm zur Rauchentwöhnung!

Zitierte Literatur

Alfermann, D. (1996): Geschlechterrollen und geschlechtstypisches Verhalten. Stuttgart: Kohlhammer.

Amann, G./Wipplinger, R. (1998): Die Relevanz subjektiver Theorien in der Gesundheitsförderung. In G. Amann/R. Wipplinger (Hg.) Gesundheitsförderung. Ein multidimensionales Tätigkeitsfeld. Tübingen: dgvt, 153–175.

Bellach, B.-M. (1999): Bundes-Gesundheitssurvey 1998. Das Gesundheitswesen, 61, 55–222.

Bergmann, K.E./Meusink, G.B.M. (1999): Körpermasse und Übergewicht. Das Gesundheitswesen, 61, 115–120.

Brähler, E./Felder, H. (1999) (Hg.): Weiblichkeit, Männlichkeit und Gesundheit. Medizinpsychologische und psychosomatische Untersuchungen. Opladen: Westdeutscher Verlag.

Brähler E./Scheer J.W. (1995): Der Gießener Beschwerdebogen (GBB). Testhandbuch. Bern: Huber.

Brähler, E./Schumacher, J./Felder, H. (1999): Die Geschlechtsabhängigkeit von Körperbeschwerden im Wandel der Zeit. In E. Brähler/H. Felder (Hg.): Weiblichkeit, Männlichkeit und Gesundheit. Medizinpsychologische und psychosomatische Untersuchungen. Opladen: Westdeutscher Verlag, 171–185.

Bundesinstitut für Bevölkerungsforschung (2000): Eine Auswahl von Beiträgen zur demographischen Entwicklung in Russland und Weißrussland in der 2. Hälfte der 90er Jahre. Materialien zur Bevölkerungsforschung, Heft 98.

Bundesministerium für Gesundheit (1999): Daten des Gesundheitswesens. Ausgabe 1999. Baden-Baden: Nomos.

Bundesministerium für Gesundheit (2001): Daten des Gesundheitswesens. Ausgabe 2001. Baden-Baden: Nomos.

Christeiner, S. (1999): Frauen im Spannungsfeld zwischen Gesundheit und Krankheit. Bielefeld: Peter Kleine.

Courtenay, W.H. (2000): Constructions of masculinity and their influence on men's well-being: a theory of gender and health. Social Science and Medicine, 50, 1385–1401.

Edley, N./Wetherell, M. (1995): Men in perspective: practice, power and identity. London: Prentice Hall Harvester Wheatsheaf.

Eickenberg H.-U./Hurrelmann, K. (1997): Warum fällt die Lebenserwartung von Männern stärker hinter die der Frauen zurück? Medizinische und soziologische Erklärungsansätze. Zeitschrift für Sozialisationsforschung und Erziehungssoziologie, 17, 118–134.

Felder, H./Brähler, E. (1999): Weiblichkeit, Männlichkeit und Gesundheit. In E. Brähler und H. Felder (Hg.): Weiblichkeit, Männlichkeit und Gesundheit. Medizinpsychologische und psychosomatische Untersuchungen. Opladen: Westdeutscher Verlag, 9–30.

Gesundheitsberichterstattung des Bundes (2003): Sterbefälle je 100.000 Einwohner (ab 1998, Region, Alter, Geschlecht, ICD10). http://www.gbe-bund.de.

Gesundheitsberichterstattung des Bundes (2003): Ernährung und Übergewicht. Themenheft 16. http://www.gbe-bund.de.

Gouchie, C./Kimura, D. (1991): The relationship between testosterone levels and cognitive ability patterns. Psychoneuroendocrinology, 16, 323–334.

Graham, H. (1985): Providers, negotiators, and mediators: women as the hidden carers. In E. Lewin/V. Oleson (Eds.): Women, health, and healing. New York: Tavistock, 25–52.

Helfferich, C. (1995): Aufwind in der Krise. Geschichte und Perspektiven der Frauengesundheitsforschung. Dr. med. Mabuse, 95, 23–25.

Hoffmeister, H./Bellach, B.-M. (1995): Die Gesundheit der Deutschen. Ein Ost-West-Vergleich von Gesundheitsdaten. Berlin: Robert-Koch-Institut.

Kohlmann, C.W. (2003): Gesundheitsrelevante Persönlichkeitsmerkmale. In M. Jerusalem und H. Weber (Hg.): Psychologische Gesundheitsförderung. Diagnostik und Prävention. Göttingen: Hogrefe, 39–56.

Kuhlmann, E./Kolip, P. (1998): Lust und Freude am Leben. Gesundheitsvorstellungen von Professorinnen und Professoren. In U. Flick (Hg.): Wann fühlen wir uns gesund? Subjektive Vorstellungen von Gesundheit und Krankheit. Weinheim: Juventa, 105–118.

Maschewsky-Schneider, U./Sonntag, U./Klesse, R. (1999): Das Frauenbild in der Prävention – Psychologisierung der weiblichen Gesundheit? In E. Brähler/H. Felder (Hg.): Weiblichkeit, Männlichkeit und Gesundheit. Medizinpsychologische und psychosomatische Untersuchungen. Opladen: Westdeutscher Verlag, 98–120.

Muthny, F.A./Kramer, P./Lerch, J./Tausch, B/Wiedemann, S. (1994): Gesundheits- und erkrankungsbezogene Kontrollüberzeugungen Gesunder. Zeitschrift für Gesundheitspsychologie, 2 (3), 194–215.

Laubach, W./Brähler, E. (2001): Körperliche Symptome und Inanspruchnahme ärztlicher Versorgung. Eine Untersuchung an einer repräsentativen Stichprobe der deutschen Bevölkerung. Deutsche Medizinische Wochenschrift 126, T1–T7.

Schumacher, J./Brähler, E. (eingereicht): Körperbeschwerden im Wandel: Neunormierung der Kurzform des Gießener Beschwerdebogens (GBB-24) Diagnostica.

Schumacher, J./Gunzelmann, T./Brähler, E. (2000): Deutsche Normierung der Sense of Coherence Scale von Antonovsky. Diagnostica, 46, 208–213.

Statistisches Bundesamt (1998): Gesundheitsbericht für Deutschland. Stuttgart: Metzler und Pöschel.

Sabo, D./Gordon, D.F. (1995): Rethinking Men's Health and Illness. In D. Sabo/D.F. Gordon (Eds.): Men's health and illness: Gender, power and the body. Thousand Oaks, CA: Sage Publications, 1–21.

Shaywitz, B.A./Shaywitz, S.E./Pugh, K.R./Constable, R.T./Skudlarski, P./Fulbright, R.K./Bronen, R.A./Fletcher, J.M./Shankweller, D.P./Katz, L./Gore, J.C. (1995): Sex differences in the functional organisation of the brain for language. Nature, 373, 607–609.

Waldron, I. (1995): Contributions of changing gender differences in behavior and social roles to changing gender differences in mortality. In D. Sabo und D.F. Gordon (Eds.): Men's health and illness: Gender, power, and the body. Thousand Oaks, CA: Sage Publications, 22–44.

Weidner, G. (2000): Why do men get more heart disease than women? An international perspective. Journal of American College Health, 48, 291–294.

Witelson, S.A. (1991): Sexual differentiation of the human tempero-parietal region for functional asymmetry: neuroanatomical evidence. Psychoneuroendocrinology, 16, 131–153.

Leseempfehlungen

Brähler, E./Felder, H. (1999): Weiblichkeit, Männlichkeit und Gesundheit. Medizinpsychologische und psychosomatische Untersuchungen. Opladen: Westdeutscher Verlag.

Hurrelmann, K./Kolip, P. (2003): Geschlecht, Gesundheit und Krankheit. Männer und Frauen im Vergleich. Bern: Huber.

Pasero, U./Gottburgsen, A. (2003): Wie natürlich ist Geschlecht? Gender und die Konstruktion von Natur und Technik. Opladen: Westdeutscher Verlag.

5.5 Prävention und Gesundheitsförderung bei Migranten

Rainer Hornung

5.5.1 Migranten: eine heterogene Bevölkerungsgruppe

Der Begriff **Migrant** umfasst eine heterogene, vielschichtige Bevölkerungsgruppe. In seiner allgemeinen Bedeutung bezeichnet er alle Menschen, die ihren Wohnsitz in ein anderes Land verlegen. Das jeweilige Motiv der Migration ermöglicht eine erste Differenzierung (z.B. Arbeitsmigranten, Spätaussiedler, politische Flüchtlinge). Weitere Differenzierungen berücksichtigen den kulturellen, religiösen, wirtschaftlichen und sozialen Hintergrund sowie den rechtlichen Status eines Migranten.

Ende 2000 lebten **7,3 Millionen Migrantinnen** und Migranten in der Bundesrepublik Deutschland (Statistisches Bundesamt). Dies entspricht rund 9 % der Gesamtbevölkerung. Die größte Gruppe der Zuwanderer bilden mit 2 Millionen (27,4 %) türkische Staatsangehörige. Danach folgen Zuwanderer aus den Gebieten des ehemaligen Jugoslawien (9,1 %), aus Italien (8,5 %) und Griechenland (8,5 %). Hinzu kommt die getrennt von der ausländischen Bevölkerung erfasste Zahl der Asylsuchenden, die im Jahr 2000 80.000 betrug (Razum und Geiger 2003).

Struktur und Prozess der Migration wandeln sich in verschiedener Hinsicht: Durch die erhöhte Mobilität und das starke wirtschaftliche Gefälle zwischen den Staaten wird eine **Beschleunigung der Migration** eintreten, neue Herkunftsländer werden bedeutsam (z.B. afrikanische Staaten), der Anteil an Frauen und Kindern nimmt zu und die demographische Struktur wird sich in Richtung **höherer Anteil an älteren Migranten** verändern (Akgün 2002). Ein besonderes Problem stellen die in Illegalität lebenden Migranten dar, deren Zahl – so wird vermutet – zunimmt (Collatz 2001).

Erfahrungen und Forschungsergebnisse belegen, dass Migranten in hohem Maße **gesundheitlichen Gefährdungen** ausgesetzt sind (Bundesamt für Gesundheit 2002). Auch ist der Zugang der Migrationsbevölkerung zum Gesundheitssystem häufig schwieriger als für die einheimische Bevölkerung. **Zugangsbarrieren**, schlechte Erfahrungen mit dem Medizinsystem und eine daraus resultierende negative Erwartungshaltung erschweren oder verhindern insbesondere auch die Inanspruchnahme präventiver und gesundheitsfördernder Maßnahmen. Andererseits bewirkt eine gelungene Versorgung durch das leistungsfähigere Gesundheitssystem des Einwanderungslandes einen **positiven Effekt** auf den Gesundheitszustand von Migranten.

Folgende Fragen stehen im Zentrum dieses Beitrags: Welchen spezifischen Belastungen und gesundheitlichen Gefährdungen sind Migranten ausgesetzt? Über welche Ressourcen verfügen Migranten? Und: Wie ist erfolgreiche

Prävention und Gesundheitsförderung bei Migranten möglich?

5.5.2 Belastungen, gesundheitliche Gefährdungen und Ressourcen von Migrantinnen und Migranten

Gesundheit und Krankheit eines Menschen werden durch zahlreiche Faktoren beeinflusst, Migration kann ein solcher Faktor sein. Migration per se macht nicht krank, sie kann auch Ressourcen aktivieren im betroffenen Menschen und in seinem sozialen Umfeld. In vielen Fällen jedoch kumulieren bei Migranten Belastungen und Beeinträchtigungen und erhöhen damit die gesundheitliche Vulnerabilität.

Welche Belastungen sind mit Migration verknüpft, gibt es ein migrationsspezifisches Krankheitsspektrum und über welche Ressourcen verfügen Migranten?

Migration kann als **kritisches Lebensereignis** (life event) betrachtet werden, das mit Veränderungen und Anpassungsanforderungen verknüpft ist. Eine Migration ist nicht nur eine Verlegung des Wohnortes, es ist oft die Konfrontation mit einer neuen natürlichen, sozialen und kulturellen Umwelt (Faltermaier 2001). Eine **Kumulierung von notwendigen Anpassungsleistungen** – so die Grundthese der Lebensereignisforschung – führt zu einer erhöhten Anfälligkeit für körperliche und psychische Erkrankungen (Holmes und Rahe 1967). Solche Anpassungsansprüche sind für Migranten in vielfacher Hinsicht gegeben: in den Bereichen Arbeit, Wohnen, Bildung, Ernährung sowie im allgemeinen gesellschaftlichen und kulturellen Umfeld. Ob die Bewältigung dieser stressreichen Situation gelingt, hängt zum einen von den **persönlichen und sozialen Ressourcen**, über die ein Migrant verfügt, ab sowie von der **subjektiven Bedeutung**, die das Ereignis Migration für ihn besitzt (z.B. Ist sie frei gewählt, mit positiven Erwartungen und Hoffnungen verbunden, oder wurde sie durch widrige politische Umstände im Herkunftsland erzwungen?).

Unter Migranten ist der Anteil sozial deprivierter Personen besonders hoch. Sie teilen so das Krankheitsrisiko der einheimischen Bevölkerung in einer ähnlichen sozioökonomischen Lage. Das bedeutet: Für viele gesundheitliche Probleme bei Migrantinnen und Migranten ist nicht die Migration per se, sondern ihre soziale und materielle Deprivation verantwortlich.

Aus dem Migrationsprozess resultieren jedoch auch **spezifische Belastungen,** die sich von denen der einheimischen Bevölkerung in Inhalt und Ausmaß unterscheiden (Gün 2003): Trennungserfahrungen und Entwurzelung, Verlust von familiären Bezugspersonen, Statusverlust, unsichere Zukunftsperspektive, Identitätskrisen sowie Diskriminierungen und Bedrohtheitsgefühle. Der letztgenannte Punkt verweist darauf, dass Migranten oft Angehörige gesellschaftlicher Minoritätsgruppen sind. Das **gesellschaftliche Klima,** das den Umgang mit Fremden prägt, kann ein zentraler Belastungsfaktor sein und sich in sozialen Vorurteilen, Ausgrenzungstendenzen oder physischer Gewalt manifestieren.

Migranten, die in ihrem Herkunftsland Opfer von politischer Verfolgung, Haft und Folter wurden, können **posttraumatische Störungen** entwickeln. Die dahinter liegende traumatische Erfahrung zu erkennen, **bedarf hoher transkultureller Kompetenz** und Sensibilität der medizinischen oder psychosozialen Fachperson. Denn oft ist es den Opfern aus Scham oder sprachlichen Problemen nicht möglich, ihre Verfolgungs- und Opfererlebnisse zu verbalisieren.

Die stärkere gesundheitliche Gefährdung und die **erhöhten Krankheitsrisiken** von Migranten verglichen mit der einheimischen deutschen Bevölkerung wurden in einer Reihe nationaler und internationaler Studien bestätigt (z.B. erhöhte Raten von Infektionskrankheiten, Störungen im Magen-Darm-Bereich, Erkrankungen des Stütz- und Bewegungsapparates sowie von Unfällen) (Mengistu 2002).

Die **defizitorientierte Sichtweise**, die den Blick auf das Beschädigte und Pathologische richtet, prägt in dominanter Weise die Migrationsforschung und den Umgang der Professionellen mit Migrantinnen und Migranten. Sie bedarf einer Ergänzung durch eine **salutogenetische Sichtweise**, die den Blick auf die Ressourcen von emigrierenden Menschen lenkt (siehe Kap. 1.4).

Ressourcen sind **Schutzfaktoren bzw. gesundheitsfördernde Kräfte**, die im einzelnen Menschen selbst, in seiner sozialen Umgebung, in der physikalisch-materiellen Umwelt und im gesellschaftlichen Umfeld eines Menschen liegen. Für Migranten ist es wichtig, dass sie für die **Bewältigung** ihrer Lebenssituation flexible Bewältigungsstrategien und Vertrauen in die Wirksamkeit des eigenen Handelns entwickeln (Razum und Geiger 2003). Das Faktum der Migration lässt auf **personale Ressourcen** schließen, wie aktiver und selbstbestimmter Lebensstil, Selbstwirksamkeit, Optimismus oder interne Kontrollorientierung. Die Familie und die ethnische Eigengruppe können als **soziale Ressourcen** betrachtet werden, die als protektive Kräfte gegen eine gesundheitliche Beeinträchtigung schützen (Weiss 2003). Ein Zitat aus einer Studie bei jugendlichen Drogenkonsumenten, die aus Italien in die Schweiz emigrierten, illustriert die Bedeutung der Familie als soziale Ressource (Domenig 2001, S. 111–112):

„Es gibt Vater und Mutter und das sind ja im Prinzip meine Wurzeln. Jetzt in meinem Fall ist es so, dass ich merke, dass dies das Einzige ist, das ich immer hatte, das immer da war, trotz meiner turbulenten Vergangenheit. Und ich denke, jetzt merke ich, dass es wichtig ist, dass ich sie überhaupt habe. Ich hatte schon unzählige Auseinandersetzungen mit ihnen, aber sie sind immer noch da. Das gibt mir in einem gewissen Sinne einen Halt."

Ein weiteres Zitat aus dieser Studie verweist auf den ambivalenten Charakter, den starke soziale Bindungen an die Herkunftsgruppe für einen Migranten haben können:

„Es (die Familienunterstützung) hat beide Seiten. Die eine ist die, dass du weißt, du kannst immer zurück, du kannst Mist bauen, doch du kannst zurück. Das ist einerseits gut, andererseits kann es auch hinderlich sein, wenn du eine Änderung durchziehen willst. Denn es ist so einfach, nicht einfach, aber es vereinfacht es, so wie eine Abhängigkeit: Du weißt genau, die helfen dir auf Gedeih und Verderben" (Domenig 2001, S. 115).

Familie und ethnische Eigengruppe können Halt und Geborgenheit bieten einerseits, andererseits können sie Prozesse der persönlichen Entwicklung und der Integration in das Einwanderungsland blockieren.

5.5.3 Probleme und Barrieren beim Zugang zum Gesundheitssystem

Migranten nutzen das System gesundheitlicher und psychosozialer Versorgung in der Regel weniger als die einheimische Bevölkerung. Die mangelnde bzw. unangemessene Inanspruchnahme solcher Leistungen hat unterschiedliche Gründe. Es können Barrieren sein, die den Zugang verhindern oder die Kommunikation im Falle einer Kontaktnahme erschweren.

Ungenügende Information über bestehende Angebote

Migrantinnen und Migranten kommen häufig aus Ländern, in denen das System gesundheitlicher Versorgung nicht so ausdifferenziert wie in Deutschland ist. Erfahrungen von Migranten, die in ländlichen Regionen aufgewachsen sind, werden geprägt durch fehlende Krankenversicherung, geringe Ärztedichte, z.T. Eigenversorgung der Patienten im Krankenhaus (Eberding und v. Schlippe 2001). Das heißt: Sie bringen oft kein Wissen und keine Erfahrungen mit, auf die sie im Bedarfsfall zurückgreifen können. Dieses Nichtwissen kann sich auch in überhöhten Erwartungen an die Leistungsfähigkeit des Gesundheitssystems des Einwanderungslandes äußern. **Wissensdefizite** können längere Zeit andauern, wenn keine gezielten Maßnahmen in Richtung einer **interkulturellen Öffnung** der Dienste erfolgen, z.B. in Form von **Informationsmaterialien in der Muttersprache** der jeweiligen Zielgruppe. Die trans- bzw. interkulturelle Öffnung medizinischer und psychosozialer Institutionen kann nur gelingen, wenn gleichzeitig gesamtgesellschaftliche Anstrengungen erfolgen, Migranten zu integrieren und sozial zu akzeptieren.

Sprach- und Verständigungsprobleme

Eine Barriere im Zugang zu den bestehenden Angeboten liegt in den oft **nicht vorhandenen Sprachkenntnissen** von Migranten (Domenig 2001). Selbst wenn eine rudimentäre Sprachkompetenz gegeben ist, reicht sie in vielen Fällen nicht aus, um die komplexen Zusammenhänge im Bereich Gesundheit und Krankheit ausreichend differenziert beschreiben und verstehen zu können. Sprachbarrieren erschweren insbesondere die Annahme von **psychosozialen und präventiven Angeboten**, die nur selten mehrsprachig gemacht werden. Weiter können kulturell geprägte Schamgefühle und der kulturell unterschiedliche Stellenwert der nonverbalen Sprache die Kommunikation belasten. **Dolmetscherdienste** in Krankenhäusern und Arztpraxen sind eine mögliche Antwort auf Sprachbarrieren der Klienten, sie sind jedoch nicht der Regelfall.

Interaktionsprobleme zwischen ärztlicher Fachperson und Patienten mit einem Migrationshintergrund können dazu führen, dass wichtige Informationen verloren gehen, ein Übermaß an Diagnostik und medikamentöser Therapie zum Einsatz gelangt, verstärkt Non-compliance auftritt und bestehende negative Einstellungen gegenüber dem Medizinsystem bei Migranten verstärkt werden.

Kulturell geprägte Gesundheits- und Krankheitskonzepte

Menschen haben unterschiedliche Vorstellungen über Gesundheit und Krankheit, die in starkem Maße ihre Wahrnehmungen (z.B. Symptomwahrnehmung und -interpretation), Einstellungen und ihr Verhalten prägen. Diese **subjektiven Gesundheits- und Krankheitskonzepte** sind abhängig vom sozialen, kulturellen und religiösen Hintergrund (Faltermeier 2001). Die Institutionen der medizinischen und psychosozialen Versorgung sind Orte, an denen diese Alltagsvorstellungen der Klienten mit dem professionellen Wissen zusammentreffen. Ein kultureller Einfluss kann sich in Form unterschiedlicher ätiologischer Konzepte ausdrücken. Häufig werden Krankheiten in anderen kulturellen Kontexten als Ergebnis des Eindringens äußerer Kräfte (z.B. Dämonen, böser Blick) verstanden (Gün 2003). **Ursachenattributionen** sind nicht nur bedeutsam für die Erklärung und Deutung einer Krankheit, sondern vor allem im Hinblick auf mögliche Verhaltenskonsequenzen. Es ist evident, dass eine verhaltensassoziierte Krankheit, wie z.B. eine Herzkreislauferkrankung, die extern attribuiert wird (z.B. „böser Blick") nicht zu den möglichen und nötigen präventiven und rehabilitativen Verhaltensänderungen führt (Haisch 1995).

Eine weitere kulturell geformte Phase ist diejenige der **Symptomwahrnehmung** und -interpretation. So beschreiben Patienten aus dem türkisch-islamischen Kulturkreis ihre Beschwerden ganzheitlich und unspezifisch, ohne sie somatisch lokalisieren zu können. Oft werden bei der **Symptompräsentation** Organchiffren verwendet, die nur auf dem Hintergrund ihrer kulturellen Bedeutung verstanden werden können (z.B. „Ich habe meinen Kopf erkältet" als Code für „Ich befürchte, verrückt geworden zu sein" oder „Mein Herz wurde eng" als Bild für Heimweh und nicht als Symptom einer organischen Herzkrankheit, Gün 2003, S. 37). Dies bedeutet: In der Interaktion zwischen ärztlicher Fachperson und Patient mit einem Migrationshintergrund muss neben der sprachlichen Verständigung auch eine **kulturelle Übersetzung** der präsentierten Symptome geleistet werden.

5.5.4 Prävention und Gesundheitsförderung bei Migranten: Ansatzpunkte

Das Aufzeigen von präventiven und gesundheitsfördernden Maßnahmen bei Migranten ist Gegenstand des letzten Kapitels.

Primär-, Sekundär- und Tertiärprävention

Eine auf Caplan (1964) zurückgehende Differenzierung unterscheidet zwischen primärer, sekundärer und tertiärer Prävention. Es ist eine Einteilung nach dem Zeitpunkt der Maßnahmen und enthält eine Rangfolge der Wünschbarkeit des Erfolgs (siehe Kap. 1.3).

Ein Beispiel für **Primärprävention** ist Suchtprävention durch Stärkung der Persönlichkeit und Vermittlung von sozialen Kompetenzen bei jugendlichen Spätaussiedlern (Körber 2003).

Von der **sekundärpräventiven** Maßnahme Früherkennung werden bessere Behandlungs- und Heilungschancen erwartet. Ein Beispiel hierfür sind an Migrationsfamilien gerichtete Informationen, Früherkennungsmaßnahmen beispielsweise für Kinder angemessen wahrzunehmen.

Unter **Tertiärprävention** fallen Maßnahmen der Rehabilitation und sozialen Wiedereingliederung. Beispiel: Maßnahmen der medizinischen und sozialen Wiedereingliederung nach Krankheit für Migranten.

Von der Prävention zur Gesundheitsförderung

Der Begriff Prävention ist in seinem Wortsinne immer auf potentielle Störungen und Defizite ausgerichtet. Neuere Ansätze der Weltgesundheitsorganisation (WHO) betonen unter dem Begriff **Gesundheitsförderung** in Übereinstimmung mit einer salutogenetischen Perspektive die Bedeutung gesundheitsförderlicher Lebenswelten und Verhaltensweisen für die menschliche Gesundheit (siehe Kap. 1.4). Prägnant wurde dieser Ansatz in der Ottawa-Charta der WHO (Hildebrandt und Trojan 1987) formuliert:

„Gesundheitsförderung zielt auf einen Prozess, allen Menschen ein höheres Maß an Selbstbestimmung über ihre Gesundheit zu ermöglichen und sie damit zur Stärkung ihrer Gesundheit zu befähigen [...]. Gesundheit steht für ein positives Konzept, das in gleicher Weise die Bedeutung sozialer und individueller Ressourcen für die Gesundheit betont wie die körperlichen Fähigkeiten. Die Verantwortung für Gesundheitsförderung liegt deshalb nicht nur beim Gesundheitssektor, sondern bei allen Politikbereichen und zielt über die Entwicklung gesünderer Lebensweisen hinaus auf die Förderung von umfassendem Wohlbefinden hin."

Zentral ist in dieser Definition die Befähigung von Menschen zur Selbstverantwortung für ihre Gesundheit, die Bedeutung personaler und sozialer Ressourcen sowie die Zuständigkeit aller Politikbereiche. Kurz gesagt: Es geht um die **Verbesserung von sozialen Lebenslagen**, die eine weitgehend störungsfreie Entwicklung des einzelnen Menschen erst ermöglichen.

Maßnahmen der Gesundheitsförderung bei Migranten

In einem nächsten Schritt sollen konkrete Ansatzpunkte für gesundheitsfördernde Maßnahmen bei Migranten ausgeführt werden. Bezugsrahmen hierfür ist einerseits die Dimension **„Belastungsabbau** versus **Ressourcenstärkung"** und andererseits die Dimension **„Person-** versus **Strukturorientierung"**. Die erste Dimension bezieht sich auf Inhalte, die zweite auf Zielbereiche von Interventionen. Die individuumszentrierten Maßnahmen können sich auf Migranten oder Fachpersonen im Gesundheitssystem beziehen. Eine Kombination der beiden Dimensionen führt zu einer Vier-Felder-Matrix, mit deren Hilfe gesundheitsfördernde Interventionsansätze bei Migranten klassifiziert werden können (Abb. 1).

Abbau von Belastungen auf der individuellen Ebene (Feld 1)

Mit der Migration sind, wie bereits ausgeführt, oft spezifische Belastungen verknüpft. In einer extremen Form können als Folge traumatischer Erfahrungen im Herkunftsland posttraumatische Störungen auftreten. Für den Bereich der **Traumatherapie** sind zwei Aspekte bedeutsam (Bundesamt für Gesundheit 2002). Zum einen müssen die Angebote differenziert auf die spezifischen Bedürfnisse von Kriegs- und Folteropfern ausgerichtet sein. Zum anderen müssen sie **niederschwellig** sein, um eine leichte Zugänglichkeit zu ermöglichen. Eine besondere Aufmerksamkeit muss den Zielgruppen Frauen, Kinder und Jugendliche gelten.

	Person	Struktur
Belastungsabbau	1	2
Ressourcenstärkung	3	4

Abbildung 1: *Bezugsrahmen für gesundheitsfördernde Maßnahmen*

Abbau von Belastungen auf der strukturellen Ebene (Feld 2)

Die erhöhten gesundheitlichen Belastungen, denen Migranten am Arbeitsplatz ausgesetzt sind, können durch eine entsprechende Gesetzgebung bzw. durch eine konsequente Umsetzung bestehender **Arbeitsschutzmaßnahmen** abgebaut werden.

Im Zentrum stehen muss der Abbau von Barrieren, die den Zugang zum Bereich medizinischer und psychosozialer Versorgung erschweren. Grundsätzlich gilt es, eine Veränderung der Ausrichtung der Dienste weg von einer „Komm"- hin zu einer „Bring"-Struktur anzustreben. Konkret bedeutet dies, dass verstärkt gesundheitsfördernde **Angebote in die Lebenswelt von Migranten** gebracht werden sollten, z.B. in Bildungsstätten für Migranten oder Freizeittreffs. Und schließlich nicht zuletzt muss es darum gehen, **Stigmatisierungs- und Diskriminierungserfahrungen** von Migranten abzubauen durch Gesetzgebung und eine entsprechende Integrationspolitik.

Stärkung von Ressourcen auf der individuellen Ebene (Feld 3)

Zentral ist die **Qualifizierung von Fachpersonen** in Aus-, Fort- und Weiterbildung im Hinblick auf **interkulturelle Kompetenz**. Wichtige Inhalte und Zielbereiche sind: Vermittlung von Wissen über spezifische Gesundheitsgefährdungen von Migranten, Erhöhung der Sensibilität für den kulturellen Bedeutungshintergrund des in der Beratung bzw. der ärztlichen Konsultation Gesagten und die Stärkung der transkulturellen Handlungskompetenz. So empfiehlt Domenig (2001, S. 88–89), dass anstelle eines sog. Nähe-Distanz-Konzeptes für professionelles Handeln im Erstgespräch mit Migranten eher ein „familiäres" Konzept Anwendung finden sollte.

Bei der **Stärkung von Ressourcen** auf Seiten der Migrantinnen und Migranten stehen zwei Aspekte im Vordergrund. Zum einen geht es darum, über muttersprachliche Informationsmaterialien den gesundheitsbezogenen Wissensstand zu verbessern. Wichtige Problembereiche sind Infektionskrankheiten, Sexualität, Schwangerschaft, Geburt, Säuglingsberatung, Sicherheit am Arbeitsplatz (Bundesamt für Gesundheit 2002). Zum anderen sollte die **Eigenverantwortung von Migranten** für ihre Gesundheit gestärkt werden, etwa durch Einbezug in den Behandlungsplan und das Ernst-Nehmen ihres subjektiven Krankheitsverständnisses.

Ein Beispiel aus der Schweiz zur Thematik HIV/Aidsprävention berichtet Burgi (1997). Die Präventionsbotschaften wurden nach einer präzisen Zielgruppenbestimmung an den jeweiligen kulturellen Kontext angepasst, indem sie kulturell akzeptabel formuliert und über Kanäle der jeweiligen ethnischen Gemeinschaft kommuniziert wurden. Ein wichtiges partizipatives Element des Projektes war die Ausbildung und der Einsatz von **Mediatoren**, die der jeweiligen ethnischen Gruppe angehörten.

Stärkung von Ressourcen auf der strukturellen Ebene (Feld 4)

Das zentrale Postulat lautet in diesem Zusammenhang „**Transkulturelle Öffnung** der Dienste". Um dieses Ziel einer inter- oder transkulturellen Öffnung zu erreichen und damit die Ressourcen des medizinischen und psychosozialen Versorgungssystems im Hinblick auf eine migrantengerechte Versorgung zu erhöhen, sind verschiedene Maßnahmen möglich:

- Integration von mehrsprachigen Mitarbeiterinnen und Mitarbeitern (evtl. mit Migrationshintergrund)
- Erleichterter Zugang für ausländische Ärztinnen und Ärzte zum medizinischen Versorgungssystem
- Einführung von **Dolmetscherdiensten**
- Vernetzung der verschiedenen Dienste der gesundheitlichen und psychosozialen Versorgung.

Auf Seiten der Migranten sind Maßnahmen bedeutsam, die auf die **Stärkung sozialer Ressourcen** zielen. Beispiele hierfür sind die Unterstützung bestehender sozialer Netze, z.B. familiärer und verwandtschaftlicher Natur, oder die Förderung der Bildung von Selbsthilfegruppen bzw. -aktivitäten von Migranten.

Die aufgeführten Maßnahmen zur Prävention und Gesundheitsförderung bei Migranten werden nur dann erfolgreich sein können, wenn sie Teil einer **politischen Gesamtstrategie zur Verbesserung der Lebensbedingungen von Migranten** sind.

Prüfungsfragen

1. Welche Merkmale charakterisieren den gegenwärtigen Migrationsprozess? Was sind mögliche Auswirkungen auf das Gesundheitssystem?
2. Was besagt die Grundthese der Lebensereignisforschung?
3. Was sind aus dem Migrationsprozess resultierende spezifische Belastungen?
4. Beschreiben und erläutern Sie die ambivalente Funktion, die soziale Unterstützung durch Familie oder ethnische Eigengruppe für einen Migranten haben kann.
5. Welche Barrieren erschweren für Migranten den Zugang zum System psychosozialer und gesundheitlicher Versorgung?
6. Welche Auswirkungen können Interaktionsprobleme zwischen ärztlicher Fachperson und Patient mit einem Migrationshintergrund haben?
7. Was sind subjektive Krankheitskonzepte? Geben Sie ein Beispiel für ein kulturell geprägtes Krankheitskonzept.
8. Nennen Sie Maßnahmen der Primär-, Sekundär- und Tertiärprävention bei Migranten.
9. Wie lassen sich Ressourcen von Migranten auf der individuellen und der strukturellen Ebene fördern?
10. Was meint das Postulat „Transkulturelle Öffnung der Dienste"? Nennen Sie mögliche Maßnahmen.

Zitierte Literatur

Akgün, L. (2002): Gesundheit zwischen kulturellen Gegebenheiten und kulturellen Patterns. In Th. Hegeman/B. Lenk-Neumann (Hg.): Interkulturelle Beratung. Grundlagen, Anwendungsbereiche und Kontexte in der psychosozialen und gesundheitlichen Versorgung. Berlin: Verlag für Wissenschaft und Bildung, 15–21.

Bundesamt für Gesundheit (2002): Migration und Gesundheit. Strategische Ausrichtung des Bundes 2002–2006. Bern: BAG.

Burgi, D. (1997): Gesundheitsförderung und Prävention bei der ausländischen Bevölkerung in der Schweiz: Schritt für Schritt vorwärts... PRAXIS, 86, 906–910.

Caplan, G. (1964): Principles of Preventive Psychiatry. New York: Basic Books.

Collatz, J. (2001): Kernprobleme des Krankseins in der Migration – Versorgungsstruktur und ethnozentrische Fixiertheit im Gesundheitswesen. In M. David/Th. Borde/H. Kentenich (Hg.): Migration und Gesundheit (3. Auflage). Frankfurt am Main: Mabuse, 33–58.

Domenig, D. (2001): Migration, Drogen, transkulturelle Kompetenz. Bern: Huber.

Eberding, A./v. Schlippe, A. (2001): Konzept der multikulturellen Beratung und Behandlung von Migranten. In P. Marschalck/K.H. Wiedl (Hg.): Migration und Krankheit. Osnabrück: Universitätsverlag Rasch, 261–282.

Faltermaier, T. (2001): Migration und Gesundheit: Fragen und Konzepte aus einer salutogenetischen und gesundheitspsychologischen Perspektive. In P. Marschalck/ K.H. Wiedl (Hg.): Migration und Gesundheit. Osnabrück: Universitätsverlag Rasch, 95–112.

Gün, A.K. (2003): Therapie und Rehabilitation. In: Beauftragte der Bundesregierung für Migration, Flüchtlinge und Integration (Hg.): Gesunde Integration. (Dokumentation der Fachtagung am 20. und 21. Februar 2003 in Berlin) Bonn: Bonner Universitäts-Buchdruckerei, 36–42.

Haisch, J. (1995): Attributionsverändernde Maßnahmen in Psychotherapie und Medizin: Theoretische Begründung, Ansatzpunkte und Erfolg. Zeitschrift für Klinische Psychologie, Psychopathologie und Psychotherapie, 43, 234–248.

Hildebrandt, H./Trojan, A. (Hg.) (1987): Gesündere Städte – Kommunale Gesundheitsförderung. Hamburg: Hein, 10–13.

Holmes, T.H./Rahe, R.H. (1967): The social readjustment rating-scale. Journal of Psychosomatic Research, 11, 211–218.

Körber, J.M. (2003): Prävention mit Migranten. In: Beauftragte der Bundesregierung für Migration, Flüchtlinge und Integration (Hg.): Gesunde Integration (Dokumentation der Fachtagung am 20. und 21. Februar 2003 in Berlin). Bonn: Bonner Universitäts-Buchdruckerei, 32–35.

Mengistu, D. (2002): Public Health für Migranten. In: Th. Hegemann/B. Lenk-Neumann (Hg.): Interkulturelle Beratung. Grundlagen, Anwendungsbereiche und Kontexte in der psychosozialen und gesundheitlichen Ver-

sorgung. Berlin: Verlag für Wissenschaft und Bildung, 89–97.
Razum, O./Geiger, I. (2003): Migranten. In F.W. Schwartz/ B. Badura/R. Busse/R. Leidl/H. Raspe/J. Siegrist/U. Walter (Hg.): Das Public Health Buch. Gesundheit und Gesundheitswesen. München, Jena: Urban und Fischer, 686–692.
Weiss, R. (2003): Macht Migration krank? Eine transdisziplinäre Analyse der Gesundheit von Migrantinnen und Migranten. Zürich: Seismo.

Leseempfehlungen

Borde, T./David, M. (Hg.) (2003): Gut versorgt? Migrantinnen und Migranten im Gesundheits- und Sozialwesen. Frankfurt am Main: Mabuse.
Dettmers, Ch./Albrecht, N.-J/Weiller, C. (Hg.) (2002): Gesundheit, Migration, Krankheit. Bad Honnef: Hippocampus.
Marschalck, P./Wiedl, K.H. (2001): Migration und Krankheit. Osnabrück: Universitätsverlag Rasch.

6. Gesundheitspolitische Umsetzung

6.1 Gesundheitspolitische Umsetzung von Prävention und Gesundheitsförderung

Kai Mosebach, Friedrich Wilhelm Schwartz und Ulla Walter

6.1.1 Gesundheitspolitik in Deutschland

Gesundheitspolitik wandelt sich. Gesundheitspolitischer Wandel ist jedoch eingebettet in historisch gewachsene Gesundheitssysteme. Das deutsche Gesundheitssystem ist geprägt durch die unter Reichskanzler Otto von Bismarck im Jahr 1883 gesetzlich verankerte Krankenversicherung (GKV). Die Geschichte der Krankenversicherung in Deutschland ist seitdem gekennzeichnet als ein „**Kampf um Lebenschancen organisierter Interessengruppen**" (Alber 1992, S. 41).

Bei diesem Kampf ging und geht es nicht nur um materielle Interessen, sondern stets auch um ordnungspolitische Fragen: nämlich wie ein Gesundheits- und Gemeinwesen zu organisieren sei. Solche Vorstellungen verändern sich naturgemäß, gerade auch im Kontext großer politischer Änderungen, sei es im Übergang vom Kaiserreich zur Weimarer Republik oder zur Zeit der Neugründung einer parlamentarischen Demokratie in Deutschland nach der Niederschlagung des Nationalsozialismus (Alber 1992; Stöckel und Walter 2002).

Die Entwicklung und Ausdehnung des deutschen Sozialstaates nach dem Zweiten Weltkrieg bewirkte institutionell eine Erweiterung und Ausdehnung von gesundheitspolitischen **Kompetenzen und Zuständigkeiten** auf **verschiedene Träger** im Rahmen der Gesundheitspolitik. Hierzu zählen neben dem Staat (einschließlich des Öffentlichen Gesundheitsdienstes), die Sozialversicherungen und die professionelle Medizin (Blanke 1994). Die Gesetzliche Krankenversicherung (GKV) blieb aber der wichtigste ordnungspolitische Rahmen, in der Gesundheitspolitik stattfand und sich entwickelte. Es kam zu einer „**Strukturbildung in der Gesundheitspolitik**", in der organisierte Interessen im Rahmen der Selbstverwaltung unter der Aufsicht staatlicher Ministerien und Behörden eine wesentliche Rolle bei der Politikformulierung und -implementierung übernahmen (Döhler und Manow 1997).

Gesundheitsförderung und Prävention gerieten nach dem Missbrauch sozialhygienischen Gedankenguts durch die Nationalsozialisten erst im Verlauf der 70er und 80er Jahre wissenschaftlich und gesundheitspolitisch wieder ins Visier von Politik und den Akteuren des Gesundheitswesens (Walter und Stöckel 2002). Seitdem ist die Gesundheitspolitik einem inhaltlichen Wandel unterworfen, der die Möglichkeit in sich trägt, der deutschen Gesundheitspolitik einen Paradigmenwechsel zu „verordnen".

Gesundheitspolitik als integriertes Konzept

Der Begriff Gesundheitspolitik wird interdisziplinär sehr unterschiedlich verwandt. In der Politikwissenschaft galt lange Zeit die

Überzeugung, dass Gesundheitspolitik sich vor allem durch das Politikfeld konstituiert. Gesundheitspolitik wäre demnach alles das, was die „Gesundheitspolitiker" von Parteien, aber auch Verbänden in dem Politikfeld Gesundheit unternehmen und welche Interessen sie auf welche Weise durchzusetzen gedenken. Traditionell wurde Gesundheitspolitik daher oft mit der sehr stark **kurativmedizinisch ausgerichteten GKV** gleichgesetzt (Döhler und Manow 1997).

Gesundheitspolitik aus einer Public-Health-Sicht intoniert ein wesentlich anderes Stück. Angelehnt an das Verständnis der Weltgesundheitsorganisation (WHO) ist Gesundheit nicht nur die Abwesenheit von Krankheit, sondern ein „Zustand des umfassenden körperlichen, geistigen und sozialen Wohlbefindens". Konsequenterweise wird daher zwischen **Krankenversorgung und Public Health unterschieden** (Schwartz et al. 2003).

Gesundheitspolitik umfasst zum einen alle Maßnahmen der Gesamtheit der organisierten Akteure des Gesundheitssystems, die **Gesundheit von Einzelnen oder von gesellschaftlichen (Teil-)Gruppen erhalten, verbessern oder wiederherstellen**. Hiermit geht Gesundheitspolitik über die Grenzen der GKV hinaus und kann als ressortübergreifende Querschnittsaufgabe verstanden werden. Zum anderen zielt Gesundheitspolitik darauf, die **gesundheitliche Lage der Bevölkerung** durch die Minderung krankheitsbedingter Einschränkungen der Lebensqualität und des vorzeitigen Todes zu verbessern oder zu erhalten. Gesundheitspolitik richtet sich damit auf einer evidenzbasierten Grundlage neu aus, zu der die Public-Health-Community vielfältig beitragen konnte.

Der Begriff Gesundheitspolitik hat hiermit neben einem analytischen auch einen dezidiert normativen Aspekt, der die Bedeutung von Prävention und Gesundheitsförderung für eine zukunftsfähige Politik betont. Aus einer solchen Perspektive lässt sich ein integratives Bild entwickeln, welches sich sowohl zur beschreibenden Analyse der historischen Entwicklung von Gesundheitspolitik als Politikfeld als auch zur Darstellung von Gesundheitspolitik als **normativ gesteuertes Interventionsfeld** eignet (Rosenbrock und Gerlinger 2004).

Phasen der Gesundheitspolitik in Deutschland

Die Entwicklung der Gesundheitspolitik in der Bundesrepublik Deutschland lässt sich in vier Phasen einteilen (Alber 1992). In der ersten Phase, der **Phase der Restauration** (1951–1956), wurden wesentliche Weichenstellungen für die Weiterentwicklung der gesetzlichen Krankenversicherung getroffen. So wurde das sozialpartnerschaftliche Selbstverwaltungsmodell verankert und das Monopol der Kassenärzteschaft bestätigt als auch erweitert.

In der **Phase der gescheiterten Strukturreformen** (1957–1963) wurde in zwei Anläufen unter dem damaligen Gesundheitsminister Blank (CDU) versucht, weitreichende Umstrukturierungen durchzusetzen. So sollte das Leistungsrecht neu geordnet und die Zuzahlung für Patienten eingeführt werden.

In den beiden ersten Phasen der Entwicklung spielte eine präventive oder gar gesundheitsförderliche Gesundheitspolitik praktisch keine Rolle. Dies war zum einen Reaktion auf die nach den Kriegszerstörungen notwendige Restauration des deutschen Gesundheitswesens, mit dem die eher kurativ ausgerichtete medizinische Profession gestärkt wurde. Zum anderen erklärt sich diese Zurückhaltung auch über den menschenverachtenden Missbrauch sozialhygienischer Ideen für die Rassenideologie und Judenvernichtung der nationalsozialistischen Diktatur vermittels des hierfür eigens zentralisierten Öffentlichen Gesundheitsdienstes (ÖGD).

In der dritten Phase der Gesundheitspolitik (1965–1975) wurden der **Ausbau der Versorgungsstrukturen** vorangetrieben und verschiedene Leistungsverbesserungen in der Versorgung eingeführt. Beispiele hierfür sind die Lohnfortzahlung im Krankheitsfall, die nach dem Zweiten Weltkrieg erstmalige Einführung präventiver Maßnahmen wie Vorsorgeuntersuchungen in die GKV und die Umstellung in der Krankenhausfinanzierung. In diesen Zeitraum fällt auch eine beispiellose Ausgabenexpansion, die jedoch nur vor dem Hintergrund des „kurzen Traums immerwährender Prosperität" verständlich wird (Lutz 1989).

Seit 1976 wird eine vierte Phase der Gesundheitspolitik beobachtet, welche vor dem Hintergrund eines stagnierenden Wirtschaftswachstums und steigender Arbeitslosenzahlen vor allem als **Phase der Kostendämpfung** bezeichnet wird. Zentrales Ziel war die Begrenzung der Ausgabenexpansion. Frühe Instrumente waren die Entwicklung der Bedarfsplanung der kassenärztlichen Versorgung, die Einführung einer Negativliste in der Arzneimittelversorgung und die Ausgrenzung von Bagatellarzneimitteln aus dem Leistungskatalog sowie die Einführung von Festbetragsregelungen. Eines der wichtigsten Instrumente stellt(e) die sektorale Budgetierung dar, die schrittweise über alle Leistungsbereiche der Gesetzlichen Krankenversicherung ausgedehnt wurde.

Spätestens seit dem **Gesundheitsstrukturgesetz** (1992) stellt sich freilich die Frage, ob die Entwicklung des deutschen Gesundheitswesens nicht in eine qualitativ neue Phase eingetreten ist. So wurden durch dieses Gesetz zahlreiche Elemente einer solidarischen Wettbewerbsordnung (Kassenwahlfreiheit, Service-Orientierung) eingeführt, welche die Beitragssatzstabilität mit einer stärkeren Effizienzorientierung der Krankenkassen zu verbinden suchten. Zudem wurde mit dem **Gesundheitsreformgesetz** (1988) den Krankenkassen erstmalig im Rahmen der Gesetzlichen Krankenversicherung die Möglichkeit gegeben, primärpräventive und gesundheitsförderliche Maßnahmen auf eigene Initiative zu starten (Eberle 2002).

Die verstärkte Wettbewerbsorientierung der Krankenkassen war nicht immer förderlich für die Ausarbeitung qualitativ hochwertiger und effektiver präventiver und gesundheitsförderlicher Maßnahmen (Kirschner, Radoschewski und Kirschner 1995). Auch ergaben sich nach dem Zweiten Weltkrieg immer wieder Kompetenzstreitigkeiten bzw. Verschiebungen der Aufgabenstellungen zwischen dem ÖGD und den Akteuren der GKV hinsichtlich Prävention und Gesundheitsförderung, in der Regel zu Gunsten der medizinischen Profession (Schmacke 2002). Auf der politischen Agenda steht somit, die solidarische Wettbewerbsordnung mit dem Erfordernis einer stärkeren Orientierung des Gesundheitswesens an Prävention und Gesundheitsförderung in Einklang zu bringen.

Akteure, Steuerungsinstrumente und Interventionsfelder

Idealtypisch lassen sich einem integrierten Verständnis von Gesundheitspolitik vier Interventionsfelder und zugehörige Interventionstypen unterscheiden (s. Abbildung 1, S. 344). Die Zuordnung von gesundheitspolitischen Akteuren zu den unterschiedlichen Interventionsfeldern ist höchst komplex. Auf Grund der historischen Genese des deutschen Gesundheitswesens kommt es notwendigerweise zu Programm- und Kompetenzüberschneidungen zwischen diesen Akteuren. Die Verteilung der Interventionstypen auf die Akteure des Gesundheitswesens ist keineswegs gleichartig, sondern bestimmt sich letztlich aus dem Spannungsverhältnis von gesetzlich zugewiesenem Organisationsauftrag und sich herausgebildeten organisatorischen Eigeninteressen.

Die gesundheitspolitischen Akteure sind daher im deutschen Gesundheitssystem ausgesprochen vielfältig. Grundsätzlich kann man **staatliche Institutionen, öffentlich-rechtliche Körperschaften und freie Träger** unterscheiden. Zudem lassen sich dem politischen System der Bundesrepublik Deutschland gemäß auch drei horizontale Ebenen differenzieren (Bund, Länder, Gemeinden).

Staatliche Institutionen sind auf allen politischen Ebenen (Bund, Länder, Gemeinden) anzutreffen. Sie umfassen sowohl Ministerien als

Zustand/Interventionsfeld			
Gesundheit und Wohlbefinden	Spezifische und unspezifische Gesundheitsrisiken, Befindlichkeitsstörungen	Behandlungsfähige Befunde ohne Symptome	Akute und chronische Erkrankungen, Behinderungen
Interventionstyp			
Gesundheitsförderung	Belastungssenkung und Gesundheitsförderung (Primärprävention)	Früherkennung und Frühbehandlung, Belastungssenkung und Gesundheitsförderung (Sekundärprävention)	Medizinische Behandlungen; medizinische, berufliche und soziale Rehabilitation; Pflege; Belastungssenkung und Gesundheitsförderung (Tertiärprävention)

Abbbildung 1: *Interventionsfelder und Interventionstypen der Gesundheitspolitik*
Quelle: Adaptiert nach Rosenbrock und Gerlinger (2004: 23).

auch nachgeordnete Behörden, wie z.B. die Bundeszentrale für gesundheitliche Aufklärung oder das Robert-Koch-Institut. Entsprechend unterschiedlich sind die Funktionen des Staates im Gesundheitswesen. Zentrale Steuerungsinstrumente sind Gesetze und Verordnungen, welche den Akteuren des Gesundheitswesens im Sinne von Geboten und Verboten Rahmenbedingungen für ihre alltägliche Tätigkeit zuweisen (regulative Politik). Andererseits verfügt der Staat über finanzielle und andere materielle Ressourcen (redistributive Politik) sowie Medien der Information wie Aufklärung, Überzeugung etc. (weiche Politik), mit denen er das Verhalten der Akteure des Gesundheitswesens, einschließlich des Nutzers beeinflussen kann.

Staatliche Instanzen sind bei der Politikimplementierung im Gesundheitswesen zentral auf die (Selbst-)Steuerungsressourcen seiner Akteure angewiesen. Da diese hierdurch ein relativ hohes Blockadepotential politischer Steuerung haben, liegt es im Interesse der (staatlichen) Politik, deren Interessen sowohl bei der Initiierung von Politikprogrammen als auch ihrer Implementierung zu integrieren. Daher spielt prozedurale Politik in einem durch **Selbstverwaltung** geprägten Gesundheitssystem eine besondere Rolle. Dem Wechselspiel von Staat und Gemeinsamem Bundesausschuss, bestehend aus Vertretern der Krankenkassen und der Leistungserbringer, kommt in dieser Hinsicht eine zentrale Bedeutung zu (§§ 91ff. SGB V).

Dieser strenge Verhandlungsmodus (**Korporatismus**) v.a. im Bereich der kurativen Medizin wird zunehmend durch eine stärkere (rhetorisch wie institutionell gefestigte) Patientenorientierung ergänzt. Diese drückt sich beispielsweise in der Institutionalisierung von Patienteninteressen im Rahmen des Gemeinsamen Bundesausschusses aus und der Schaffung der Institution einer Patientenbeauftragten (§§ 140f–h SGB V). Organisatorische Innovationen im Bereich der Präventionspolitik (gesundheitsziele.de, Deutsches Forum Prävention und Gesundheitsförderung) orientieren sich an einem noch breiteren **partizipatorischen Ansatz** (s.u.). Man könnte hier von einem **pluralisierten Korporatismus** sprechen.

Öffentlich-rechtliche Körperschaften und freie Träger auf der kommunalen bzw. lokalen Ebene sind die zentralen Orte, an denen gesundheitspolitische Interventionen (Prävention, Kuration, Rehabilitation, Pflege) stattfinden (ÖGD, Ärzte, Krankenhäuser etc.). Deren Bundesverbände sind in der Regel in den Prozess der Politikformulierung eingebunden, während Landesverbände oftmals die konkreten Bedingungen der Versorgung vor Ort aushandeln, wobei die regulativen Bestimmungen durch den Gesetzgeber vorgegeben werden. Durch die Beteiligung der Akteure des Gesundheitswesens am Gesetzgebungsprozess entsteht ein **legislativer Zirkel,** der solange unproblematisch ist, wie allen Beteiligten ein formal gleiches Anhörungsrecht zugestanden wird. Die öffentlich-rechtlichen Körperschaften ordnen sich zudem den bislang stark ausgeprägten und (bislang) gering integrierten Bereichen der Krankenversorgung (ambulanter Sektor und stationärer Sektor) zu. Hierin drückt sich institutionell ein **Übergewicht der kurativen Medizin** im deutschen Gesundheitswesen aus (Rosenbrock und Gerlinger 2004).

Die Träger und Orte von Gesundheitsförderung sind wesentlich vielfältiger. Neben staatlichen Einrichtungen wie der Bundeszentrale für gesundheitliche Aufklärung (BZgA) gibt es viele örtliche und kommunale Initiativen. Entsprechend dem ‚weichen Konzept' der Gesundheitsförderung **(Salutogenese)** sind Vernetzungsinitiativen und bürgerschaftliches Engagement in diesem Bereich zentral für die Umsetzung von gesundheitsförderlichen Maßnahmen. Die Befähigung zur selbständigen Wahrnehmung individueller und kollektiver Gesundheitsbedürfnisse **(Empowerment)** und die Nutzung und Erhaltung von sozialen Interaktionen als Gesundheitsressourcen **(Sozialkapital)** spielen hier eine zentrale Rolle (Kickbusch 2003).

Der Anteil von Prävention und Gesundheitsförderung an den gesamten Gesundheitsausgaben der Bundesrepublik Deutschland (226,0 Mrd. Euro) betrug im Jahr 2001 lediglich 4,5 %. Dies unterstreicht nachdrücklich die bislang noch geringe Bedeutung von Prävention und Gesundheitsförderung in Deutschland. Ein Vergleich der Träger der Ausgaben für Prävention und Gesundheitsschutz des Jahres 2001 zeigt zudem, dass von den insgesamt 10.084 Mio. Euro mit 3.793 Mio. Euro 37,6 % auf die Gesetzliche Krankenversicherung entfielen. Es folgen Private (2.090 Mio. Euro, 20,7 %), öffentliche Haushalte (1.765 Mio. Euro, 17,5 %) und Arbeitgeber (1.260 Mio. Euro, 12,5 %) (Statistisches Jahrbuch 2003, Tab. 18.15.1 und 18.15.2).

6.1.2 Gesundheitspolitik im Wandel: von der Kranken- zur Gesundheitsversorgung

Öffentlicher Gesundheitsdienst

Der Öffentliche Gesundheitsdienst (ÖGD) ist in der Bundesrepublik Deutschland aus verschiedenen Gründen von wesentlich geringerer Bedeutung als in staatlich organisierten Gesundheitssystemen. Der Öffentliche Gesundheitsdienst wurden im Sinne der Gleichschaltung von den Nationalsozialisten zentralisiert. Nach der Befreiung und der Neugründung der Demokratie in Deutschland verzichtete der Bund vor diesem historischen Hintergrund auf Kompetenzen in diesem Bereich. Erst allmählich wurde in den Bundesländern begonnen, die noch aus der Herrschaft des Nationalsozialismus gültigen gesetzlichen Regelungen grundsätzlich zu ändern. „Die Abstinenz der Legislative bei der Neuregelung des ÖGD über lange Zeit kann durchaus als Ausdruck einer geringen politischen Wertschätzung des ÖGD in den Aufbaujahren der Bundesrepublik gewertet werden" (Gostomzyk 2003, S. 585).

Der Verzicht des Bundes auf seine Kompetenzen im ÖGD und die an der Selbstverwaltung ausgerichtete Rekonstruktion des deutschen Gesundheitswesens nach dem Ende des Zweiten Weltkrieges haben dazu geführt, dass Aufgaben des ÖGD in den Bereich der Selbstverwaltung überführt wurden (Gostomzyk 2003). Erst allmählich – eingebettet in internationale Entwicklungen – wurde dem Öffentlichen Gesundheitsdienst wieder eine größere Bedeutung zugewiesen. Die Aufarbeitung der Verwicklungen des ÖGD in die Herrschaftsstruktur des Nazi-Regimes und eine Auseinandersetzung mit den positiven Vorläufern von Public Health führte zu der Herausbildung von **New Public Health** (Flick 2002).

Die Aufgaben des in Deutschland kommunal verankerten ÖGD (Gesundheitsämter) beziehen sich auf zahlreiche Felder der Primärprävention (Infektionsschutz, Zahnprophylaxe, Umwelthygiene) und der Gesundheitsförderung, aber ebenso auf wissenschaftliche Begutachtungen und Überwachung epidemiologischer Entwicklungen (Gesundheitsberichterstattung). Zudem überwacht der ÖGD Einrichtungen und Berufe des Gesundheitswesens. Aufgrund der gesetzlichen Kompetenzen der Länder ist der Öffentliche Gesundheitsdienst in seiner Aufgabendurchführung und Organisation recht heterogen (Brand, Schmacke und Brand 2003).

Prävention und Gesundheitsförderung in der Gesetzlichen Krankenversicherung (GKV)

Die **Früherkennung von Krankheiten (Sekundärprävention)** ist seit 1971 wesentlicher Bestandteil der vertragsärztlichen Versorgung. Im Gesetz zur Weiterentwicklung des Rechts der gesetzlichen Krankenversicherung (Zweites Krankenversicherungsänderungsgesetz – 2. KVÄG) vom 21.12.1970 regelte die sozialliberale Regierungskoalition erstmals diesen Anspruch von Versicherten auf Maßnahmen zur Früherkennung von Krankheiten (§§ 181–181b Reichsversicherungsordnung [RVO]). Hierzu gehören einerseits **Krebsvorsorgeuntersuchungen für Erwachsene** ab dem 20. (Frauen) bzw. 45. Lebensjahr (Männer). Andererseits werden seitdem bei Kindern (in der Regel bis zur Vollendung des fünfzehnten Lebensjahres) Untersuchungen zur Früherkennung von Krankheiten durchgeführt, die deren körperliche oder geistige Entwicklung in nicht geringfügigem Maße gefährden (§§ 25/26 SGB V).

Nach einer langen „Durststrecke" kam es erst mit dem Gesundheitsreformgesetz (GRG) unter dem für Gesundheit zuständigen Arbeits- und Sozialminister Norbert Blüm (1988) wieder zu einer präventivpolitischen Anstrengung auf Bundesebene. Im neu kodifizierten fünften Sozialgesetzbuch (SGB V) verankerte der Gesetzgeber Leistungen der **Gesundheitsförderung und Krankheitsverhütung (Primärprävention)**. Hiermit wurde den Krankenkassen im Rahmen der GKV ein neuer gesundheitspolitischer Gestaltungsspielraum erschlossen, den einzelne Kassen allerdings bereits vorher auszufüllen begannen (z.B. Modellprojekt im Kreis Mettmann der AOK in den siebziger Jahren, Eberle 2002). Auch die zahnmedizinische Prophylaxe und Krankheitsverhütung (§§ 21/22 SGB V) sowie die Früherkennung von Herz-Kreislauf-, Nierenerkrankungen und Diabetes ab dem 35. Lebensjahr (§ 25 SGB V) wurden durch das GRG in den Leistungskatalog der Gesetzlichen Krankenversicherung aufgenommen.

Die Stärkung und gesetzliche „Anerkennung" der Prävention und Gesundheitsförderung ist kein „Dekret von oben", sondern Ergebnis gesellschaftlicher Auseinandersetzungen. Im Wechselspiel einer erstarkenden Medikalisierungskritik an der kurativ-biomedizinischen Ausrichtung des deutschen Gesundheitswesens und einer Erneuerung und Wiederbelebung der Idee der Gesundheitserziehung, einschließlich wissenschaftlicher Anstrengungen zur Begründung eines breiteren Gesundheitskonzepts (so etwa im Rahmen der „Ottawa-Charta" der Weltgesundheitsorganisation), kam es in der Bundesrepublik Deutschland zu einer Art „Klimawandel" in der Gesundheitspolitik. Im Kontext der Ottawa-Charta wurde Gesundheit als soziale und ökologische Herausforderung „wiederentdeckt" (Walter und Stöckel 2002).

Der § 20 SGB V (Gesundheitsförderung, Krankheitsverhütung) des GRG verpflichtete die Krankenkassen dazu, die Versicherten über Gesundheitsgefährdungen und Verhütung von Krankheiten aufzuklären. Zudem konnten sie bei arbeitsbedingten Gesundheitsgefahren mit den Trägern der gesetzlichen Unfallversicherung zusammenarbeiten und hatten diese bei neuen Erkenntnissen über den Zusammenhang von Erkrankungen und Arbeitsbedingungen zu informieren. Krankenkassen erhielten darüber hinaus die Möglichkeit, in ihren Satzungen Ermessensleistungen zur Erhaltung und Förderung der Gesundheit und zur Krankheitsverhütung vorzusehen und mit anderen Akteuren des Gesundheitswesens zusammenzuarbeiten (v.a. Kassenärztliche Vereinigungen, einzelne erfahrene Ärzte, Gesundheitsämter und Bundeszentrale für gesundheitliche Aufklärung).

Im Gesetz zur Entlastung der Beiträge in der gesetzlichen Krankenversicherung (**Beitragsentlastungsgesetz**) wurden unter dem CSU-Gesundheitsminister Seehofer die Maßnahmen des GRG wieder weitgehend zurückgenommen. „Ab dem 1. Januar 1997 war den Krankenkassen von ihrem gesetzlichen Präventionsauftrag nur noch die Möglichkeit verblieben, im Bereich der betrieblichen Gesundheitsförderung Erkenntnisse über Zusammenhänge zwischen Erkrankungen und Arbeitsbedingungen zu gewinnen [...] und die Träger der gesetzlichen Unfallversicherung, mit denen sie zusammenarbeiten, darüber zu unterrichten." (Eberle 2002, S. 240) Hiermit blieb den Krankenkassen eine eigeninitiative Betätigung in der betrieblichen Gesundheitsförderung und der Primärprävention im Rahmen der GKV verwehrt. Gesundheitsfördernde Leistungen konnten nur noch als Satzungsleistungen angeboten werden, waren aber alleine von den Versicherten zu finanzieren (Deppe 2000, S. 133).

Die ab 1998 in Regierungsverantwortung stehende rot-grüne Regierungskoalition hat mit der Gesundheitsreform 2000 (GKV-Gesundheitsreformgesetz) nach einer dreijährigen Zwangspause wieder primärpräventive Maßnahmen als Regelleistung der Krankenkassen verankert. Über den alten **§ 20 SGB V** hinausgehend bestimmt der neue Paragraph („**Prävention und Selbsthilfe**") nun, dass die Spitzenverbände der Krankenkassen gemeinsam und unter Hinzuziehung von externem Sachverstand prioritäre Handlungsfelder und Kriterien für Leistungen der primären Prävention erarbeiten sollen (SVR 2002, S. 227f.). Dies ist Reflex der vielfach geäußerten wissenschaftlichen Kritik an der unzureichenden qualitätsbezogenen Evaluation von präventiven Maßnahmen, die in Folge des GRG von den Krankenkassen initiiert wurde (Eberle 2002, S. 240).

Im GKV-Gesundheitsreformgesetz wird auch erstmalig rechtlich verankert, dass primärpräventive Maßnahmen der Krankenkassen einen Beitrag zur „Verminderung **sozial bedingter Ungleichheit** von Gesundheitschancen" leisten sollen (§ 20 Abs. 1 SGB V). Hiermit wird die wissenschaftlich schon lange bekannte Tatsache, dass Krankenkassen bei der Umsetzung von präventiven Maßnahmen Probleme haben, sog. Risikogruppen zu erreichen, politisch im Rahmen der GKV anerkannt. Die Krankenkassen sollen daher ihre präventiven Leistungen im Charakter verändern.

Weg von sog. „Komm-Leistungen", welche nur bei individueller Inanspruchnahme aktiviert werden, soll eine stärkere **Zielgruppenorientierung** zu mehr „aktiv zugehenden Leistungen" beispielsweise im Rahmen des Setting-Ansatzes führen (Walter et al. 2003).

Zudem wurden monetäre Zielgrößen für den Anteil von primärpräventiven Maßnahmen und zur Unterstützung von Selbsthilfegruppen aufgestellt (§ 20 Abs. 3/4 SGB V). So sollten für jeden Versicherten im Jahr 2002 2,60 Euro für primärpräventive Maßnahmen und 0,52 Euro pro Versicherten für die Unterstützung und Förderung von Selbsthilfegruppen aufgewandt werden. Tatsächlich wurden jedoch im Jahr 2002 lediglich 1,19 Euro pro Versicherten für präventive Maßnahmen und 0,30 Euro pro Versicherten zur Unterstützung von Selbsthilfegruppen aufgewandt. Offensichtlich ist es den Krankenkassen nicht gelungen, ihre Versicherten zu einer höheren Inanspruchnahme dieser Maßnahmen zu bewegen. Dies liegt auch in unklaren Regelungen über Verpflichtungen zur Zusammenarbeit zahlreicher Akteure des Gesundheitswesens begründet (Wanek, Heinrich und Chavet 2002).

Im GKV-Modernisierungsgesetz (GMG), welches am 01.01.2004 in Kraft trat, ist daher neu geregelt, dass Krankenkassen in ihren Satzungen verschiedene **Bonusregelungen** für gesundheitsbewusstes Verhalten festlegen können (§ 65a SGB V). Dies gilt sowohl für Leistungen der Früherkennung von Krankheiten als auch qualitätsabgesicherten Leistungen der Krankenkasse im Rahmen der Primärprävention. Ebenfalls können Arbeitgeber sowie teilnehmende Versicherte im Rahmen der betrieblichen Gesundheitsförderung Boni von den Krankenkassen erhalten. Mittelfristig werden die Krankenkassen jedoch dazu verpflichtet, dass die Boni für Maßnahmen der Krankheitsfrüherkennung und Primärprävention zu keinen Beitragserhöhungen führen sollen. Die Aufwendungen für diese Maßnahmen müssen aus ihren mittelfristig erhofften **Einsparungen und Effizienzsteigerungen** finanziert werden (§ 65a Abs. 4 SGB V). Erstmals wird damit die Bestimmung der **Wirtschaftlichkeit** (§ 12 SGB V) **mit Prävention verknüpft**.

Prävention und Gesundheitsförderung in weiteren Sozialgesetzbüchern

Neben der zentralen Stellung der Gesetzlichen Krankenversicherung (SGB V) sind bei der Konkretisierung präventiver und gesundheitsförderlicher Maßnahmen noch zahlreiche andere Träger zu nennen. Die präventiven und gesundheitsförderlichen Maßnahmen reichen dabei von präventiven Maßnahmen am Arbeitsmarkt (SGB III) und Arbeitsplatz (SGB VII) sowie Regelungen zur Vermeidung von Frühverrentungen (SGB VI) und zielgruppenorientierten **Ansätzen der Kinder- und Jugendhilfe** (SGB VIII) bis zur präventiven Versorgung, Rehabilitation und Teilhabe behinderter Menschen (SGB IX) sowie Bestimmungen der sozialen **Pflegeversicherung** (SGB XI). Auf diese vielfältigen Ansatzpunkte kann hier nicht näher eingegangen werden (Walter 2003).

6.1.3 Gesundheitsziele und Deutsches Forum Prävention und Gesundheitsförderung

Die Kritik an der institutionellen Zersplitterung von Trägern der Prävention und Gesundheitsförderung in Deutschland entlang zumeist organisatorischer Eigeninteressen veranlasste engagierte Akteure des Gesundheitswesens dazu, über organisatorische Innovationen der **Koordinierung und Trägerschaft** von präventiven und gesundheitsförderlichen Maßnahmen nachzudenken. Zwei große Vernetzungsprojekte sind hier zu nennen, welche die Vorteile der Netzwerksteuerung (konsensuale und sachbezogene Selbststeuerung zahlreicher Akteure) für eine stärkere Präventionsorientierung im deutschen Gesundheitswesen nutzen wollen. Beide Projekte wurden von der rot-grünen Regierungskoalition initiiert: gesundheitsziele.de und das Deutsche Forum Prävention und Gesundheitsförderung.

Priorisierung in Deutschland: gesundheitsziele.de

Seit dem Jahr 2000 – anfangs noch unter der grünen Gesundheitsministerin Andrea Fischer – wird das Projekt gefördert, Ziele der deutschen Gesundheitspolitik im Rahmen eines patientenorientierten Prozesses und partizipatorischen Verfahrens festzulegen.

Gesundheitsziele sind ein international verbreitetes Verfahren, um die Gesundheitspolitik zielgenauer und überprüfbarer zu machen. Zudem sollen sie zu einem effizienteren Einsatz von materiellen wie personellen Ressourcen führen und die rasche und nachhaltige Bearbeitung für dringend erachteter gesundheitlicher Probleme ermöglichen (Busse und Wismar 2002; Wismar und Busse 2002).

Im Rahmen von gesundheitsziele.de arbeiten Vertreter von Leistungserbringern, Krankenkassen, staatlichen Stellen und Patientenverbänden sowie Wissenschaftler aus dem Public-Health-Bereich daran, Gesundheitsziele für Deutschland zu entwickeln. Organisatorisch ist gesundheitsziele.de bei der Gesellschaft für Versicherungswissenschaft und -gestaltung in Köln (GVG) angegliedert (GVG 2002).

Das Verfahren der Definition von Gesundheitszielen erfolgt im Spannungsfeld **wissenschaftlich-epidemiologischer Definition von Gesundheitszielen** (Abbau von Gesundheitsproblemen) und dem **partizipatorischen Verfahren der Zieldefinition**, in dem die politischen Akteure aufgrund von Werte- und Konsensentscheidungen Prioritäten setzen (Priorisierung). Mit der Erarbeitung von Gesundheitszielen werden Steuerungshoffnungen darauf gelegt,

- zu einer besseren gesundheitspolitischen Orientierung zu gelangen, die es ermöglicht, stärker „wichtige" von „weniger wichtigen" Problemen zu trennen,
- zu einer stärkeren Transparenz von Entscheidungen im Bereich der Gesundheitspolitik zu kommen,
- einen gemeinsamen Problemhorizont bei allen gesundheitsrelevanten Akteuren zu entwickeln,
- neue gesundheitspolitische Allianzen zu initiieren,
- mit der Wahrnehmung und Spezifizierung von Gesundheitsproblemen auch das Qualitätsbewusstsein bezüglich der Bearbeitung dieser Gesundheitsprobleme zu stärken,
- durch die Ausrichtung an Gesundheitszielen die Organisationsbarrieren unterschiedlicher gesundheitspolitischer Akteure (Sozialversicherungsträger, staatliche Behörden, Selbsthilfegruppen) in synergetischer und kooperativer Weise zu überwinden und
- für das Gesundheitswesen im Ganzen gesellschaftliche Lernprozesse in Gang zu setzen (GVG 2002, S. 21ff.).

Im Rahmen von gesundheitsziele.de haben sich die Akteure mittlerweile auf einige Gesundheitsziele verständigt, die in Arbeitsgruppen bearbeitet werden (GVG 2003). Zu Gesundheitszielen für Deutschland wurden formuliert:

- Diabetes mellitus Typ 2: Erkrankungsrisiko senken, Erkrankte früh erkennen und behandeln,
- Brustkrebs: Mortalität vermindern, Lebensqualität erhöhen,
- Tabakkonsum reduzieren,
- Gesund aufwachsen: Ernährung, Bewegung, Stressbewältigung,
- Gesundheitliche Kompetenz erhöhen, Patientensouveränität stärken.

Deutsches Forum Prävention und Gesundheitsförderung

Am 11.07.2002 wurde in Berlin das **Deutsche Forum Prävention und Gesundheitsförderung** gegründet. Hervorgegangen aus dem **Runden Tisch** unter der sozialdemokratischen Gesundheitsministerin Ulla Schmidt einigten sich die 41 Gründungsmitglieder, zu denen zahlreiche Verbände, Institutionen, Behörden, Körperschaften und Einrichtungen gehören, auf folgende Ziele (Forum Prävention 2002)[1]. So soll durch die Gründung des Forums

- die gemeinsame Entwicklung und Umsetzung breitenwirksamer Präventionskonzepte vorangetrieben, z.B. in bedeutenden Präventionsbereichen wie Bewegung, Ernährung, psychische Belastungen und Sucht/Drogen,
- die Beteiligung an einer zu schaffenden Kommunikations- und Informationsplattform zur Verbesserung der Transparenz für Anbieter und Nutzer von Präventionsangeboten zugesichert,

---

1 Bis zum 01.02.2004 ist die Zahl der Mitglieder auf 66 angestiegen. Das Forum steht weiteren Interessenten offen.

– eine Verbesserung von Kooperation, Vernetzung und Koordinierung aktiv betrieben und die Grundlagen für den Ausbau einer neuen tragfähigen, auf Dauer angelegten Organisationsstruktur gelegt werden, die in der Lage sein soll, Mittel für Prävention und Gesundheitsförderung zu akquirieren.

Im Gegensatz zu gesundheitsziele.de ist die Agenda des Forums wesentlich breiter, aber bislang auch unspezifischer und weniger konkretisiert. Sie umfasst den Bereich Herz-Kreislauf-Erkrankungen, Prävention im Alter (AG 3) und betriebliche Gesundheitsförderung (AG 2). Der Themenbereich Gesundheitsförderung in Kindergarten und Schule (AG 1) wurde bislang von gesundheitsziele.de bearbeitet. Daher gibt es nunmehr eine enge Kooperation zwischen den beiden Projekten, welche aber noch verbesserungswürdig ist.

Eine besondere Bedeutung kommt der angekündigten Organisationsinnovation zu. Dem Forum soll eine (private) Stiftung angegliedert werden, welche die Finanzierung von koordinierten präventiven und gesundheitsförderlichen Maßnahmen u.a. in Setting-Bereichen sicherstellen soll. Nach Auffassung des Gesundheitsministeriums soll im Rahmen des geplanten **Präventionsgesetzes** die Verteilung der Finanzierungslast zwischen dem Bundesministerium für Gesundheit und Soziale Sicherung, bei dem die Geschäftsstelle des Forums angesiedelt ist, und auch die formale Struktur des Forums erörtert und entschieden werden.[2]

Es ist noch zu früh darüber zu urteilen, ob es dem Deutschen Forum für Prävention und Gesundheitsförderung im Verbund mit gesundheitsziele.de gelingen kann, Prävention und Gesundheitsförderung stärker im deutschen Gesundheitswesen zu verankern. Eine kooperative und problembezogene Zusammenarbeit der beteiligten Akteure ist jedoch eine Grundvoraussetzung für die Erreichung dieses Zieles.

6.1.4 Perspektiven einer zukunftsfähigen Gesundheitspolitik

Aus der politikwissenschaftlichen Theoriebildung ist bekannt, dass institutionalisierte Politik die Gefahr in sich trägt, zu einer institutionellen Sklerose zu führen. Die Eckpunkte einer erfolgreichen institutionellen Reform der deutschen Gesundheitspolitik lassen sich dabei aus internationalen Erfahrungen destillieren (Blanke 2004). Sie bestehen aus folgenden Punkten:

– Organisationsreformen mit dem Ziel **klarer Verantwortlichkeiten**,
– Managementreformen mit dem Ziel der Reduzierung so genannter overheads, d.h. indirekter Kosten, die mit der Leistungserbringung nichts zu tun haben,
– Reform der Versorgungs- und Dienstleistungsstrukturen mit dem Blick auf Synergien durch Kooperation und Zielgenauigkeit einschließlich der **Beseitigung von Falsch- und Überbetreuung**,
– „Choice" beim Klienten/Patienten/Hilfsbedürftigen, d.h. **Auswahl- und Entscheidungsfreiheit**, um vom „Ergebnis her zu steuern" (hier variieren die Instrumente von der direkten monetären Befähigung des Nachfragers – direct payments, voucher – bis zur „Aktivierung" für Koproduktion),
– **Qualitätsorientierung**, die sich stärker um Ergebnisse und Wirkungen sozialpolitischer Interventionen kümmert als die Menge des outputs und die Eigeninteressen bestehender Institutionen,

---

2 Ganz offensichtlich bestehen Auffassungsunterschiede zwischen den beteiligten Akteuren hinsichtlich der Anschubfinanzierung der Stiftung. Während das Bundesministerium für Gesundheit und Soziale Sicherung eine Anschubfinanzierung aus haushaltspolitischen Gründen ablehnt, machen die Spitzenverbände der Krankenkassen diese zur Bedingung, das Forum zu unterstützen.

– schließlich muss damit die Garantie des **gleichen Zugangs** der jeweiligen Klientel zu den sozialpolitischen Leistungen (equity) verbunden sein, die notfalls durch eine Umschichtung öffentlicher Mittel von bislang „zu Unrecht" profitierenden Empfängern zu den „wirklich Bedürftigen" begleitet sein kann.

Da in Institutionen individuelle Akteure handeln, kommt es wohl in besonderer Weise darauf an, einen gemeinsamen Problem- und Lösungshorizont zu entwickeln. Statt staatlicher Steuerung ‚von oben' sollte auf sachorientierte Akteurskonstellationen gezielt werden, welche innovative Lösungsmodelle in einem institutionell segregierten Gesundheitssystem entwickeln können (Bandelow 2003). Vertrauen, reziprokes Handeln und gemeinsame Werteüberzeugungen können zu einem effektiven und effizienten Interorganisationsmanagement beitragen (Scharpf 2000).

Doch auch neuartige Formen der Netzwerksteuerung sind nicht gegen Politikblockaden gefeit. Unter den Bedingungen knapper finanzieller Ressourcen ist auch eine Politikblockade trotz gemeinsamen Problem- und Lösungshorizonts nicht auszuschließen. Die weitere Entwicklung von gesundheitsziele.de und dem Deutschen Forum für Prävention und Gesundheitsförderung wird zeigen, ob es gelingt, den institutionellen Blockaden des deutschen Gesundheitswesens zu entfliehen und einen Paradigmenwechsel in der Gesundheitspolitik einzuleiten oder ob diesen Projekten längerfristig eine ähnliche Zukunft wie der **Konzertierten Aktion im Gesundheitswesen** droht: ihre Auflösung.

Prüfungsfragen

1. Erläutern Sie die beiden Dimensionen von Gesundheitspolitik!
2. Warum sind Prävention und Gesundheitsförderung nach dem Zweiten Weltkrieg so wenig im deutschen Gesundheitswesen verankert?
3. Welche Interventionsfelder und Interventionstypen von Gesundheitspolitik können unterschieden werden?
4. Welche Rolle spielt der Staat im korporatistischen Gesundheitswesen der Bundesrepublik Deutschland?
5. Welche Rolle spielen Krankenkassen bei der Organisation und Finanzierung von Prävention und Gesundheitsförderung in Deutschland?
6. Was sind die Gründe für eine Wiederbelebung der Idee von der „Gesundheitserziehung"?
7. Wie wird versucht, den Krankenkassenwettbewerb mit einer an Zielgruppen orientierten Präventionspolitik zu verbinden? Diskutieren Sie mögliche Entwicklungen!
8. Wie werden *Gesundheitsziele* definiert und welche Vorteile erhofft man sich hiervon?
9. Wie können die institutionelle Vielfalt und die Verhinderung möglicher Politikblockaden miteinander in Einklang gebracht werden?

Zitierte Literatur

Alber, J. (1992): Bundesrepublik Deutschland. In: J. Alber/B. Bernardi-Schenkluhn (Hg.) (1992): Westeuropäische Gesundheitssysteme im Vergleich. Bundesrepublik Deutschland, Schweiz, Frankreich, Italien, Großbritannien. Frankfurt a.M./New York: Campus, 31–176.

Bandelow, N.C. (2003): Chancen einer Gesundheitsreform in einer Verhandlungsdemokratie. In: Aus Politik und Zeitgeschichte B 33/34, 14–20.

Blanke, B. (Hg.) (1994): Krankheit und Gemeinwohl. Gesundheitspolitik zwischen Staat, Sozialversicherung und Medizin. Opladen: Leske + Budrich.

Blanke, B. (2004): Vom Sozialversicherungsstaat zum „sozialen Dienstleistungsstaat". In: T. Hitzel-Cassagnes/Th. Schmidt (Hg.) (2004): Demokratie in Europa und europäische Demokratie. Festschrift für H. Abromeit. Opladen (i.E.).

Brand, H./Schmacke, N./Brand, A. (2003): Der öffentliche Gesundheitsdienst. In: F.W. Schwartz/B. Badura/R. Busse/R. Leidl/H. Raspe/J. Siegrist/U. Walter (Hg.) (2003): Das Public Health Buch. Gesundheit und Gesundheitswesen. München und Jena: Urban & Fischer, 367–375.

Busse, R./Wismar, M. (2002): Health target programmes and health care services – any link? A conceptual and comparative study (part 1). In: Health Policy 59, 209–221.

Deppe, H.U. (2000): Zur sozialen Anatomie des Gesundheitssystems. Neoliberalismus und Gesundheitspolitik in Deutschland. Frankfurt a.M.: Verlag für Akademische Schriften.

Döhler, M./Manow, P. (1997): Strukturbildung von Politikfeldern. Das Beispiel bundesdeutscher Gesundheitspolitik seit den fünfziger Jahren. Opladen: Leske+Budrich.

Eberle, G. (2002): Prävention in der Gesetzlichen Krankenversicherung von 1970 bis heute. In: S. Stöckel/U. Walter (Hg.) (2002): Prävention im 20. Jahrhundert. Historische Grundlagen und aktuelle Entwicklungen in Deutschland. Weinheim und München: Juventa, 237–249.

Flick, U. (Hg.) (2002): Innovation durch New Public Health. Göttingen: Hogrefe.

Forum Prävention (2002): Gemeinsame Erklärung zur Gründung des Deutschen Forums Prävention und Gesundheitsförderung: http://www.bmgs.bund.de/deu/gra/themen/praevention/praevention_index_2280.cfm (Download am: 05.02.2004)

Gostomzyk, J.G. (1998): Versorgungsleistungen des öffentlichen Gesundheitsdienstes (ÖGD). In: K. Hurrelmann/U. Laaser (Hg.) (2003): Handbuch Gesundheitswissenschaften. 3. Auflage. Weinheim, München: Juventa, 581–593.

GVG – Gesellschaft für Versicherungswissenschaft und -gestaltung e.V. (2002): gesundheitsziele.de. Gesundheitsziele für Deutschland: Entwicklung, Ausrichtung, Konzepte. Berlin: Akademische Verlagsgesellschaft Aka.

GVG – Gesellschaft für Versicherungswissenschaft und -gestaltung e.V. (2003): gesundheitsziele.de. Forum zur Entwicklung und Umsetzung von Gesundheitszielen. Verstehen, was sich verbessert. Hg. vom Bundesministerium für Gesundheit und Soziale Sicherung (BMGS). Berlin: BMGS.

Kickbusch, I. (2003): Gesundheitsförderung. In: F.W. Schwartz/B. Badura/R. Busse/R. Leidl/H. Raspe/J. Siegrist/U. Walter (Hg.) (2003): Das Public Health Buch. Gesundheit und Gesundheitswesen. München und Jena: Urban & Fischer, 181–189.

Kirschner, W./Radoschewski, M./Kirschner, R. (1995): § 20 SGB V. Gesundheitsförderung, Krankheitsverhütung. Untersuchung zur Umsetzung durch die Krankenkassen. Sank Augustin: Asgard.

Lutz, Burkhart (1989[1984]): Der kurze Traum immerwährender Prosperität. Eine Neuinterpretation der industriell-kapitalistischen Entwicklung im Europa des 20. Jahrhunderts. Frankfurt a.M./New York: Campus.

Rosenbrock, R./Gerlinger, Th. (2004): Gesundheitspolitik. Eine systematische Einführung. Bern: Huber.

Scharpf, F.W. (2000): Interaktionsformen. Akteurszentrierter Institutionalismus in der Politikforschung. Opladen: Leske+Budrich.

Schmacke, N. (2002): Die Individualisierung der Prävention im Schatten der Medizin. In: S. Stöckel/ U. Walter (Hg.) (2002): Prävention im 20. Jahrhundert. Historische Grundlagen und aktuelle Entwicklungen in Deutschland. Weinheim und München: Juventa, 178–189.

Schwartz, F.W./Badura, B./Busse, R./Leidl, R./Raspe, H./Siegrist, J./Walter, U. (Hg.) (2003): Das Public Health Buch. Gesundheit und Gesundheitswesen. München und Jena: Urban & Fischer.

Stöckel, S./Walter, U. (Hg.) (2002): Prävention im 20. Jahrhundert. Historische Grundlagen und aktuelle Entwicklungen in Deutschland. Weinheim und München: Juventa.

SVR – Sachverständigenrat für die Konzertierte Aktion im Gesundheitswesen (2002): Bedarfsgerechtigkeit und Wirtschaftlichkeit. Band I: Zielbildung, Prävention, Nutzerorientierung und Partizipation. Baden-Baden: Nomos.

Walter, U. (2003a): Wahrnehmung und Umsetzung rechtlicher Bestimmungen zur Prävention in Deutschland. Expertise aus sozialmedizinischer Sicht im Auftrag des Bundesministeriums für Gesundheit und Soziale Sicherung. Hg. vom Bundesministerium für Gesundheit und Soziale Sicherung (BMGS). Bonn: BMGS.

Walter, U./Schwartz, F.W. (2003): Prävention: Institutionen und Strukturen. In: F.W. Schwartz/ B. Badura/R. Busse/R. Leidl/H. Raspe/J. Siegrist/U. Walter (Hg.) (2003): Das Public Health Buch. Gesundheit und Gesundheitswesen. München und Jena: Urban & Fischer, 254–268.

Walter, U./Schwartz, F.W. et al. (2003): Prävention. In: F.W. Schwartz/B. Badura/R. Busse/R. Leidl/H. Raspe/J. Siegrist/U. Walter (Hg.) (2003): Das Public Health Buch. Gesundheit und Gesundheitswesen. München und Jena: Urban & Fischer, 189–214.

Walter, U./Stöckel, S. (2002): Prävention und ihre Gestaltung vom Kaiserreich bis zur Jahrtausendwende. Zusammenfassung und Ausblick, in: S. Stöckel/U. Walter (Hg.) (2002): Prävention im 20. Jahrhundert. Historische Grundlagen und aktuelle Entwicklungen in Deutschland. Weinheim und München: Juventa, 273–299.

Wanek, V./Heinrich, S./Chavet, A. (2002): Gesundheitspolitik zur Verringerung der „sozial bedingten Ungleichheit von Gesundheitschancen". Ansatzpunkte und Notwendigkeiten im Feld der Prävention, in: H.U. Deppe/W. Burkhardt (Hg.) (2002): Solidarische Gesundheitspolitik. Alternativen zu Privatisierung und Zwei-Klassen-Medizin. Hamburg: VSA, 159–170.

Wismar, M./Busse, R. (2002): Outcome-related health targets – political strategies for better health outcomes. A conceptual and comparative study (part 2). In: Health Policy 59, 223–241.

Leseempfehlungen

Bandelow, N.C. (2003): Chancen einer Gesundheitsreform in einer Verhandlungsdemokratie. In: Aus Politik und Zeitgeschichte B 33/34, 14–20.

Rosenbrock, R./Gerlinger, Th. (2004): Gesundheitspolitik. Eine systematische Einführung. Bern: Huber.

Schwartz, F.W./Kickbusch, I./Wismar, M. (2003): Ziele und Strategien der Gesundheitspolitik, in: F.W. Schwartz/B. Badura/R. Busse/R. Leidl/H. Raspe/J. Siegrist/U. Walter (Hg.) (2003): Das Public Health Buch. Gesundheit und Gesundheitswesen. München und Jena: Urban & Fischer, 229–242.

6.2 Präventionspolitik im europäischen Vergleich

Christian Gericke und Reinhard Busse

Die gesundheitspolitische Umsetzung von Prävention und Gesundheitsförderung variiert erheblich zwischen Ländern innerhalb und außerhalb Europas, selbst wenn diese vergleichbare nationale Einkommen und Lebensstandards aufweisen. Dies liegt zum einen an Unterschieden in der **Prävalenz** von Krankheiten und **Risikofaktoren** zwischen einzelnen Ländern und Ländergruppen, die eine dementsprechend andere Schwerpunktsetzung verlangen. Zum anderen sind gerade in der Gesundheitspolitik viele Entscheidungen nur in ihrem **historischen und kulturellen Zusammenhang** zu verstehen und nicht auf die biowissenschaftlich relevanten Fragen wie Epidemiologie und Effektivität der Maßnahmen zurückzuführen. Eine besondere Bedeutung kommt hier den unterschiedlichen Institutionen und Akteuren im Gesundheits- und Sozialwesen und der damit verbundenen Aufgabenteilung im Bereich der Prävention und Gesundheitsförderung zwischen diesen zu. Es gibt einige unterschiedliche Definitionen für Europa. Im folgenden Beitrag werden in erster Linie die Länder der Europäischen Union (EU) einschließlich der Beitrittsstaaten in Mittel- und Osteuropa betrachtet.

Nach einem Überblick über die gegenwärtige rechtliche Grundlage der Präventionspolitik innerhalb der EU folgt ein Vergleich ausgewählter präventionspolitischer Maßnahmen für bedeutende Erkrankungen bzw. Risikofaktoren. Auf der Ebene der **Primärprävention** werden Maßnahmen am Beispiel der Verkehrsunfälle verglichen. Auf der Ebene der **Sekundärprävention** geschieht dies anhand des Zervixkarzinom-Screenings und als Beispiel für die **Tertiärprävention** werden Maßnahmen zur Prävention von Folgeerkrankungen des Diabetes mellitus in mehreren europäischen Ländern verglichen. Das Kapitel schließt mit einem Ausblick auf mögliche Verbesserungen nationaler Präventionsmaßnahmen durch EU-weite Standards und Gesetzgebung ab.

> Präventionspolitik zwischen einzelnen europäischen Ländern variiert erheblich. Unterschiede sind in erster Linie historisch und systembedingt zu verstehen und sind meist nicht epidemiologisch begründet.

6.2.1 Gegenwärtige europäische Präventionspolitik

Der **Artikel 152 des Vertrags über die Europäische Union** und des Vertrags zur Gründung der Europäischen Gemeinschaft (EVG) bildet gegenwärtig die rechtliche Grundlage für die gemeinschaftliche Präventionspolitik. Die Tätigkeit der Gemeinschaft soll dabei die Politik der Mitgliedsstaaten bei der Verbesserung der Gesundheit der Bevölkerung, der

Verhütung von Humankrankheiten, und bei der Beseitigung von Ursachen für die Gefährdung der menschlichen Gesundheit ergänzen. Dies soll insbesondere durch Förderung von Maßnahmen zur Bekämpfung häufiger schwerer Erkrankungen erreicht werden. Daneben werden drogenkonsumbedingte Gesundheitsschäden spezifisch erwähnt. Dem **Europäischen Rat** kommen dabei die folgenden Aufgaben zu:

- Festlegung von Qualitäts- und Sicherheitsstandards für Organe und Substanzen menschlichen Ursprungs,
- Maßnahmen in den Bereichen Veterinärwesen und Pflanzenschutz zum Schutz der Bevölkerung,
- Fördermaßnahmen zum Schutz und der Verbesserung der Gesundheit, jedoch unter **Ausschluss jeglicher Harmonisierung der Rechts- und Verwaltungsvorschriften der Mitgliedstaaten**.

Der Rat kann ferner auf Vorschlag der Europäischen Kommission zu diesen Zwecken Empfehlungen erlassen. Die Verantwortung der Mitgliedstaaten für die **Organisation des Gesundheitswesens** bleibt dabei aber in vollem Umfang gewahrt.

Im Entwurf des Europäischen Konvents eines Vertrags über eine **Verfassung für Europa** (Europäischer Konvent 2003), der am 18. Juli 2003 dem Europäischen Rat unterbreitet wurde, sind zwei Artikel für die Gesundheitsprävention besonders bedeutsam. Dies sind Artikel II-35 zum **Gesundheitsschutz** und Artikel III-179 zum **Gesundheitswesen**. Teil II der Verfassung entspricht der Charta der Grundrechte der EU, wie sie vom Europäischen Parlament, dem Europäischen Rat und der Europäischen Kommission im Dezember 2000 proklamiert wurde. Artikel II-35 spricht jedem Menschen ein Recht auf **Zugang zur Gesundheitsvorsorge und auf ärztliche Versorgung** nach Maßgabe der einzelstaatlichen Rechtsvorschriften und Gepflogenheiten zu. Die Forderung aus Artikel 152 EVG, dass bei allen Maßnahmen der Union ein hohes Gesundheitsschutzniveau sichergestellt sein muss, wird hier wiederholt. Artikel III-179 entspricht mit minimalen Änderungen Artikel 152 EVG.

Die gemeinschaftliche Präventionspolitik in der Europäischen Union beschränkt sich zur Zeit auf die Förderung von Maßnahmen zur Ergänzung nationaler Aktivitäten und zur Festlegung und Sicherung von Mindeststandards für Organe und Substanzen menschlichen Ursprungs und für das Veterinärwesen und den Pflanzenschutz. In der Charta der EU-Grundrechte und im derzeitigen Entwurf für eine europäische Verfassung wird überdies jedem Menschen ein Recht auf Zugang zur Gesundheitsfürsorge und auf ärztliche Versorgung garantiert.

6.2.2 Vergleich nationaler präventionspolitischer Maßnahmen

Zur vergleichenden Betrachtung präventionspolitischer Maßnahmen in Europa werden für ausgewählte Beispiele auf jeder der drei Präventionsebenen **epidemiologische Trends** für den Zeitraum 1970 bis 2002 in Deutschland, im EU-Durchschnitt und in Ländern dargestellt, die für die behandelte Erkrankung wegen ihrer besonderen epidemiologischen Situation oder wegen ihrer Präventionspolitik für die Betrachtung besonders interessant sind. Als epidemiologische Datenbasis liegt allen Beispielen die **European Health for All Database** (HFA-DB) der Weltgesundheitsorganisation/Europa (Version Juni 2003) zugrunde. Die üblichen Limitierungen bei vergleichenden Betrachtungen zwischen Ländern mit unterschiedlichen Datenquellen treffen für diese Untersuchung ebenfalls zu. Da **altersstandardisierte Mortalitätsraten** über Ländergrenzen hinweg noch am ehesten vergleichbar sind, werden für alle Beispiele mit Ausnahme des Diabetes nur diese dargestellt. Zudem liegen für viele Länder und Erkrankungen keine zuverlässigen oder vergleichbaren Daten zu Krankheitsinzidenz oder -prävalenz vor.

Primärprävention

Verkehrsunfälle sind weltweit die häufigste Ursache für einen Unfalltod. Die WHO prognostiziert einen starken Anstieg an Verkehrsunfällen und der damit verbundenen Krankheitslast von zur Zeit neunter Stelle auf Platz drei im Jahr 2020 (World Health Organization 2003). Dies kontrastiert mit der Entwicklung in Industrieländern und den meisten europäischen Ländern in den letzten 30 Jahren, in denen die relative Zahl der Verkehrsunfälle mit tödlichem Ausgang trotz steigender Motorisierung und Verkehrsdichte deutlich rückläufig ist (s. Abb. 1, S. 358). Diese Entwicklung beruht hauptsächlich auf der Implementierung von **verkehrspolitischen Maßnahmen** zur Prävention von Verkehrsunfällen, da die folgenden Hauptfaktoren, die zu Verkehrsunfällen mit Verletzung oder Tod führen, vermeidbar sind (World Health Organization 2003):

- Fahren unter Alkoholeinfluss
- Zu schnelles Fahren
- Nichtbenutzung von Sicherheitsgurten und Kindersitzen
- Schlechter Straßenzustand und Straßenumgebung
- Unsicheres Fahrzeugdesign
- Nicht-Implementierung von Straßensicherheitsstandards.

Die europäischen Länder, in denen Verkehrsunfälle mit Verletzung oder Todesfolge entgegen dem regionalen Trend nicht rückläufig sind, finden sich sämtlich in Südeuropa oder Mittel- und Osteuropa. Während in Deutschland, Österreich, Schweiz, Frankreich, den Benelux- und den skandinavischen Ländern die Todesraten durch Verkehrsunfälle von 30 bis 40/100.000 Einwohner (E) im Jahr 1970 auf unter 10/100.000 E im Jahr 2000 gesunken sind, stagniert die **verkehrsbedingte Mortalität** in Süd- und Osteuropa auf hohem Niveau bei 15 bis 20 Todesfällen/100.000 E/Jahr. Zwischenzeitlich ist sie in Portugal sowie in einigen mittel- und osteuropäischen Ländern sogar deutlich auf ca. 40/100.000 E/Jahr gestiegen. In Griechenland stieg die Zahl der Verkehrstoten seit 1970 von 10 auf ca. 20/100.000 E/Jahr im selben Zeitraum kontinuierlich an (sämtliche Daten aus der International Road Traffic and Accident Database (IRTAD), der Organisation for Economic Co-operation and Development [OECD]) (Bundesanstalt für Straßenwesen und OECD 2003).

Der Anstieg der Verkehrstoten in den betroffenen Ländern liegt in erster Linie an einer **Zunahme der Verkehrsdichte** bei gleichzeitigem **Mangel an ausgleichenden präventionspolitischen Maßnahmen**. Beispielsweise benutzten im Jahr 2000 nur 35 % der ungarischen und 43 % der tschechischen Autofahrer einen Sicherheitsgurt, während in den meisten westeuropäischen Ländern 90–95 % der Autofahrer regelmäßig einen Sicherheitsgurt benutzten (Bundesanstalt für Straßenwesen und OECD 2003).

Während Deutschland in Bezug auf Todesraten in etwa dem EU-Durchschnitt folgt, erzielen einige Länder wie zum Beispiel die Niederlande und Großbritannien mit ihrer Verkehrspolitik deutlich bessere Ergebnisse. Da es noch keine großen Interventionsstudien zur Effektivität von verkehrs- und gesundheitspolitischen Maßnahmen zur Vermeidung von Verkehrsunfällen gibt, sind die Ursachen für diese Unterschiede nicht eindeutig zu belegen. Die konsequente **Implementierung von Tempolimits** und ihre Beachtung aufgrund hoher Geldbußen und häufiger Kontrollen in beiden Ländern könnte eine mögliche Erklärung sein. Für das **Fahren unter Alkoholeinfluss** zeigte in Frankreich kürzlich eine große ökologische Studie, dass dies dort mit Abstand der Hauptfaktor für Verkehrsunfälle mit tödlichem Ausgang war. Während bei Unfällen mit Verletzungen aber ohne Todesfolge im Durchschnitt 9,8 % der Fahrer unter Alkoholeinfluss standen, waren es bei Unfällen mit Todesfolge 31,5 % (Reynaud et al. 2002).

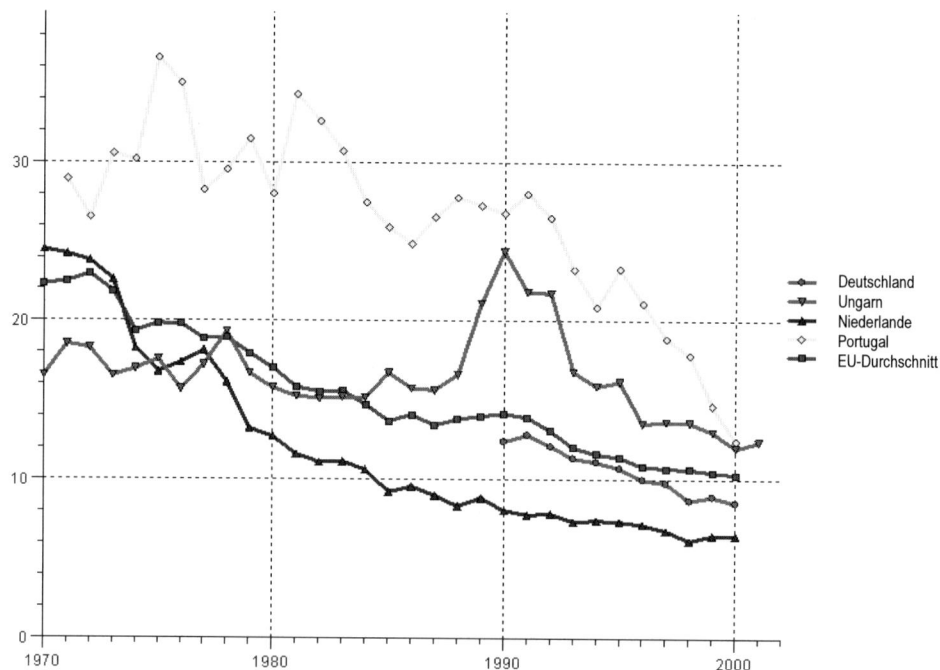

Abbildung 1: *Altersstandardisierte Mortalitätsrate durch Verkehrsunfälle in allen Altersgruppen pro 100.000 Einwohner in ausgewählten europäischen Ländern und im EU-Durchschnitt 1970–2002*
Quelle: Eigene Darstellung anhand von Daten der HFA-DB, WHO/Europa.

Warum Deutschland bei der Anzahl der Verletzungen insgesamt durch Verkehrsunfälle weit über dem EU-Durchschnitt liegt (s. Abb. 2, S. 359), ist nicht eindeutig geklärt. Eine plausible Erklärung ist, dass die weit überdurchschnittliche Zahl an Autobahnunfällen mit Verletzungsfolge durch das Fehlen einer **nationalen Geschwindigkeitsbegrenzung** bedingt ist. Im Jahr 2001 belief sich die Zahl der Autobahnunfälle mit Verletzung in Deutschland auf 31,7/100.000 E. In anderen großen Ländern mit nationalen Tempolimits auf Autobahnen lagen diese Raten deutlich darunter. In Frankreich betrug sie 13,1/100.000 E, in Großbritannien 15,9/100.000 E (eigene Berechnung mit IRTAD-Daten, Bundesanstalt für Straßenwesen und OECD 2003). Obwohl diese Raten nicht für die Verkehrsdichte auf Autobahnen kontrolliert sind, die eine intervenierende Variable darstellen könnte, scheint hier dringender politischer Handlungsbedarf gegeben.

Verletzung und Tod durch Verkehrsunfälle sind größtenteils vermeidbar. Obwohl Deutschland bei den Unfällen mit Todesfolge nahe dem EU-Durchschnitt liegt, liegt es bei der Zahl der Unfälle mit Verletzungen zusammen mit einigen süd- und osteuropäischen Ländern weit über dem EU-Durchschnitt. Präventionsmaßnahmen zur Reduktion von Fahren unter Alkoholeinfluss und die konsequente Implementierung und Kontrolle von Tempolimits auch auf Autobahnen scheinen am ehesten geeignet, diesen Missstand zu verbessern.

Sekundärprävention

Zervixkarzinom ist nach Brustkrebs weltweit die zweithäufigste bösartige Erkrankung bei Frauen (Waggoner 2003; siehe Kap. 3.5). Wie in Abbildung 3 (S. 361) ersichtlich, ist die durch Zervixkarzinom bedingte Mortalität in vielen Ländern Westeuropas und im EU-Durchschnitt seit den 70er Jahren stark rückläufig.

6.2 Präventionspolitik im europäischen Vergleich

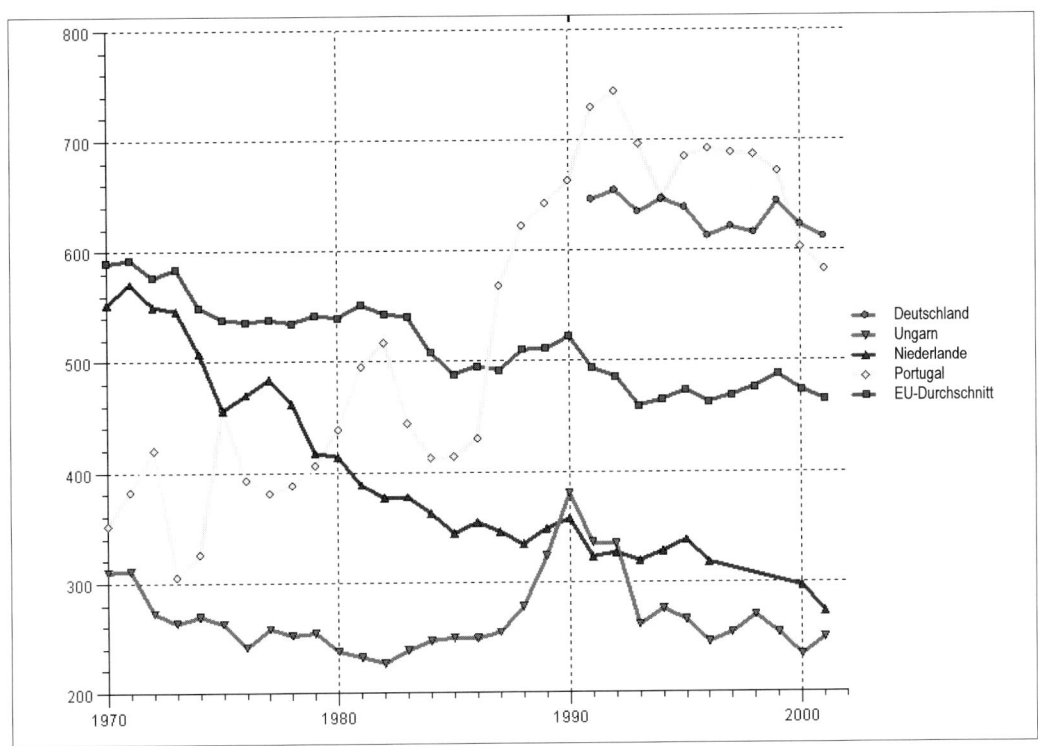

Abbildung 2: *Anzahl der Todesfälle und Verletzungen durch Verkehrsunfälle pro 100.000 Einwohner in ausgewählten europäischen Ländern und im EU-Durchschnitt 1970–2002.*
Quelle: Eigene Darstellung anhand von Daten der HFA-DB, WHO/Europa.

Dieser Rückgang der Mortalität wird vor allem auf die Einführung von Maßnahmen zur Früherkennung der Erkrankung durch Zervixabstrich nach Papanicolaou und anschließende chirurgische Laser-Behandlung der Frühstadien zurückgeführt (Levi et al. 2000). Bekannte Risikofaktoren für die Entstehung von Zervixkarzinomen sind in erster Linie Faktoren, die eine Infektion mit humanen Papillomaviren begünstigen. Dies sind ein früher Beginn sexueller Aktivität, häufig wechselnde Partner und eine Vorerkrankung mit Warzen im Genitalbereich. Aber auch Nikotinabusus und die regelmäßige Einnahme von Immunsuppressiva erhöhen das Krankheitsrisiko (Waggoner 2003).

Beobachtungsstudien zeigen einen deutlichen zeitlichen Zusammenhang zwischen der Einführung von Zervixabstrichen und dem Rückgang der krankheitsspezifischen Mortalität (Levi et al.

2000; Office of National Statistics 2000). Auch wurde in einigen Studien eine signifikante Verbesserung der Programme durch **organisierte Screeningmaßnahmen** mit Patientenregistern und Rückrufsystemen gegenüber opportunistischem, ad-hoc Screening gezeigt (Bos et al. 1998). Allerdings gibt es auch Beispiele für eine Inanspruchnahme von Screening-Tests durch Hochrisikogruppen in opportunistischen Screening-Programmen (Madlensky et al. 2003).

Demgegenüber könnte eine **niedrige Inanspruchnahme** von Zervixabstrichen durch Frauen mit besonders hohem Risiko eventuell auch erklären, warum Deutschland trotz einer hohen durchschnittlichen Screening-Inanspruchnahme von 80 %[1] (van Ballegooijen et

---

1 Geschätzte 3-Jahres-Inanspruchnahme (van Ballegooijen *et al.* 2000).

al. 2000), mit 3,28 altersstandardisierten Todesfällen/100.000 E im Jahr 2000 noch deutlich über dem Durchschnitt aller EU-Länder von 2,57 lag. Ein anderer wichtiger Faktor ist die immer noch deutlich höhere Mortalität in den neuen Ländern. Im Jahr 2000 betrug die altersstandardisierte Mortalität dort 4,4/100.000 E im Vergleich zu 3,1/100.000 E im alten Bundesgebiet[2] (Statistisches Bundesamt und Robert-Koch-Institut 2003). Anfang der 80er Jahre lag die alterstandardisierte **Mortalität in der DDR** allerdings noch bei über 10/100.000 E (Statistisches Bundesamt 1998), so dass sich auch hier die Situation schon erheblich verbessert hat.

In einigen osteuropäischen Ländern, insbesondere in Rumänien, aber auch in Dänemark, liegt die Zervixkarzinom-bedingte Mortalität allerdings noch weitaus höher als in Deutschland. In Dänemark gibt es, wie in Deutschland, kein nationales Screening-Programm. In Osteuropa sind der **Mangel an Kondomen** und die hohe Inzidenz von **Geschlechtskrankheiten** sicher Hauptursachen für die hohe Sterblichkeit (McKee and Zatonski 2003). Der **Zusammenbruch der staatlichen Gesundheitsfürsorge** in ehemals sozialistischen Ländern zu Beginn der 90er Jahre ist aber ebenfalls ein wichtiger Faktor. So wurde für Bulgarien eine deutliche Abnahme der Effektivität des Zervixkarzinom-Screening-Programms im Zeitraum 1975 bis 1996 beschrieben (Kostova and Zlatkov 2000). Die Mortalität in den großen südeuropäischen Ländern wie Portugal, Spanien und Italien hingegen liegt schon seit 1970 deutlich unter dem EU-Durchschnitt. Mögliche Erklärungen hierfür könnten zum einen ein unterschiedliches Sexualverhalten in diesen überwiegend katholischen Ländern zu Beginn der Latenzzeit der Erkrankung der jetzt Verstorbenen sein. Zum anderen begann die **Tabakabusus-Epidemie** in der weiblichen Bevölkerung in diesen Ländern deutlich später als in Mittel- und Nordeuropa (Schiaffino et al. 2003).

---

[2] Altes Bundesgebiet mit Ost-Berlin, neue Länder ohne Ost-Berlin, alte Europastandardisierung.

Die durch Zervixkarzinome verursachte Mortalität ist im EU-Durchschnitt und in Deutschland im letzten Jahrzehnt rückläufig. Allerdings liegt die Mortalitätsrate in Deutschland immer noch leicht über dem EU-Durchschnitt und weit über den Raten in anderen Ländern wie z.B. Italien. Überlegungen, wie gegenwärtige Maßnahmen zum Screening verbessert werden können sind deshalb ebenso nötig, wie die Förderung von Maßnahmen zur Primärprävention der Infektion mit humanen Papilloma-Viren und zur Reduktion des Nikotinabusus bei jungen Frauen.

Tertiärprävention

Der zunehmende Mangel an körperlicher Bewegung bei gleichzeitig hoher Nahrungszufuhr hat seit 1980 zu einer Verdreifachung der Adipositasprävalenz in einigen Regionen Europas wie auch in anderen Regionen der Welt geführt (World Health Organization 2002). Übergewicht und Adipositas führen zu diversen metabolischen Störungen wie arterieller Hypertonie, Cholesterin- und Triglyceridstoffwechselstörungen, sowie zu einer Insulinresistenz. Letztere ist die Ursache des Typ 2 Diabetes mellitus, der – früher auf ältere Erwachsene begrenzt – inzwischen immer häufiger schon bei adipösen Jugendlichen zu beobachten ist (World Health Organization 2002).

In Deutschland ist der **Diabetes mellitus** inzwischen als endemische Volkskrankheit zu bezeichnen, deren Prävalenz auf 5–6 % der Bevölkerung geschätzt wird (Berger und Mühlhauser 2003). Die diabetesbedingten Mortalitätsraten in den letzten drei Jahrzehnten haben sich in verschiedenen europäischen Ländern unterschiedlich entwickelt (Abb. 4, S. 362).

In den meisten mitteleuropäischen Ländern sind die **altersstandardisierten diabetesbedingten Mortalitätsraten** in den letzten Jahrzehnten, in Deutschland auf hohem Niveau, relativ unverändert geblieben und sind im EU-Durchschnitt im Zeitraum 1970 bis 2000 sogar leicht gesunken. In einigen Ländern aber, wie

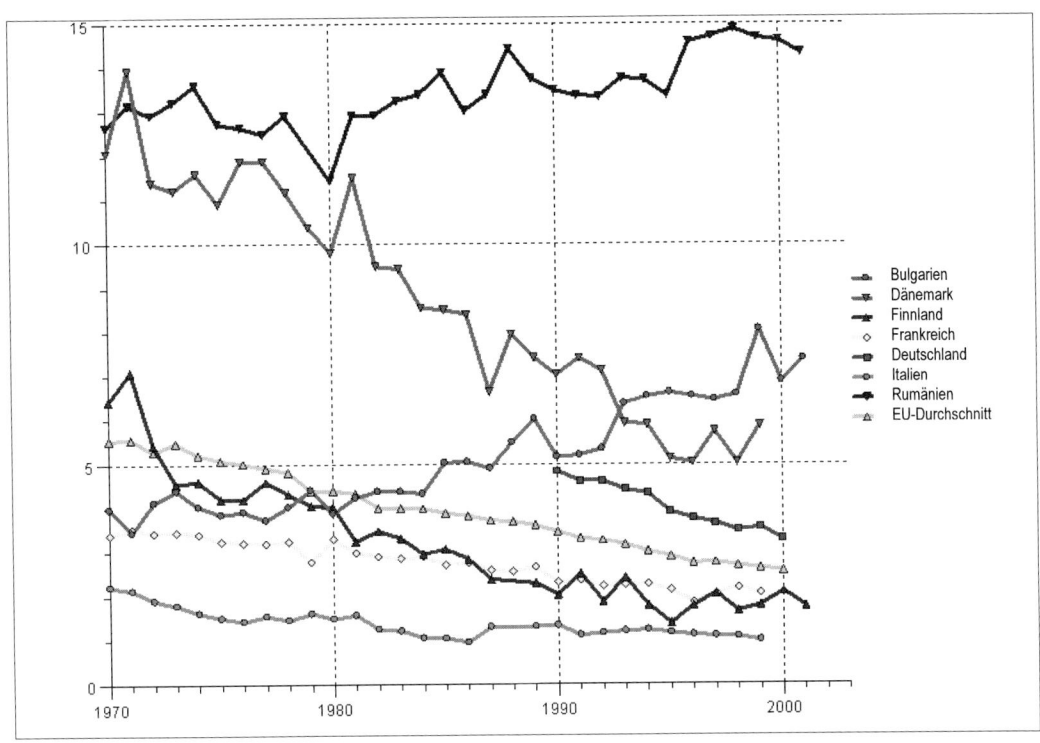

Abbildung 3: *Altersstandardisierte Mortalitätsrate durch Zervixkarzinome in allen Altersgruppen pro 100.000 Einwohner in ausgewählten europäischen Ländern und im EU-Durchschnitt 1970–2002.*
Quelle: Eigene Darstellung anhand von Daten der HFA-DB, WHO/Europa.

in Portugal, der Tschechischen Republik, den baltischen Staaten und besonders ausgeprägt in Israel, ist die diabetesbedingte Mortalität in diesem Zeitraum deutlich angestiegen. Portugal und Israel weisen inzwischen weit höhere Mortalitätsraten auf als Deutschland, Großbritannien oder Spanien. Für Länder mit Angaben zur Inzidenz des Diabetes wie Frankreich, die drei baltischen Länder und die Tschechische Republik ist ein deutlicher und kontinuierlicher Anstieg der Neuerkrankungen im letzten Jahrzehnt zu beobachten, während in Deutschland die Zahl der Neuerkrankungen in diesem Zeitraum recht stabil blieb (Abb. 5, S. 363).

Zur Prävention des Diabetes mellitus Typ 2 werden Maßnahmen auf allen drei Präventionsebenen benötigt. In diesem Beitrag beschränken wir uns auf eine Diskussion von ausgewählten Maßnahmen zur Tertiärprävention von Folgeerkrankungen des Diabetes mellitus. Diese umfassen u.a. neben einer adäquaten **Blutzucker-Einstellung** und regelmäßigen Kontrollen des **HbA1c**, des **Blutdrucks** und des **Cholesterinspiegels**, **regelmäßige Routineuntersuchungen** der Augen und Füße zur Früherkennung von diabetischer Retinopathie und des diabetischen Fuß-Syndroms (Murphy 2003).

Die EURODIAB IDDM Complications Study verglich die Behandlung von arterieller Hypertonie bei Typ 1 Diabetikern in 16 europäischen Ländern im Zeitraum 1989–1990 (Collado-Mesa et al. 1999). Das Hauptergebnis dieser Studie war eine **massive Unterbehandlung** einer gleichzeitig bestehenden Hypertonie in diesem Patientenkollektiv. Obwohl 24 % der Diabetiker eine behandlungsbedürftige ar-

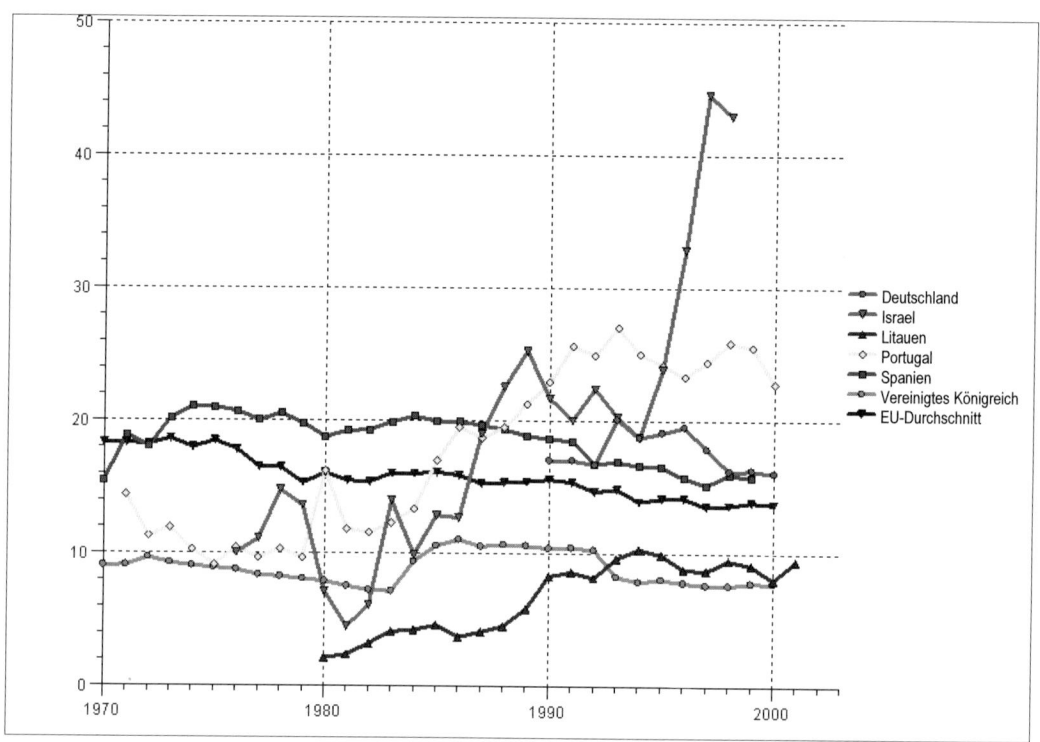

Abbildung 4: *Auf Diabetes mellitus zurückgeführte, altersstandardisierte Mortalitätsraten in allen Altergruppen pro 100.000 Einwohner in ausgewählten europäischen Ländern und im EU-Durchschnitt 1970–2002*
Quelle: Eigene Darstellung anhand von Daten der HFA-DB, WHO/Europa.

terielle Hypertonie hatten, erhielten nur 42,2 % von diesen eine antihypertensive Therapie. Bei nur 11,3 % der Diabetiker mit Hypertonie war der arterielle Blutdruck mit der verschriebenen Therapie adäquat kontrolliert. Die Unterschiede in der Behandlungshäufigkeit zwischen einzelnen Zentren waren bedeutend. In Italien fanden sich sowohl das Zentrum mit der höchsten (80 %) und der niedrigsten Behandlungsrate (12 %). Die zwei deutschen Zentren lagen mit 44 % und 48 % leicht über dem Durchschnitt. Eine vergleichende Analyse auf Länderebene oder ein Vergleich der adäquaten Therapie erfolgte leider nicht.

In einer anderen Studie wurden die Prozessqualität und die Behandlungskosten des Typ 2 Diabetes in Praxen von niedergelassenen Ärzten in sieben europäischen Ländern im Zeitraum 2000 bis 2001 miteinander verglichen (Gandjour et al. 2002). Auch hier war die erreichte Qualität der Behandlung mit einem kombinierten Qualitätsindex (1,0 = Maximum nach europäischen Behandlungsrichtlinien) zwischen 0,40 in den Niederlanden und 0,62 in Großbritannien erschreckend niedrig. Deutschland lag mit einem Qualitätsindex von 0,49 im Mittelfeld, hatte aber mit Indexkosten von 522 Euro pro Fall und Jahr von allen Ländern den höchsten Verbrauch an Ressourcen. In Großbritannien hingegen betrugen die Indexkosten nur 122 Euro/Fall/Jahr. Entscheidend für den Qualitätsvorsprung Großbritanniens in der Tertiärprävention von Folgeerkrankungen des Diabetes dürften die bei Hausärzten weit verbreiteten **elektronischen Patientenregister** für Diabetes mellitus sein, die den Arzt automatisch an regelmäßig nötige Untersuchungen erinnern und die auf den Standards von **evidenzbasierten medizinischen Leitlinien** aufgebaut sind.

6.2 Präventionspolitik im europäischen Vergleich

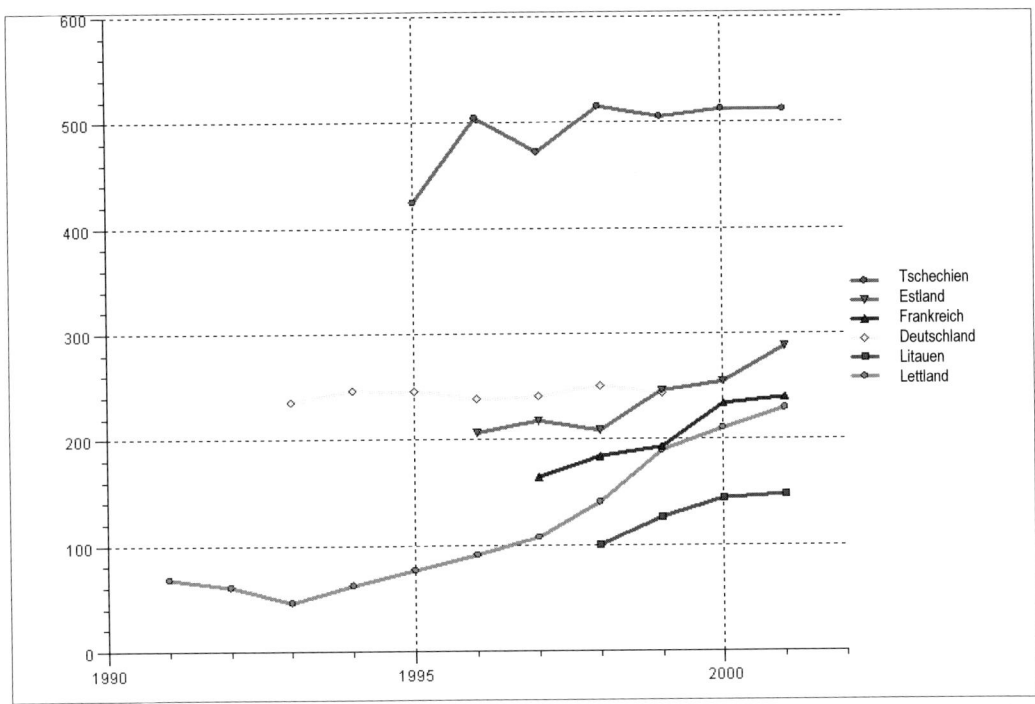

Abbildung 5: *Neuerkrankungen an Diabetes mellitus pro 100.000 Einwohner in ausgewählten europäischen Ländern 1970–2002*
Quelle: Eigene Darstellung anhand von Daten der HFA-DB, WHO/Europa.

Die durch Diabetes bedingte, alterstandardisierte Mortalitätsrate liegt in Deutschland etwas über dem EU-Durchschnitt und ist im letzten Jahrzehnt weitgehend unverändert geblieben. Maßnahmen zur Tertiärprävention von Folgeerkrankungen des Diabetes, die die Hauptursache für eine Beeinträchtigung der Lebensqualität von Diabetikern sind und zudem den Gesundheitssystemen hohe Kosten verursachen, sind in vielen europäischen Ländern unzureichend. Sowohl nationale als auch EU-weite gesundheitspolitische Maßnahmen zur Verbesserung der Qualität der tertiärpräventiven Maßnahmen beim Diabetes sind dringend nötig.

Ausblick

Wie aus den oben dargestellten Beispielen ersichtlich, gibt es schon innerhalb der EU und noch stärker im gesamten europäischen Raum erhebliche Unterschiede in der Krankheitsprävalenz und -mortalität sowie der spezifischen gesundheitspolitischen Maßnahmen zu deren Vermeidung auf allen drei Präventionsebenen. **Konsequent umgesetzte Maßnahmen des Gesetzgebers**, z.B. zur Kontrolle des Fahrens unter Alkoholeinfluss oder mit zu hoher Geschwindigkeit, sind effektive Instrumente der Gesundheitsprävention. Auch Maßnahmen, die in die **Organisation des Gesundheitssystems** eingreifen, wie z.B. die Einführung eines nationalen Screening-Programms oder eines flächendeckenden, automatisierten Diabetiker-Registers, sind nachweislich wirksam und ihr Einfluss ist sogar in den nationalen Mortalitätsstatistiken nachzuvollziehen. Dies ist für den Großteil der kurativen Maßnahmen nicht möglich. Besonders betont werden muss hier, dass alle aufgezeigten Präventionsmaßnahmen sowohl Elemente der **Verhältnisprävention** als auch von **Verhaltensprävention** aufweisen. Dies widerspricht der gängigen Meinung, dass Gesundheitspolitik unfähig ist, das Verhalten der Bürger und Patienten zu ändern. Die Frage stellt sich vielmehr, ob ein Staat willens und fähig ist Maßnahmen zur Gesundheitsprävention und -förderung durchzusetzen, die den Interessen einflussreicher Lobbyisten entgegenstehen. Ein gutes Beispiel hierfür ist die starke Automobilindustrie in Deutschland und das Fehlen eines nationalen Tempolimits auf Autobahnen.

Die gegenwärtige und für die nächste Zeit geplante **EU-Gesetzgebung** beschränkt sich darauf, nationale Maßnahmen zu ergänzen und setzt nur in Randgebieten **Minimalstandards**, die nicht wesentlich zur Gesundheitsförderung beitragen sondern eher dem Schutz vor Gesundheitsschäden dienen. Höhere, EU-weite Standards und Gesetzgebung wären eine Möglichkeit, die Qualität von Präventionsmaßnahmen für häufige Erkrankungen und damit den Gesundheitszustand der Bevölkerung in Europa länderübergreifend zu verbessern. Aber auch weniger formelle gesundheitspolitische Instrumente, wie zum Beispiel europäische medizinische **Behandlungsrichtlinien**, die es zur Zeit nur für einige wenige Krankheitsbilder gibt, sowie deren gezielte Verbreitung und Unterstützung durch nationale Organisationen wären geeignet, die gegenwärtige Situation im Bereich der gemeinschaftlichen Präventionspolitik zu verbessern.

Die Förderung von vergleichender **Versorgungsforschung**, die eine bessere Ausgangsdatenlage und damit erst die Möglichkeit eröffnet, die Effektivität und Effizienz von gesundheitspolitischen Maßnahmen zu beurteilen, ist eine Grundvoraussetzung für eine konsequente und wissenschaftlich nachvollziehbare Systemverbesserung. Dies würde auch eine korrigierende Steuerung von Maßnahmen ermöglichen, die sich als nicht effektiv oder nicht effizient erweisen.

Prüfungsfragen

1. Was regelt die gegenwärtige EU-Gesetzgebung in Bezug auf gesundheitspolitische Präventionsmaßnahmen der Mitgliedstaaten?
2. Welches sind die Hauptursachen für Unterschiede in der Präventionspolitik zwischen europäischen Ländern?
3. Welche verkehrspolitischen Maßnahmen können die Zahl an schweren Verkehrsunfällen mit Verletzung oder tödlichem Ausgang verringern?
4. Was ist die wahrscheinlichste Erklärung dafür, dass die Häufigkeit von Verkehrsunfallbedingten Verletzungen in Deutschland weit über dem EU-Durchschnitt liegt?
5. Warum hat die durch Zervixkarzinome bedingte Mortalität in vielen Ländern Europas in den letzten Jahrzehnten abgenommen?
6. In welcher Ländergruppe Europas hat die Zervixkarzinom-bedingte Mortalität in den letzten 20 Jahren nicht abgenommen und was ist die wahrscheinlichste Erklärung hierfür?
7. Welche Maßnahmen könnten die gegenwärtig in vielen Ländern unzureichende Qualität der Tertiärprävention von Folgeerkrankungen des Diabetes mellitus am ehesten verbessern?
8. Welche Möglichkeiten eröffnet eine über die bestehende EU-Gesetzgebung weiter gehende Präventionspolitik auf Gemeinschaftsebene?
9. Welche anderen Maßnahmen auf Gemeinschaftsebene wären ebenfalls geeignet die aktuelle Gesundheitsprävention in der EU zu verbessern?
10. Welche Rolle spielt die Versorgungsforschung bei der Verbesserung der Präventionspolitik in Europa?

Zitierte Literatur

Berger, M./Mühlhauser, I. (2003): Ernährungs- und Stoffwechselkrankheiten am Beispiel des Krankheitsbildes Diabetes mellitus. In F. W. Schwartz/B. Badura/R. Busse/R. Leidl/H. Raspe/J. Siegrist/U. Walter (Hg.): Public Health. Gesundheit und Gesundheitswesen. München und Jena: Urban & Fischer, 576–591.

Bos, A.B./van Ballegooijen, M./ Gessel-Dabekaussen, A.A./Habbema, J.D. (1998): Organised cervical cancer screening still leads to higher coverage than spontaneous screening in the Netherlands. European Journal of Cancer, 34, 1598–1601.

Bundesanstalt für Straßenwesen und OECD (2003): OECD-International Road Traffic Accident Database (IRTAD). http://www.bast.de/htdocs/fachthemen/irtad/utility/p103.pdf (accessed 24 October 2003): Bundesanstalt für Straßenwesen/ Organisation for Economic Co-operation and Developement (OECD).

Collado-Mesa, F./Colhoun, H.M./Stevens, L.K./Boavida, J./Ferriss, J. B./Karamanos, B./Kempler, P./Michel, G./Roglic, G./Fuller, J. H. (1999): Prevalence and management of hypertension in type 1 diabetes mellitus in Europe: the EURODIAB IDDM Complications Study. Diabet.Med., 16, 41–48.

Europäischer Konvent (2003): Entwurf eines Vertrags für eine Verfassung von Europa. http://european-convention.eu.int/docs/Treaty/cv00850.de03.pdf (accessed 31 October 2003)

Gandjour, A./Kleinschmit, F./Lauterbach, K.W. (2002): European comparison of costs and quality in the prevention of secondary complications in Type 2 diabetes mellitus (2000–2001). Diabet.Med., 19, 594–601.

Kostova, P./Zlatkov, V. (2000): Effectiveness of cervical screening – expectation and reality. Sofiia: Akush Ginekol, 39, 23–24

Levi, F./Lucchini, F./Negri, E./Franceschi, S./la Vecchia, C. (2000): Cervical cancer mortality in young women in Europe: patterns and trends. European Journal of Cancer, 36, 2266–2271.

Madlensky, L./Goel, V./Polzer, J./Ashbury, F. D. (2003): Assessing the evidence for organised cancer screening programmes. European Journal of Cancer, 39, 1648–1653

McKee, M./Zatonski, W. (2003): Public Health in eastern Europe and the former Soviet Union. In R. Beaglehole (Ed.): Global Public Health: a new era. Oxford University Press, Oxford, 87–104.

Murphy, D (2003): Diabetes Prevention and Control: A Public Health Imperative. National Center for Chronic Disease Prevention and Health Promotion and Centers for Disease Control and Prevention (CDC). http://www.cdc.gov/nccdphp/promising_practices/diabetes/index.htm (accessed 27 October 2003).

Office of National Statistics (2000): National Statistics. Health Quarterly Statistics.

Reynaud, M./Le Breton, P./Gilot, B./Vervaille, F./Falissard, B. (2002): Alcohol is the main factor in excess traffic accident fatalities in France. Alcoholism : clinical and experimental research 26, 1833–1839.

Schiaffino, A./Fernandez, E./Borrell, C./Salto, E./Garcia, M./Borras, J.M. (2003): Gender and educational differences in smoking initiation rates in Spain from 1948 to 1992. European Journal of Public Health, 13, 56–60.

Statistisches Bundesamt (1998): Zervixkarzinom. In Statistisches Bundesamt (Hg.): Gesundheitsbericht für Deutschland. Metzler-Poeschel, Stuttgart, 182–185.

Statistisches Bundesamt/Robert-Koch-Institut (2003): Die Gesundheitsberichterstattung des Bundes. http://www.gbe-bund.de

van Ballegooijen, M./van den Akker-van Marle, P.J./Lynge, E./Arbyn, M./Anttila, A./Ronco, G./Dik, J./Habbema, F. (2000): Overview of important cervical cancer screening process values in European Union (EU) countries, and tentative predictions of the corresponding effectiveness and cost-effectiveness. European Journal of Cancer, 36, 2177–2188.

Waggoner, S. E. (2003): Cervical cancer. Lancet, 361, 2217–2225.

World Health Organization (2002):. The World Health Report 2002. Reducing Risks, Promoting Healthy Life. Geneva, WHO.

World Health Organization (2003): Road traffic injuries. Factsheet. http://www.who.int/violence_injury_prevention/unintentional_injuries/road_traffic/en/Traffic %20Factsheet 2.pdf (accessed 24 October 2003).

Leseempfehlungen

World Health Organization (2002): The World Health Report 2002. Reducing Risks, Promoting Healthy Life. Geneva: WHO.

Powles, J. (2002): Public health policy in developed countries. In R. Detels/J. McEwen/R. Beaglehole/H. Tanaka (Eds.): Oxford Textbook of Public Health, Vol. 1, Oxford: Oxford University Press, 263–80.

Abelin, T./Jakubowski, E./Schwefel, D. (2003): Public Health aus globaler und europäischer Sicht. In F.W. Schwartz/ B. Badura/R. Busse/R. Leidl/H. Raspe/J. Siegrist et al. (Eds.): Public Health. Gesundheit und Gesundheitswesen. München und, Jena: Urban & Fischer, 7–20.

6.3 Kosten und Finanzierung von Prävention und Gesundheitsförderung

Evelyn Plamper, Stephanie Stock und Karl W. Lauterbach

In industrialisierten Ländern ist eine Zunahme chronischer Erkrankungen als Folge demografischer Entwicklungen und wohlstandsbedingter Lebensumstände zu verzeichnen. Obwohl bekannt ist, dass Prävention diese Erkrankungen verhindern oder hinauszögern kann, fehlt bis heute ein übergreifendes sozialpolitisches Konzept mit einer gesetzlichen Verankerung für die medizinische Prävention. Es ist bisher nicht gelungen, die Prävention gleichberechtigt neben die Kuration in der Gesetzlichen Krankenversicherung zu stellen. Dies spiegelt sich auch in den Verhältniszahlen der Ausgaben für Prävention allgemein und im Vergleich zu anderen Bereichen wider: Lediglich **4,5 % der Gesundheitsausgaben** werden für Prävention und Gesundheitsschutz ausgegeben (Walter 2003).

Stellenwert und Zuständigkeiten der medizinischen Prävention sollten daher in einem **Präventionsgesetz** neu geordnet werden. Es sollte Präventionsmaßnahmen in allen Sozialversicherungszweigen fördern und Strukturen zur Koordinierung von Einzelmaßnahmen schaffen. Darüber hinaus wird sich in Zeiten knapper Mittel die Prävention in besonderem Maße der Frage stellen müssen, ob durch sie die Gesamtkosten der medizinischen Versorgung sinken oder steigen werden und wenn sie steigen, ob dies in einem vernünftigen Verhältnis zu dem zu erwartenden Nutzen steht. Um diese Fragen zu beantworten, ist die Datenlage in Deutschland noch zu dünn. Um dennoch Entscheidungen treffen zu können, kann die **Kosten-Effektivität** von Präventionsmaßnahmen mit Hilfe von Modellrechnungen abgeschätzt werden, die klinische und epidemiologische Parameter berücksichtigen.

In diesem Kapitel sollen die **gesetzlichen Finanzierungsgrundlagen** von Prävention in Deutschland sowie die **gesundheitsökonomischen Methoden** zur Bewertung der **Kosten-Effektivität** von Präventionsmaßnahmen dargestellt werden.

6.3.1 Finanzierung von Prävention

Gesetzliche Regelungen

Die Finanzierung von Prävention wird in Deutschland überwiegend durch das **Sozialrecht** geregelt (Tabelle 1, S. 368).

Gemäß der Konzeption der sozialen Sicherungssysteme ist es die Aufgabe von Prävention, das **Eintreten eines Versicherungsfalls zu verhindern**. In den verschiedenen Zweigen der Sozialen Sicherungssysteme führt dies zu Ausgaben unterschiedlicher Höhe für Prävention und Gesundheitsschutz (Abb. 1, S. 368).

Maßnahmen der medizinischen Primärprävention werden bisher zu großen Teilen von der **Gesetzlichen Krankenversicherung** und

Tabelle 1: *Die gesetzlichen Regelungen und die Verteilung der Finanzverantwortung auf die Sozialgesetzbücher*

Sozialgesetzbuch	Kostenträger
SGB III Arbeitsförderung	Bundesamt für Arbeit
SGB V § 20 Primäre Prävention	Krankenkassen
SGB V §§ 21–26* Vorsorge / Früherkennung	Krankenkassen
SGB V, VI, IX Selbsthilfe	Krankenkassen, Rentenversicherung
SGB V Zahnprophylaxe	Krankenkassen, Länder
SGB VIII Kinder- und Jugendhilfe	Kinder- u. Jugendhilfe, Länder, Kommunen
SGB VII Unfallversicherung	Unfallversicherung, Betriebe, Arbeitgeber
SGB IX Reha	Bundesamt für Arbeit, Unfallversicherung, Kinder- u. Jugendhilfe, Krankenkassen, Rentenversicherung
SGB VI Rente	Rentenversicherung
SGB XI Pflege	Pflegekassen

* Die Grenzen zwischen Prävention, Früherkennung und Vorsorge sind nicht immer streng zu ziehen, besonders wenn Screening als Teil von Präventionsmaßnahmen durchgeführt wird.
Quelle: Eigene Darstellung

der **Gesetzlichen Unfallversicherung** getragen. Maßnahmen der medizinischen Sekundär- und Tertiärprävention sind dagegen oft von der Kuration nicht klar zu trennen und fallen daher überwiegend in den Bereich der Krankenversicherung, soweit sie nicht die Rehabilitation betreffen. Im Bereich der Rehabilitation werden sie je nach Zuständigkeit von Kranken-, Unfall-, Renten-, Arbeitslosen- oder Sozialversicherung getragen.

Grundsätzlich gilt, dass derjenige **Sozialversicherungsträger** die Präventionsmaßnahme finanzieren soll, der auch das finanzielle Risiko bei Misslingen der Prävention trägt. Sowohl bei der Zuordnung des finanziellen Risikos wie auch des finanziellen Nutzens sind die Verhältnisse jedoch nicht immer klar. Besonders bei Maßnahmen der Primärprävention wird der finanzielle Nutzen häufig erst langfristig erzielt.

Gleichzeitig beeinflussen einzelne Interventionen zahlreiche Outcomes, die unterschiedlichen Sozialversicherungsträgern zugeordnet werden können. Finanzieren beispielsweise Krankenkassen Maßnahmen zur primären medizinischen Prävention, so sinken die Kosten durch einen **geringeren Krankheitsstand** und **vermiedene Frühberentung** auch für Arbeitgeber, Betriebe und die Rentenversicherung. Umgekehrt senken Präventionsmaßnahmen, die von der Unfallversicherung getragen werden, Kosten für die Krankenversicherung aufgrund besserer **Gesundheitskompetenz** (z.B. umsichtiges Verkehrsverhalten der Kinder auch in der Freizeit).

Finanzierung medizinischer Primärprävention

Mit der Neufassung des § 20 SGB V im Jahr 2000 wurden die Finanzierungsmöglichkeiten für medizinische Primärprävention um Leistungen erweitert, die zur Verbesserung des **allgemeinen Gesundheitszustandes**, zur Verminderung von **sozial bedingter Ungleichheit**,

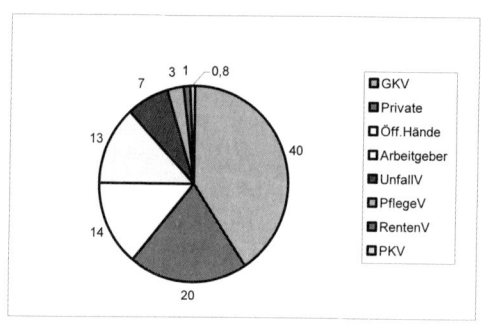

Abbildung 1: *Ausgaben in Prozent der Gesamtausgaben für Prävention und Gesundheitsschutz der jeweiligen Kostenträger*
Quelle: Eigene Darstellung nach Wanek (2003).

zur Stärkung **betrieblicher Gesundheitsförderung** und zur Unterstützung von **Selbsthilfegruppen** beitragen. Die in diesem Rahmen vorgesehenen Maßnahmen konzentrieren sich auf Setting-Ansätze (an der Lebenswelt orientierte Maßnahmen) und individuelle Ansätze zur primären Prävention. Beide Ansätze gehen über die reine Vermeidung versicherter Risiken hinaus, wie sie im Rahmen der Vorsorge (§§ 21-24 SGB V) und Früherkennung (§§ 25, 26 SGB V) bzw. in den präventiven Ansätzen der Rehabilitation verankert sind.

Für die Finanzierung solcher Maßnahmen sollten die Krankenkassen erstmalig im Jahr 2000 für jeden Versicherten einen Betrag von **2,56 Euro** (2003 erhöht auf 2,62 Euro) bereitstellen. Davon sollten im Jahr 2000 **pro Versicherten 0,51 Euro** für die Förderung von Selbsthilfegruppen und -organisationen ausgegeben werden. In den Folgejahren sollen die Beträge entsprechend der prozentualen Veränderung der monatlichen Bezugsgrößen nach § 18 Abs. 1 SGB IV angepasst werden. Damit stand den Gesetzlichen Krankenkassen im Jahr 2000 ein Betrag von ca. 205 Mio. Euro für **Individualförderung** und **Settingmaßnahmen** zur Verfügung (Prümel-Philippsen 2001). Tatsächlich ausgegeben wurde davon durchschnittlich nicht einmal die Hälfte.

Die geplante **Neuordnung der Finanzierung** sollte die anteilige Finanzverantwortung der Sozialversicherungsträger und Settingträger anpassen. Bei Projekten zur primären Prävention ist bereits jetzt häufig eine **Mischfinanzierung** anzutreffen. Im Bereich der nicht betrieblichen Gesundheitsförderung wurden 2001 beispielsweise insgesamt 40,6 % aller Aktivitäten von den Gesetzlichen Krankenkassen alleine getragen, während in 59,4 % Ressourcen von anderen Trägern in gemeinsamen Aktivitäten genutzt wurden (vgl. Abb. 2).

Finanzierung medizinischer Sekundär- und Tertiärprävention

Während den Kassen für Leistungen der Primärprävention ein abgegrenztes Budget zur Verfügung steht, werden Leistungen der medizinischen Sekundär- und Tertiärprävention,

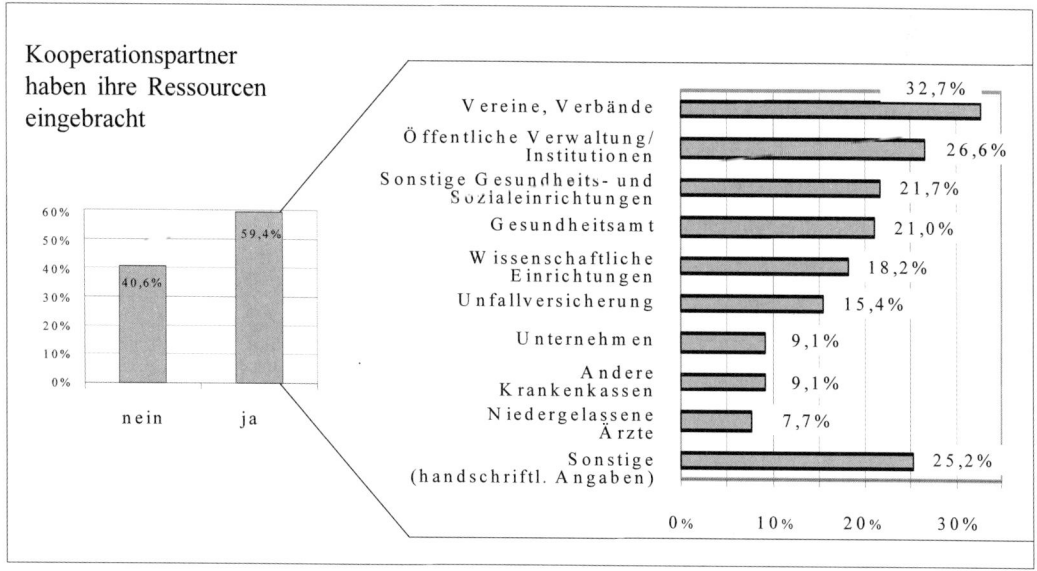

Abbildung 2: *Kooperationspartner der Gesetzlichen Krankenkassen bei Maßnahmen der Primärprävention in nicht betrieblichen Settings (N=143)*
Quelle: Arbeitsgemeinschaft der Spitzenverbände der Krankenkassen, MDS 2002.

mit Ausnahme von Leistungen der Rehabilitation, **nicht gesondert ausgewiesen**. Dies rührt daher, dass einerseits Prävention und Kuration in vielen Fällen nicht klar getrennt werden können und andererseits die Kuration eine präventive Ausrichtung im Sinne einer vermiedenen Verschlechterung hat. Weiterhin können im Rahmen der Sekundärprävention von den **Krankenkassen** auch Leistungen anderer Anbieter übernommen werden, wie z.B. die Schulung des Patienten in Ernährungsfragen. **Unklarheit bei der Zuständigkeit** von Maßnahmen der Sekundärprävention ergeben sich häufig bei der medizinischen Rehabilitation. Hier führt das komplizierte Sozialrecht immer wieder zu Streitigkeiten darüber, welcher Träger welche Leistungen übernehmen sollte. Prinzipiell werden Leistungen zur medizinischen Rehabilitation von der Krankenkasse übernommen, wenn andere **Sozialversicherungsträger** solche Leistungen nicht erbringen. Die **Rentenversicherungsträger** finanzieren Leistungen zur medizinischen Rehabilitation und zur Teilhabe am Arbeitsleben, um ein vorzeitiges Ausscheiden des Versicherten aus dem Erwerbsleben zu vermeiden. Die **Unfallversicherung** finanziert Prävention von Arbeitsunfällen und Berufskrankheiten nach SGB VII §§ 1, 14, 26.

Aufgrund der sich verändernden Bevölkerungsstruktur und Lebensbedingungen in Industrieländern ist eine Zunahme chronischer und degenerativer Erkrankungen zu erwarten. Das Eintreten und Fortschreiten dieser Erkrankungen kann in vielen Fällen durch gezielte Präventionsmaßnahmen hinausgezögert oder verhindert werden. Aufgrund dieser Tatsache sollte Prävention als gleichberechtigte Säule neben die Kuration gestellt werden. Dies erfordert eine Neuordnung der Finanzierung und der Strukturen von Prävention.

6.3.2 Wirksamkeit und Kosten von Prävention

Versichertenbezogene Leistungen sollten auf das individuelle Risiko abgestimmt werden und ebenso wie an der **Lebenswelt orientierte Maßnahmen** nach den Prinzipien Wirksamkeit, Qualität und Wirtschaftlichkeit ausgewählt werden.

Zum **Wirtschaftlichkeitsgebot** der Gesetzlichen Krankenversicherung heißt es in § 12 SGB V: „Leistungen, die nicht notwendig oder unwirtschaftlich sind, können Versicherte nicht beanspruchen, dürfen Leistungserbringer nicht bewirken und die Krankenkassen nicht bewilligen". Grundsätzlich gilt dies auch für Maßnahmen der medizinischen Primär- und Sekundärprävention. Die Bewertung der **Wirksamkeit** von Präventionsmaßnahmen erfolgt nach den Methoden der evidenzbasierten Medizin, die Bewertung der Kosten nach etablierten gesundheitsökonomischen Verfahren (Hannoveraner Konsensusgruppe 2000). Dabei entsprechen die Realbedingungen besonders im Bereich primärer Prävention nicht immer den engen Grenzen evidenzbasierter Medizin, beispielsweise fehlt oft die Möglichkeit zur Bildung randomisierter Kontrollgruppen.

Wirksamkeit von Prävention

Für Präventionsmaßnahmen, die beim Verhalten ansetzen und den Lebensstil beeinflussen sollen, gibt es in der Literatur nur **wenige Wirksamkeitsnachweise** mit hohem Evidenzgrad. Dies trifft insbesondere auch dann zu, wenn wie gefordert, Maßnahmen kombiniert werden (policy mix), die keine klare Zuordnung von Outcomes zu Einzelmaßnahmen erlauben. Dennoch konnte in Cochrane Reviews und Metaanalysen (Lancaster und Stead 2002; Stead und Lancaster 2001) nachgewiesen werden, dass z.B. **Interventionen zur Raucherentwöhnung** hoch effektiv sind und dieser Risikofaktor für das

Erkrankungsrisiko mehrerer chronischer Krankheiten eine Rolle spielt. Entsprechende Studienergebnisse zur Wirksamkeit von Raucherentwöhnungsmaßnahmen sind in Tabelle 2 zusammengestellt.

Schwierigkeiten beim Wirksamkeitsnachweis von Präventionsmaßnahmen ergeben sich bei chronischen Erkrankungen in erster Linie aus der zeitlichen Verzögerung, mit der die erwarteten klinischen Endpunkte, wie z.B. vermiedene Todesfälle, Erblindungen oder Dialysefälle, eintreten, sowie durch die Interaktion von Risikofaktoren, die auf einen klinischen Endpunkt einwirken.

Tabakrauchen spielt beispielsweise eine wichtige Rolle in der Entstehung von über 40 verschiedenen Erkrankungen. Nach Fagerström (2002) ist Rauchen daher weltweit die statistisch wichtigste und zugleich eine vermeidbare Ursache von

- Lungen- und Bronchialkrebs,
- koronarer Herzkrankheit,
- chronisch obstruktiven Atemwegserkrankungen,
- frühkindlichen Entwicklungsstörungen in Folge Rauchens in der Schwangerschaft und
- vorzeitigem Tod.

Für diese genannten Krankheiten und Krankheitsfolgen lässt sich die tabakattributable Mortalitätsrate auf 143.390 Todesfälle pro Jahr in Deutschland beziffern (John und Hanke 2001). Mindestens 1,5 Millionen Jahre Lebenserwartung gehen allein in Deutschland jährlich durch Rauchen verloren (DKFZ 2002).

Kosten von Prävention

Bevor eine **ökonomische Evaluation** einer Präventionsmaßnahme durchgeführt werden kann, müssen neben einer Bewertung der Wirksamkeit die Kosten der Präventionsmaßnahme sowie die Krankheitskosten der zu vermeidenden Erkrankung erhoben werden.

Die Kosten der zu vermeidenden Erkrankung werden i.d.R. mit einer **Krankheitskosten-Studie** berechnet, in die die genannten direkten und indirekten Kosten eingehen.

In die Bewertung der Nettokosten von Präventionsmaßnahmen gehen je nach gewählter Perspektive direkte, indirekte und intangible Kosten ein, welche mit den durch die Prävention zu vermeidenden Krankheiten zusammenhängen (Tabelle 3).

Präventionskosten sind die Ausgaben für Personal und Sachmittel, die für die Präventionsmaßnahmen eingesetzt werden, z.B. Medikamenten- und Impfstoffkosten, Ausgaben für Honorar und Material für Schulungsmaßnahmen, für ärztliche Fortbildung, für Trainerausbildung und Programmentwicklung. Hier spricht man auch von Implementierungskosten.

Tabelle 2: *Metaanalytische Befunde zu Raucherentwöhnungsmaßnahmen*

Interventionsart	Studien	Odds ratio (95 % CI)
Screening Raucherstatus	3	2,0 (0,8–4,8)
Ärztlicher Ratschlag	10	1,3 (1,1–1,6)
Beratung 1–3 Min	19	1,3 (1,01–1,6)
Beratung 1–10 Min	16	1,6 (1,2–2,0)
Beratung >10 Min	55	2,3 (2,0–2,7)
Gruppentherapie	52	1,3 (1,1–1,6)
Einzeltherapie	67	1,7 (1.4–2,0)
Bupropion	4	2,1 (1,5–3,0)
Nikotin-Kaugummi	18	1,5 (1,3–1,8)

Quelle: Eigene Darstellung nach The Tobacco Use and Dependence Clinical Practice Guideline 2000.

Tabelle 3: *Krankheitskosten*

Direkte Kosten	Krankheitskosten wie z.B. direkte Behandlungskosten (ambulant, stationär, Arzneimittel, Fahrtkosten...)
Indirekte Kosten	Indirekte Kosten außerhalb des medizinischen Sektors, wie z.B. Produktionsverluste durch Krankheit, verkürzte Lebenserwartung oder Berufsunfähigkeit
Intangible Effekte	Psychosoziale Kosten, wie z.B. verringerte Lebensqualität / Schmerzen

Quelle: Eigene Darstellung nach Schöffski 2000.

Die **Nettokosten einer Präventionsmaßnahme** ergeben sich aus den Kosten der Präventionsmaßnahme abzüglich der Kosten der vermiedenen Erkrankung (medizinische und nicht-medizinische Folgekosten).

In Abhängigkeit von der gewählten Perspektive (z.B. gesamtgesellschaftlich, Leistungserbringer oder Patientenperspektive) werden unterschiedliche Kosten in die Analyse einbezogen. Für die direkten Kosten der Präventionsmaßnahmen und die vermiedenen Krankheitskosten setzen viele Studien lediglich die nachgewiesenen Kosten an, wie z.B. Kosten für Krankenhausaufenthalte, Arztbesuche oder Arzneimittel. Die indirekten Kosten werden i.d.R. mit dem **Humankapitalansatz** oder dem **Friktionskostenansatz** berechnet (Schnell 2001). Bei beiden wird unterstellt, dass die indirekten Kosten einer Erkrankung dem Verlust an Arbeitskraft entsprechen. Während der Humankapitalansatz diesen auf die Restlebenserwartung bezieht, berücksichtigt der Friktionskostenansatz nur einen definierten Zeitraum. Entsprechend problematisch ist die Berücksichtigung indirekter Kosten von Personen, die nicht im Erwerbsleben stehen. Intangible Effekte werden zur Bewertung von monetär nicht messbaren Effekten wie Schmerzen herangezogen. Sie erlauben Aussagen über die **Wohlbefindensverbesserungen** von Patienten. In Kostenstudien werden sie i.d.R. an Hand von Lebensqualitätswirkungen gemessen.

Praktisches Beispiel für Präventionskosten

Als vereinfachtes Beispiel sollen die Kosten einer Präventionsmaßnahme an Hand einer betrieblichen Influenza-Schutzimpfung vorgestellt werden. Um die Kosten zu bestimmen, wurden Daten von Hausarztpraxen und Krankenkassen erhoben (Kressin und Hallauer 1999). In Tabelle 4 sind die Ergebnisse der Auswertung der Hausarztpraxen dargestellt.

Die durch Influenza verursachten Krankheitskosten pro Patient beliefen sich in dieser Studie auf etwa 264 Euro.

Bei dieser vereinfachten Darstellung sind bei den indirekten Kosten die durch verlorene Lebensjahre, durch vorzeitigen Tod oder durch Frühberentung entstehenden Kosten nicht berücksichtigt. Bei den direkten Kosten wurden nur ambulante ärztliche Leistungen, Medikamente und Krankenhauskosten angesetzt.

Bezüglich der Kosten einer Influenza-Schutzimpfung geben Kressin und Hallauer (1999) direkte Impfkosten von 13 Euro an. In weiteren Berechnungen stellten sie auf dem Boden von Krankenkassendaten vermiedene indirekte Kosten von 46,43 Euro pro Versicherten für den Betrieb fest. Die verhinderten Behandlungskosten blieben dabei unberücksichtigt.

Tabelle 4: *Direkte und indirekte Kosten der Influenza bei 281 Patienten*

Kosten	Anteil in %	Kosten in €
Direkte Kosten		
Ambulante ärztliche Leistungen	9,0	6.618,06
Medikamente GKV-Anteil	5,1	4.750,97
Medikamente Eigenanteil	1,3	
Krankenhauskosten	2,4	1.781,61
Indirekte Kosten		
Produktionsausfall durch Arbeitsunfähigkeit	82,2	61.020,28
Gesamt	100,0	74.233,94

Quelle: In Anlehnung an Kressin und Hallauer 1999.

6.3.3 Ökonomische Evaluation von Prävention

Evaluation ist die Bewertung einer Maßnahme unter den Aspekten von Kosten und Nutzen aus einer gegebenen Perspektive. Bei der Evaluation von Präventionsprojekten ist zu berücksichtigen, dass der **Nutzen von Präventionsprojekten in der Zukunft** liegt und es für viele Fragestellungen der Primär- und Sekundärprävention keine Langzeitstudien mit verlässlicher Qualität gibt. Daher werden Kosten und Nutzen häufig mit Hilfe von Modellen (z.B. **Markov-Modell**) simuliert und mit Hilfe von **Sensitivitätsanalysen** in verschiedenen Szenarien geprüft. Solche Modelle bilden die Wirklichkeit möglichst genau ab und treffen eine definierte Anzahl von Annahmen, die dann zu bestimmten Ergebnissen führen. Um der Tatsache Rechnung zu tragen, dass einem in der Zukunft erzielbaren Nutzen weniger Wert beigemessen wird als einem Nutzen, der in der Gegenwart erreicht werden kann, werden Kosten und Nutzen, die zu unterschiedlichen Zeiten anfallen, vergleichbar gemacht, indem für künftige Kosten und Nutzen ein geringerer Wert ermittelt wird (**Diskontierung**).

Dieser Umstand führt auch dazu, dass viele Präventionsprogramme nach Durchführung einer gesundheitsökonomischen Evaluation weniger effizient sind als erwartet; denn Präventionskosten entstehen heute und bleiben undiskontiert. Der Nutzen liegt aber in der Zukunft und muss durch Diskontierung reduziert werden.

Bei der Erstellung von solchen Modellen und bei der Evaluation präventiver Maßnahmen kommt der **Risikoreduktion** durch die Verminderung von Risikofaktoren eine große Bedeutung zu. Sie stehen häufig in einem statistischen und in der Regel quantitativen Zusammenhang mit dem Auftreten der Zielkrankheit. Steigt oder sinkt ihr Wert, so steigt oder sinkt das Risiko, eine Erkrankung zu entwickeln. Gleichzeitig kommt es zwischen den verschiedenen Risikofaktoren einer Erkrankung zu **Synergieeffekten**, die nur schwer quantifiziert werden können. Besonders in der Genese chronischer Erkrankungen interagieren Risikofaktoren wie Fehlernährung, Bewegungsmangel und Suchtverhalten, Bluthochdruck und Hypercholesterinämie (Liebson und Amsterdam 1999). Aus diesem Grund können Risikoreduktionen von Risikofaktoren durch Interventionen nicht addiert werden. Daher wird die absolute Risikoreduktion durch die Reduktion eines einzelnen Risikofaktors nur selten betrachtet, sondern die verschiedenen Risikofaktoren werden zu einem **Gesamtrisikoprofil** verdichtet, wie z.B. dem PROCAM Score (zur Koronaren Herzkrankheit) (Assmann 2000; Assmann et al. 2002). Dies geschieht auf der Grundlage empirischer Längsschnittuntersuchungen an großen Kollektiven. Entsprechend ist die präventive Intervention nicht mehr auf das Vorhandensein eines einzelnen Risikofaktors abgestimmt, sondern auf eine nachgewiesene Risikoreduktion bei erhöhtem **Risikoprofil**, unabhängig davon, welche Risikofaktoren für die Risikoerhöhung verantwortlich sind. So wird beispielsweise die Gabe eines Statins zur Prävention der Koronaren Herzkrankheit ab einer bestimmten Erhöhung des Gesamtrisikos, das aus mehreren Faktoren ermittelt wird, unabhängig von einer Erhöhung der Blutfette empfohlen. Entsprechend wird die **Kosten-Effektivität** von Präventionsmaßnahmen zur Koronaren Herzkrankheit (KHK) häufig anhand des absoluten KHK-Risikos bestimmt (Wendland et al. 2002).

Bei der **Evaluation primärer Präventionsmaßnahmen** zur Lebensstiländerung kommt erschwerend hinzu, dass die Beobachtungszeit der Kollektive in der Regel unzureichend lange ist und die Probanden rasch wieder in ihre alten Verhaltensweisen zurückfallen, wenn keine kontinuierliche Stabilisierung der neuen Verhaltensweisen erfolgt.

Die Arbeitsgemeinschaft der Spitzenverbände der Krankenkassen hat 2003 eine erste Dokumentation zu GKV-finanzierten Präven-

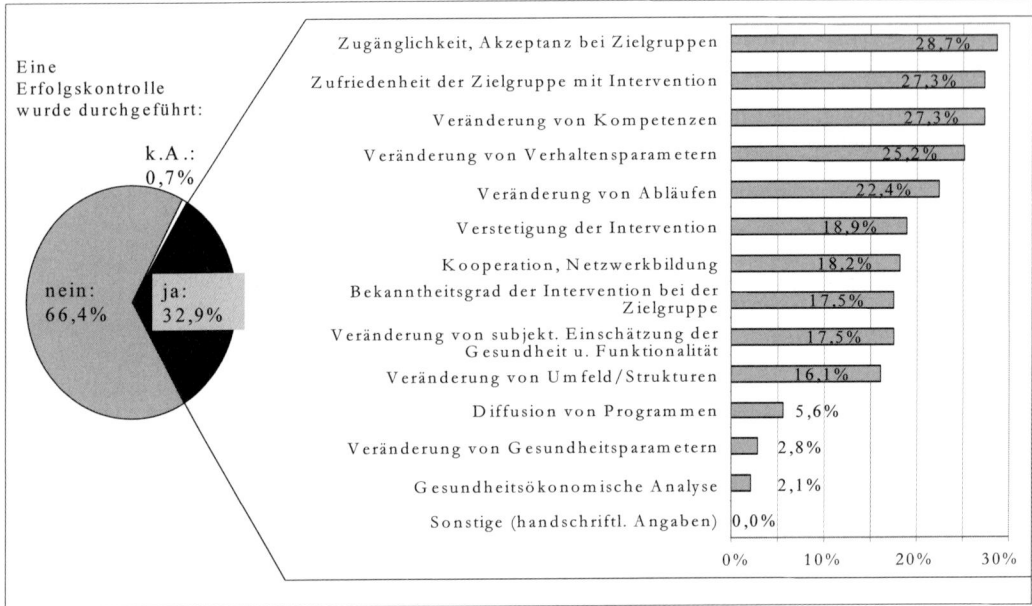

Abbildung 3: *Dokumentation der Erfolgskontrolle (AG der Spitzenverbände; N=143)*
Quelle: Arbeitsgemeinschaft der Spitzenverbände der Krankenkassen 2002.

tionsmaßnahmen in Deutschland herausgegeben (Abbildung 3). Von den befragten Institutionen, die Maßnahmen durchführten, gaben 66,4 % an, keine Erfolgskontrolle durchzuführen. Diese erfolgte hauptsächlich bei schulischen Präventionsprojekten, hier häufiger bei Sonderschulen als anderen Schulformen, ebenso bei Gesamt- und Hauptschulen häufiger als bei Gymnasien.

Als Erfolgskontrolle wurden Parameter erfasst zur **Akzeptanz** der Zielgruppe, **Zufriedenheit** der Zielgruppe mit der Intervention, **Veränderung von Kompetenzen** (ohne Nennung der Größe der Veränderung), Veränderung von Verhaltensparametern, Prozessen und Strukturen (Netzwerkbildung, Kooperation) sowie Veränderung von subjektiver Einschätzung der Gesundheit und von Gesundheitsparametern. Eine gesundheitsökonomische Evaluation erfolgte in 2 % der Rückmeldungen, Messinstrumente wurden nicht näher bezeichnet.

Erfolgskontrollen bei betrieblicher Prävention (überwiegend Maßnahmen zur Reduktion körperlicher Belastung) erfassten Parameter wie Zufriedenheit der Beschäftigten und deren Zufriedenheit mit der Intervention, Akzeptanz, Inanspruchnahme, Zufriedenheit der Arbeitgeber und deren Zufriedenheit mit der Intervention, Verbesserung des Krankenstandes, Verbesserung von Prozessen und Strukturen. Eine gesundheitsökonomische Analyse erfolgte in 7 % der Rückmeldungen.

Gesundheitsökonomische Verfahren zur ökonomischen Evaluation von Präventionsmaßnahmen

Die häufigsten in der Gesundheitsökonomie angewandten Verfahren zur ökonomischen Evaluation sind die Kosten-Nutzen-Analyse, die Kosten-Effektivitäts-Analyse und die Kosten-Nutzwert-Analyse (Tab. 5, S. 375). Die drei genannten Grundformen der gesundheitsökonomischen Evaluation unterscheiden sich

Tabelle 5: *Gesundheitsökonomische Evaluation: Analysearten und Outcome-Einheiten*

Kosten-Nutzen-Analyse	Monetär bewertete Outcomes / Kosten (monetär)
Kosten-Effektivitäts-Analyse	Physische Outcomes / Kosten (monetär)
Kosten-Nutzwert-Analyse	Nutzwert (QALY)/ Kosten (monetär)

Quelle: Eigene Darstellung.

in der Berücksichtigung der Kosten- und Ergebniskomponenten.

Gemeinsam ist allen Verfahren, dass sie die **gesundheitlichen Auswirkungen** von Interventionen mit den **eingesetzten Kosten** vergleichen. Die Bewertung von Kosten und Nutzen einer Maßnahme lässt jedoch noch keine Aussage darüber zu, ob eine Maßnahme auch kosteneffektiv ist und gegenüber anderen präventiven Maßnahmen bevorzugt finanziert werden sollte. Um diese Frage beantworten zu können, müssen eingesetzte Kosten und zu erwartender Nutzen von unterschiedlichen Maßnahmen im Rahmen der ökonomischen Evaluation vergleichbar gemacht werden. Es ist daher wichtig, im Vorfeld einer Evaluation die für die Fragestellung geeignete **Evaluationsform** auszuwählen.

Die **Kosten-Nutzen-Analyse** (engl. Cost-benefit-analysis) ist die klassische Form einer ökonomischen Evaluation. Sie bewertet Kosten und Nutzen einer Therapie in **monetären Einheiten**. Als Schwachpunkt gilt bei dieser klassischen Form der ökonomischen Evaluation die Bewertung jeglichen Nutzens, also beispielsweise die Bewertung der Änderung der Lebensqualität, in Geldeinheiten. Damit erlaubt die Kosten-Nutzen-Analyse zwar auch den Vergleich von Maßnahmen im Gesundheitswesen mit Maßnahmen außerhalb des Gesundheitswesens, wird aber den Besonderheiten der ökonomischen Evaluation im Gesundheitswesen nur eingeschränkt gerecht.

Die **Kosten-Effektivitäts-Analyse** (auch Kosten-Wirksamkeits-Analyse genannt, engl. Cost-effectiveness analysis) bewertet die medizinischen Ergebnisse einer Maßnahme nicht in Geldeinheiten sondern in **physischen Einheiten**. Je nach Studie werden sehr spezifische Einheiten, wie z.B. die Senkung des Blutdrucks in mm Hg, Senkung des Cholesterinspiegels, schmerzfreie Gehstrecke oder übergreifende Kriterien wie z.B. gewonnene Lebensjahre, Anzahl vermiedener Amputationen oder Erblindungen, gewählt. Wenn die Ergebnisse von zwei Maßnahmen in den gleichen Einheiten gemessen werden können, erlaubt es die Kosten-Effektivitäts-Analyse, **zwei unterschiedlich wirksame Maßnahmen** hinsichtlich ihrer Wirksamkeit und Kosten **zu vergleichen**. Klassische Beispiele dafür sind Studien zum Vergleich der Kosten-Effektivität von Arzneimitteln. Sollen zwei Maßnahmen miteinander verglichen werden, die nicht die gleichen physischen Einheiten als Ergebnis haben, wie z.B. ein Programm zur Raucherprävention und ein Programm zum Screening bei Brustkrebs, werden die Ergebnisse in weiter gefassten Einheiten wie gewonnene Lebensjahre gemessen.

Die **Kosten-Nutzwert-Analyse** (engl. Cost-utility-analysis) bewertet die **Kosten einer Maßnahme in monetären Einheiten, die Ergebnisse in standardisierten Nutzwerten**. Dazu werden aus den unterschiedlichen Ergebniseinheiten nach definierten Verfahren Nutzwerte ermittelt und den Kosten gegenüber gestellt. Das am häufigsten angewandte Verfahren zur Ermittlung von Nutzwerten ist das **QALY-Konzept**, das mit sog. Qualitätsadjustierten Lebensjahren (engl. quality adjusted life years) arbeitet. Qualitätsadjustierte Lebensjahre werden berechnet, indem ein Maß für die relative Lebensqualität (der Nutzwert) mit der Zeit multipliziert wird, die in diesem Zustand verbracht wird. Der Nutzwert wird mit Fragebögen wie z.B. dem EuroQol erhoben, die den Gesundheitszustand auf einer Skala zwischen 0 und 1 bewerten. Die Kosten-Nutzwert-Analyse erlaubt es, die **Bewertung des Behandlungserfolgs** zu normieren und **aus Patientensicht** zu bewerten. Damit werden weitreichende Vergleiche von Maßnahmen im Gesundheitswesen möglich.

Anwendung gesundheitsökonomischer Evaluationsverfahren in Deutschland

In Deutschland werden standardisierte Evaluationen als Erfolgskontrollen von Präventionsmaßnahmen nur selten durchgeführt. Des Weiteren liegen bisher keine ökonomischen Evaluationen vor, welche insgesamt die Korrelation der häufigsten, ermittelten Risikofaktoren und der Krankheitslast berücksichtigen. International betrachtet hat sich die Studienqualität bezüglich der Kosten-Effektivität für einzelne Präventionsmaßnahmen jedoch seit ca. 1990 deutlich verbessert (Chapman et al. 2000).

Zusammenfassung

Gesundheitsökonomische Evaluationen haben das Ziel, den Ressourceneinsatz für Handlungsalternativen bei Präventionsmaßnahmen zu analysieren und den größtmöglichen Nutzen in der Versorgung zu ermitteln, um Entscheidungsgrundlagen für Prioritätensetzungen zu schaffen. Die Kostenträger interessiert, ob Präventionsmaßnahmen anhand der zu erwartenden ökonomischen Auswirkungen als attraktiv zu betrachten sind und ob sie die Gesundheit der Versicherten derart erhalten oder verbessern, dass künftige Einsparungen zu erwarten sind.

Es ist zu erwarten, dass die **Bedeutung von Präventionsmaßnahmen** im Rahmen von Setting- und Individualmaßnahmen ebenso wie im Bereich von betrieblicher Gesundheitsförderung und im Rahmen der Pflege steigen wird, um den **Herausforderungen der demografischen Entwicklung** begegnen zu können. Der zunehmenden Überalterung der Bevölkerung mit einer Abnahme der Zahl potenzieller Erwerbstätiger in Deutschland erfordert, dass alle Anstrengungen unternommen werden, um den durchschnittlichen Gesundheitszustand der Bevölkerung durch eine gezielte Prävention zu verbessern. Um mit den zur Verfügung stehenden **Ressourcen** einen möglichst großen medizinischen Nutzen zu erzielen, ist es notwendig, die eingesetzten Kosten zu dem erzielten Nutzen in Beziehung zu setzen. Standardisierte **gesundheitsökonomische Bewertungsverfahren** erlauben es darüber hinaus, auch Kosten und Nutzen unterschiedlicher Interventionen unter Beachtung der Limitationen, die solche Verfahren aufweisen, miteinander zu vergleichen. Damit stehen Instrumente zur Abschätzung der Kosten-Effektivität von Präventionsmaßnahmen zur Verfügung. Bisher kommen diese Verfahren in Deutschland allerdings nur in geringem Maße zum Einsatz.

Prüfungsfragen

1. Haben Kostenträger präventiver Maßnahmen immer einen finanziellen Nutzen daraus?
2. Welche Kosten- und Nutzenarten werden bei der Evaluation von Präventionsmaßnahmen berücksichtigt?
3. Bei welcher Art von Präventionsmaßnahmen sind Einsparungen bei Krankheitskosten zu erwarten?
4. Welche Analysemethode beschreibt die Kosten eines Gesundheitsproblems bzw. die Folgen gesundheitsschädlichen Verhaltens?
5. Welche Analysemethoden können die Grundlage für Entscheidungen zwischen verschiedenen Handlungsmöglichkeiten liefern?
6. Was ist bei der Ermittlung des Nutzens von Präventionsprogrammen zu berücksichtigen?

Zitierte Literatur

Arbeitsgemeinschaft der Spitzenverbände der Krankenkassen, Medizinischer Dienst der Spitzenverbände der Krankenkassen e.V. (MDS), Essen.

Assmann, G./Cullen, P./Schulte, H. (1998): The Munster Heart Study (PROCAM). Results of follow-up at 8 years. European Heart Journal 19 (Suppl. A): A2–A11.

Assmann, G./Cullen, P./Schulte, H. (2002): Simple Scoring Scheme for Calculating the Risk of Acute Coronary Events Based on the 10-Year Follow-Up of the Prospective Cardiovascular Munster (PROCAM) Study. Circulation 105 (3): 310–315.

Chapman, R.H./Stone, P.W./Sandberg, E.A./Bell, C./Neumann, P.J. (2000): A Comprehensive League Table of Cost-Utility Ratios and a Sub-table of „Panel-worthy" Studies. Medical Decision Making 20, 451–467.

Deutsches Krebsforschungszentrum (2002): Gesundheit fördern – Tabakkonsum verringern: Handlungsempfehlungen für eine wirksame Tabakkontrollpolitik in Deutschland. Rote Reihe, Sonderband 1, Heidelberg.

Fagerström, K. (2002): The epidemiology of smoking: health consequences and benefits of cessation. Drugs 2002. Suppl. 2, 1–9.

Hannoveraner Konsensus Gruppe (2000): Deutsche Empfehlungen zur gesundheitsökonomischen Evaluation. Revidierte Fassung des Hannoveraner Konsens. Medizinische Klinik 95, 52–55.

John, U./Hanke, M. (2001): Tabakrauch-attributable Mortalität in den deutschen Bundesländern. Gesundheitswesen 63, 363–369.

Kressin, B.W./Hallauer, J.F. (1999): Ökonomische Bedeutung der Schutzimpfung. Deutsches Ärzteblatt 96, Heft 6, 12. Februar 1999.

Lancaster, T./Stead, L.F. (2002): Individual behavioural counselling for smoking cessation. Cochrane Database Systematic Reviews 2002 (3).

Liebson, P.R./Amsterdam, E.A. (1999): Prevention of Coronary Heart Disease. Disease Management, 12, 499–571.

Prümel-Philippsen, U. (2001): Die Neufassung des § 20 SGB V im Rahmen des GKV-Gesundheitsreformgesetzes 2000 Stand und Perspektiven. HAG-Stadtpunkte. Hamburgische Arbeitsgemeinschaft für Gesundheitsförderung e.V. (Hg.) 3/2001.

Schöffski, O./v.d. Schulenburg, J.-M. (2000): Gesundheitsökonomische Evaluationen. Berlin, Heidelberg, New York: Springer.

Schnell, G. (2001): Kostenanalyse. In K.W. Lauterbach/M. Schrappe (Hg.): Gesundheitsökonomie und Qualitätsmanagement.

Spitzenverbände der Krankenkassen (2001): Gemeinsame und einheitliche Handlungsfelder und Kriterien der Spitzenverbände der Krankenkassen zur Umsetzung von § 20 Abs.1 und 2 SGB V vom 21. Juni 2000 in der Fassung vom 27. Juni 2001.

Spitzenverbände der Krankenkassen (2002): Dokumentation 2001. Leistungen der Primärprävention und der betrieblichen Gesundheitsförderung gemäß § 20 Abs. 1 und 2 SGB V.

Stead, L.F./Lancaster, T. (2001): Telephone counseling for smoking cessation. Cochrane Database Systematic Reviews 2003 (1).

The Tobacco Use and Dependence Clinical Practice Guideline Panel, Staff, and Consortium Representatives (2000): A clinical practice guideline for treating tobacco use and dependence. Journal of the American Medical Association JAMA 283, 3244–3254.

Walter, U. (2002/3): Wahrnehmung und Umsetzung rechtlicher Bestimmungen zur Prävention in Deutschland. Expertise aus sozialmedizinischer Sicht. Im Auftrag des Bundesministeriums für Gesundheit und Soziale Sicherung.

Wanek, V. (2003): Ziel gesundheitlicher Chancengleichheit ernst nehmen. Neuausrichtung von Prävention und Gesundheitsförderung durch die IKK. Krankenversicherung KrV Januar 2003, 21–23.

Wendland, G./Klever-Deichert, G./Lauterbach, K.W. (2002): Kosten-Effektivität der KHK-Prävention. Zeitschrift für Kardiologie 91: Suppl. 2, II/49–II/60.

Leseempfehlungen

Hannoveraner Konsensus Gruppe (2000): Deutsche Empfehlungen zur gesundheitsökonomischen Evaluation. Revidierte Fassung des Hannoveraner Konsens. Medizinische Klinik 95, 52–55.

Lauterbach, K.W./Schrappe, M. (2004): Gesundheitsökonomie, Qualitätsmanagement und Evidence-based Medicine. Eine systematische Einführung. Stuttgart: Schattauer.

Schöffski, O./v.d. Schulenburg, J.-M. (2000): Gesundheitsökonomische Evaluationen. Berlin, Heidelberg, New York: Springer.

6.4 Prävention und Gesundheitsförderung im Medizinstudium

Hermann Heimpel

Die folgenden Ausführungen beziehen sich auf die Absolventen des Medizinstudiums, seien sie später Ärzte oder in nichtärztlichen Berufen tätig. Ärzte sind wichtige Vermittler präventiver und gesundheitserhaltender Maßnahmen. Ihre Funktion beschränkt sich nicht auf die Beratung und Behandlung des einzelnen Patienten; sie werden darüber hinaus als Berater gegenüber Dritten tätig, die **Gesundheitsförderung** vermitteln. Beispiele dafür sind die **Beratung** der Eltern im Rahmen der **Vorsorgeuntersuchungen** für Kinder und Jugendliche, **Aufklärung** in Schulen oder Volkshochschulen und Öffentlichkeitsarbeit in den Medien.

Berufsgruppen, für welche ein abgeschlossenes Medizinstudium, und in der Regel die Approbation als Ärztin oder Arzt Voraussetzung ist, sind mit zentralen Aufgaben der präventiven Medizin betraut. Dazu gehören Arbeitsmediziner, Betriebsärzte, Ärzte im öffentlichen Gesundheitswesen und in der Gesundheitsverwaltung des Bundes und der Länder.

Die im Kontext des Medizinstudiums verwendeten Begriffe werden wie folgt definiert: Unter **Primärprävention** oder Vorbeugung werden Maßnahmen verstanden, mit denen das Risiko somatischer und psychischer Erkrankungen vermindert oder in ein höheres Lebensalter verschoben werden soll.

Für die Ausbildung besonders wichtig ist die Wahrnehmung, dass dazu auch die teilweise als **Tertiärprävention** bezeichnete (siehe dazu Kap. 1.3) Risikoreduktion von Folgeerkrankungen gehört, die bei einer bereits festgestellten Krankheit eintreten können, oder die durch Diagnostik und Therapie selbst ausgelöst werden können. Die unscharf abgegrenzten Begriffe der spezifischen und unspezifischen Primärprävention werden nicht verwendet. Auch wenn Vorbeugemaßnahmen bei noch Gesunden aufgrund vorbekannter Polymorphismen oder Umweltbedingungen unterschiedlich sein können, sind die grundlegenden Strategien der Prävention gleich.

Unter **Sekundärprävention** oder Vorsorge werden Maßnahmen verstanden, mit denen eine noch asymptomatische, aber nach dem jeweiligen Stand der wissenschaftlichen Erkenntnis bereits feststellbare Erkrankung in einem frühen, potentiell noch heilbaren Stadium erkannt werden soll. Dies gilt auch und besonders für risikorelevante vorbekannte Polymorphismen oder Umweltbedingungen. Gezielte Frühdiagnostik bei Krankheitsverdacht wird dagegen nicht eingeschlossen, auch wenn sie überwiegend dieselben Techniken wie die Sekundärprävention verwendet.

Gesundheitsförderung und Krankheitsprävention werden unter dem Begriff der **Präventivmedizin** zusammengefasst, es sei denn sie bezögen sich auf krankheitsunabhängige „Fitness" oder auf eine bestimmte Erkrankung oder Krankheitsgruppe.

6.4.1 Ausbildungsziele und -formen

Das Ziel

Ziele der Ausbildung im Bereich der präventiven Medizin sind in den Kontext des allgemeinen Ziels des Medizinstudiums einzuordnen, das sich aus der Berufsfeldanalyse ergibt (Pauli et al. 1993; Robert Bosch Stiftung 1995). Ungeachtet der Tatsache, dass ein zunehmender Teil der Absolventen nicht mehr als Arzt, sondern in Forschung und Entwicklung und in der Gesundheitsverwaltung tätig wird, wird in Deutschland medizinische Ausbildung als **ärztliche Ausbildung** definiert, abgebildet in dem Fehlen eines akademischen Abschlusses, der durch die Approbation als Arzt ersetzt wird – im Gegensatz z. B. zum Abschluss als „Diplommediziner" der DDR oder der „Graduation" in Ländern des angloamerikanischen Kulturkreises. Nach der seit dem 1.10.2003 gültigen **Approbationsordnung** ist das Ziel der Ausbildung der „Arzt, der zur eigenverantwortlichen und selbstständigen ärztlichen Berufsausübung, zur Weiterbildung und zu ständiger Fortbildung befähigt ist". Diese Zieldefinition entspricht derjenigen der Universität Ulm von 1974 und ihrer Fortschreibung durch den Murrhardter Kreis (Robert Bosch Stiftung 1995), in der allerdings die Vokabel „selbstständig" bewusst vermieden wurde. Tatsächlich sind Absolventen des Medizinstudiums ohne zusätzliche Weiterbildung eben nicht zur selbstständigen Berufsausübung fähig und berechtigt. Ziel des Studiums ist nicht der praktische Arzt (der de facto neben dem Arzt für Allgemeinmedizin weiter praktiziert), sondern der „**allgemeine Arzt**", dem die für alle Weiterbildungsgänge und vergleichbaren Qualifikationen notwendigen wissenschaftlichen und ethischen Grundlagen vermittelt worden sind. Das Medizinstudium als erster Abschnitt des in der Weiterbildung und Fortbildung fortgeführten Ausbildungsprozesses hat **grundlegende und allgemeine Kenntnisse, Fähigkeiten und Einstellungen** (Bloom 1976), zu vermitteln, während spezielle Kenntnisse und Fähigkeiten in die Weiterbildung zu verlagern sind (Association of American Medical Colleges 1984; General Medical Council 1993).

> Ziel der Ausbildung in präventiver Medizin ist die Vermittlung und der Erwerb allgemeiner und grundlegender Kenntnisse, Fähigkeiten und Einstellungen, die für alle ärztlichen Berufe wichtig sind, um Krankheit zu verhindern und Gesundheit zu fördern. Dies schließt über die individuelle Arzt-Patientenbeziehung hinaus das Verständnis für die gesellschaftlichen Bedingungen effektiver Gesundheitsförderung ein (Busse 1995).

Man mag einwenden, dass dies für die Tätigkeit in der Primärversorgung und als Amtsarzt gilt, nicht aber für den spezialisierten Facharzt. Zweifellos ist jedoch die sekundäre Prävention gerade die Aufgabe des Arztes, der über **spezielle Kenntnisse** verfügt. Er sollte darüber hinaus (Heimpel 1999) auch bereit und befähigt sein, unabhängig von seinem Fachgebiet seinen Patienten zu primärpräventivem Verhalten zu motivieren.

Ausgehend von der Beobachtung, dass nicht nur entbehrliche Kenntnisse, sondern auch grundlegende Strategien ärztlichen Handelns nicht selten nach Abschluss der Ausbildung wieder verloren gehen, ist das Ausbildungsziel um das Kriterium der **Nachhaltigkeit** zu ergänzen. Die Reproduktion des Vermittelten im Abschlussexamen ist die notwendige, aber sicher nicht hinreichende Bedingung zur späteren Anwendung der erworbenen Kenntnisse und Fähigkeiten im Beruf. Deswegen wird im Folgenden nicht nur auf Inhalte, sondern auch auf die Methodik der Vermittlung eingegangen.

Status quo und gesetzliche Rahmenbedingungen

Krankheitsprävention und Gesundheitserhaltung finden sich in der bis 1989 mehrfach veränderten Approbationsordnung von 1970 als Prüfungsstoff sowohl nach dem vorklinischen wie nach dem klinischen Studienabschnitt. In den dazugehörigen Gegenstandskatalogen (IMPP 1976), den Grundlagen für die Erstellung der Prüfungsfragen, ist die **Thematik verteilt** auf die medizinische Soziologie, die Medizingeschichte, die Hygiene und die Sozial- und Arbeitsmedizin. Aufgaben der Primärprävention wurden im Prüfungsstoff des „ökologischen Stoffgebiets und der Allgemeinmedizin" genannt und im Kursus des ökologischen Stoffgebiets vermittelt, Aufgaben der Sekundärprävention in den einzelnen klinischen Fächern.

Untersuchungen über Vermittlungsformen und Nachhaltigkeit stehen aus dem deutschen Sprachraum (Stößel 1995) und aus anderen Ländern nur beschränkt zur Verfügung (Eckhert et al. 2000; Phillips et al. 1993; Slavin et al. 1995).

In der seit 1.10.2003 gültigen Approbationsordnung wird für „Prävention und Gesundheitsförderung" erstmals eine **nachweispflichtige eigene Unterrichtsveranstaltung** vorgeschrieben. In Erkenntnis der Tatsache, dass es ein zuständiges Fach nicht gibt – im Gegensatz z.B. zur Neurochirurgie oder zur Augenheilkunde – wurde sie als **Querschnittsbereich** und damit als **interdisziplinäre Unterrichtsveranstaltung** definiert. Die Entscheidung darüber, wer für Konzept und Koordination verantwortlich ist, bleibt ebenso wie Detailorganisation und Unterrichtszeit den Studienordnungen der Fakultäten überlassen. Kandidaten sind Abteilungen für Allgemeinmedizin, Sozialmedizin, medizinische Epidemiologie oder Arbeitsmedizin.

6.4.2 Ausbildungsinhalte

Inhaltsbeschreibungen einer Lehrveranstaltung oder eines Studienabschnitts beschränken sich meist auf die **Angabe des „Lehrstoffs"**, dessen **Vollständigkeit** in der deutschen Bildungstradition einen hohen Stellenwert einnimmt. Wie brauchbar das Kleidungsstück ausfällt, das aus diesem Stoff schließlich geschneidert wird, wird weniger berücksichtigt, obwohl die **Gleichwertigkeit** von Kenntnisvermittlung, Erwerb von Fähigkeiten und Fertigkeiten („skills") und Reflexion von Haltungen und Wertvorstellungen seit den grundlegenden Arbeiten von Merton (Merton et al. 1957) in der medizindidaktischen Forschung allgemein akzeptiert ist (Robert Bosch Stiftung 1995). Im Folgenden werden die drei Bereiche getrennt, obwohl in der Praxis der Ausbildung jede Einzelveranstaltung Anteile aus den drei Domänen enthalten wird.

Der kognitive Bereich: Kenntnisse

Das Medizinstudium ist nach wie vor mit der Vermittlung von Kenntnissen überladen, die nicht durch das **allgemeine Studienziel** gedeckt sind. Ein Teil dieses Stoffes wird nur von wenigen medizinischen Berufen benötigt und ist zum Zeitpunkt der Anwendung veraltet.

Die Auswahl der Einzelthemen im Bereich der präventiven Medizin sollte sich auf grundlegende und allgemeine Kenntnisse konzentrieren und unter bewusstem Verzicht auf Vollständigkeit nach paradigmatischen Gesichtspunkten erfolgen. Im Sinne nachhaltiger Vertiefung sind weitere Auswahlkriterien die Schlüsselqualität, d. h. die Übertragbarkeit des Gelernten auf ähnliche Probleme, die voraussichtliche Konfrontation mit der speziellen Thematik in der Weiterbildung und die Bedeutung im Laiensystem, die sich in der Diskussion in den Medien spiegelt.

Tabelle 1 (S. 383) führt einige geeignete Themen der **Primärprävention** an und benennt die zuständigen Fächer einer medizinischen Fakultät. Themen der Sekundärprävention werden überwiegend in den einzelnen Fächern behandelt. Sie vermitteln jedoch über den Fachbezug hinaus Schlüsselqualifikationen, die sowohl die **Strategien der Krankheitsvorsorge** wie auch allgemeine Kenntnisse, Fähigkeiten und Einstellungen betreffen. Dazu gehören vor allem die vom jeweiligen Stand der therapeutischen Erkenntnisse abhängige **Entscheidungsrelevanz** und die **gesundheitsökonomische Bedeutung** von Vorsorgeuntersuchungen. Einige Beispiele zeigt Tabelle 2 (S. 383).

Der psychomotorische Bereich: Fähigkeiten und Fertigkeiten

Fähigkeiten und Fertigkeiten als Voraussetzung für erfolgreiches Handeln im Bereich der präventiven Medizin unterscheiden sich prinzipiell nicht von denjenigen, die in der Beziehung des Arztes zu seinen und zu seinem Patienten von allgemeiner und grundlegender Bedeutung sind. Einige **spezielle Aspekte** sind aber hervorzuheben. Zielpersonen präventiver Bemühungen sind definitionsgemäß **Gesunde**. In der klinischen Praxis begegnet der Arzt aber vor allem Patienten für deren Krankheit – hier allgemein verstanden als Grund der Inanspruchnahme – Präventivmaßnahmen nicht oder nicht mehr in Frage kommen, oder deren nicht oder kaum symptomatische Körperstörung – z.B. eine leichte Form der arteriellen Hypertonie- ein Risikofaktor für schwerwiegende Organschäden ist (siehe dazu Kap. 1.3). Beiden Gruppen wird der Arzt aus **ganzheitlicher ärztlicher Verantwortung** gesundheitlich relevante Verhaltensänderungen oder bestimmte Vorsorgeuntersuchungen empfehlen. Vor allem für den Hausarzt, im Falle der Sekundärprävention genetischer Risikogruppen aber auch für den Spezialisten, gilt dies auch für Familienmitglieder oder Bezugspersonen. Von besonderer Bedeutung sind also:

- Die Fähigkeit zur **effektiven Risikokommunikation** als spezieller Aspekt der verbalen Kommunikation mit dem Patienten. Neben dem allgemeinen medizinischen Kommunikationstraining erscheint es sinnvoll, Erfahrungen aus nichtmedizinischen Feldern der Risikokommunikation heranzuziehen (Carius et al. 2003).
- Die Fähigkeit, den Nutzen präventiver Maßnahmen allgemein einzuschätzen. Vor allem im Bereich der Sekundärprävention sollten die Studenten, ähnlich wie bei Therapieentscheidungen, lernen, **Wirksamkeit und Nutzen** zu unterscheiden, ebenso Surrogatparameter von den für die Perspektive des oder der Klienten wichtigen Lebenszielen.
- Die Fähigkeit, den Nutzen präventiver Maßnahmen beim einzelnen Klienten einzuschätzen. Dazu gehört das Verständnis für seine **individuelle Lebensperspektive** und seine sozialen und persönlichen Ressourcen.
- Die Fähigkeit zur langzeitigen Erhaltung und Anpassung allgemeiner Kenntnisse der präventiven Medizin durch „**kritisches Lesen**" (Phillips et al. 1993).

Die wiederum nicht vollständige Aufstellung zeigt die Wechselbeziehung zwischen „skills" der kurativen und der präventiven Medizin: Nicht nur einzelne Themen, sondern Ausbildung in präventiver Medizin als solche kann Schlüsselqualitäten für die Ausbildung zum allgemeinen Arzt für sich in Anspruch nehmen.

Einstellungen

Die angloamerikanischen Begriffe **Attitudes** and **Values** können mit „Haltungen und Wertvorstellungen" übersetzt werden. Während als **Haltungen** das spezifische Rollenverhalten von Ärzten gesehen wird, werden die **Wertvorstellungen** von den Verhaltensnormen und Verhaltenszielen einer Gesellschaft im Sinne einer allgemeinen Ethik bestimmt. Haltungen und Wertvorstellungen werden während des

6.4 Prävention und Gesundheitsförderung im Medizinstudium

Tabelle 1: *Einige Themen der Primärprävention im Medizinstudium*

	Beteilige Fächer	Schlüsselfunktion für Verständnis und ärztliches Handeln
Keratitisprophylaxe beim Neugeborenen	Pädiatrie, Augenheilkunde	Eine Erfolgsstory: Hohe Effizienz bei minimalen Kosten
Impfprogramm bei Kindern	Pädiatrie, Mikrobiologie	Einblick in die Reifung des Immunsystems. Abwägung von Nutzen und Schaden. Vorbeugung gesetzlich verankern?
Prophylaxe von Haltungsschäden	Allgemeinmedizin, Pädiatrie, Sportmedizin, Orthopädie	Elternberatung als ärztliche Aufgabe. Alternative Ansprechpartner. Bedeutung von Laienorganisationen
Impfung und Chemoprophylaxe bei Fernreisen	Innere Medizin, Tropenmedizin, Epidemiologie	Abhängigkeit von Vorbeugemaßnahmen von Umweltvariablen
Das Problem des Tabakrauchens	Sozialmedizin, Onkologie, Pneumonologie, Innere Medizin, Psychologie	Schichtspezifische Risikogruppen. Eine Ursache - vielfältige Schäden. Sind Antirauchkampagnen sinnlos? Ist das Einzelgespräch des Arztes wirksam?
Das Alkoholproblem	Sozialmedizin, Innere Medizin, Epidemiologie, Gerichtsmedizin, Psychiatrie	Das Problem der Dosis. Kulturelle, soziale und psychologische Variablen. Die Rolle der Ärzte im Vorfeld von Missbrauch und Sucht Alkoholkranke Ärzte
Übergewicht	Pädiatrie, Innere Medizin, Sozialmedizin, Psychotherapie	Die Bedeutung genetischer Faktoren und des Lebensstils für Folgeerkrankungen.
Spätschäden durch Medikamente und Strahlenbelastung	Pharmakologie, Physik, Radiologie	Arzt und Pharmaindustrie als Risikofaktor. Scheinbare und reale Risiken durch Strahlenexposition und die Rolle der Medien
Aids	Epidemiologie, Virologie, Sexualmedizin, Psychologie	Risikoverhalten in Abhängigkeit von sozialen Verhältnissen. Der Blick über die reichen Länder hinaus

Tabelle 2: *Einige Themen der Sekundärprävention im Medizinstudium*

	Beteilige Fächer	Schlüsselfunktion für Verständnis und ärztliches Handeln
Phenylketonurie	Biochemie, Pädiatrie	Vorsorge verhindert schwere Behinderung durch seltene Erkrankung
Vorsorgeuntersuchung von Kindern und Jugendlichen	Allgemeinmedizin, Pädiatrie, Sozialmedizin, Gesundheitsökonomie	Drohende Behinderung rechtzeitig erkennen
Früherkennung des Diabetes mellitus	Biochemie, Allgemeinmedizin, Innere Medizin	Ist Früherkennung nur sinnvoll, wenn Frühbehandlung die Prognose verbessert? Oder ist sie durch Forschungsinteressen legitimiert?
Hereditäre Hämochromatose	Genetik, Biochemie, Innere Medizin, Allgemeinmedizin	Die Risiken bei Homo- und Heterozygoten. Indikation zum Familienscreening
Abweichungen von Chosterinstoffwechselwerten von der Norm	Innere Medizin, Kardiologie, Epidemiologie, Gesundheitsökonomie	Nutzen und Schaden bei verschiedenen Zielgruppen. Einfluss der Anbieter auf die medizinische Erkenntnis
Mammographie	Onkologie, Gynäkologie, Radiologie	Längere Krankheitsdauer oder bessere Lebenserwartung? Nutzen oder Schaden?
Tumormarker	Allgemeinmedizin, Innere Medizin, Onkologie	Ungeeignete Verfahren zur therapierelevanten Früherkennung und ihre negativen Konsequenzen

Studiums durch Vorbilder, zum Beispiel durch Hochschullehrer und andere Ärzte, zusätzlich aber auch durch die ganze Erlebniswelt des Medizinstudiums geprägt.

Lehre und Lernen im Bereich der präventiven Medizin sollten heute als wichtiges und geeignetes Feld der **Sozialisation vom Studienanfänger zum Arzt** betrachtet werden. Dass diese Funktion zumindest von einem Teil der Hochschullehrer wahrgenommen wird, zeigt die Behandlung präventivmedizinischer Themen im Unterricht der medizinischen Ethik.

Folgende Einzelthemen erscheinen geeignet, die Reflexion über Haltungen und Wertvorstellungen zu fördern:
- Die Problematik der pränatalen Diagnostik und deren Konsequenzen, in neuester Zeit erweitert um die Selektion bei In-vitro-Fertilisation
- Die Abwägung von Nutzen und Schaden bei Vorsorgeuntersuchungen
- Die weitreichende und komplexe Problematik der Erkennung von Risikogruppen durch genetisches Screening und genetische Risikobeurteilung des einzelnen Klienten (Kollek 2003)
- Die Bedeutung der Profitmaximierung bei der Argumentation für präventive Maßnahmen und Produkte durch die Interessenvertreter von Ärzten, medizinischen Außenseitern und Anbietern der Industrie (Blech 2003; Payer 1992).

6.4.3 Methoden

Implizit oder explizit?

Traditionell werden präventivmedizinische Inhalte **implizit**, d.h. **innerhalb der Lehre** der einzelnen Fächer vermittelt. Dabei gehen die theoretisch-medizinischen Fächer, wie die medizinische Soziologie oder die Genetik, von sozialen oder biologischen **Pathogenesemodellen** aus, während in der Klinik Notwendigkeit und Wirksamkeit von Vorbeuge- und Vorsorgemaßnahmen an Hand von Patienten mit Erkrankungen besprochen werden, die tatsächlich oder vermeintlich durch anderes Verhalten oder andere Verhältnisse vermeidbar gewesen wären. **Explizit** wurde die Theorie der präventiven Medizin im deutschen Medizinstudium bisher in der Sozial- und Arbeitsmedizin unter speziellen Aspekten und mit niedrigen Stundenanteilen behandelt (Stößel 1995). Die Forderung nach zusätzlicher expliziter Vermittlung kam zunächst aus den USA, bedingt durch die zunehmende Erkenntnis, dass die Nutzung gesundheitserhaltender Maßnahmen durch alle Bevölkerungsschichten aus **sozialethischen** wie auch **gesundheitsökonomischen Gründen** zu verstärken ist (Epling et al. 2003).

Auch wenn die Gesundheitsversorgung der unteren Einkommensschichten und die gewerbehygienischen Bedingungen in den mittel- und nordeuropäischen Staaten weit besser ist, gibt es durchaus Gründe, auch bei uns die implizite Vermittlung durch explizite Veranstaltungen zu ergänzen. Dazu gehört die Erkenntnis, dass die Evaluation populationsbezogenen Handelns andere Strategien erfordert als die Beurteilung des Therapieerfolgs bei einem einzelnen Patienten.

Die implizite Behandlung präventivmedizinischer Inhalte wird auch in Zukunft den Hauptanteil der Vermittlung stellen. Wie frühere Beispiele etwa aus der Lehre der Psychosomatik oder der medizinischen Ethik gezeigt haben, kann Planung und Durchführung expliziter Lehrveranstaltungen das Bewusstsein für die implizite Behandlung bei den klinischen Lehrern stärken und Studenten dazu bringen, sich kritischer mit den Aussagen der Kliniker und den eigenen Erlebnissen bei Patienten auseinander zu setzen.

Vermittlungsformen

Die Tatsache, dass eine primär auf **Vorlesungen** gestützte medizinische Ausbildung dem

Ziel der Nachhaltigkeit nicht gerecht wird, muss mit erstaunlich langer Verzögerung auch bei uns nicht mehr begründet werden: Forderungen reformorientierter medizinischer Hochschullehrer und Hochschuldidaktiker (Habeck et al. 1993; Haller et al. 1995; Heimpel 1994; Robert Bosch Stiftung 1995), aber auch der Studenten selber (Bargel und Ramm 1993) nach **Lernformen mit aktiver Beteiligung** wurden in der neuen Approbationsordnung berücksichtigt und werden in den Lehrplänen umgesetzt, auch wenn die Realisierung aufgrund der fehlenden hochschuldidaktischen Ausbildung und der zunehmenden zeitlichen Belastung vor allem der Kliniker weiter erhebliche Probleme bereitet. Vorlesungen allein scheinen das Ziel der Nachhaltigkeit weitgehend zu verfehlen (Abb.1).

Diese Erfahrungen gelten auch für die Ausbildung in präventiver Medizin. Entsprechende Themen können in Seminaren der Epidemiologie, der Biomathematik, der Arbeitsmedizin oder der allgemeinen Hygiene mit aktiver Beteiligung der Studenten behandelt werden. Inwieweit sich **problemorientierte Lerngruppen** eignen, ist offen (Epling at al. 2003); vom Berliner Modellstudiengang liegen positive Erfahrungen vor (Scheffner, pers. Mitteilung). Die in der klinischen Ausbildung so erfolgreiche **fallorientierte Methode** lässt sich nicht einfach auf aktives Lernen im Bereich der Präventivmedizin übertragen. Gute Erfahrungen mit der Verwendung von vorgefertigten Standardfällen aus Begleit- und Aufbaustudiengängen auch im Medizinstudium wurden an einigen amerikanischen Ausbildungsstätten gemacht (Applegate 2003; dort auch Nachweis der Falltexte); sie könnten nach entsprechender Anpassung – Übersetzung genügt nicht – auch in Deutschland verwendet werden.

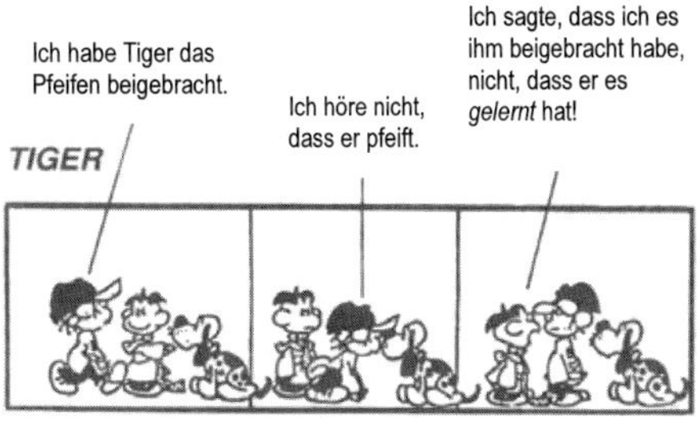

Der Querschnittsbereich Prävention und Gesundheitsförderung – wann und wie?

Diese in § 27 Absatz 1 Satz 4 der seit dem 1.10.2003 gültigen Approbationsordnung erstmals vorgeschriebene **Querschnittsveranstaltung** – sinngemäß also eine solche, die von mehreren Fächern gestaltet wird, – ist nachweispflichtig und damit eine Voraussetzung zur Zulassung zum zweiten Teil der ärztlichen Prüfung. Zeitliche Anordnung im Curriculum, Unterrichtszeit, Fächerbeteiligung und Vermittlungsformen bleiben den Universitäten überlassen. Bisher liegen nur einige Vorschläge für die Gestaltung vor. Während in Greifswald (Thonack, pers. Mitteilung) an eine Ringvorlesung (17 Stunden) mit zwei Stunden Veranstaltung in kleinen Gruppen gedacht ist, umfasst der Ulmer Vorschlag (Haisch, pers. Mitteilung), nur eine 13-stündige Ringvorlesung, aber 14 inneruniversitäre Seminarstunden und 6 weitere Seminarstunden in extramuralen Einrichtungen des Gesundheitswesens. Beteiligt sind im Greifswalder Vorschlag vor allem klinische Fächer, im Ulmer Vorschlag auch theoretische Fächer wie die Epidemiologie und die Versicherungsträger.

Die Frage, ob die Querschnittsveranstaltung im frühen oder im späten Abschnitt des klinischen Studiums angeordnet werden soll, ist offen. Während in der Freiburger Erhebung (Stößel 1995) das Interesse an präventivmedizinischen Themen bei Erst- und bei Zehntsemestern etwa gleich war, zeigte eine Befragung der Universität von Kentucky/USA (Phillips et al.1993) ein zunehmendes Interesse

Abbildung1: *Lehren, Lernen, Können*

im Laufe des klinischen Studienabschnitts; dies spricht für die Ulmer Entscheidung, die Querschnittsveranstaltung in das 10. Studiensemester zu legen.

Geeignete **Themen** einer expliziten Behandlung sind die wissenschaftliche Begründung des Risikobegriffs, die Bedeutung persönlicher und sozialer Ressourcen, Sinn und Missbrauch gesundheitsökonomischer Begründungen für Präventivmaßnahmen und die Behandlung der großen Suchtgefahren durch erlaubtes und beworbenes Verhalten, wie Alkoholgenuss und Rauchen.

Der **Leistungsnachweis** ist entgegen einer häufigen Annahme nicht an eine formale Prüfung gebunden. Die nach § 27 Absatz 3 möglichen Regelungen sind im Kontext der kurrikularen und hochschuldidaktischen Vorstellungen zu gestalten, die der Studienordnung der einzelnen Fakultäten zugrunde liegen sollten. Multiple-Choice-(MC-)Prüfungen sind zwar „gerecht" und für die Hochschullehrer wenig arbeitsintensiv, wegen ihrer für Nachhaltigkeit und Anwendungsorientierung negativen formativen Funktion (Boelcke 1995) aber als alleinige Prüfungsform abzulehnen. Die Konzentration des Lernens auf den kognitiven Bereich wird durch die dafür – aber kaum für die übrigen Domänen – geeigneten MC-Prüfungen gefördert.

Horizontale und vertikale Integration

Bausteine für das Engagement und die kritische Anwendung von Maßnahmen in den ärztlichen Berufen werden in verschiedenen Abschnitten des Medizinstudiums bereitgestellt. Eigene Erfahrungen mit einer klinischen Veranstaltung im ersten vorklinischen Semester zeigen, dass Studentinnen und Studenten in dieser ersten Phase der beruflichen Sozialisation noch durchaus bereit sind, sich selber als Risikoträger und damit als Objekte gesundheitserhaltender Maßnahmen zu begreifen. Erste Inhalte präventiver Medizin sollten deswegen gleichzeitig in anderen **patientenorientierten Veranstaltungen** der Vorklinik und in den theoretischen Fächern implizit thematisiert werden. Sie sind in den folgenden Abschnitten des vorklinischen und des klinischen Studienabschnitts entsprechend der zunehmenden medizinischen Kompetenz wieder aufzunehmen (Busse 1995), idealtypisch in Form eines **problemorientierten Kurrikulums** innerhalb des Gesamtkurrikulums, wie es beispielsweise für die Krebsmedizin vorgeschlagen wurde (Heimpel et al. 1999). Die Verantwortlichen für die Querschnittsveranstaltung (s. S. 385f.) könnten Initiatoren für die horizontale und vertikale Integration der Ausbildung in präventiver Medizin sein. Voraussetzung ist allerdings die Bereitschaft zu hohem **zeitlichen Einsatz** und die **Zusammenarbeit** mit einer personell ausreichend ausgestatteten Studienkommission, welche die Ausbildung im Rahmen der neuen Approbationsordnung über die Planungsphase hinaus kontinuierlich begleitet.

Zitierte Literatur

Applegate, M.S. (2003): Preventive medicine teaching cases for preventive medicine residents. American Journal of Preventive Medicine 24, 111–115.

Association of American Medical Colleges (1984): Physicians for the twenty-first Century. The GPEP-Report. Association of American Medical Colleges, Washington, D.C.

Bargel, T./Ramm, M. (1993): Das Studium der Medizin Erfahrungen, Probleme und Forderungen aus studentischer Sicht – Kurzfassung. Bonn: Bundesministerium für Bildung und Wissenschaft.

Blech, J. (2003): Die Krankheitserfinder. Wie wir zu Patienten gemacht werden. Frankfurt: Fischer.

Bloom, S.W. (1976): The process of becoming a physician and the context of medical education. In: H. Noack (Ed.): Medical education and primary health care. London: Croom Helm.

Boelcke, G. (1995): Prüfungsmethoden in der medizinischen Ausbildung und der Einfluss von Prüfungen auf Lehre und Lernen. Institut für medizinische Prüfungsfragen, Mainz.

Busse, R. (1995): Umsetzungsvorschläge und Erfahrungen bei der Umsetzung von Public Health-Lehrinhalten bei ärztlichen Ausbildung. In: U. Stößel (Ed.): Gesundheitsförderung und Public Health in der ärztlichen Ausbildung. Freiburg: Eigenverlag der Abteilung für medizinische Soziologie der Universität Freiburg.

Carius, C./Henschel, C./Kastenholz, H.G./Nothdurft, W./Ruf, F./Uth, J./Wiedemann, P.N. (2003): Schritte der Risikokommunikation. www.fz-juelich.de/mut/vdi/vdi_bericht/kap2_1.html - 10k. 2003. Berichte des Forschungszentrums Jülich.

Eckhert, N.L./Bennett, N.M./Grande, D./Dandoy, S. (2000): Teaching prevention through electives. Academic Medicine 75, 85–89.

Epling, J.W./Morrow, C.B./Sutphen, S.M./Novick, L.F. (2003): Case-based teaching in preventive medicine: rationale, development, and implementation. American Journal of Preventive Medicine 24, 85–89.

General Medical Council (1993): Recommendations on undergraduate medical education. London: GMC-document.

Habeck, D./Schagen, U./Wagner, G.E. (1993): Reform der Ärzteausbildung, Berlin: Blackwell Wissenschaft.

Haller, R./Burger, W./Scheffner, D. (1995): Der Reformstudiengang am Klinikum Rudolf Virchow der Freien Universität Berlin. In: Robert Bosch Stiftung (Hg.): Das Arztbild der Zukunft. Analysen künftiger Anforderungen an den Arzt. Konsequenzen für die Ausbildung und Wege zu ihrer Reform. Gerlingen: Bleicher.

Heimpel, H. (1994): Die Bedeutung der Inneren Medizin für die ärztliche Ausbildung. In: M. Classen (Hg.): Internisten und Innere Medizin im 20. Jahrhundert. München: Urban und Schwarzenberg.

Heimpel, H. (1999): Medizinische Ausbildung im 21. Jahrhundert: Wege zum ganzheitlich denkenden Spezialisten. In: V. Diehl (Hg.): Die Medizin an der Schwelle zum 21. Jahrhundert. München: Urban und Schwarzenberg.

Heimpel, H./Kautenburger, M./Diehl, V./Höffken, K. (1999): Ausbildung in Onkologie Ein Vorschlag zur Gestaltung eines onkologischen Curriculums in der ärztlichen Ausbildung. Der Onkologe 5, 637–642.

IMPP (1976): Gegenstandskataloge für die ärztliche Ausbildung. Mainz: Schmitt und Bödige.

Kollek, R. (2003): Ist Früherkennung ein Wert an sich? Evaluation des genetischen Screenings. Medizinische Klinik 98, 233–236.

Merton, R.K./Reader G.G./Kendall P.L. (1957): The Student – Physician. Cambridge: Havard University Press.

Pauli, H.G./Zaman, T./Habeck, D. (1993): Ein experimentelles Curriculum in ärztlicher Ausbildung im europäisch- deutschsprachigen Raum. In: D. Habeck/U. Schagen/G. Wagner (Hg.): Reform der Ärzteausbildung. Berlin: Blackwell Wissenschaft.

Payer L. (1992): Disease mongers. How Doctors, Drug Companies and Insurers are making you feel sick. New York: John Wiley & Sons.

Phillips, B./Rubeck, R./Hathaway, M./Becker, M./Boehlecke, B. (1993): Preventive medicine: what do future practitioners really need? Are they getting it in medical school? Journal of the Kentucky Medical Association 91, 104–111.

Robert Bosch Stiftung (1995): Das Arztbild der Zukunft. Analysen künftiger Anforderungen an den Arzt. Konsequenzen für die Ausbildung und Wege zu ihrer Reform. Gerlingen: Bleicher.

Slavin, S.J./Wilkes, M.S./Usatine, R. (1995): Doctoring III: innovations in education in the clinical years. Academic Medicine 70, 1091–1095.

Stößel, U. (1995): Gesundheitsförderung und Public Health in der ärztlichen Ausbildung. Freiburg: Eigenverlag der Abteilung für medizinische Soziologie der Universität Freiburg.

Leseempfehlungen

Payer, L. (1992): Disease mongers. How Doctors, Drug Companies and Insurers are making you feel sick. New York: John Wiley & Sons. Oder weitgehend identisch, aber in Deutsch und mit einigen neueren Beispielen: Blech, J. (2003): Die Krankheitserfinder. Wie wir zu Patienten gemacht werden. Frankfurt: S. Fischer.

Robert Bosch Stiftung (1990): Herausgeber M. Arnold. Ökonomie der Prävention am Beispiel der Herz-Kreislauf-Krankheiten. Gerlingen: Bleicher.

Robert Bosch Stiftung (1995): Das Arztbild der Zukunft. Analysen künftiger Anforderungen an den Arzt. Konsequenzen für die Ausbildung und Wege zu ihrer Reform. Gerlingen: Bleicher.

Stößel, U. (1995): Gesundheitsförderung und Public Health in der ärztlichen Ausbildung. Freiburg: Eigenverlag der Abteilung für medizinische Soziologie der Universität Freiburg.

6.5 Mediale Kommunikationsstrategien der Prävention und Gesundheitsförderung

Dominik Ose und Klaus Hurrelmann

6.5.1 Die wachsende Bedeutung von Gesundheitskommunikation

Die Rolle von Patienten im Gesundheitswesen verändert sich. Patienten werden im Zeitalter chronischer Krankheiten immer stärker „**Koproduzenten**" und „**subjektive Experten**" für ihre eigene Gesundheit. Kritisches Verbraucherverhalten und Veränderungen im Informations- und Kommunikationssektor unterstützen diesen Trend. Speziell die Entwicklung des Internets hat die gestiegene Eigenverantwortung und Selbstbestimmung des Patienten verstärkt (Bohle 2001).

Jedoch lässt sich das ökonomisch orientierte **Konsumentenmodell** nicht ohne Friktionen auf das Gesundheitswesen übertragen. Das Modell ist durch die Fähigkeit der Nutzer gekennzeichnet, auf Basis umfassender Informationen rationale Entscheidungen zu treffen. Deshalb ist es im Gesundheitswesen nur dort anwendbar, wo der Nutzer sich nicht in einer unmittelbaren physischen oder psychischen Abhängigkeit von Anbietern der Gesundheitsdienstleistung befindet, also z.B. im Bereich von Partizipation, Gesundheitsförderung und Prävention (Dierks, Schwartz und Walter 2000).

Um ihrer neuen Rolle gerecht werden zu können, benötigen die Patienten als Nutzer von Versorgungsleistungen **Kompetenzen und Partizipationsmöglichkeiten** im Gesundheitswesen.

Eine wichtige Voraussetzung für die „Nutzerkompetenz" im Gesundheitssystem ist der Zugang zu und die Verarbeitung von Informationen. **Gesundheitskommunikation**, welche die Vermittlung und den Austausch von Wissen, Meinungen und Gefühlen zwischen „Professionals" und „Nutzern" in der gesundheitlichen Versorgung bezeichnet, hat hierbei eine große Bedeutung (Hurrelmann und Leppin 2001).

Auf der anderen Seite sind Krankheitsprävention und Gesundheitsförderung auf eine umfassende Gesundheitskommunikation angewiesen, weil ohne ausreichende, auf die Bedürfnis- und Lebenslagen der Patienten ausgerichtete gesundheitsbezogene Information keine Akzeptanz für Interventionen und keine Nutzerkompetenz entwickelt werden könnten.

Eine besondere Rolle bei der Gesundheitskommunikation spielt die direkte Arzt-Patient-Interaktion. In diese müssen die wichtigsten gesundheitsbezogenen Informationen eingebettet werden. Jedoch können Ärzte aufgrund des wachsenden Umfangs verfügbarer Informationen, diese nicht alle persönlich vermitteln und die Informationsbeschaffung nicht vollständig steuern.

Daneben gewinnen andere Anbieter und Vermittlungsformen von Gesundheitskommunikation stärker an Bedeutung. Vor allem massenmediale Angebote haben hierbei einen wachsenden Anteil. Dies gilt nicht nur für rechtliche, finanzielle und organisatorische, sondern zunehmend auch für medizinische Fragestellungen.

Die neue Rolle des **Patienten als Nutzer** von Versorgungsleistungen im Gesundheitswesen und die zunehmende Notwendigkeit von Effizienzsteigerungen in der gesundheitlichen Versorgung erfordern die Weiterentwicklung von Strategien der Gesundheitskommunikation.
Dies ist notwendig, da auf der einen Seite Patienten zunehmend mit **Kompetenzen** ausgestattet werden müssen, um ihrer Rolle als Nutzer von Versorgungsleistungen gerecht werden zu können. Auf der anderen Seite müssen gesundheitliche Versorgungsleistungen, deren Inanspruchnahme aus Sicht einer effizienten Ressourcenallokation für das Gesundheitswesen notwendig sind (z.B. Leistungen zur Gesundheitsförderung und Prävention), auch verstärkt wie „Produkte" **vermarktet** werden.

Sowohl für Ansätze zur „Kompetenzsteigerung", wie auch für Ansätze zur „Vermarktung" bieten speziell **mediale Kommunikationsstrategien** mit einer **bevölkerungsweiten Ausrichtung** interessante Perspektiven. Zum einen hat die Entwicklung speziell der Massenmedien (z.B. Zeitschriften, Fernsehen, Internet, Telefon) mit ihren jeweiligen Zielgruppen einen Grad der Verbreitung und Ausdifferenzierung erlangt, bei welchem breite Bevölkerungsschichten erreicht und ihnen relevante Informationen (visuell, akustisch, schriftlich) zur Verfügung gestellt werden können. Darüber hinaus ermöglichen Medien wie das Telefon oder das Internet nicht nur Information in eine „Richtung", sondern auch Informationsaustausch und Kommunikation.
Massenmedien sind auch zunehmend für den einzelnen Arzt interessant, da sie auch für die direkte **Arzt-Patient-Kommunikation** nutzbar sind.

6.5.2 Bevölkerungsweite Kommunikationsstrategien von Gesundheitsförderung und Prävention

Theoretischer Rahmen

Moderne Strategien der Gesundheitskommunikation orientieren sich an den Modellen des „Empowerment" und „Shared Decision Making". **Empowerment** wird als die **Befähigung** des Patienten für ein selbstbestimmtes Leben verstanden. Grundlage dafür (speziell bei einer chronischen Erkrankung) ist die aktive Einbeziehung in die Ausgestaltung und Durchführung der Versorgungsprozesse (Badura 2002). **Shared Decision Making** (geteilte Beschlussfassung) sieht die gesundheitliche Versorgung als „**Aushandlungsprozess**" zwischen dem Nutzer des Gesundheitswesens und den „Health Professionals". Auf Grundlage ausreichender Informationen zur gesundheitlichen Problemstellung und möglicher Handlungsoptionen treffen der Nutzer und der „Health Professional" gemeinsam eine Entscheidung zum weiteren Versorgungsablauf. In diesen Entscheidungsprozess fließt sowohl die Fachkompetenz des „Health Professional" als auch die Kompetenz des Nutzers mit ein.

Konkrete Strategien der bevölkerungsweiten Kommunikation

Bevölkerungsweite Prävention und Gesundheitsförderung müssen in einem modernen Gesundheitswesen als ein Teil eines Gesamtkonzeptes einer „**Bürgerorientierung**" verstanden werden (Rosenbrock 2001). Die Gesundheitskommunikation, speziell mit **massenmedialen Vermittlungsformen**, gewinnt dabei als spezifische Arbeitsform für Präventionsstrategien immer stärker an Bedeutung.

Im Folgenden werden einige Strategien der bevölkerungsweiten Kommunikation vorgestellt, die Ansätze zur Kompetenzsteigerung der Patienten und Nutzer und Ansätze zur Vermarktung von Gesundheitsleistungen verbinden. Gemeinsames Ziel aller Strategien ist eine Beeinflussung des Gesundheitsverhaltens.

Sozial-Marketing

Beim Sozial-Marketing wird mit den Spielregeln der Verbreitung von Produkten und Dienstleistungen, welche aus dem kommerziellen Markt bekannt sind, versucht, die **gesundheitsbezogene Nachfrage** der Bürger zu beeinflussen. Zur Steuerung der Gesundheit wird allerdings kein Produkt, sondern eine wertvolle Information „verkauft". Wichtige Ansätze sind dabei die Orientierung am Verbraucher, die Analyse der Bedürfnisse der Zielgruppen, die Analyse der Verbreitungs- und Kommunikationskanäle und kontrollierte **Rückmeldeschleifen**.

In den USA wurde auf den Grundlagen des Sozial-Marketings ein Brustkrebs-Informations-Programm entwickelt, das Frauen Informationen zu der Erkrankung und einen Überblick über möglich Angebote und Hilfen zur Vorbeugung und Krankheitsbewältigung vermittelt. Es zeigte sich, dass die Zahl der Frauen, die jemals ein Screening gemacht haben, sich nach der Durchführung dieser Sozial-Marketing-Strategie verdoppelt hatte. Im Unterschied zu den „top-down" Ansätzen der Gesundheitskampagnen stehen beim Sozial-Marketing die Bedürfnisse der Nutzer und Patienten im Vordergrund (Hurrelmann 2003, S. 136).

Ein Beispiel für eine deutsche Sozial-Marketing-Strategie ist das Programm „**Gib Aids keine Chance**" der Bundeszentrale für Gesundheitliche Aufklärung (**BzGA**). Ziel dieses Programms zur Aids-Prävention ist es, Neuinfektionen mit Aids zu verhindern und das eigenverantwortliche Schutzverhalten, speziell junger Menschen und Singles, zu fördern.

Mit diesem Programm konnte ein hoher Informationsstand in der Bevölkerung und ein kontinuierlicher Anstieg des Schutzverhaltens erreicht werden. Maßnahmen im Rahmen dieses Programms sind bzw. waren:

- **massenmediale Angebote**: TV-, Radio-, Kino-Spots, Anzeigen in Print-Medien
- individuelle und anonyme **Beratung via Callcenter oder Internet**
- personalkommunikative Aktivitäten: Mitmachaktionen, Gesprächsveranstaltungen.

Seit 1993 wird „Gib Aids keine Chance" durch die Initiative „Mach's mit" ergänzt, welche speziell die Nutzung von Kondomen „vermarktet" (BzGA 2003).

Gesundheitskampagnen

Gesundheitskampagnen sind **integrierte Informations- und Kommunikationsaktivitäten**, welche zeitlich begrenzt und mit Elementen des Sozial-Marketings ein eingegrenztes Ziel verfolgen (z.B. Verringerung des Drogenkonsums). Bei einer bevölkerungsweiten Ausrichtung von Kampagnen können bei Bedarf alle zur Verfügung stehenden Medien entsprechend den Zugangswegen und Bedürfnissen der Zielgruppe verwendet werden (Internet, Fernsehen, Kino, Print). So lassen sich bei Nicht-Raucher-Kampagnen, welche sich an Jugendliche richten, gewünschte Inhalte über das Medium Film verbreiten. Der Filmheld kann hierbei mit seiner Rolle das angestrebte Gesundheitsverhalten transportieren (Entertainment-Education / Edutainment).

Das Instrument „Kampagne" wird häufig zur Ereichung einer **Verhaltensänderung** genutzt, kann aber auch mit dem Ziel der Kompetenzsteigerung eingesetzt werden.

Eine bekannte deutsche Gesundheitskampagne ist „**Keine Macht den Drogen**". Diese wurde 1990 mit Unterstützung der Bundesregierung ins Leben gerufen. Das Ziel dieser Kampagne ist es, mit dem positiven Image des Sports und erfolgreicher Sportler den Konsum von Drogen zu verringern. Um dieses Ziel zu erreichen, wurde eine breit angelegte Kampagne in Print-Medien gestartet, bei welcher bekannte Sportler auf öffentlichen Plakaten aber auch in Zeitungsanzeigen für „Keine Macht den Drogen" werben. Zusätzlich zum Bild des Sportlers werden auf den Plakaten oder in den Anzeigen markante Aussagen der Athleten wiedergegeben. Die Snowboardfahrerin Sandra Farmand etwa wirbt mit dem Spruch „Lieber mit dem Snowboard abheben, als mit Drogen untergehen."

Nachfragemanagement
Eine andere Strategie zur bevölkerungsweiten Gesundheitsförderung und Prävention ist das Nachfragemanagement. Dieses bezeichnet die systematische und gezielte Beeinflussung der Nachfrage nach vorbeugenden therapeutischen, betreuenden, rehabilitativen und pflegerischen Leistungen. Das Ziel dieser Bemühungen ist eine effiziente Nutzung der bestehenden Angebote zur Gesundheitsversorgung (Goodmann, Steckler und Kegler 1997) und eine Reduzierung der Kosten (Chapman 1998). Ansätze des Nachfragemanagements dazu sind z.B.:

- **Unterstützung bei der Selbstversorgung.** Über gebührenfreie Telefonnummern oder über das Internet kann eine medizinische Hilfs- oder Pflegekraft angesprochen werden, um für ein akutes Gesundheitsproblem direkte Hinweise oder Empfehlungen für eine professionelle Beratung zu geben.
- **Unterstützung bei der Bewertung** von Informationen zu gesundheitsrelevanten Versorgungsangeboten nach ihrer Glaubwürdigkeit und Aussagekraft. Hierzu werden neutrale, wissenschaftlich kontrollierte und supervisierte Informationsagenturen eingerichtet, an die sich Patienten und Konsumenten wenden können, wenn sie entsprechende Fragen haben.
- **Anreize zur aktiven Mitarbeit.** Dazu gehört die finanzielle Belohnung eines Versicherten Patienten, wenn er durch gesundheitsfördernde Handlungen (z.B. Reduzierung von Alkoholkonsum) seinen Genesungsprozess beschleunigt.

Die Bedeutung von Nachfragemanagement, Sozial-Marketing und Gesundheitskampagnen für Gesundheitsförderung und Prävention besteht darin, gesundheitsrelevantes Verhalten im Sinne von Verhaltensprävention durch massenmedial gestützte Strategien gezielt zu beeinflussen.

Strategien zur Kompetenzförderung
Die bisher genannten Strategien sind überwiegend verhaltensbezogen. Im Unterschied dazu ist das Ziel der bevölkerungsweiten Strategien zur **Kompetenzförderung die Vermittlung von Wissen** und gesundheitsbezogenen Informationen an breite Bevölkerungsgruppen. Dies beinhaltet auch die Vermittlung von Wissen über den Aufbau und die Funktion verschiedener Einrichtungen des Gesundheitssystems, um damit die „Konsumenten" von gesundheitlichen Versorgungsleistungen in die Lage zu versetzen, die verschiedenen Angebote gezielt zu nutzen und dafür ein geeignetes Angebot auswählen zu können (Hurrelmann und Leppin 2001). Darüber hinaus soll gesundheitsrelevantes Fachwissen, aus den Bereichen Medizin, Pflege, Psychologie, Gesundheitswissenschaften und Sozialwissenschaft zur Verfügung gestellt werden. Durch eine Steigerung der Kompetenz im Bereich individuell benötigter Fach- und Strukturinformationen soll gesundheitsschädigendes Verhalten verringert und gesundheitsförderndes Verhalten gestärkt werden. Folgende Kompetenzen sollen speziell gefördert werden:

- Kompetenz zum Verständnis von gesundheitsrelevanten Wissen und wissenschaftlichen Forschungsergebnissen
- Kompetenz zum selbstbestimmten Gesundheits- und Krankheitsverhalten
- Kompetenz zur Sicherung des Wohlbefindens und zu einer genussvollen Lebensführung
- Kompetenzen zum vorbeugenden Gesundheitsverhalten

– Kompetenz zur Inanspruchnahme und Mitgestaltung der Angebote der Gesundheits- und Krankenversorgung.

Strategien zur Steigerung von Kompetenz und Partizipation haben eine bevölkerungsweite Ausrichtung. Ihr Ziel ist es, durch adäquate Information und Kommunikation, welche den Bedürfnissen der Nutzer im Gesundheitswesen entspricht, bei diesen präventive und gesundheitsfördernde Potenziale zu erschließen.

Media Advocacy

Ein Sonderfall bei bevölkerungsweiten Kommunikationsstrategien ist das Konzept der Media Advocacy (**Medien als „Anwalt"**). Das Ziel des Konzeptes ist es, die professionellen Möglichkeiten und Strukturen der Medien, teilweise gegen den Willen der dort Tätigen, für gesundheitsfördernde Ziele zu nutzen.

Heute stehen wir aus gesundheitswissenschaftlicher Sicht vor dem Problem, dass klassische Kampagnen zur Raucherprävention ihr Ziel verfehlen, weil die Tabakindustrie in der Lage ist, mit glamourösen Propagandastrategien ihre gesundheitsschädlichen Produkte als Beitrag zur Gesundheitsförderung zu verkaufen (z.B. Light-Zigaretten) (Jazbinsek 1999).

Das Konzept der Media Advocacy wurde von Public-Health-Aktivisten in den USA, Kanada, und Australien entwickelt, um sich gegen den Einfluss der Interessensverbände (z.B. Tabaklobby) zur wehren. Bei diesem Ansatz ist die **Umgestaltung gesundheitsgefährdender Verhältnisse** wichtiger als die Erziehung zu einem gesundheitsbewussten Verhalten. Die Medien werden genutzt, um über öffentlichen Druck auf „**Entscheidungsträger**" bestimmte Ziele zu erreichen. Entscheidungsträger sind Personen in Parteien, Konzernen und Verbänden, welche mit Ihren Handlungen Einfluss auf die Gesundheit der Bevölkerung haben. Die Aktivisten sind geschulte (Medien-)Experten, welche auch publikumswirksam in Talkshows und Pressekonferenzen für Gesundheitsziele auftreten und Strategien des zivilen Ungehorsams anwenden, um in die Schlagzeilen zu kommen (Jazbinsek 1999).

Ein Beispiel für Media Advocacy sind die spektakulären Aktionen von „Greenpeace" (Anketten an einer Bohrinsel), die ihnen gewährleisten, mit ihren Themen (Ölverschmutzung der Nordsee) in den Medien präsent zu sein. Durch die Medienpräsenz wird das öffentliche Bewusstsein für die Probleme gefördert und Druck auf die Politik und die Entscheidungsträger in den Unternehmen (Ölkonzerne) ausgeübt.

6.5.3 Medien zur bevölkerungsweiten Prävention und Gesundheitsförderung

Telematik im Gesundheitswesen

Telematik (*Tele*kommunikation und Infor*matik*) im Gesundheitswesen ist nach der Definition der WHO (WHO 1998) ein Sammelbegriff für gesundheitsbezogene Aktivitäten, Dienste und Systeme, die über eine Entfernung hinweg mit Mitteln der Informations- und Kommunikationstechnologie ausgeführt werden, meist zum Zweck globaler Gesundheitsförderung, Krankheitskontrolle und Krankenversorgung. Nach der Definition der WHO umfasst die Telematik im Gesundheitswesen vier Bereiche: Telemedizin, Teleausbildung, Telematik für die medizinische Forschung und Telematik für das Gesundheitsmanagement.

Während telematische Anwendungen im Bereich der medizinischen Aus- und Weiterbildung (Teleteaching) oder in der klinischen Medizin (Telemedizin) schon seit einigen Jahren eingesetzt werden (Eysenbach 2001), ist deren Nutzung für „**Teleausbildung**" und für bevölkerungsweite Strategien zur Gesundheitsförderung und Prävention noch relativ selten.

Teleausbildung umfasst nach der Definition der WHO das gesamte Spektrum zur **Gesundheitsaufklärung** für Bürger und Patienten (Horsch und Handels 2002). Anwendungen dazu können Gesundheitsinformations- und Kommunikationssysteme, E-Learning oder Telekonsultationsdienste sein.

Der Begriff „**Teleprävention**" hat sich noch nicht etabliert, könnte aber in Anlehnung an die Definition der WHO (WHO 1998) wie folgt definiert werden: Teleprävention ist ein Sammelbegriff für Aktivitäten, Dienste und Systeme, die über eine Entfernung hinweg mit Mitteln der Informations- und Kommunikationstechnologie zum Zweck gesundheitsrelevanter Verhaltensänderung, Kompetenzförderung, Partizipation oder Aktivierung der Bürger ausgeführt werden.

Telematik kann die Nutzung unterschiedlicher Medien wie Internet, Fernsehen oder Telefon beinhalten und gewinnt als spezifisches Arbeitsfeld von Gesundheitskommunikation immer stärker an Bedeutung.

Anwendungsbeispiele für die Nutzung von Medien

Für Gesundheitsförderung und Prävention spielen Medien eine besondere Rolle. Speziell Massenmedien haben als **Sozialisationsagenturen** einen entscheidenden Einfluss darauf, welche Verhaltensnormen in einer Gesellschaft als akzeptiert und als normleitend gelten (Hurrelmann 2003, S. 136).

Vieles spricht dafür, dass sich durch das erreichte Entwicklungsniveau moderner Medien die historische Chance bietet, durch die **gezielte Nutzung** von medialen Vermittlungsformen zur Gesundheitskommunikation ein Instrument zu erhalten, welches eine entscheidende Bedeutung für die **bevölkerungsweite Beeinflussung** von Wissen, Kompetenz und letztlich auch präventives Gesundheitsverhalten hat.

Für die bevölkerungsweite Prävention und Gesundheitsförderung können unterschiedliche Medien genutzt werden. Jedes dieser Medien hat dabei **spezifische Vor- und Nachteile** und sollte entsprechend in eine **Gesamtkonzeption** eingebunden werden (Dierks et al 2001).

Nachfolgend werden ausgewählte Medien vorgestellt, welche eine besondere Bedeutung bei der bevölkerungsweiten Gesundheitskommunikation haben.

Die Broschüre

Ein klassisches Beispiel für ein Medium zur Gesundheitskommunikation ist die Broschüre. Sie wird in zahlreichen Kontexten verwendet und ist Träger von Informationen zu Krankheiten, Informationen zu Strukturdaten und Informationen zu Leistungserbringern. Nachteil der Broschüre ist, dass sie sich speziell für **Informationen mit einer längeren „Haltbarkeit"** eignet, da bei jeder Veränderung des dargestellten Sachverhaltes die Broschüre an Aktualität verliert. Darüber hinaus ist sie nicht immer verfügbar, sondern muss meist erst bestellt werden. Gleiches gilt für Bücher und ähnliche Printerzeugnisse.

Dennoch hat die Broschüre nach wie vor eine große Bedeutung für die Gesundheitskommunikation. Sie wird von Nutzern gut angenommen und ist besonders im Bereich des Erstkontaktes und der **kurzen Erstinformation** zu einem Dienstleister, einer Erkrankung oder ähnlichem sehr sinnvoll.

Das Fernsehen

Zahlreiche Möglichkeiten zur Gesundheitskommunikation bietet auch das Fernsehen. Zum einen werden hier für den Nutzer bewusst Gesundheitsinformationen in Form von Reportagen, Dokumentationen oder Fachsendungen vermittelt. Zum anderen erhält der Nutzer häufig unbewusst Gesundheitsinformationen (fördernde, wie auch schädigende) in Talkshows, Serien, Soaps und Spielfilmen. Die Nachteile des Fernsehens (in seiner aktuellen Struktur) liegen darin, dass **Informationen nicht jederzeit verfügbar** sind und dass das Verhalten der Nutzer durch das Fernsehen nur schwer beeinflusst werden kann.

Dies kann sich jedoch mit der weiteren Etablierung des **digitalen Fernsehens** ändern, welches mehr Interaktivität und eine einfache Zurverfügungstellung von Inhalten ermöglicht. In Großbritannien wird digitales Fernsehen zur Gesundheitskommunikation bereits im Rahmen des „National Health Service – Direct" (NHS-Direct) erfolgreich getestet.

Ein Vorteil des Fernsehens ist heute schon, dass mit ihm sozioökonomisch schwache Bevölkerungsgruppen gut erreicht werden können.

Zeitungen und Zeitschriften

Wie beim Fernsehen werden auch bei Zeitungen und Zeitschriften Gesundheitsinformationen bewusst, wie auch unbewusst vermittelt. Im Gegensatz zum Fernsehen (z.B. bei Reportagen) sind Gesundheitsinformationen in Zeitungen und Zeitschriften entsprechend den Charakteristika des Mediums eher kurz gehalten.

Dennoch haben Zeitungen und Zeitschriften eine große Bedeutung für die Gesundheitskommunikation. Mit ihnen werden **breite Bevölkerungsschichten** über Tageszeitungen, und spezielle Zielgruppen über Fachzeitschriften oder über Zeitungen, welche verstärkt von speziellen sozialen Schichten gelesen werden („Bildzeitung"), erreicht. Sehr gut geeignet sind Zeitungen und Zeitschriften deshalb auch für **Anzeigen und gezielte PR-Artikel** im Rahmen von Sozial-Marketing-Aktivitäten oder Gesundheitskampagnen.

Das Telefon

Ein immer häufiger genutztes Medium ist das Telefon, meist in Form von Callcentern. Diese bieten dem Nutzer bei gesundheitsrelevanten Fragestellungen eine individuelle telefonische Beratung an. Abhängig vom Anbieter des Callcenters kann man sich zu einem breiten Spektrum gesundheitlicher Fragestellungen (z.B. bei Krankenkassen) oder nur zu einem spezialisierten Thema (z.B. bei krankheitsbezogenen Selbsthilfegruppen) beraten lassen. Die telefonische Beratung erfolgt durch **Fachpersonal**. Ärzte beraten etwa zu medizinischen Fragestellungen, Pflegekräfte zu pflegerischen Fragestellungen und Juristen zu rechtlichen Fragestellungen.

Der Vorteil von Callcentern aus Sicht des Nutzers ist, dass für ihn umfangreiche Beratungs- und Informationsangebote einfach, kostengünstig und von jedem Ort aus zugänglich sind.

Aus der Perspektive eines effizienten Gesundheitswesens können Callcenter eine wichtige **Filter-, Kanalisations-** und **Lotsenfunktion** in Bezug auf die weitere Inanspruchnahme von persönlichen Beratungsangeboten und Leistungen der gesundheitlichen Versorgung haben. Callcenter sind neben dem Internet prinzipiell gut dafür geeignet, dem Nutzer durch die direkte telefonische Beratung (alle wichtigen Informationen zum Gesundheitswesen über *eine* Telefonnummer) einen ersten und **zentralen Zugang** zum gesundheitlichen Versorgungssystem zu ermöglichen und ihn dann entsprechend seiner individuellen Bedürfnisse und Anforderungen an andere Anbieter der gesundheitlichen Versorgung „weiterzuvermitteln".

Das Internet

Von allen Medien hat das Internet im Bereich der Gesundheitskommunikation zurzeit das größte Entwicklungspotenzial. Dies liegt u.a. an der einfachen Zurverfügungstellung von Informationen und großen Datenmengen bzw. den zahlreichen Möglichkeiten der synchronen (Chat) und asynchronen (E-Mail) Kommunikation.

Das Internet hat einen Verbreitungsgrad erreicht, bei welchem breite Bevölkerungsschichten einen Zugang zu Informations- und Kommunikationsangeboten unabhängig von Ort und Zeit haben.

Untersuchungen zeigen, dass im Durchschnitt 50 % der Deutschen heute das Internet nutzen. In der Altersgruppe 20–39 Jahre sind es über 70 % und in der Altersgruppe 14–19 Jahre 84 % der Gesamtbevölkerung (TNS EMNID 2003).

Neben dem privaten oder beruflichen Internetzugang gewinnen auch **öffentliche Terminals** mit Internetanbindung, etwa in Krankenhäusern oder perspektivisch in Supermärkten, an Bedeutung für die Gesundheitskommunikation. Dies ist besonders mit Blick auf sozioökonomisch Schwache interessant, da diese bisher das Internet bisher nur unterdurchschnittlich nutzen. Es besteht die Hoffnung, dass öffentliche Terminals einen **niedrigschwelligen Zugang** zum Internet ermöglichen, welcher verstärkt auch durch untere soziale Schichten genutzt wird.

Das Internet bietet prinzipiell die Möglichkeit, ein gesundheitsbezogenes **Informations- und Kommunikationsangebot** zu etablieren, welches dem Nutzer über ein „zentrales" Internet-Portal ermöglicht, Angebote zur Information, Schulung und Beratung im Bereich der gesundheitlichen Versorgung wahrzunehmen.

Im Bereich der „**Information**" könnten dem Nutzer theoretisch alle Informationen zur Verfügung gestellt werden, welche dieser für seine gesundheitsbezogene Lebensweise und Versorgung benötigt (Struktur-, Qualitäts- oder themenbezogene Informationen). Die Möglichkeiten des Internets (Datenbankanbindung, Volltextsuche, hierarchischer Aufbau von Informationen) können gewährleisten, dass selbst bei großen Datenmengen die individuell benötigten Informationen vom Nutzer gefunden werden.

Im Bereich der „**Schulung**" könnte ein E-Learning System angeboten werden, welches über verschiedene Schulungsprogramme zu gesundheitlichen Fragestellungen verfügt. Die Schulungsprogramme sollten auf einem didaktischen Konzept basieren, welches die Bedürfnisse der jeweiligen Zielgruppe (z.B. Migranten) und die Möglichkeiten des Internets berücksichtigt. Die Schulungsprogramme könnten durch die Nutzer selbstständig bzw. mit direkter (via Chat) oder indirekter (via E-Mail) Anleitung bearbeitet werden.

Im Bereich der „**Beratung**" kann im Internet der Chat für eine direkte (synchrone) oder die E-Mail für eine indirekte (asynchrone) Beratung genutzt werden. Zusätzlich könnten Fragen in einem Internet-Forum beantwortet werden. Multimediale Features wie Video-, Audiosequenzen, interaktive Tests oder Kommunikationsangebote wie z.B. öffentliche Chats und Foren für den Austausch der Nutzer untereinander könnten in allen drei Bereichen je nach Bedarf zusätzlich angeboten werden.

Das Internet bietet viele Möglichkeiten, die öffentliche Gesundheit zu beeinflussen (Teleausbildung), Prävention durch Information und Kommunikation zu fördern (Teleprävention) (Eysenbach 2003), und gewinnt als integraler Bestandteil der medizinischen Versorgung immer stärker an Bedeutung (Köhler und Eysenbach 2002). Es hat das Potenzial, eine wichtige Filter-, Kanalisations- und Lotsenfunktion bei der Inanspruchnahme gesundheitlicher Versorgungsleistungen zu übernehmen.

6.5.4 Weiterer Entwicklungsbedarf

Die Bereitstellung von Informations- und Kommunikationsangeboten bei allen dargestellten Kommunikationsstrategien und Medien ist allerdings nicht gleichzusetzen mit der **Entwicklung von Kompetenzen**. Hierzu sind komplexe **Übersetzungsprozesse** notwendig, welche von den Nutzern entsprechend ihrer sozioökonomischen Schicht und ihren individuellen Möglichkeiten ganz unterschiedlich geleistet werden können. Diese Übersetzungsprozesse können durch eine **Ausdifferenzierung** der Angebote zur Gesundheitskommunikation, entsprechend den Bedürfnissen und Anforderungen der jeweiligen Zielgruppe, unterstützt und beeinflusst werden. Diese Ausdifferenzierung kann sich auf die Auswahl der Vermittlungsform (persönliche, telefonische, schriftliche, internetgestützte) und auf die inhaltliche Ausgestaltung (Formulierung, Umfang, inhaltlicher Aufbau, grafische Gestaltung) der Informations- und Kommunikationsangebote beziehen.

Es muss beachtet werden, dass die sozialen Schichten der Bevölkerung, die das größte Risiko tragen zu erkranken oder vorzeitig zu sterben, zugleich über die geringsten Möglichkeiten verfügen, ihre Lebensumstände zu kontrollieren. Sie haben das geringste Einkommen, den geringsten Bildungsstand und die geringsten Gestaltungsmöglichkeiten. Mit Blick auf diese Tatsache ist es **nicht ganz unproblematisch**, bei Kommunikationsstrategien schwerpunktmäßig auf die neuen Medien zu setzen (Rosenrock 2001).

Gesundheitskommunikation (speziell bevölkerungsweite) kann ein **effektives Instrument** zur Steuerung des Wissens, der Leistungsinanspruchnahme und des Gesundheitszustandes der gesamten Bevölkerung sein, wenn sie zielgerichtet und entsprechend den Bedürfnissen und Anforderungen der Nutzer eingesetzt wird. Eine Gesundheitskommunikation mit dieser Ausrichtung ist ein unverzichtbarer Bestandteil moderner **Präventionspolitik**.

Jedoch befindet sich eine strukturierte, an den Zielen der Gesundheitsversorgung und den Bedürfnissen der Nutzer ausgerichtete Gesundheitskommunikation in Deutschland erst im Aufbau.

Dies gilt nicht nur für die bevölkerungsweite, sondern auch für die persönliche, betriebliche und regionale Gesundheitskommunikation. Für den Nutzer des Gesundheitswesens ergeben sich aus dieser Situation zurzeit folgende Defizite im Bereich der Gesundheitskommunikation:

- **fehlende Transparenz und Vernetzung** von Angeboten zur Gesundheitskommunikation (es sind zahlreiche Angebote vorhanden, allerdings existiert keine umfassende Übersicht und kein „zentraler Zugang" zu ihnen, z.B. über ein Callcenter oder ein Internet-Portal),
- **unzureichende Ausdifferenzierung** der Gesundheitskommunikation auf präventive Angebote (speziell in den Bereichen, in welchen kein Träger ein explizites Interesse hat, so im Bereich Partizipationsmöglichkeiten, Eigenbehandlung von Bagatellkrankheiten),
- **unzureichende Informationen zur selbstbestimmten Inanspruchnahme von Leistungen** der Gesundheitsversorgung (welche Leistungen existieren, bei welchem Träger und mit welchen Voraussetzungen und Zugangsmöglichkeiten; welche Leistungserbringer existieren, mit welchem Qualitätsniveau, welche Kosten und welche Kosteneinsparungen treten bei präventiven Angeboten ein),
- **zu wenige umfassende Beratungsangebote** (Beratungen sind häufig auf Einzelaspekte bezogen und nicht interdisziplinär und sektorenübergreifend),
- **unzureichende Qualitätssicherung** von Gesundheitskommunikation allgemein und speziell im Bereich Prävention.

Bislang bestehen **unzureichende Angebote und Strukturen der Gesundheitskommunikation**, um dem Patienten als Nutzer von Leistungen und Nachfrager nach Hilfen entsprechend seiner neuen Rolle im Gesundheitswesen den Aufbau von Kompetenzen zu ermöglichen.

Für Gesundheitsförderung und Prävention, die auf einen Aufbau von gesundheitlichen Kompetenzen abzielen, bedeutet das Nichtvorhandensein einer umfassenden und strukturierten Gesundheitskommunikation, dass ihnen ein wichtiges Instrument für ein präventionsorientiertes Gesundheitsverhalten fehlt.

Für das Gesundheitswesen insgesamt bedeutet das Fehlen einer strukturierten Gesundheitskommunikation, dass Potenziale für Effizienzsteigerungen und Qualitätsverbesserungen in der Gesundheitsversorgung nicht genutzt werden können.

Prüfungsfragen

1. Wodurch zeichnet sich die neue Rolle des Patienten im Gesundheitswesen aus?
2. Kann das „Konsumentenmodell" auf Patienten im Gesundheitswesen übertragen werden?
3. Warum können Ansätze zur bevölkerungsweiten Gesundheitsförderung und Prävention sinnvoll sein?
4. Was sind Ansätze zur bevölkerungsweiten Gesundheitsförderung und Prävention?
5. Warum sind Ansätze zur Kompetenzsteigerung notwendig?
6. Welche Kompetenzen sollen bei Ansätzen zur Kompetenzsteigung vermittelt werden?
7. Was bezeichnet der Begriff Telematik?
8. Was versteht man unter Teleprävention?
9. Welche Medien können wie für die bevölkerungsweite Gesundheitsförderung und Prävention genutzt werden?
10. Welches sind die aktuellen Probleme der Gesundheitskommunikation?

Zitierte Literatur

Bohle, F.-J. (2001): Der informierte Patient. Die neue Rolle des Patienten im Kommunikations- und Informationszeitalter. In gpk Gesellschaftspolitische Kommentare 42 (10), 6–11.

BZgA (2003): 10 Jahre „mach's mit" – eine Kampagne, die Menschen in Bewegung bringt. Bundeszentrale für Gesundheitliche Aufklärung. Abgerufen am 15.01.2004 unter http://www.machsmit.de/links/medien/doko/doku.pdf.

Badura, B. (2002): Soziale Ungleichheit und Beratungsbedarf; Vortrag auf dem 8. Kongress Armut und Gesundheit. Abgerufen am 21.09.2003 unter http://www.gesundheitberlin.de/content/aktivitaeten/a_g8/abstracts/patienten/badura.pdf.

Chapmann, L.S. (1998): The role of demand management in health promotion. In: The Art of Health Promotion 2, 1–8.

Dierks, M.-L./Schwartz, F.W./Walter, U. (2000): Patienten als Kunden – Konsumenteninformation aus Sicht der Public Health Forschung. In D. Jazbinsek (Hg.): Gesundheitskommunikation. Opladen: Westdeutscher Verlag, 150–163.

Dierks, M.-L. et al. (2001): Patientensouveränität – Der autonome Patient im Mittelpunkt. Stuttgart: Akademie für Technikfolgenabschätzung in Baden-Württemberg.

Eysenbach, G. (2003): Qualität von Gesundheitsinformationen im World Wide Web. In Bundesgesundheitsblatt 46, 292–299.

Goodmann, R.M./Steckler, A./Kegler, M. C. (1997): Mobilizing organisations for health enhancement: Theories of organizational change. In: Health behavior and health education. San Francisco: Jossey-Bass, 287–312.

Horsch, A./Handels, H. (2002): Telematik im Gesundheitswesen. In T. Lehmann/E. /Meyer zu Bexten (Hg.): Handbuch der Medizinischen Informatik. München: Hanser, 569–606.

Hurrelmann, K. (2003): Gesundheitssoziologie. Weinheim und München: Juventa.

Hurrelmann, K./Leppin, A. (2001): Moderne Gesundheitskommunikation – Eine Einführung. In: Hurrelmann, K./Leppin, A. (Hg.): Moderne Gesundheitskommunikation. Bern: Huber, 9–21.

Jazbinsek, D. (1999): Media Advocacy. Guerillastrategie im Kampf um die Prioritäten der Gesundheitspolitik. In Impuls – Newsletter für Gesundheitsförderung Nr. 1/1999.

Köhler, C./Eysenbach G. (2002): Das Internet – Chancen, Risiken und Perspektiven für den chirurgischen Patienten. In: Chirurg 2002. 73, 410–416.

Rosenbrock, R. (2001): Verbraucher, Versicherte und Patienten als handelnde Subjekte. In C. Reibnitz/P.-E. Schnabel/K. Hurrelmann (Hg.): Der Mündige Patient. Konzepte zur Patientenberatung und Konsumentensouveränität im Gesundheitswesen. Weinheim: Juventa, 25–35.

TNS Emnid / Initiative D21 (2003): (N)ONLINER Atlas 2003.

World Health Organization (1997): A health telematics policy. In: Report of the WHO Group Consultation on Health Telematics, 11–16.

Leseempfehlungen

Reibnitz C./Schnabel, E.-P./Hurrelmann K. (2001): Der Mündige Patient. Weinheim und München: Juventa.

Hurrelmann, K./Leppin A. (2001): Moderne Gesundheitskommunikation. Bern: Huber.

Dierks, M.-L. et al. (2001): Patientensouveränität – Der autonome Patient im Mittelpunkt. Stuttgart: Akademie für Technikfolgenabschätzung in Baden-Württemberg. Abrufbar im Internet unter: http://www.ta-akademie.de/deutsch/Bestellungen/textelk/AB195.pdf.

Autorinnen und Autoren dieses Bandes

Dr. Thomas Altgeld
Landesvereinigung für Gesundheit Niedersachsen
Fenskeweg 2
30165 Hannover
Tel.: 0511-350 0052
Fax: 0511-350 5595
E-Mail: thomas.altgeld@gesundheit-nds.de

Dr. Stefan Aretz
Institut für Humangenetik
Wilhelmstraße 31
53111 Bonn
Tel. dienstl.: 0228-287 2391
E-Mail: stefan.aretz@ukb.uni-bonn.de

Prof. Dr. Karl E. Bergmann
Virchowklinikum
Abteilung Pädiatrie
Augustenberger Platz 1
Universitätsklinikum Charité
13353 Berlin
Tel. privat/mobil: 0172-594 40 73
E-Mail: karl.bergmann@charite.de

Prof. Dr. med. Renate Bergmann
Virchow Klinikum
Klinik für Geburtsmedizin
Augustenburger Platz 1
13353 Berlin
Tel. dienstl.: 030-450 56 41 01
Fax: 030-450 56 49 08
E-Mail: renate.bergmann@charite.de

Prof. Dr. Michael Böhm
Universitätsklinik des Saarlandes
Medizinische Klinik und Poliklinik,
Innere Medizin III
66421 Homburg
Tel. dienstl.: 06841-162 3372
Fax: 06841-162 3369
E-Mail: boehm@med-in.uni-saarland.de

Prof. Dr. Elmar Brähler
Universitätsklinikum Leipzig
Abt. für Med. Psychologie und Med. Soziologie
Stephanstraße 11
04103 Leipzig
Tel. dienstl.: 0341-97-188 01
Fax: 0341-97-18809
E-Mail: brae@medizin.uni-leipzig.de

Dr. med. Johannes Brettschneider
Neurologische Universitätsklinik Ulm
Steinhövelstr. 1 und 9
89081 Ulm
Tel.: 0731-177 5213
Fax: 0731-177 1519
E-Mail: johannes.brettschneider@web.de

Dr. phil. Anneke Bühler, Dipl.-Psych.
IFT – Institut für Therapieforschung
Parzivalstr. 25
80804 München
Tel.: 089-360 804 83
Fax: 089-360 804 69
E-Mail: buehler@ift.de

Prof. Dr. Gerhart Bühringer
IFT – Institut für Therapieforschung
Parzivalstr. 25
80804 München
Tel. dienstl.: 089-36 08 04 10
Fax: 089-36 08 04 19
E-Mail: buehringer@ift.de

Prof. Dr. Reinhard Busse
TU Berlin
Department Health Care Management
Lehrstuhl Management im Gesundheitswesen
EB 2, Straße des 17. Juni 145
10623 Berlin
Tel. dienstl.: 030-314 28 419 / ~420
Fax: 030-314 28 433
E-Mail: rbusse@tu-berlin.de

Prof. Dr. Toni Faltermaier
Universität Flensburg
Institut für Psychologie
Auf dem Campus 1
24943 Flensburg
Tel. dienstl.: 0461-805-2356
Fax: 0461-805-2358
E-Mail: faltermaier@uni-flensburg.de

Prof. Dr. Jörg Fegert
Universität Ulm
Abteilung für Kinder- und Jugendpsychiatrie/ Psychotherapie
Steinhövelstr. 5
89075 Ulm
Tel. dienstl.: 0731-500-33555
Fax: 0731-500-33546
E-Mail: joerg.fegert@medizin.uni-ulm.de

Dr. med. Markus Flören
Orthopädische Universitätsklinik Ulm
Rehabilitationskrankenhaus
Oberer Eselsberg 45
89081 Ulm
Tel.: 0731-177 51 23
Fax: 0731-177 11 03
E-Mail: Markus.Floeren@rku.de

Dr. Christian Gericke
TU Berlin
Department Health Care Management
Lehrstuhl Management im Gesundheitswesen
EB 2, Straße des 17. Juni 145
10623 Berlin
Tel. dienstl.: 030-314-29240
Fax: 030-314-28433
E-Mail: christian.gericke@tu-berlin.de

Prof. Dr. Jochen Haisch
Universität Ulm
Abteilung Allgemeinmedizin
Helmholtzstr. 20
89069 Ulm
Tel. dienstl.: 0731-503-1101 / ~1102
Fax: 0731-50-31109
E-Mail: jochen.haisch@medizin.uni-ulm.de

Prof. Dr. Hermann Heimpel
Medizinische Universitätsklinik Ulm
Robert-Koch-Straße 8
89081 Ulm
Tel. dienstl.: 0731-5002 4499
Fax: 0731-5002 4498
E-Mail: hermann.heimpel@medizin.uni-ulm.de

Prof. Dr. Wildor Hollmann
Deutsche Sporthochschule Köln
Institut für Kreislaufforschung und Sportmedizin
50933 Köln
Tel. dienstl.: 0221-4982 510 / ~514
Fax: 02163-582 69
E-Mail: Wildor.Hollmann@nexgo.de

Prof. Dr. Rainer Hornung
Universität Zürich
Psychologisches Institut
Rämistrasse 66
CH-8001 Zürich
Tel. dienstl.: 0041-1634-2282
Fax: 0041-1634-4932
E-Mail: hornung@sozpsy.unizh.ch

Prof. Dr. Klaus Hurrelmann
Universität Bielefeld
Fakultät für Gesundheitswissenschaften
Postfach 100 131
33501 Bielefeld
Tel. dienstl.: 0521-106 4669 / ~3834
Fax: 0521-106 6433
E-Mail: klaus.hurrelmann@uni-bielefeld.de

PD Dr. Andrea Icks
Diabetes-Forschungsinstitut
Auf'm Hennekamp 65
40225 Düsseldorf
Tel. privat/mobil: 0173-2889208
Fax: 0211-33 82 677
E-Mail: icks@ddfi.uni-duesseldorf.de

PD Dr. Theodor Klotz
Klinik für Urologie und Kinderurologie
Söllnerstraße 16
92637 Weiden
Tel. dienstl.: 0961-3 03 3302
Fax: 0961-3 03 44 05
E-Mail: klotz@klinikum-weiden.de

PD Dr. Olaf von dem Knesebeck
Universität Düsseldorf
Institut für Medizinische Soziologie
Postfach 10 10 07
40001 Düsseldorf

Tel.: 0211-811 43 60 / ~61
Fax: 0211-811 23 90
E-Mail: knesebec@uni-duesseldorf.de

Prof. Dr. Petra Kolip
Zentrum für Public Health
Postfach 330 440
28334 Bremen
Tel.: 0421-218-9726
Fax: 0421-595 9668
E-Mail: kolip@bips.uni-bremen.de

Prof. Dr. Andreas Kruse
Universität Heidelberg
Institut für Gerontologie
Bergheimer Straße 20
69115 Heidelberg
Tel. dienstl.: 06221-54 81 81
Fax: 06221-54 59 61
E-Mail: andreas.kruse@urz.uni-heidelberg.de

Prof. Dr. Karl W. Lauterbach
Universität zu Köln
Institut für Gesundheitsökonomie und Klinische Epidemiologie
Gleueler Str. 176-178 / III
50935 Köln
Tel. dienstl.: 0221-4679-0
Fax: 0221-4302304
E-Mail: Karl.Lauterbach@medizin.uni-koeln.de

Dr. Uwe Lenhardt
Wirtschaftszentrum Berlin für Sozialforschung
Reichpietschufer 50
10785 Berlin
Tel. dienstl.: 030-25491-500
Fax: 030-25491-556
E-Mail: uwe@wz-berlin.de

PD Dr. Anja Leppin
Universität Bielefeld
Fakultät für Gesundheitswissenschaften
Postfach 100 131
33501 Bielefeld
Tel. dienstl.: 0521-106 4367
Fax: 0521-106-6433
E-Mail: aleppin@uni-bielefeld.de

Prof. Dr. Albert C. Ludolph
Universitätsklinikum Ulm
Poliklinik für Neurologie
Steinhövelstraße 9
89075 Ulm
Tel. dienstl.: 0731-5002 7970
Fax: 0731-5002 7979
E-Mail: albert.ludolph@medizin.uni-ulm.de

Dipl.-Psych. Martin Merbach
Universitätsklinikum Leipzig
Selbst. Abt. für Med. Psychologie und Med. Soziologie
Stephanstraße 11
04103 Leipzig
Tel.: 0341-97 18 814
Fax: 0341-97 18 809
E-Mail: merm@medizin.uni-leipzig.de

Dipl. Pol. Kai Mosebach
Medizinische Hochschule Hannover
Abt. für Epidemiologie, Sozialmedizin und Gesundheitssystemforschung (OE 5410)
Carl-Neuberg-Str. 1
30625 Hannover
Tel.: 0511-532-4451
Fax: 0511-532-5347
E-Mail: Mosebach.Kai@mh-hannover.de

Dominik Ose
Universität Bielefeld
Fakultät für Gesundheitswissenschaften
Postfach 100 131
33501 Bielefeld
Tel. dienstl.: 0521-106 3835
Fax: 0521-106 6433
E-Mail: dominik.ose@uni-bielefeld.de

PD Dr. Martin Pinquart
Universität Jena
Fachbereich Psychologie
Am Steiger 3 / Haus 1
07743 Jena
Tel. dienstl.: 03641-945210
Fax: 03641-945202
E-Mail: martin.pinquart@uni-jena.de

Dr. Evelyn Plamper
Universität zu Köln
Inst. f. Gesundheitsökonomie u. Klin. Epidemiologie
Gleueler Straße 176-178 / III
50935 Köln
Tel. dienstl.: 0221-478 6460
Fax: 0221-478 6675
E-Mail: Evelyn.Plamper@medizin.uni-koeln.de

Prof. Dr. Peter Propping
Universitätsklinikum Bonn
Institut für Humangenetik
Wilhelmstraße 31
53111 Bonn
Tel. dienstl.: 0228-287 2347 / ~2346
Fax: 0228-287 2380
E-Mail: propping@uni-bonn.de

Prof. Dr. Volker Pudel
Georg-August-Universität
OPTIFAST-Zentrum Göttingen
von-Siebold-Straße 5
37075 Göttingen
Tel. dienstl.: 0551-39 67 41
Fax: 0551-39 96 21
E-Mail: nutripsych.sekretariat@gmx.de

Prof. Dr. Wolfhart Puhl
Universität Ulm
Orthopädische Klinik
Oberer Eselsberg 45
89081 Ulm
Tel. dienstl.: 0731-177 1101
Fax: 0731-177 1103
E-Mail: wolfhart.puhl@rku.de

Dr. Wolfgang Rathmann
Deutsches Diabetes-Forschungsinstitut
Abteilung Biometrie und Epidemiologie
Auf'm Hennekamp 65
40225 Düsseldorf
Tel.: 0211-3382 354
Fax: 0211-33 82 677
E-Mail: rath@ddfi.uni-duesseldorf.de

Prof. Dr. Rolf Rosenbrock
Wissenschaftszentrum Berlin für Sozialforschung
Reichpietschufer 50
10785 Berlin
Tel. dienstl.: 030-25 491 571
Fax: 030-25 49 1 556
E-Mail: rosenbrock@wz-berlin.de

Dr. Ursula Schlipköter
Universität München
Institut für Med. Informationsverarbeitung,
Biometrie und Epidemiologie
Marchioninistraße 15
81377 München
Tel. dienstl.: 089-7095 4492
Fax: 089-7095 7491
E-Mail: schli@ibe.med.uni-muenchen.de

Prof. Dr. Peter-Ernst Schnabel
Universität Bielefeld
Fakultät für Gesundheitswissenschaften
Postfach 100 131
33501 Bielefeld
Tel. dienstl.: 0521-106 3877
Fax: 0521-106 6433
E-Mail: peter-ernst.schnabel@uni-bielefeld.de

Ulrike Schulze
Universitätsklinikum Ulm
Klinik für Kinder- und
Jugendpsychiatrie/Psychotherapie
Steinhövelstraße 5
89075 Ulm
Tel.: 0731-500 33 585
Fax: 0731-500 33 546
E-Mail: ulrike.schulze@medizin.uni-ulm.de

Prof. Dr. Friedrich Wilhelm Schwartz
Medizinische Hochschule Hannover
Abt. für Epidemiologie, Sozialmedizin und
Gesundheitssystemforschung (OE 5410)
Carl-Neuberg-Str. 1
30625 Hannover
Tel.: 0511-532-4199
Fax: 0511-532-5347
E-Mail: Faulhaber.Gabriele@mh-hannover.de

Prof. Dr. Hans Joachim Seidel
Universitätsklinikum
Abteilung für Arbeits-, Sozial- und Umweltmedizin
Frauensteige 10
89075 Ulm
Tel. dienstl.: 0731-500-33101
Fax: 0731-500-33125
E-Mail: hans-joachim.seidel@medizin.uni-ulm.de

Prof. Dr. Johannes Siegrist
Universität Düsseldorf
Institut für Medizinische Soziologie
Postfach 10 10 07
40001 Düsseldorf
Tel. dienstl.: 0211-811 43 60 / ~61
Fax: 0211-811 23 90
E-Mail: siegrist@uni-duesseldorf.de

Prof. Dr. Rainer K. Silbereisen
Universität Jena
Fachbereich Psychologie
Am Steiger 3, Haus 1
07740 Jena
Tel. dienstl.: 03641-94 52 00
Fax: 03641-94 52 02
E-Mail: rainer.silbereisen@uni-jena.de

Dr. med. Stephanie Stock, Gesundheitsökonom (ebs)
Universität zu Köln
Institut für Gesundheitsökonomie
Gleueler Str. 176-178
50935 Köln
E-Mail: stephanie.stock@medizin.uni-koeln.de

Dr. Sigrid Stöckel
Medizinische Hochschule Hannover
Abteilung Geschichte, Ethik und Philosopie der Medizin
Carl-Neuberg-Straße 1
30625 Hannover
Tel. dienstl.: 0511-53 23 506
Fax: 0511-53 25 650
E-Mail: stoeckel.sigrid@mh-hannover.de

Dr. med. dent Harald Strippel, M. Sc. in Dental Public Health
Medizinischer Dienst der Spitzenverbände der Krankenkassen
Lützowstraße 53
45141 Essen
Tel. dienstl.: 0201-8327-126
Fax: 0201-8327-3126
E-Mail: h.strippel@mds-ev.de

Dipl. Pflegewirtin Anne Ströbel
Deutsches Institut für angewandte Pflegeforschung
Werthmann Straße 1a
50935 Köln
Tel. dienstl.: 0221-46 86 152
Fax: 0221-46 86 139
E-Mail: astroebel@dip-home.de

Prof. Dr. Dr. Alf Trojan
Universitätskrankenhaus Eppendorf
Institut für Medizin-Soziologie
Martinstr. 52
20251 Hamburg
Tel. dienstl.: 040-42803 3382
Fax: 040-42803 4934
E-Mail: trojan@uke.uni-hamburg.de

Dr. Ulla Walter
Medizinische Hochschule Hannover
Abt. für Epidemiologie, Sozialmedizin und Gesundheitssystemforschung (OE 5410)
Carl-Neuberg-Str. 1
30625 Hannover
Tel.: 0511-532-4455
Fax: 0511-532-5347
E-Mail: Walter.Ulla@mh-hannover.de

PD. Dr. Rolf Weitkunat
Ludwig-Maximilians-Universität
Institut für Medizinische Informationsverarbeitung, Biometrie und Epidemiologie
Marchioninistr. 15
81379 München
Tel. dienstl.: 089-70 95 4599
Fax: 089-70 95 7491
E-Mail: weit@ibe.med.uni-muenchen.de

Dr. Nikos Werner
Universitätsklinik des Saarlandes
Medizinische Klinik und Poliklinik
Innere Medizin
66421 Homburg
Tel. dienstl.: 06841-162 3436
Fax: 06841-162 3437
E-Mail: werner@med-in.uni-sb.de

Sachregister

Abhängigkeitssyndrom 179
Abnabelungsprozess 283
Abwehrstärkung 34
Adipositas 113, 169ff.
–, Begleiterkrankungen 171
–, Definition 116, 170
–, Entstehung 174
–, Epidemiologie 174
–, Kinder 56
–, Prävention 175
–, Ursachen 116
Adrenogenitales Syndrom 272
Akteure, Gesundheitspolitik 343
Aktionspläne, nationale 43
Aktionszyklus, gesundheitspolitischer 307
aktive Lebensjahre 84
aktivierende Pflege 248
Aktivität, kognitive 89
–, körperliche 86, 98, 106, 137, 149, 152
akuter Myokardinfarkt 131
Akzeptanzproblem 194
ALF 186
Alkoholismus, chronischer 216
Alkoholkonsum 136
Allgemeinmedizin 193
–, Ansätze 196
–, Funktionen 193
–, Kooperation 196
–, Prävention 194
–, Steuerungsfunktion 198
Allostase 121
Altenpflegegesetz 244
Altersdiabetes 169
Altersgesundheit, Definition 83
Alterung 80
Alzheimer 213
–, Risikofaktoren 219
Amniozentese 275f.
Anforderungs-Kontroll-Modell 124
Angebote, niedrigschwellige 226
Angebotsreduzierung 183
Angehörige, pflegende 197
Anorexia nervosa 114
Anorexieprävention 118
Anpassungsleistung 330
anthropogene Epidemien 158

Antikoagulation 139, 216, 217
Aortenaneurysma 132
Apoplex, ischämischer 132
Approbationsordnung 380
Arbeitgeber 238, 299
Arbeitsaufgabe 294
arbeitsbedingte Gesundheitsgefahren 48, 297
Arbeitskreis Gesundheit 300
Arbeitsmedizin 233
–, Aufgaben 233
–, Definition 234
–, Funktion 234
–, Interdisziplinarität 237
–, Primärprävention 237f.
–, Risikogruppen 241
–, Sekundärprävention 239
–, Tertiärprävention 239
–, Verhaltensprävention 234f.
–, Verhältnisprävention 234f., 240
–, Vorsorgeuntersuchung 238
arbeitsmedizinische Vorsorge 234
Arbeitsorganisation 233
Arbeitsplatz 233, 294
Arbeitsschutz 233, 297
Arbeitssicherheitsgesetz 234
Arbeitsstättenverordnung 240f.
Arbeitsunfähigkeit 197, 203
Arbeitsunfälle 236, 297
Arbeitswelt 293f.
Arbeitswissenschaft 43
Armut 18, 23
arterielle Hypertonie 214
Arteriosklerose 100
Arthrose 208
Ärzte 23
ärztliche Ausbildung 380ff.
Arzt-Patient-Interaktion 390
Asbest 150, 152
Aspiration 55
Aspirintherapie 138
ASS 217
Atemwegserkrankung 56
atherogener Effekt 135
Atherosklerose 131
Aufklärung 195
Aufmerksamkeitsstörung 56, 224
Auftrainieren 208

Aus- und Weiterbildung 61
Ausbildung, ärztliche 380ff.
Ausdauer 87, 105, 209
Ausfallkosten 295
Ausführungsbedingungen 294
autoritative Erziehung 223, 230
autosomal-dominant erbliches
 Tumorsyndrom 268

Base-Rate Fallacy 164
Basisversorgung, ärztliche 193
Bedarfsorientierung 18
Behandlungsausgaben 86
Behandlungsentscheidungen, falschpositive 258
Behinderungsbegriff 228
Behörde 293
Beitragsentlastungsgesetz 347
Belastung 74, 293
–, Erwachsene 208
–, Migranten 330
–, psychische 76
Belastungsdauer 101
Beobachtungslernen 161
berufliche Rehabilitation 218
Berufseinstieg 80
Berufsgenossenschaften 235f., 297
Berufskrankheiten 297
Berufskrankheitenverordnung 236
Beschwerden, subjektive 321
Betablockertherapie 138
Betreuung 282
betriebliche Gesundheitsförderung 79, 126, 289, 300
– Gesundheitszirkel 239f.
– Prävention 289
– Sozialpolitik 294
Betriebsarzt 25, 197, 233
Beurteilungskriterien für
 Leitlinien 221
Bevölkerungsmedizin 158
Bevölkerungsprävention 160
Bevölkerungsstrategie,
 zielgerichtete 257
Bewältigung 74, 331
– von Entwicklungsaufgaben 64
– von täglichen Aufgaben 66
Bewältigungshandeln 293

Bewegung 174ff.
Bewegungserziehung, Jugend 207
Bewegungsmangel 97
Bewegungs-Neurowissenschaft 106
Bewegungsstörung 97
Beziehungsstatus 225
BG-Netzwerk Prävention 236
Bildung 47
Bindung 229
Binge-Eating Disorder 115
Biofeedback-System 103
biomedizinische Ressourcen 198
biopsychosoziales Modell 193, 224
Bioterrorismus 158
Blutdruck 136
Blutung, intrazerebrale 218
Bobath 218
Body Mass Index 114, 116, 170
Bonusregelungen 347
Bounded Rationality 163
Breitenwirkung 31
Bronchialkarzinom 152
Broschüre 394
Brustkrebsscreening 152
Budget 14
Bulimie 114, 118
Bundeszentrale für gesundheitliche
 Aufklärung 46, 58
Bürgerbeteiligung 311
Bürgerorientierung 390
BZgA 46, 58

Chancenungleichheit 43, 308
Chemoprophylaxe 159
chronische Infektion 216
– ischämische Herzkrankheit 131
– Krankheit 7, 16, 85
chronischer Stress 124
Community 305
– Advocacy 37
– Development 37
Community-based
 Interventions 306
Complianceproblem 194ff.

Darmspiegelung 153
defizitorientierte Sichtweise 331
degenerative Veränderungen 204
Demenz 113
–, vaskuläre 219
demografische Alterung 296
Dentalhygieniker 256
Depression 108, 179
Deutsche Herz-Kreislauf-Präven-
 tionsstudie (DHP) 172, 308
Deutsche Präventionsstiftung 49
Deutsches Forum Prävention und
 Gesundheitsförderung 348ff.
Diabetes mellitus 215, 360

–, Definition 169
–, Entstehung 174
–, Epidemiologie 172
–, Komplikationen 170
–, Prävention 175
–, Prophylaxe 138
–, Symptome 170
–, Typ II 57
–, unentdeckter 172
–, Verlauf 170
–, Vorsorge 176
Diabetes Prevention Program 175
Diabetikerschulung 195
Diagnostik, genetische 26
–, molekulargenetische 267
–, prädiktive 155, 267
diätetische Maßnahmen 215
dichotomes Denkmodell 244
Dimensionen des Alterns 84
Disease Prevention 33
Disease-Management-
 Programme 196
Diskontierung 373
Dispositionen 12
Dolmetscherdienst 332
Drogenabusus 214
duales System des Arbeits-
 schutzes 234
Durchblutung 105
Dysplasie 205
Dystress 121

edukative Verfahren 37
Effektivität, Voraussetzungen 18
Eigenverantwortlichkeit 196, 199
Eignung 237
Einflussmöglichkeiten 294
Einsparpotenzial 86
Einstellung, gesundheits-
 bezogene 66
Einstellungsuntersuchung 237
Einzelleistungsvergütung 258
elterliches Verhalten 66
Eltern-Kind-Beziehung 224f.
Elternkompetenzen 225
Elternseminar 59
elternzentriertes Interventions-
 programm 227
Emerging Infections 157
emotionale Verzerrung 164
Empowerment 26, 44, 79, 390
Energieaufnahme und
 -verbrauch 114
Entbindung 59
Entfaltung, gesundheitliche 11
Entlastungsmöglichkeiten 226
Entscheidungsspielräume 294
Entwicklung 63, 223f.
Entwicklungsaufgabe 74, 180

entwicklungspsychologische
 Beratung 227
Entwicklungspsychopathologie 229
Entwicklungsstufen 283
entzündliche Veränderungen 204
Enzephalopathie 214
Epidemien, anthropogene 158
Epilepsie 214
epitheliales Malignom 143
Erfahrungsverarbeitungs-Prozesse
 281
Ergebnisqualität 45
Ergonomie 233
ergonomische Körperhaltung 206
Ergotherapie 218
Erkrankungen, demenzielle 219
–, geschlechtsspezifische 317
–, neurodegenerative 220
Erkrankungsrate 318
Ermüdungs-Widerstands-
 fähigkeit 105
Ernährung 111, 323
–, Alter 87
–, Brustkrebs 152
–, Gemüsezufuhr 153
–, Herz-Kreislauf-Krankheiten 135
–, Prostatakarzinom 151
Ernährungsaufklärung 113
Ernährungsempfehlungen 150f.
Ernährungsstörungen 111ff.
Erstkonsum 179
Erwachsenenalter 73, 284
Erwartungs-mal-Wert-Ansatz 162
Erziehung 223
–, autoritative 230
Erziehungskompetenz 227
Erziehungsverhalten 225
Erziehungsziele 226
Essbedürfnisse 115
Essbrechsucht 114
Essstörungen 171
Essverhalten 111, 117
ethnische Communities 305
Europäische Union 355
Europäischer Konvent 356
– Rat 356
European Health for All
 Database 356
Evaluation 59, 311
–, ökonomische 371ff.
–, Primärprävention 373
–, Verfahren 374
Expositionsermittlung 237
Expositionsprophylaxe 154, 158
extraindividuelle Faktoren 85

Fachkräfte für Arbeitssicherheit 335
Familie, Interventionseinheit 285
–, junge 59f.

Sachregister

Familiengründung 80
Familiensystem 224
Familienvariablen 66
Fehlbehandlung 258
Fehlzeiten 233
Fernsehen 394
Fettleber 99
Fettleibigkeit 169
Fettsäuren 99
Fettspeicherung 114
Fettstoffwechselstörungen 215
finanzielle Ressourcen 14
Finanzierung 48f., 367ff.
Fissurenversiegelung 260f.
Flexibilität 103
flexible Verhaltenskontrolle 118
fluoridierte Zahnpaste 259
fluoridiertes Jodsalz 259
Fluoridlackanwendung 160
Folgeschäden, Vorbeugung 248
Foramen ovale, persistierendes 216
Framingham Risk-Score 133
Framingham-Studie 25, 97, 132
Frauen 317
Frauenbewegung 24
Frauenrolle 323
Freizeitgestaltung 48
French Paradox 136
Friktionskostenansatz 372
Friseurhandwerk 237
Früherkennung 24, 32, 346
–, Zahnmedizin 260
Früherkennungsmaßnahmen 194
Früherkennungsuntersuchungen 322
Frühförderung 282, 289
Führung 294
funktionale Gesundheit 87, 247
Funktionseinschränkung 203
Funktionserhaltung und -verbesserung 208
Fürsorge 24

Ganzheitlichkeit 196
Gebärmutterhalskarzinom 153
Geburtsvorbereitung 59
Gefährdungsbeurteilung 299
Gehirn 103, 213
Gelenksbeanspruchung und -schutz 208
Gemeinde 305ff.
Gemeindeorientierung 31, 305
gemeindebezogene Verhaltensmedizin 308
gemeindenahe Versorgung 305
Gemeinwesenarbeit 308
genetische Diagnostik 26
– Disposition 27
– Veranlagung 224
Genforschung 323

Genom 265
Genotyp-Phänotyp-Korrelation 268f.
Gerinnungsfunktion 217
Geschicklichkeitsübungen 103
Geschlechtsunterschiede 43, 143, 148, 152, 154, 317
geschlechtsspezifische Erkrankungen 317
– Faktoren 148
gesellschaftliche Kosten 173f.
Gesetzliche Krankenversicherung 346
– Unfallversicherung 297
Gesunde Städte-Netzwerk 44, 309, 312
Gesunderhaltung 41
Gesundheit, Alter 83
– Definition 43
– Erwachsene 73
– im Unternehmen 234
–, funktionale 87, 248
–, Recht 23
–, subjektive 75, 322
Gesundheitsarbeit 245
Gesundheitsaufklärung 162
Gesundheitsausgaben 367
Gesundheitsberatung 195
Gesundheitsberatung 81
Gesundheitsbericht 313
Gesundheitsbildung 193
Gesundheits-Check-Up 195
Gesundheitsdiagnostik 195
Gesundheitsdiskurs 76
Gesundheitsentstehung 12, 26
Gesundheitsentwicklung 41
Gesundheitserziehung 47
Gesundheitserziehung, Zahnmedizin 257
Gesundheitsfaktoren-Ansatz 257
gesundheitsbezogene Nachfrage 391
Gesundheitsförderung, Allgemeinmedizin 193
–, Alter 83, 86
–, Ansatz 41
–, Begriff 26
–, Behörde 293
–, betriebliche 126, 289
–, Definition 11, 44
–, Erwachsene 73, 78
–, Familie 79, 281ff.
–, Finanzierung 367
–, Frauen 317
–, Gemeinden 305
–, Geschichte 21, 43
–, intersektorale 43
–, Jugend 63, 67
–, Kinder 55

–, kommunale 305
–, Kommunikation 389
–, Kosten 367
–, Männer 317
–, Medizinstudium 379
–, Migranten 329
–, Pflege 243
–, Schule 281, 286ff.
–, Städte 305
–, Sucht 181
–, Wirkungsprinzip 13
–, Zahnmedizin 257
Gesundheitsführung 24
Gesundheitsgefahren, arbeitsbedingte 48, 297
Gesundheitsgewinn 13f.
Gesundheitskampagne 237, 391
Gesundheitskommunikation 389
Gesundheitskompetenzen 78
Gesundheitskonferenz 309, 313
Gesundheitspass 194
Gesundheitspole 41
Gesundheitspolitik 17, 341, 350
gesundheitspolitischer Aktionszyklus 307
Gesundheitspotenziale 46
Gesundheitsprobleme, frühe 55
Gesundheitspsychologie 42f.
Gesundheitsreform 15, 48
Gesundheitsreformgesetz 343, 346
Gesundheitsressourcen 247
Gesundheitsschutz 356
Gesundheitsselbsthilfe 78
Gesundheitsstörungen, zahnmedizinische 257
Gesundheitsstrukturgesetz 343
Gesundheitssystem 14ff., 157
Gesundheitsverhalten 63, 162, 322
Gesundheitswesen 356
Gesundheitswissenschaft 198
Gesundheitsziele 60, 348
Gesundheitszirkel 239f., 300
Gewandtheitsübungen 103
Gewerbeaufsicht 234
Gewichtsreduktion 135
Gingitvitiden 259
GKV-Modernisierungsgesetz 347
Gleichaltrige 67
Gleichberechtigung 43
Globalisierung 295
Glucose-6-Phosphat-Dehydrogenase-Mangel 272
Glukosestoffwechsel 169
Grenzen setzen 225f.
Grenzgängertum 283
Gruppenbetreuung, Arbeitsmedizin 237
Gruppenprävention 25
Gruppenprophylaxe 47, 260

Gruppenschulung, standardisierte 195
Guthrie-Test 272

Haemophilus influenzae 213
Haltungsfehler, -schaden 206
Haltungsschwächen 205f.
Handlungskompetenzen 78
Handlungskontrolle 123
Handlungsspielräume 294
Harnblasenkarzinom 154
Hausbesuch, präventiver 84, 90
Hauterkrankungen 237
Health Promotion 11, 33
Health-Belief-Modell 319
Healthy Cities 309
Heart Outcomes Prevention Evaluation Study 139
Hebamme 58, 61
Heißhungerattacke 115
Hepatitis B 237f.
hereditäre Thrombophilie 273
– Erkrankungen, Screening 274
– Hämochromatose 275
– Tumordispositionserkrankung 268
Herzinsuffizienz 131
Herz-Kreislauferkrankungen 97
–, Epidemiologie 131
–, Ernährung 135
–, Risikokategorien 133
–, vorzeitige 57
Herzmuskelinsuffizienz 100
Herzvolumen 106
Heterozygotie 272ff.
Hochrisikostrategie 35
Hodenkarzinom 153
Homöostase 121
Hormone, geschlechtsspezifische 323
Hüftgelenke, Stabilitätsprüfung 205
Hüftgelenksanomalien 205
Hüftgelenksonographie 205
Hüftreifungsstörung 204f.
Human Resources Management 294
Humangenetik 265
Humankapitalansatz 372
Humanwissenschaften 43
Humoralpathologie 22
Hygiene 23
Hygienemaßnahmen 150
Hygieneverhalten 160f.
Hyperaktivität 56, 224
Hypercholesterinämie 138
Hyperglykämie 169
Hyperhomocysteinämie 216
Hypermobilitätssyndrom 208
Hypertonie, arterielle 99, 136, 214

Identität 75, 284
Immunabwehr 149

Immunprophylaxe 158
Impfempfehlungen 157
Impfmüdigkeit 160
Impfungen 55, 59, 194
Impfverhalten 163
Implementierungskosten 371
Inanspruchnahme von Prävention 323
individualisierte Prävention 155
Individualprophylaxe 260
Individualverhalten 160
Infektionsepidemiologie 157
Infektionskrankheiten 55f., 157, 194
Infektionsschutzgesetz 159
Influenza-Schutzimpfung 372
Informationsangebot 396
Informationsvermittlung 185
Inkontinenzberatung 249
Insulin 99
Insult, ischämischer 214
Integration 17, 334
integrierte Frühförderung 289
Interaktionsproblem 332
Interaktivität 185
interkulturelle Kompetenz 334
Internet 395
interpersonale Ebene 126
Intersektoralität 43, 44, 49
Intervention bei Frühgeborenen 226
Interventionen, multimodale 68
–, Psychiatrie 225f.
–, schulbasierte 68
Interventionsformen 11
Interventionsprogramm, elternzentriertes 227
Interventionsziele 69
intrazerebrale Blutung 218
Ischämie 214ff.
ischämischer Apoplex 214, 131f.

Jojo-Effekt 117
Jugendalter 63
Jugendentwicklungsförderung 69
jugendliches Risikoverhalten 227
Jugendphase 284
Jugendpsychiatrie 223
junge Familie 59f.
junges Erwachsenenalter 284

Kampagne, bevölkerungsweite 34
kanzerogene Kaskade 146
– Potenz 149
kardiale Erkrankungen 216
kardiopulmonales System 105
kardiovaskuläre Erkrankungen 131
– Risikofaktoren 214, 219
Karies 56, 255
Kariesprävention 256, 258
Karotisstenose 218

Karotis-TEA 218
Karriereschritte 80
Karzinogese 146
Karzinom der Mundhöhle 257
Kausalität 27
Kinderarzt 58, 61
Kindergesundheit 55
Kinderheilkunde 58
Kinderkrankenschwester 58, 61
Kinderlähmung 158
Kinderpsychiatrie 223
Kindertagesstätten, gesundheitsfördernde 45
Kindervorsorgeprogramm 57
Kindheitsphase 284
kindlicher Knick-Senkfuß 206
Kleinkindphase 284
Klumpfuß, angeborener 205
Knick-Senkfuß, kindlicher 206
Kognition, gesundheitsbezogene 319
kognitive Aktivität 89
– Ebene 163
Kohärenzgefühl 78, 321
Kolonkarzinom 153
Kombinationstherapie 137
kommunale Gesundheitsförderung 305
Kommunikation, mediale 389
Komorbidität 144, 179
kompensatorische Pflege 246
Kompetenz, soziale 66
Kompetenzdefizite 65
Kompetenzerhaltung 249
Kompetenzförderung 392
kompetenzorientierte Gesundheitsberatung 81
Kompression der Morbidität 84
Konditionierung 161, 163
Konsumentenmodell 389
Konsummuster 180
Kontextmerkmale 34
Kontinenzberatung 249
Kontrollbedrohung 122
Kontrolle, wahrgenommene 123
Kontrollüberzeugung 320
Kontrollverlust 122
Konzept der aktiven Lebenserwartung 84
Kooperation mit Betriebsärzten 197
– mit Gesundheitswissenschaftlern 198
– mit Hausärzten 220
– mit Pflegenden 197
– mit Psychotherapeuten 196
– mit Selbsthilfegruppen 196
–, Allgemeinmedizin 196
–, gemeinwesenbezogener Ansatz 308
–, Psychiatrie 228

Sachregister

kooperative Prävention 309
Koordination 102
koronare Herzkrankheit 131
Koronarsportgruppen 137
Körperereignisse 80
Körperfett 170
Körperhaltung, ergonomische 206
körperliche Aktivität 86, 98, 106, 137, 149
körperliches Training 100
Körperpflege 161
Korporatismus 344
Kosten, gesellschaftliche 173
–, Gesundheitsförderung 367
–, Prävention 370f.
Kosten-Effektivität 376
Kosten-Effektivitäts-Analyse 375
Kosten-Nutzen-Analyse 375
Kosten-Nutzwert-Analyse 375
Krafttraining 103f.
Krankenkasse 15
Krankenpflegegesetz 244
Krankenversicherung 14, 23
Krankenversorgung 342
Krankheit, chronische 16, 75, 85
Krankheiten, monogen erbliche 265
–, monokausale 27
–, multifaktorielle 27, 265, 276f.
–, späte 56
–, stressbedingte 124
Krankheitsdisposition 265
Krankheitseindämmung 32
Krankheitsentstehung 12
–, Fremdeinwirkung 22
–, geschlossenes Modell 22
Krankheitsfolgeausgaben 86
Krankheitsfrüherkennung 32
Krankheitskosten 173f., 203
Krankheitskosten-Studie 371
Krankheitslast 12
Krankheitsprävention, Definition 11
–, Wirkungsprinzip 12
Krankheitsspektrum 16
Krankheitsursachenbeseitigung 34
Krankheitsvermeidung 11
Krebs, Epidemiologie 143
–, Kinder 57
Krebskrankheiten 143
Krebsprävention, unspezifische 146
Krebsregister 143
Krebsvorsorge 346
kritisches Lebensereignis 330
kultureller Hintergrund 332
Kulturtechniken 161
Kumulationshypothese 90
Kuration 15

Labeling-Effekte 35
Laktationsberatung 58

Langzeitbetreuung 193
Lebensbedingungen 77, 157
–, Alter 84
–, sozioökonomische 159
Lebensereignis 74, 330
Lebenserwartung 16, 149, 317
Lebensgewohnheiten 148
Lebensjahre, aktive 84
Lebenskompetenzansatz 184
Lebenskompetenzprogramme 68
Lebenskompetenztraining 185f.
Lebensqualität 149
Lebenssituation 77
Lebensstil 14, 161, 199, 214
Lebensstil-Interventionen 175f.
Lebensstilmodelle 26
Lebensveränderungen 74
Lebensweise 157
–, riskante 76
Leistungsanforderung und -bedingungen 294f.
Leistungsfähigkeit, kognitive 89
Leitlinien, fachbezogene 220
Lifestyle-Faktoren 148, 204
Lipidreduktion 137
Lotsenfunktion 199
Luxation 205

Magenkrebs 153
Magersucht 114
Malaria, zerebrale 214
Malignome, epitheliale 143
Männer 317
Männerrolle 323
Marker 220
Masern 158
Massenmedien 390
Maßnahmen, Alter 86
–, diätetische 215
–, individuelle 45
–, Migranten 333
–, Psychiatrie 226
–, umweltbezogene 45
–, verhaltensmedizinische 86
Media Advocacy 393
mediale Kommunikation 389
mediterrane Diät 135
Medizinstudium 379
–, Leistungsnachweis 386
–, Methoden 384
Mehrschrittmodell 146
Meldepflicht 159
Mendelsche Erbgänge 265
Mere Exposure Effekt 117f.
metabolisches Syndrom 100, 170, 215
Methoden der Prävention 37
Migräne 215
Migranten 80, 329

–, Maßnahmen 333
Mikroangiopathie 136
Milchzahnkaries 56
Minimal-Trainingsprogramme 101
Misserfolgserlebnis 180
Mittelohrentzündung 56
Mobilität 85
–, Alter 208
–, Erwachsene 208
–, Jugend 207
Modell beruflicher Gratifikationskrisen 124
– des fehlenden sozialen Rückhalts 123
– von Gesundheit, sozialökologisches 305f.
Modelllernen 185
molekulargenetische Diagnostik 267
monogen erbliche Krankheiten 265
Mortalität 318
Motivationsstrategien 26
Motorik 102
motorische Hauptbeanspruchungsformen 102
multifaktorielle Krankheiten 265
Multikausalität 31
multimodale Interventionen 68
Multimorbidität 75
Multiple Risk Factor Intervention Trial 132
Multiple Sklerose 214
Mundgesundheit 255
Mundkrebsprävention 257
Muskel und -abbau 103f.
Mutterschaftsvorsorge 194
Myokardhypertrophie 136
Myokardinfekt, akuter 131

Nachbarschaft 67
Nachfrage, gesundheitsbezogene 391
Nachfragemanagement 392
Nachfragereduzierung 183
Nachhaltigkeit 295, 307
Nährstoffbedarf 112f.
Nährstoffmangel 56
Nationalsozialismus 25
Nervenzellen 213
Netzwerk gesundheitsfördernde Schulen 47
–, soziales 77
Netzwerkförderung 307
Neugeborenen-Screening 272
neurodegenerative Erkrankungen 113, 220
Neurologie 213
–, Evaluation 220
–, Kooperation 220

–, Primärprophylaxe 214
–, Qualitätsmanagement 220
–, Rezidivprophylaxe 217
New Public Health 43, 345
niedrigschwellige Angebote 226
Nierenarterienstenose 132
Nikotinabusus 148, 152
Nikotinkarenz 135
Nord-Karelia-Projekt 312
normativ-regulatorische Verfahren 37f.
Nuckelflaschenkaries 255
Nurses Health Study 132

Obleutekonzept 260
offene Verhaltensebene 163
öffentlicher Gesundheitsdienst 159, 345
ökonomische Anreiz/Bestrafungssysteme 37f.
– Evaluation 371ff.
Omission Bias 164
onkologische Prävention 148
OPUS 47
Organisationsentwicklung 43, 127, 300
organisatorische Gestaltung 294
Organschäden 136
Orthopädie 203
–, Definition 203
–, Funktionen 203
–, Prävention 204
–, Vorsorge 203
Osteoporose 104, 209
Ottawa-Charta 26, 43

Paarkonflikt 227
Paradigmenwechsel 48
Parodontalerkrankungen 257
Parodontitis 255
Parodontitisprävention 259
Partizipation 79, 85, 299, 389
Partizipationsmodell 228
passivierende Pflege 248
Pathogenese 12
Patientenedukation 249
Peergruppe 67
Peniskarzinom 153
periphere arterielle Verschlusskrankheit 132
persistierendes Foramen ovale 216
personale Ansätze 80
personale Ebene 126
Personalentwicklung 127
Personalpolitik 294
Persönlichkeitsfaktoren 66
Persönlichkeitsmerkmale 77
–, gesundheitsrelevante 320
Persönlichkeitsmodell 320

pflanzliche Nahrungsbestandteile 151
Pflege, aktivierende 248
–, Anleitung 249
–, Beratung 249
–, Definition 244
–, Gesundheitsförderung 243ff.
–, Information 249
–, kompensatorische 246
–, passivierende 248
–, Prävention 243ff.
–, Überversorgung 248
Pflegebegriff, integrativer 246
pflegende Angehörige 197
Pflegeversicherungsgesetz 244f.
Pflegewissenschaft 244
PFO 218
Pharmaindustrie 25
Phase der gescheiterten Strukturreformen 342
– der Kostendämpfung 343
– der Restauration 342
– des Ausbaus der Versorgungsstrukturen 342
Phenylketonurie 272
physiologisch-emotionale Verhaltensebene 163
Physiotherapie 218
plötzlicher Säuglingstod 55
Pocken 158
Poliomyelitis 158, 213
Population Strategy 257
posttraumatische Veränderungen 204
prädiabetische Stoffwechsellage 169
prädiktive Diagnostik 155, 267
prädiktiver Wert 268
Präimplantationsdiagnostik 275
Pränataldiagnostik 274, 275f.
Prävention von Stress 125
–, Allgemeinmedizin 193
–, Alter 83
–, Anorexie 118
–, Ansatz 41
–, Begriffsabgrenzung 33
–, Behörde 293
–, Betrieb 289
–, Bulimie 118
–, Definition 11
–, demenzielle Erkrankungen 219
–, Erwachsene 73
–, Europa 355
–, Finanzierung 367
–, Frauen 317
–, frühe 55
–, Gemeinden 305
–, Geschichte 21
–, Herz-Kreislauferkrankungen 97

–, Humangenetik 265
–, Inanspruchnahme 323
–, individualisierte 155
–, intrazerebrale Blutung 218
–, Jugend 63
–, Kommunikation 389
–, kooperative 309
–, Kosten 370f.
–, Männer 317
–, Medizinstudium 379
–, Migranten 329
–, Neurologie 213
–, Orthopädie 203f.
–, Pflege 243
–, Praxis 58
–, primäre 24, 31, 55
–, Psychiatrie 223
–, sekundäre 24, 32, 57
–, Städte 305
–, Strategien 58
–, Sucht 181
–, tertiäre bei Kindern 57
–, Übergewicht 115
–, Unfallversicherungsträger 335
–, Wirksamkeit 370
–, Wirkungsprinzip 12
–, Zahnmedizin 255
Präventionsansatz, Jugend 67
–, Sucht 183
–, Allgemeinmedizin 196
–, bevölkerungsorientierte 34
–, Erwachsene 78
–, universelle 34
–, Zahnmedizin 257
–, zielgruppenspezifische 34
Präventionsgesetz 49, 241, 309, 350
Präventionskonzepte 24ff., 31, 73
Präventionskosten 371
Präventionsmaßnahmen, Alter 86
–, Definition 13
Präventionsmethoden 37
Präventionsorganisation, Zahnmedizin 260
Präventionsparadigma 47
Präventionsparadox 35, 164
Präventionspotenzial 27
Präventionsprogramme, Leitlinien 184
–, schulische 183
Präventionsstiftung 49
Präventionsstrategien 31, 34f., 78
Präventionstag 186
Präventionsziele, Alter 83
präventiver Hausbesuch 84, 90
Präventivmedizin 379
–, Einstellungen 381
–, Fähigkeiten 381
–, Kenntnisse 381
Primärprävention 24, 31, 279

Sachregister

–, Arbeitsmedizin 237f.
–, europäischer Vergleich 357
–, Evaluation 373
–, Finanzierung 368
–, kardiale Erkrankungen 216
–, Kinder 55
–, Kooperation 58
–, Migranten 333
–, Neurologie 216
–, onkologische 148
–, Orthopädie 204
–, suchtmittelunspezifische 42
–, Zahnmedizin 257
–, zerebrale Ischämien 217
Primärprophylaxe, Neurologie 214
Privatsphäre 282
Problemlöseverhalten 225
Problemverhaltenstheorie 180
Procam-Score 133
Procam-Studie 132
Progredienz 32
Progression 144
Promotion 11, 13
Prophylaxe 248
Prophylaxeassistent 256
prosoziales Verhalten 66
Prostatakarzinom 151
Pseudoreife 65
Psychiatrie 223
–, Interventionen 225f.
–, Kooperation 228
–, Risikofaktoren 224
–, Schutzfaktoren 224
–, Sekundärprävention 228
psychische Belastungen 76
psycho-edukative Verfahren 37
psychogene Heißhungerattacken 115
Psychopathologie 224
psychosoziale Probleme 171
– Ressourcen 198
– Risikofaktoren 76
Psychotherapie 223
Pubertät 66f.
Pubertätsmagersucht 114
Public Health 43, 342

QALY-Konzept 375
Qualitätskriterien 45, 47, 183
Qualitätsmanagement 60, 311

Rahmenbedingungen, politische 48
–, rechtliche 48
Rassenhygiene 24
Rationalitätsprinzip 112
Raucherentwöhnung 135
Rauchgewohnheiten 152, 322
Reemerging Infections 157
Reflexionsfähigkeit 225
Reflexionsprozess 76

Regeneration 282
Rehabilitation 32
–, Schlaganfall 218
Rehabilitationsmaßnahmen 197
Resistenz 157
Ressourcen 13, 293
–, biomedizinische 198
–, finanzielle 14
–, gesundheitliche 12, 77
–, kulturelle 78
–, materielle 78
–, Migranten 330
–, personal-psychische 77
–, psychosoziale 198
–, sozial-interpersonale 78
– zur Krankheitsbewältigung 196
Ressourcenmodell 199
Ressourcenorientierung 46
Ressourcenstärkung 42, 197
Rezidivprophylaxe 217
Reziprozität, soziale 124
Risikoaufklärung 26
Risikobeurteilung 164
Risikofaktoren 12ff.
–, Alzheimer 219
–, Arthrose 208
–, Beeinflussung 31
–, behaviorale 13
–, genetische 12
–, Jugend 65
–, kardiovaskuläre 131, 214
–, nicht-beeinflussbare 132
–, physiologische 12
–, prädisponierende 132
–, psychiatrische Erkrankungen 224, 229
–, psychische 12
–, psychosoziale 76
–, regionale 13
–, Überschneidung 16
–, umweltbezogene 13
–, unabhängige 132
Risikofaktorenakkumulation 145
Risikofaktorenmodell 25, 41
Risikogruppen, Arbeitsmedizin 241
Risikoprofil 132
Risikoreduktion 35f., 373
Risikosport 214
Risikostrategie 257
Risikostratifizierung 132
Risikoverhalten 56, 322
–, jugendliches 227
riskante Lebensweisen 76
riskanter Gebrauch 179
Robert Koch-Institut 60, 159
Rolle, soziale 74, 122
Rollentheorie 323
Rückbildungsphase 218
Ruhestand 80

Salutogenese 12, 26, 77
Salutogenesemodell 41f., 247
salutogenetische Sichtweise 331
Sanktionen 283
SARS 159
Säuglingsfürsorge 24
Säuglingsphase 283
Schaden, Verhütung 24
schädlicher Gebrauch 179
Schirmchenverschluss 218
Schlaganfall 214
–, ischämischer 131
–, Rehabilitation 218
–, Risikofaktoren 215
Schlankheitsideal 114f.
Schmerzmanagement 249
Schnelligkeit 105
schulbasierte Interventionen 68
Schule, gesundheitsfördernde 47
Schuleingangsuntersuchungen 47
Schülerbeteiligung 288
Schulgesundheit 47
schulische Freizeitaktivitäten 67
– Gesundheitsförderung 286
– Suchtprävention 183
Schulklasse 287
Schutzfaktoren 13f., 41
–, Jugend 65
–, Psychiatrie 229
–, psychiatrische Erkrankungen 224
Schwangerenberatung 249
Score-Systeme 133f.
Screening 32, 194
–, hereditäre Erkrankungen 274
–, Zahnmedizin 258
–, Zervixkarzinom 359f.
Sekundärprävention 24, 32, 379
–, Arbeitsmedizin 239
–, europäischer Vergleich 358f.
–, Kinder 57
–, Migranten 333
–, onkologische 148
–, Orthopädie 204
–, Psychiatrie 228
Selbsthilfe 196
Selbsthilfefähigkeit 218
Selbstkontrolle 66f.
– beim Essen 118
Selbstmordrate 319
Selbstpflege 247
Selbstständigkeit 85, 244
Selbstversorgungsfähigkeit 245
Selbstverwaltung 341, 344
Selbstverwirklichungschancen 285
Selbstwirksamkeit 123, 320
Selbstzwang 225
Sensitivitätsanalyse 373
Setting Schule 47
Setting-Ansatz 27, 44f., 79, 176, 281

Sexualhygiene 153
Shared Decision Making 198, 390
Sick-Building-Syndrom 241
Skelettfehlform 205
Skoliose 206
SNP-basiertes Risikoprofil 276f.
Sonnenbrand 56
Sozialarbeiter 228
soziale Benachteiligung 18
– Gruppen 80
– Identität 284
– Kompetenz 66
– Lage 172
– Rehabilitation 218
– Rolle 74, 122
– Übergänge 74
– Ungleichheit 48, 90, 255
sozialer Status 90
soziales Lernen 184
– Netzwerk 77, 198
– System 282
– Umfeld 67
Sozialforschung, systemanalytische 283
Sozialgesetzbuch 48
Sozialhygiene 24
Sozialisation 75, 282
Sozialisationsdefizit 46
Sozialisationsprozess 281
sozial-kognitives Prozessmodell 26
Sozial-Marketing 391
Sozialmedizin 11, 42
sozialökologisches Modell von Gesundheit 305f.
Sozialpädagogik 248
sozialpädiatrische Zentren 58
Sozialpolitik, betriebliche 294
Sozialraum-bezogener Ansatz 45, 306
Sozialversicherung 23, 368
Sozialwissenschaften 43
sozio-edukative Verfahren 37
soziokulturelle Verhältnisse 77
Spätschäden 170, 173
Sport 149
–, Alter 208
–, Erwachsene 208
–, Jugend 207
Sprachproblem 332
Stabilitätsprüfung der Hüftgelenke 205
Städte 305
Stammbaumanalyse 268
standardisierte Gruppenschulung 195
– Untersuchungsreihe 204
Ständige Impfkommission 55
Stärken 69
Status, sozialer 90
STEEP 227

Stent 218
Sterilisation 25
Steuerungsfunktion 198
Steuerungsinstrumente 343
Stigmatisierung 35
Stillberatung 58
Stillen 24
Stoffwechsel 99
Stoffwechselerkrankungen, Prävention 272
Stoffwechsellage, prädiabetische 169
Stoffwechselscreening 57
stressbedingte Krankheiten 124
Stressbelastung, chronische 121
Stressforschung 121
Stressoren 76, 121f.
–, psychosoziale 122
–, Schule 287
Stressprävention 125
Stressreaktionen 121
strukturelle Ansätze 80
– Ebene 127
Sturzprävention 87, 249
subjektive Beschwerden 321
– Gesundheit 75, 322
– Konzepte 319
– Ziele 75
subjektorientierte Gesundheitsberatung 81
substanzbezogene Störungen 179
Substanzmissbrauch 179
substanzspezifische Eigenschaften 181
Sucht 179
–, Ätiologie 180
–, Präventionsansatz 183, 186
–, Präventionsqualität 183
–, Reduktion der Nachfrage 183
–, Reduktion des Angebots 183
–, Risikofaktoren 181f.
–, schulische Prävention 183
–, Schutzfaktoren 181
–, Setting 185
–, Substanzverfügbarkeit 183
–, Zielgruppen 185
Suchtkrankheiten 148
Suchtpersönlichkeit 181
Suchtprävention 42, 181
–, Beispiel 186
Suchttheorien, moderne 180
Surveillance 159
Suszeptibilitätsgene 277
Symptomwahrnehmung 332
systemanalytische Sozialforschung 283

Technikgestaltung 294
Teleausbildung 393

Telefon 395
Telematik 393
Teleprävention 394
tertiäre Prävention, Psychiatrie 225f.
Tertiärprävention 32, 379
–, Arbeitsmedizin 239
–, europäischer Vergleich 360
–, Kinder 57
–, Migranten 333
–, Orthopädie 204
–, Zahnmedizin 257
Therapie 15
–, pharmakologische 137
Thrombophilie, herditäre 273
Thrombozytenfunktion 217
Todesursachenstatistik 60, 318
Training 100
transitorische Identität 284
Tranzparenz 294
Traumatherapie 334
Treppensteigen 102
Trinkgewohnheiten 322
Trinkwasserfluoridierung 259
TRIPLE P 227
Trisomie 21 276
Tuberkulose 159
Tumordispositionserkrankung, hereditäre 268
Tumore, Epidemiologie 145
Tumorinitiierung 146
Tumorscreening 151
Typ 2-Diabetes 169

Überernährung 117
Übergewicht 99, 113
–, Definition 116
–, Kinder 56
–, Ursachen 116
Überversorgung 258
Überzeugungsmodell 195
Übungstherapie, physiotherapeutische 207
Umfeld, soziales 67
Umsetzung 341
Umwelt 13, 43
Umweltbedingungen, Alter 84
Umweltkrebs 154
Unfälle 55
Unfallentstehung 237
Unfallhäufigkeit 236
Unfallschutz 88
Unfallverhütungsvorschriften 233f.
Unfallversicherung 48, 297
Unfallversicherungsträger 234f.
Ungleichheit, gesundheitliche 43
–, sozial bedingte 48
–, soziale 90
Unterbehandlung 258

Sachregister

Unternehmerberatung 237
Ursachenattribution 332

vaskuläre Demenz 219
Veränderungsprozess, gradueller 83
Verfügbarkeit psychoaktiver
　Substanzen 183
Vergiftungen 55
Verhalten, elterliches 66
Verhaltensmedizin, gemeinde-
　bezogene 308
verhaltensmedizinische
　Maßnahmen 86
Verhaltensprävention 24f., 36, 42, 78
–, Adipositas 117
–, Arbeitsmedizin 234f.
–, Sucht 183
–, Zahnmedizin 257
Verhaltensweisen, gesundheits-
　bezogene 63f.
Verhältnisprävention 24, 36, 42, 78
–, Arbeitsmedizin 234f., 240
–, Ernährung 119
–, Karies 256
–, Sucht 183
Verhältnisse, soziokulturelle 77
Verhandlungshaushalt 225
Verkehrsunfälle 214, 319, 357
Verkehrs-Unfallstatistik 60
Verlustereignis 80
Vermeidungsverhalten 163
Verschlusskrankheit, periphere
　arterielle 132
Versorgung 14ff.
–, gemeindenahe 305
–, zahnmedizinische 255f.
Versorgungsbedarf 16
Versorgungsforschung 364
Versorgungskette 245
Versorgungssystem 14ff.
Verständigungsproblem 332
Verzerrung, emotionale 164
Volksgesundheit 11
Vollheparinisierung 217
vorhersagende Diagnostik 267
Vorsorge, arbeitsmedizinische 234
Vorsorgemaßnahmen 150
Vorsorgeuntersuchung, Arbeits-
　medizin 237
Vulnerabilität, individuelle 224

Wachstumslenkung 205
wahrgenommene Kontrolle 123
Wahrnehmung des Gesundheits-
　zustands 321
Wahrscheinlichkeit 13
Wahrscheinlichkeitsmodelle,
　mehrdimensionale 181
Werkarzt 234

Wertemuster, gesellschaftliches 22
Wertschätzung 226
WHO 11, 43, 281
Wiederholungsrisiko bei Nach-
　kommen 267
Wirksamkeit von Prävention 370
Wirksamkeitsforschung 166
Wirkungsnachweis 43
Wirkungszusammenhänge 27
Wirt 157
Wöchnerinnenberatung 249

Zahnersatz 255
Zahngesundheit 59
Zahnmedizin 255
zahnmedizinische Versorgung 255f.
Zahntechniker 256
Zahnverlust 56
Zeitschrift 395
Zeitung 395
Zentralnervensystem 103
zerebrale Malaria 214
Zervixkarzinom 153, 358f.
Ziele, subjektive 75
Zielgruppen 18
Zielgruppen-Ansatz 79
Zielgruppenorientierung 347
Zielgruppenspezifität 34, 185
Zivilisationskrankheiten 25
Zugänglichkeit 85
Zugangsbarrieren 85, 331
Zwang zum Selbstzwang 225
Zweitereignis 217

Ralph Brennecke (Hrsg.)

Lehrbuch Sozialmedizin

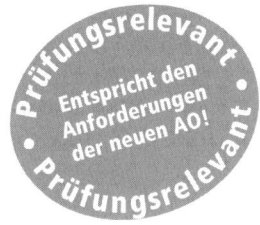

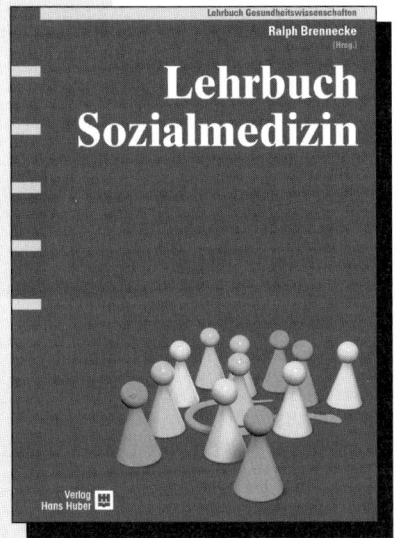

Lehrbuch Gesundheitswissenschaften.
2004. 295 S., 32 Abb., 61 Tab., Kt
€ 29.95 / CHF 52.50
(ISBN 3-456-84082-9)

Das Lehrbuch ist für Studierende der Humanmedizin im klinischen Teil des Studiums vorgesehen. Es enthält den Lehrstoff für die sozialmedizinischen Anteile der neu geschaffenen Fächer der neuen Approbationsordnung:

• das Wahlfach Sozialmedizin • das Fach Arbeitsmedizin, Sozialmedizin • das Querschnittsfach Epidemiologie, medizinische Biometrie und medizinische Informatik • das Querschnittsfach Gesundheitsökonomie, Gesundheitssystem, öffentliche Gesundheitspflege • das Querschnittsfach Prävention, Gesundheitsförderung • das Querschnittsfach Rehabilitation, physikalische Medizin, Naturheilverfahren.

Hinweise zur Stoffverteilung für die Fächer finden sich in jedem Kapitel.

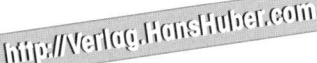

**Verlag Hans Huber
Bern Göttingen Toronto Seattle**